U0803815

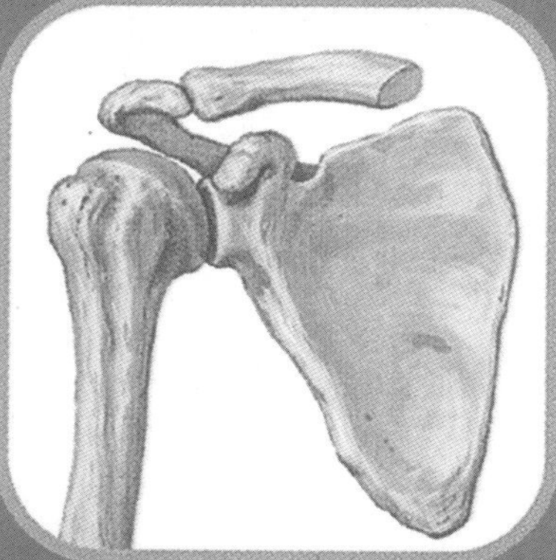

奈特
简明骨科学
彩色图谱

Netter's Concise Atlas of Orthopaedic Anatomy

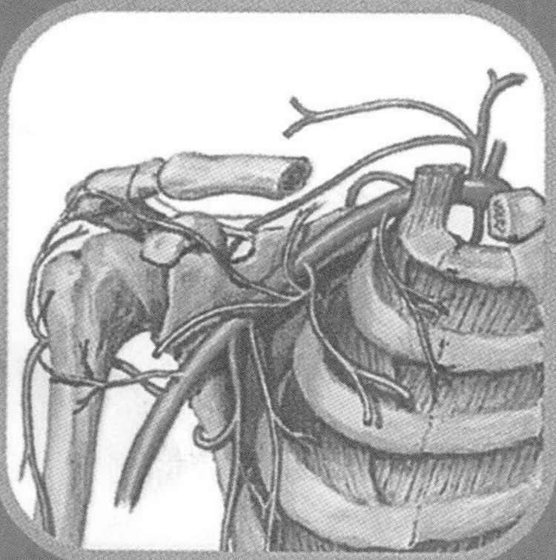

原　　著　Jon C.Thompson
主　　译　邱贵兴　高　鹏
绘　　图　Frank H. Netter
译　　者　王以朋　翁习生　张保中
张万利　张　嘉　王　炜
余可谊　宋海峰　刘　正
卢文灿　朱　勇

译者单位　中国医学科学院
中国协和医科大学
北京协和医院骨科

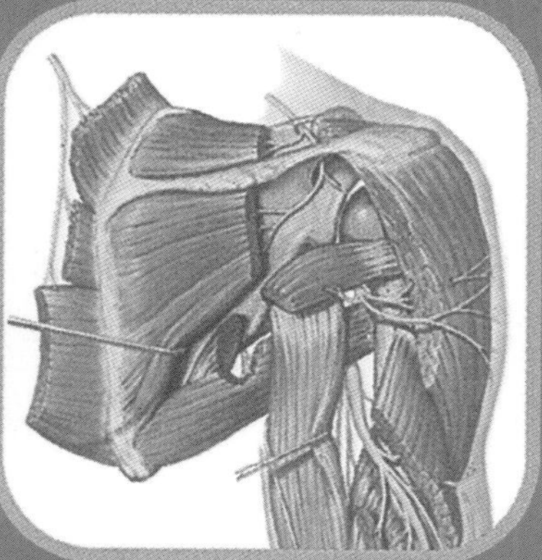

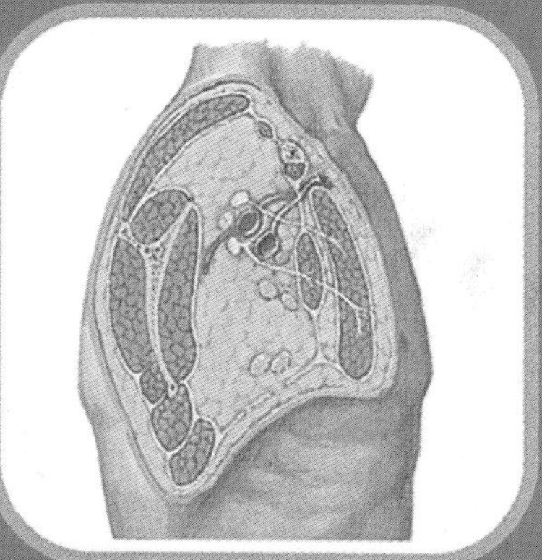

人民卫生出版社

版权所有，侵权必究！

Netter's Concise Atlas of Orthopaedic Anatomy
Jon C. Thompson
ISBN: 0-914168-94-0
Copyright © 2002 by Elsevier. All rights reserved.

Authorized Simplified Chinese translation from English language edition published by the Proprietor.
Copyright © 2007 by Elsevier (Singapore) Pte Ltd. All rights reserved.

Elsevier (Singapore) Pte Ltd.
3 Killiney Road
#08-01 Winsland House I
Singapore 239519
Tel: (65) 6349-0200
Fax: (65) 6733-1817

First Published 2007
2007年初版

Printed in China by People's Medical Publishing House under special arrangement with Elsevier (Singapore) Pte Ltd. This edition is authorized for sale in China only, excluding Hong Kong SAR and Taiwan. Unauthorized export of this edition is a violation of the Copyright Act. Violation of this Law is subject to Civil and Criminal Penalties.

本书简体中文版由人民卫生出版社与Elsevier (Singapore) Pte Ltd. 在中国大陆境内合作出版。本版仅限在中国境内(不包括香港特别行政区及台湾)出版及标价销售。未经许可之出口，视为违反著作权法，将受法律之制裁。

图书在版编目（CIP）数据

奈特简明骨科学彩色图谱/邱贵兴等主译. —北京：人民卫生出版社，2007.5
ISBN 978-7-117-08564-9

Ⅰ.奈… Ⅱ.邱… Ⅲ.骨科学－图谱 Ⅳ.R68-64

中国版本图书馆CIP数据核字（2007）第034518号

人卫智网	www.ipmph.com	医学教育、学术、考试、健康，购书智慧智能综合服务平台
人卫官网	www.pmph.com	人卫官方资讯发布平台

图字：01-2006-2014

奈特简明骨科学彩色图谱

主　　译： 邱贵兴　高　鹏
出版发行： 人民卫生出版社（中继线010-59780011）
地　　址： 北京市朝阳区潘家园南里19号
邮　　编： 100021
E - mail： pmph @ pmph.com
购书热线： 010-59787592　010-59787584　010-65264830
印　　刷： 三河市潮河印业有限公司
经　　销： 新华书店
开　　本： 889 × 1194　1/16　**印张：** 21.25
字　　数： 686千字
版　　次： 2007年7月第1版　2025年9月第1版第15次印刷
标准书号： ISBN 978-7-117-08564-9/R · 8565
定　　价： 139.00元
打击盗版举报电话：010-59787491　E-mail：WQ @ pmph.com
质量问题联系电话：010-59787234　E-mail：zhiliang @ pmph.com
数字融合服务电话：4001118166　E-mail：zengzhi @ pmph.com

译者序言

21世纪以来，在数字化、信息化浪潮的推动下，新方法、新技术、新材料呈现爆炸式发展，全面深刻地改变着现代骨科学的面貌。在此背景下，骨科医生的培养也出现了新的特点。随着CT、MRI等影像技术的发展，许多年轻医生出现重视影像检查，轻视问诊查体的倾向。骨科专业化的快速发展，也使一部分年轻医生过早进入相对狭窄的专科领域。传统的“三基三严”教学模式受到很大冲击，不利于人才的全面培养。许多年轻医生一味追求高、新、尖的技术，而忽视了基本功的训练，结果头重脚轻，发生了许多不该发生的医疗问题。因此，合格的骨科医生必须强调基础训练，具备扎实的基本功。

解剖学是骨科学的基础，是骨科知识体系金字塔的基座。扎实的解剖功底是培养一名骨科医生的前提。骨科史上，骨科大师往往也是解剖大师，许多解剖结构以他们的名字命名并沿用至今。现实工作中，提高诊断准确率、改良手术方法、避免手术损伤等方面，都离不开深入了解相应结构的解剖特点。如肱骨干中下1/3骨折与桡神经关系密切，手术过程中忽视解剖造成桡神经损伤的案例屡有报道，带来了深刻的教训。又如椎弓根螺钉技术是脊柱外科的基础，如不了解椎弓根的结构特点和解剖定位标志，仅盲目依靠最新的导航技术，是非常危险的。

解剖学需要服务于骨科临床实践。因此，要求摆脱文字说教的模式，强调形象思维、立体思维。看图－思辨－记忆，是解剖学习的捷径之一。一张精心绘制的插图带来的感性认识往往超过一大篇枯燥的文字描述。

众多骨科图谱中，影响最大者当属Frank Netter所绘的彩色图谱。它素以严谨精美著称，集科学性、实践性和艺术性于一身，历五十余载而无望其项背者，实为难得之精品。

改革开放之初，译者有幸在国外接触到《奈特人体解剖学彩色图谱》，当即被其无与伦比的品质所震撼。人民卫生出版社此次引入的《奈特简明骨科学彩色图谱》，弥补了国内骨科解剖图谱的不足，必将对推动我国解剖图谱事业的发展，促进骨科教学与国际接轨起到重要作用。

《奈特简明骨科学彩色图谱》一书由 Jon C. Thompson 博士编撰出版，在提供四百余幅精美的插图之余，利用表格形式对图中信息作进一步提炼，罗列出有关骨、关节、肌肉、神经、血管和手术入路的知识要点，同时归纳出与创伤、病史、查体、小型操作、疾病相关的临床信息。这对广大医学生、住院医师和低年骨科医生具有巨大的实用价值。

本书由北京协和医院骨科部分中青年医生翻译而成，因水平所限，难免错漏之处，还望广大骨科同道及读者批评指正。

最后，谨向在繁忙工作之余参与译校的全体人员表示衷心感谢，并向积极引入本书版权并予大力协助的人民卫生出版社致以诚挚敬意！

2007年6月

前 言

从医学生时代开始，骨科繁忙的临床工作和查房就使我渴望能有一本简洁易懂的参考书。虽说当时书店里可以找到一些骨科方面的手册，但没有一本是我需要的那种快捷易读的格式。于是我便开始自己制作能够放在口袋里的卡片。

最初的卡片只是一些基础的解剖图，如臂丛结构图或下肢筋膜室解剖图。随后，不断增加一些其他内容，例如疾病的主要表现、查体和治疗方法。多年之后，点滴积累起来的卡片已不便携带并且破碎不堪，我把它们整理成更加实用的图书样式。最初手工装订起来的小册子就是本书的雏形。

一张精心绘制的解剖图远胜数页说明文字

本书主要用于教学，内容涵盖脊柱四肢的解剖以及骨科疾病的诊断和治疗。为了便于阅读，有限的文字部分均以表格形式出现。

本书前九章根据解剖部位划分为相应章节。在"解剖是骨科疾病的治疗基础"这一理念指导下，整合了丰富的脊柱及四肢解剖知识。同时各章根据诊断和治疗需要分成若干部分。例如，病史表有助于鉴别诊断，而创伤疾病表有助于选择恰当的检查治疗方法。本书第10章对与骨科有关的基础知识作简单介绍。

从我第一次打开《奈特人体解剖学彩色图谱》的那一刻起，其精准明晰的绘图和无比丰富的信息含量就留给我深刻的印象，甚至不断激发我的灵感。我认为奈特的这一工作是无与伦比的，本书实际上也是对奈特图谱的拓展运用。

本书是骨科学相关资料多年积累沉淀的结晶。事实上，这也正是我从学生时代起就一直梦寐以求的那本参考书。书中的内容曾帮助我在医学院和初涉临床阶段形成自己的骨科学知识体系。我也深信，广大读者同样会在阅读本书的过程中获益匪浅。

Jon C. Thompson，MD

简 介

《奈特简明骨科学彩色图谱》是一本面向医学生和临床医生的快捷实用参考书。书中全部插图选自《奈特人体解剖彩色图谱》及《奈特医学图集》，全书共收集 450 幅奈特骨科解剖插图，并首次集结成书。

本书的亮点在于利用表格形式对奈特解剖图中的信息作进一步提炼，整理出有关骨、关节、肌肉、神经、血管和手术入路的关键知识点。同时以清晰直白的方式，归纳强调与创伤、病史和体格检查、小型操作及相关疾病有关的临床资料。

独特的彩色编码系统更便于读者快速阅读。关键信息分别用黑色、红色和绿色标识，有利于读者快速获取相关信息。

黑色：正文文本

红色：重要知识点，一旦忽略，后果严重

绿色：必须掌握的临床信息

目　录

第1章

脊 柱

目 录

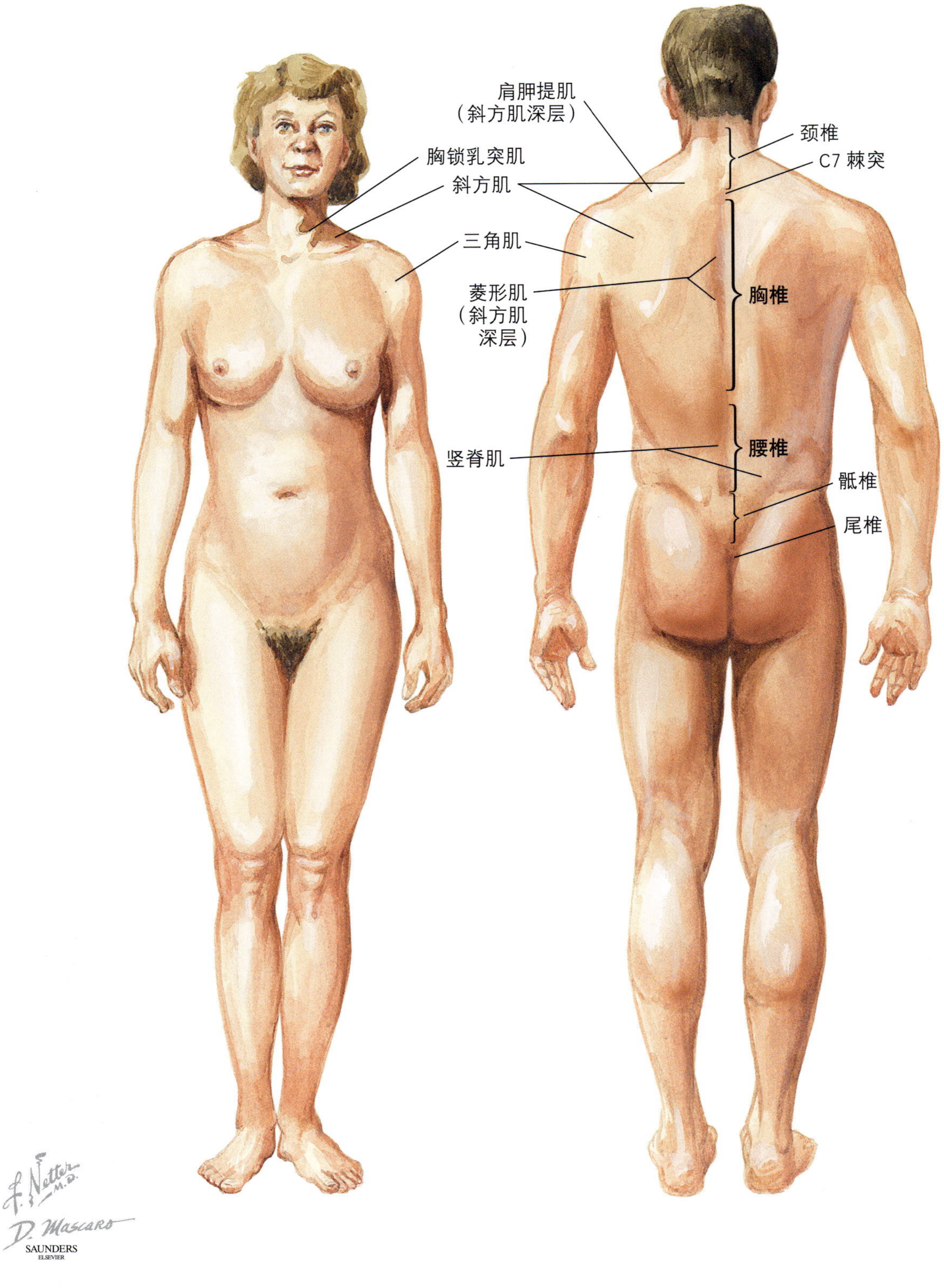
肩胛提肌
（斜方肌深层）
胸锁乳突肌
斜方肌
三角肌
菱形肌
（斜方肌
深层）
竖脊肌
颈椎
C7 棘突
胸椎
腰椎
骶椎
尾椎
F. Netter M.D.
D. Mascaro
SAUNDERS
ELSEVIER

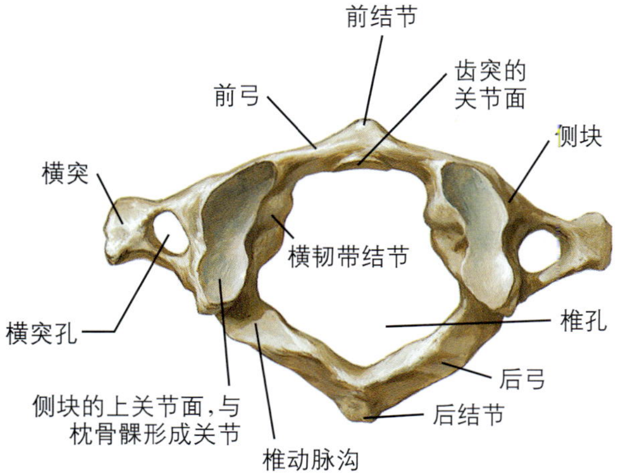

寰椎(C1)：上面观

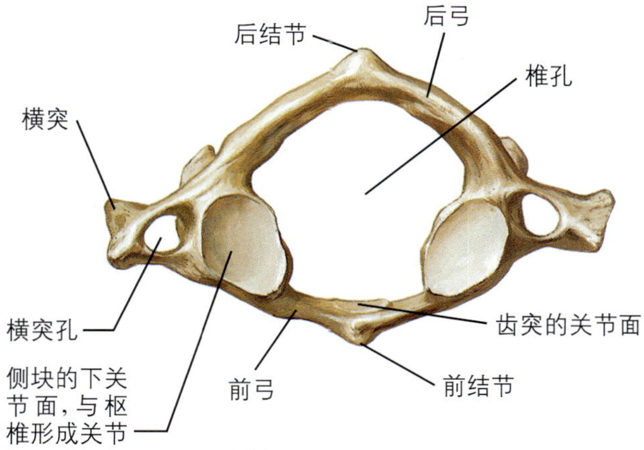

寰椎(C1)：下面观

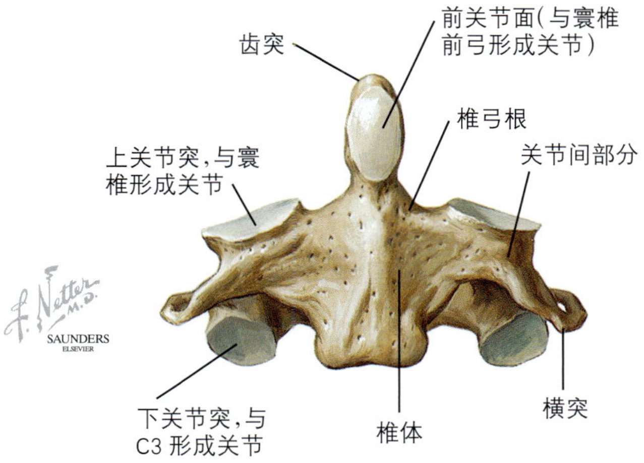

枢椎(C2)：前面观

特　征	骨　化		融合	备　注
		C1 寰椎		
• 环形 • 两个侧块，上有关节面 • 无椎体，无棘突 • 后弓有切迹(椎动脉沟)	前弓(1) 后弓(2) "1"代表"一侧"；"2"代表"双侧"		6 岁	• 上与枕骨构成关节，前弓与齿突构成关节 • 骨折：多为 2 处以上 • 椎动脉走行于后弓的椎动脉沟内
		C2 枢椎		
• 中线处的寰枢关节由齿突／齿状关节／寰椎构成	下方椎体(2) 齿突(2)	椎体 齿突尖	6 岁	• 齿突具有独特的血运分布(雨刷区)：增加骨折不愈合风险 • 颈部旋转主要发生在 C1 和 C2
	椎弓(2)		12 岁	
		颈椎(C3～C7)		
• 具有横突孔 • 关节突："半冠状位"有利屈伸，限制旋转 • 椎间孔狭窄 • 棘突分叉	原发　椎弓 　　　椎体	胎儿期第 7～8 周	1～2 岁 7～10 岁	• 椎动脉走行于横突孔内 • 神经根存在受压风险
	继发	11～14 岁	18～25 岁	• C7 无横突孔 • C7 为隆椎，棘突无分叉 • Klippel-Feil 综合征：先天性颈椎融合
		胸椎		
• 关节突：构成半环；允许旋转 • 肋凹(与肋骨构成关节) T1-9：位于横突 T10-12：位于椎弓根	原发　椎弓 　　　椎体	胎儿期第 7～8 周	1～2 岁 7～10 岁	• T1 棘突与 C7 同样突出 • 胸段脊柱可旋转 • 棘突与下位椎体呈叠瓦状
	继发	11～14 岁	18～25 岁	

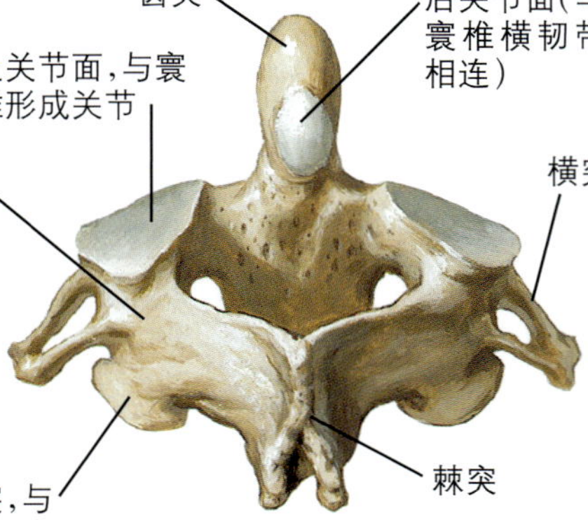

枢椎(C2):后上面观

出生时的第 1 及第 2 颈椎

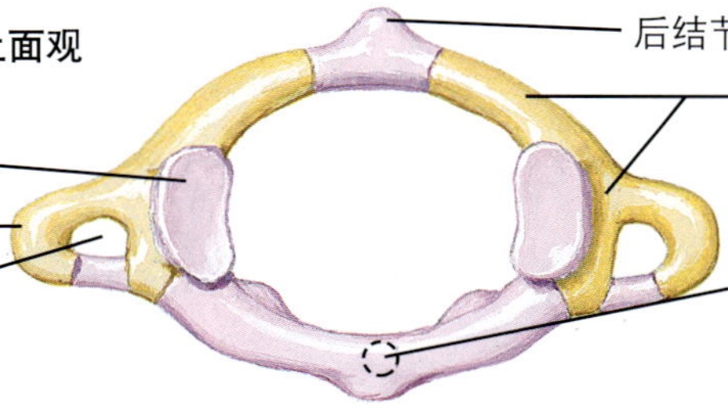

寰椎(C1):上面观

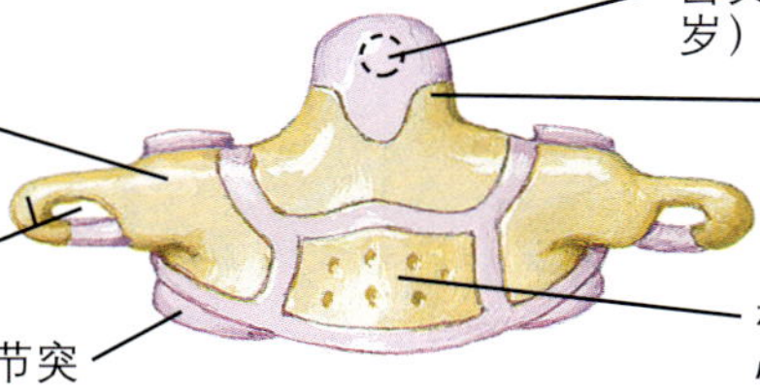

枢椎(C2):前面观

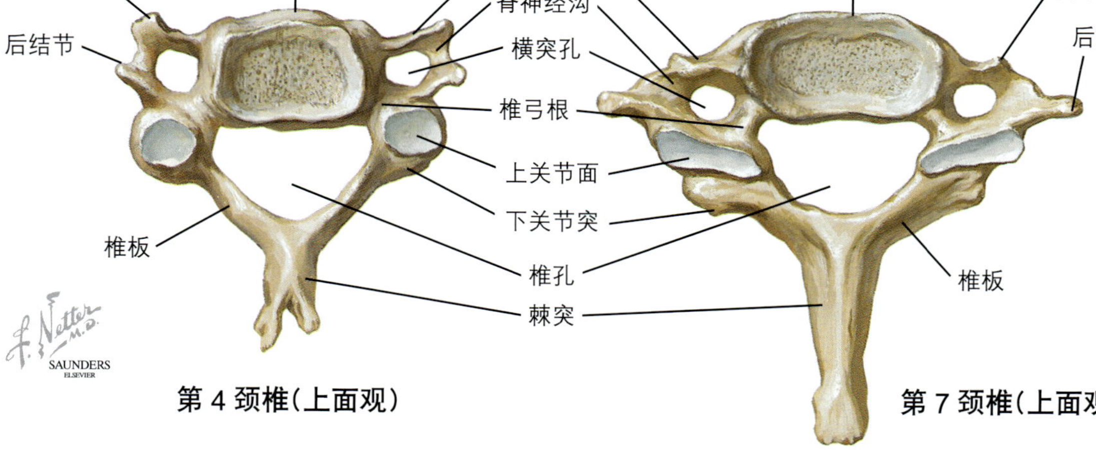

第 4 颈椎(上面观)

第 7 颈椎(上面观)

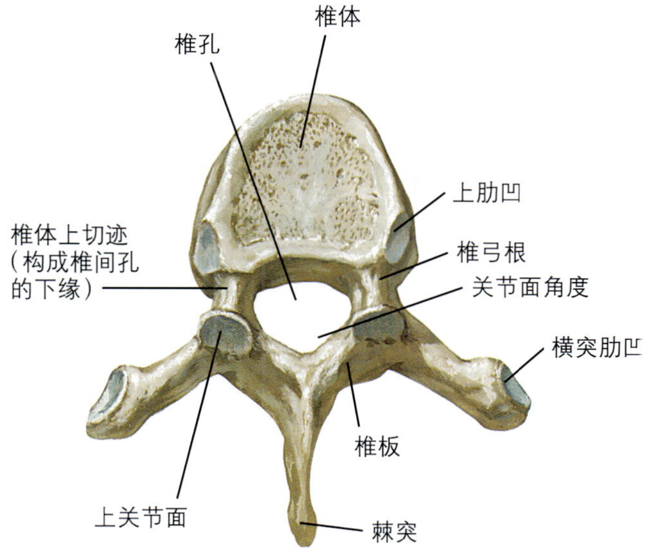

第 6 胸椎（上面观）

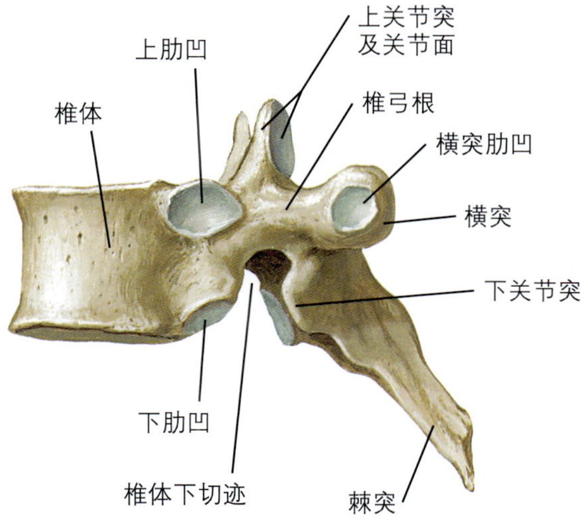

第 6 胸椎（侧面观）

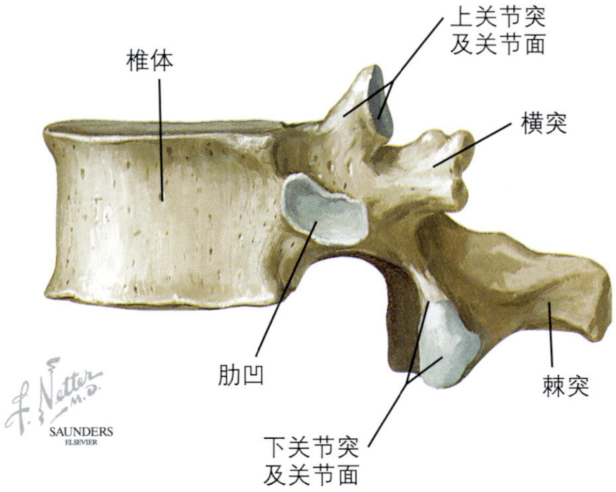

第 12 胸椎（侧面观）

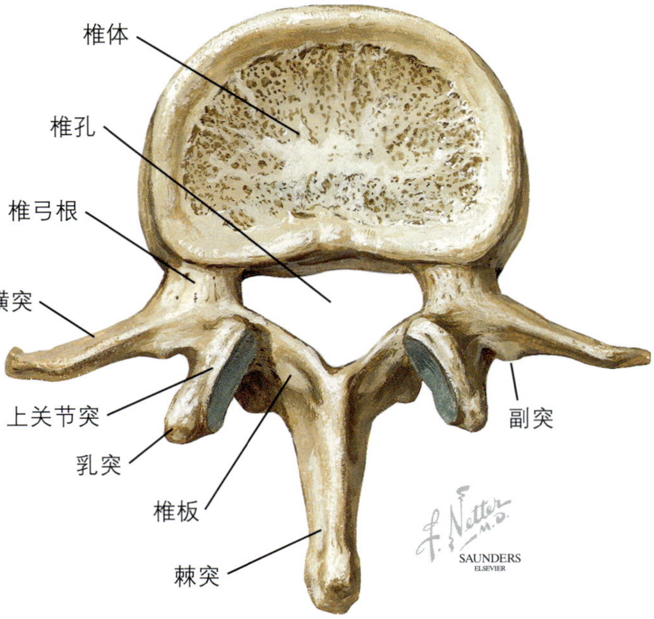

第 2 腰椎(上面观)

特 征	骨 化		融合	备 注
		腰椎		
• 椎体大	原发 椎弓	胎儿期第 7~8 周	1~2 岁	• L5 是最大的椎体
• 椎板及椎弓较小	椎体		7~10 岁	• 大型椎体可承受体重
• 具有乳突和副突	继发及乳突	11~14 岁	18~25 岁	• L5 与骶骨间存在韧带连接
• 关节面: 矢状位,利于屈伸,无旋转				
• 无肋凹				
		骶椎		
• 5 块椎体融合而成	原发 椎体	胎儿期第 8 周	2~8 岁	• 将体重转移至骨盆
• 4 对骶孔	椎弓		2~8 岁	• 神经从骶孔穿出
• 骶管在骶裂孔处开放	肋骨处		2~8 岁	• 青春期节段间相互融合
	继发	11 ~14 岁	20 岁	
		尾椎		
• 4 块椎体融合而成	原发 椎体	8 周(胎儿期)	1~2 岁	• 与臀大肌和尾骨肌相连
• 缺乏典型椎体的大部分特征	椎弓		7~10 岁	
骨化: 通常为 3 个原发骨化中心(椎体及两侧椎弓)及 5 个继发骨化中心(棘突[1]、横突[2]、椎体上下终板[2])				
椎弓在背侧融合; 椎弓未能融合造成脊柱裂				
椎弓与椎体的融合次序(6 ~10 岁): 胸椎、颈椎、腰椎、骶椎(7 岁)。髓椎体关节(椎弓及椎体融合而成)位于体部				

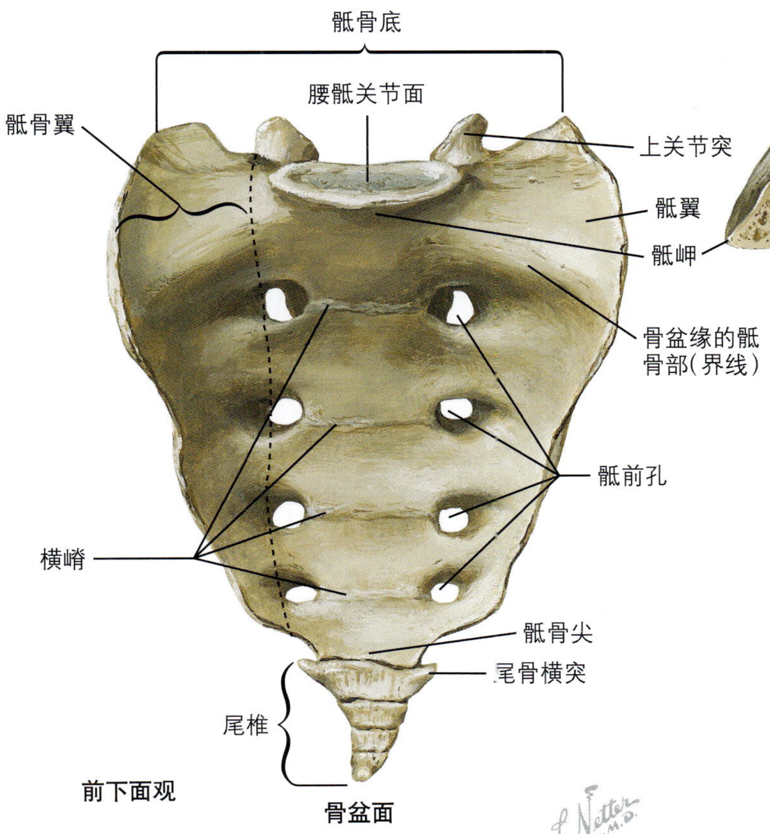

前下面观

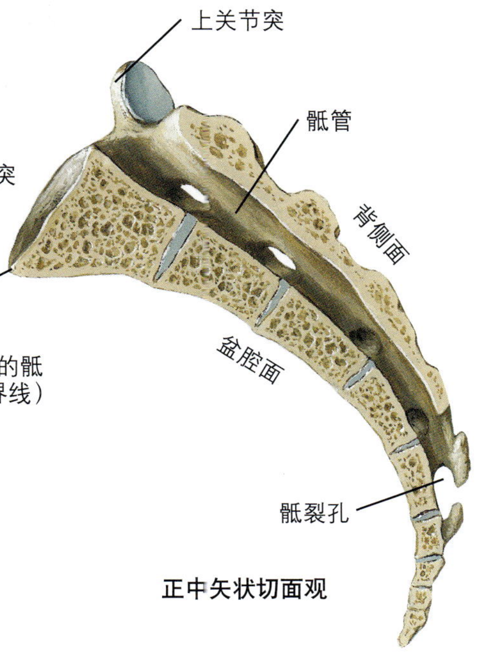

正中矢状切面观

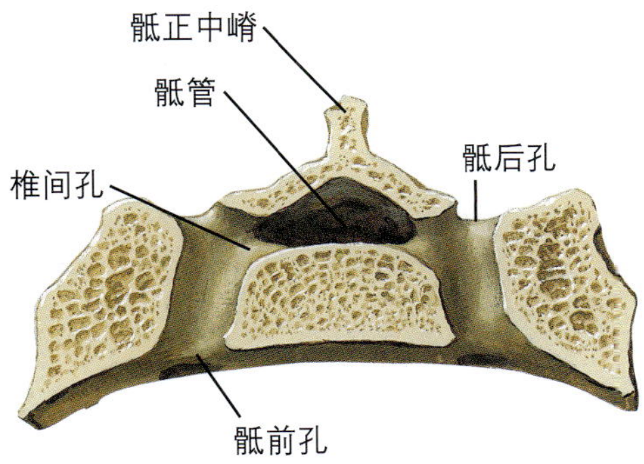

经 S1 骶孔的横切面观

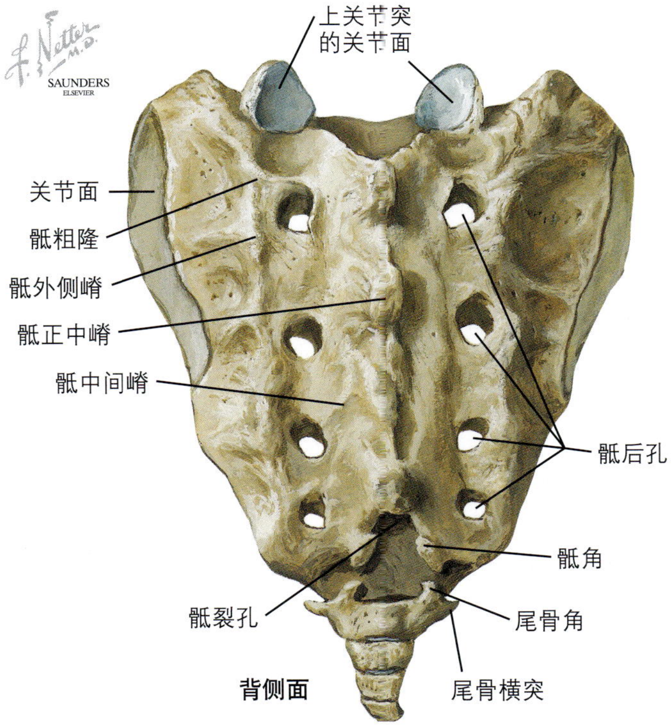

后上面观

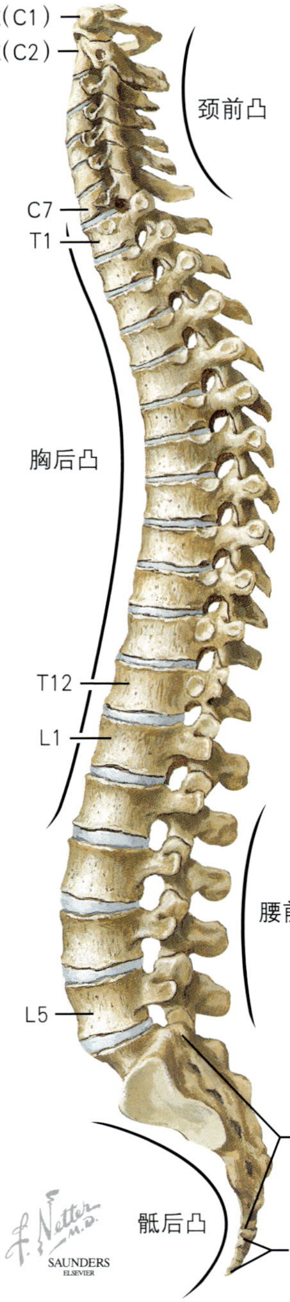

基本概念

- 共 33 节脊椎: 颈椎 7 节; 胸椎 12 节; 腰椎 5 节; 骶椎 5 节(融合); 尾椎 4 节(融合)
- 皮质骨壳内为松质骨
- 椎管位于椎体和椎弓之间,容纳脊髓
- 脊柱的弯曲　颈段: 前凸
  胸段: 后凸(Scheuermann 病时后凸增大)
  腰段: 前凸
- 脊椎　椎体: 上下面具有关节软骨,越向尾侧椎体越大
  椎弓: 椎弓根及椎板(脊柱裂时无椎弓发育)
  骨突: 棘突、横突、肋突、乳突
  脊椎孔: 椎孔(椎管)、椎间孔、横突孔
- 三柱理论　前柱: 前纵韧带、椎体及椎间盘的前 1/2
  中柱: 后纵韧带、椎体及椎间盘的后 1/2
  后柱: 黄韧带、椎板、椎弓根、关节突

脊柱节段	相应结构
C2-3	下颌
C3	舌软骨
C4-5	甲状软骨
C6	环状软骨
C7	隆椎
T3	肩胛冈
T7	剑突; 肩胛下角
T10	脐
L1	脊髓终点
L3	主动脉分叉
L4	髂嵴

创伤

齿突骨折

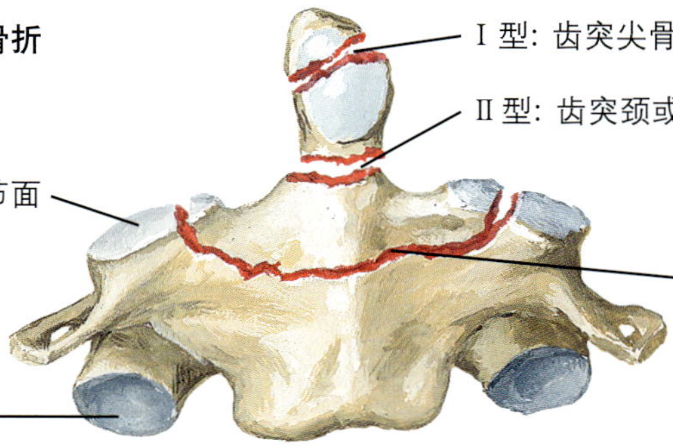

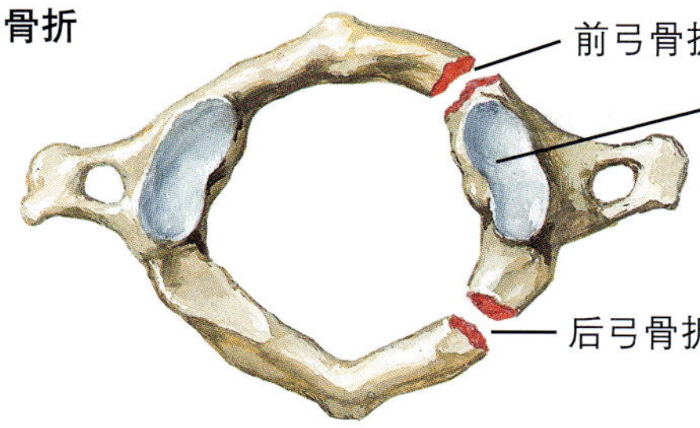

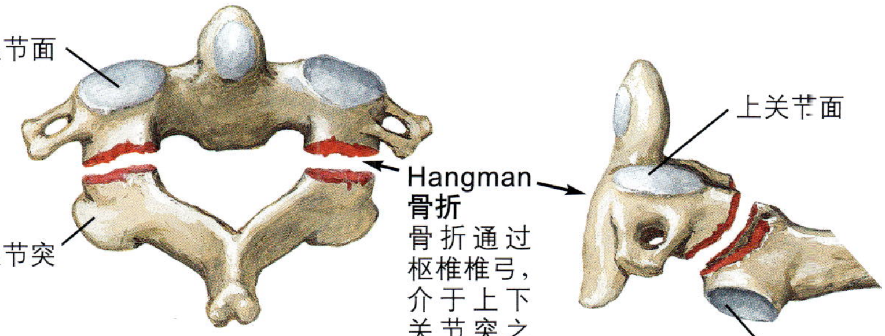

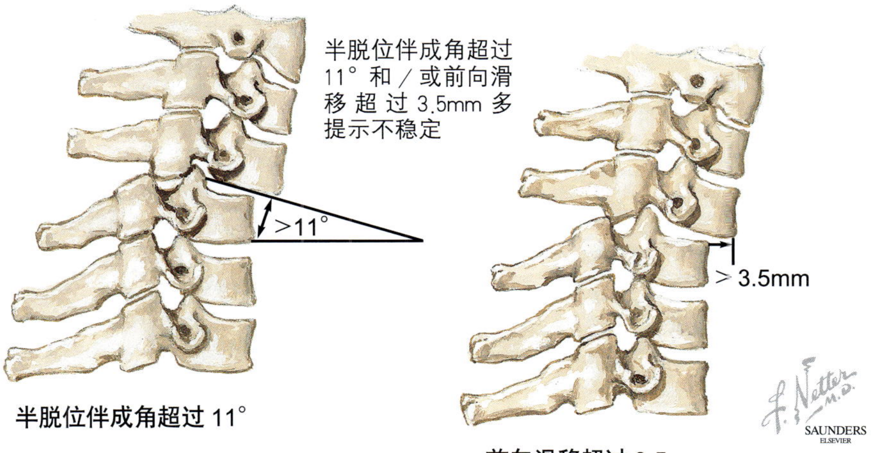

半脱位伴成角超过 11°

前向滑移超过 3.5mm

描述	检查	分型	治疗
颈椎骨折			
• 高能损伤: 年轻人 - 交通伤 老年人 - 坠落伤 • 轴向压缩(最常见的机制)导致爆裂骨折 • 屈曲／牵张损伤导致脱位 • 神经损伤罕见(特别是 C1 及 C2 骨折) • 9 条标准预示不稳定	Hx: 创伤史。疼痛,活动后加重; ±麻木及无力 PE: 压痛, ±"台阶征"及神经或脊髓体征。直肠及生殖系统检查! XR: 前后位、侧位、齿突像; 注意前方软组织! CT: 显示椎管(骨折碎片可压迫椎管) MRI: 评估软组织	根据骨折的水平及位置: C1-Jefferson 骨折: 前后弓骨折 C1- 侧块骨折 C2-Hangman 骨折(峡部): Levine 分型 C2- 齿突骨折:1 型、2 型、3 型 C3-7 骨折: 棘突骨折(Clay shoveler 骨折): C6, 7, T1 (C7 最常见)	所有骨折均应制动; 牵引用于不稳定的下颈椎骨折 C1 及 C2: 稳定骨折: 颈托或 Halo 环 不稳定骨折: Halo 制动 3 个月和／或融合 2 型齿突骨折: 切开复位内固定(牵引加重病情) C3-7: 稳定骨折: 颈托或 Halo 不稳定骨折: 融合 棘突骨折: 对症处理
并发症: 神经损伤(如 C1 骨折可造成第 11 对脑神经损伤)、残留疼痛、骨关节炎、骨折不愈合(特别是 2 型齿突骨折)			

脊柱稳定性的三柱理论

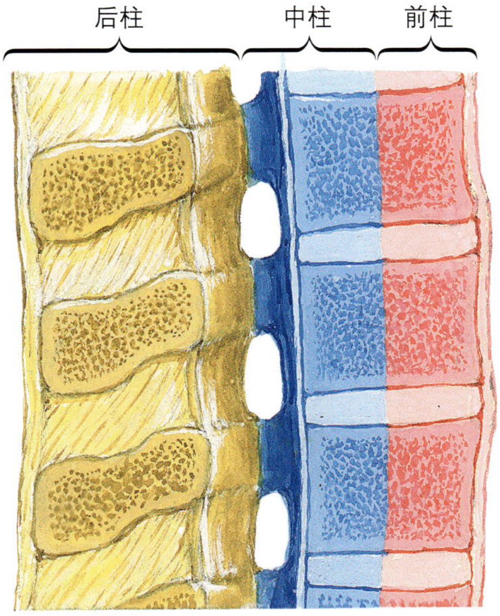

三柱概念。累及双柱或三柱的骨折造成脊柱不稳

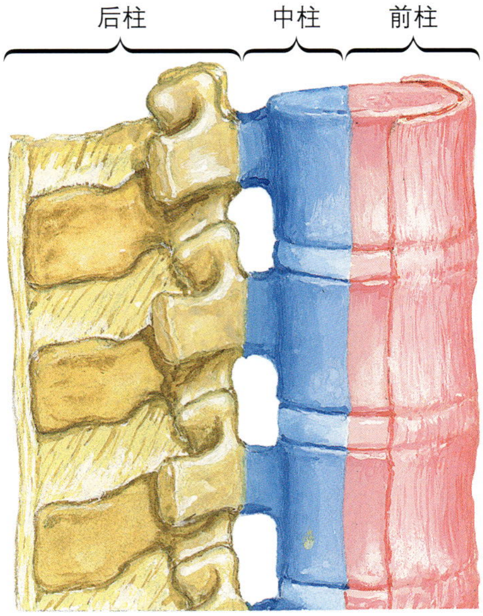

侧面观。注意后柱侧方的关节突关节以及中柱的椎间孔

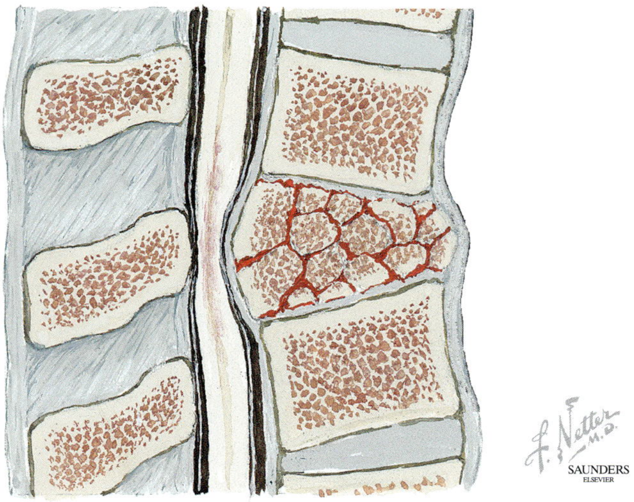

前柱及中柱的**爆裂骨折**导致脊柱不稳及脊髓受压

描 述	检 查	分 型	治 疗
胸腰椎骨折			
• 机制: 交通事故、坠落伤 • 单柱骨折: 稳定 • 双柱骨折: 不稳定 • 前柱(楔形)骨折: 高度丢失50%以上提示双柱骨折 • 压缩/楔形骨折: 最常见 • Chance骨折: 罕见 • 神经功能障碍罕见, 但可见于爆裂骨折	Hx:创伤史。疼痛、± 麻木及无力 PE: 压痛, ±"台阶征"及神经或脊髓体征 直肠及生殖系统检查! XR: 胸腰椎前后位及侧位;注意椎体高度,有无椎弓根分离 CT: 显示椎管内压迫 MRI: 评估软组织	机制: 压缩/楔形骨折: 前柱 爆裂骨折: 骨折块向后移位; 累及前中柱(不稳定) 屈曲/牵张骨折(Chance骨折/安全带骨折): 双柱(或三柱); 累及后柱及中柱(及前柱) 骨折/脱位: 累及三柱	稳定骨折: 卧床休息,矫形支具(胸腰骶矫形器) 不稳定骨折(或伴神经症状/椎管受压): 椎管减压及脊柱融合
并发症: 神经损伤; 骨关节炎; 相关损伤			

不稳定骨折

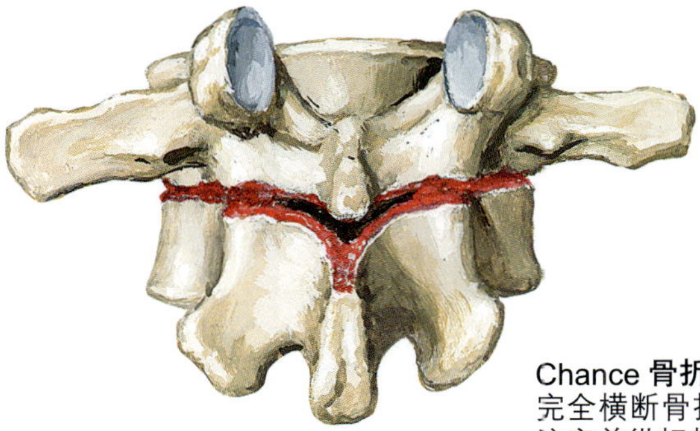
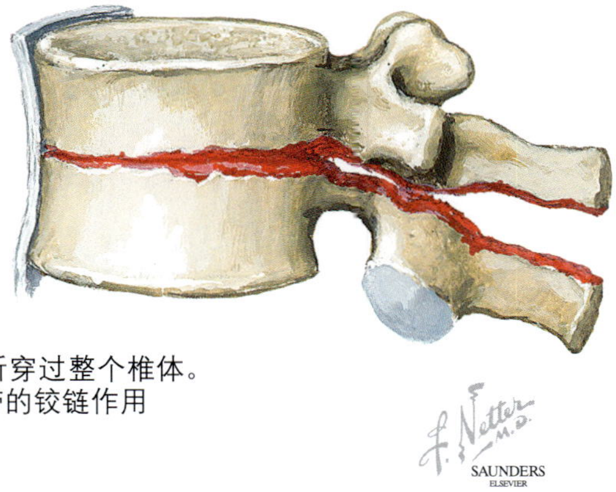

Chance 骨折
完全横断骨折穿过整个椎体。
注意前纵韧带的铰链作用

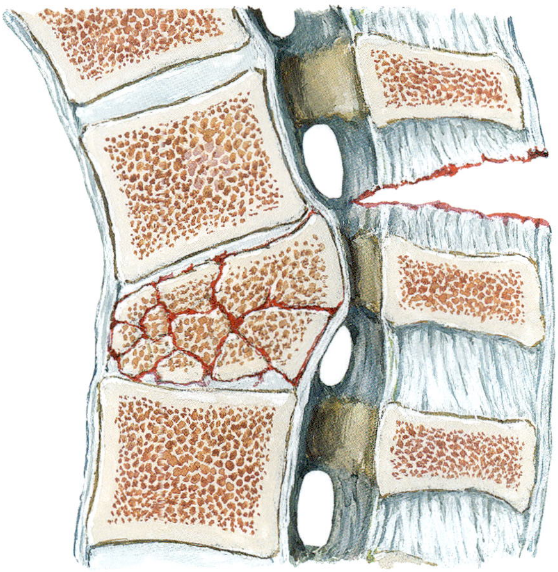

骨折 / 脱位：三柱受累并移位

颈椎损伤：不完全性脊髓损伤综合征

脊髓定位

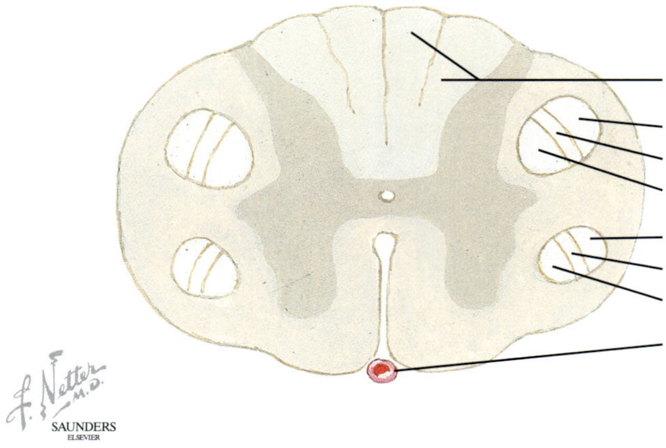

描 述	检 查	分 型	治 疗
• 年轻男性最常见 • 完全性脊髓损伤：无任何功能且球海绵体反射无恢复(脊髓休克过后) • 前束：第2常见；屈曲型损伤；预后最差 • 中央束：最常见；过伸型损伤；见于老年人(坠落伤)，与脊椎强直有关 • 后束：极为罕见(可能不存在) • Brown-Séquard 综合征(脊髓半切综合征)：罕见，预后最佳	Hx：创伤史。症状取决于损伤及病变 PE：取决于损伤 完全性损伤：损伤节段以下无感觉及运动功能 前束下肢麻痹重于上肢，痛温觉丧失，振动觉及本体感觉正常 中央束：上肢无力重于下肢，骶部感觉保留 后束：振动觉及本体感觉丧失 Brown-Séquard 综合征：同侧运动、振动觉及本体感觉丧失，对侧痛温觉丧失 XR：颈椎系列片，± 胸腰椎 CT：存在骨折迹象	完全性脊髓损伤：脊髓保留但无功能(诊断时必须已过脊髓休克期) 不完全性脊髓损伤： 前束：脊髓丘脑束和皮质脊髓束损伤，后柱保留 中央束：灰质损伤 后束：后柱断裂 Brown-Séquard 综合征：一侧脊髓切断	治疗取决于损伤情况：首先挽救生命 早期静脉应用甘露醇和皮质激素可改善神经功能 制动是治疗的关键 稳定损伤：颈托、支具 不稳定损伤：Halo 背心或内固定

并发症：神经源性休克、自主神经功能障碍(尿便失禁，需留置尿管和/或通便)；神经系统后遗症

脊髓休克：生理性脊髓损伤/功能障碍(多继发于水肿压迫)，包括瘫痪及反射消失。球海绵体反射(反射弧)恢复是脊髓休克的终点

神经源性休克：心动过缓导致低血压。脊髓损伤导致交感释放下降(迷走神经活性失去拮抗)

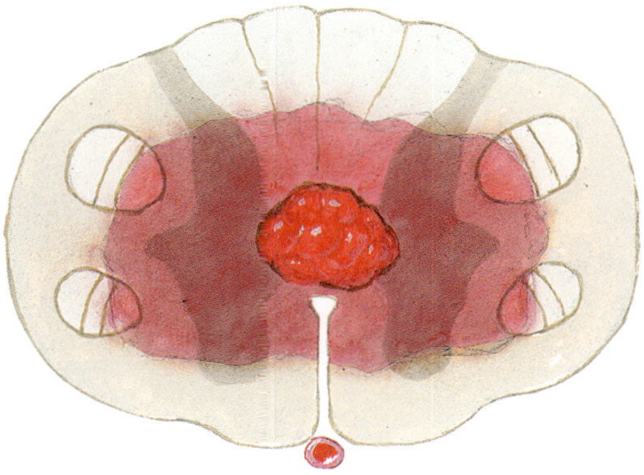

中央束综合征
中央束出血及水肿。
双侧 3 束部分受累。
上肢重于下肢 ▷

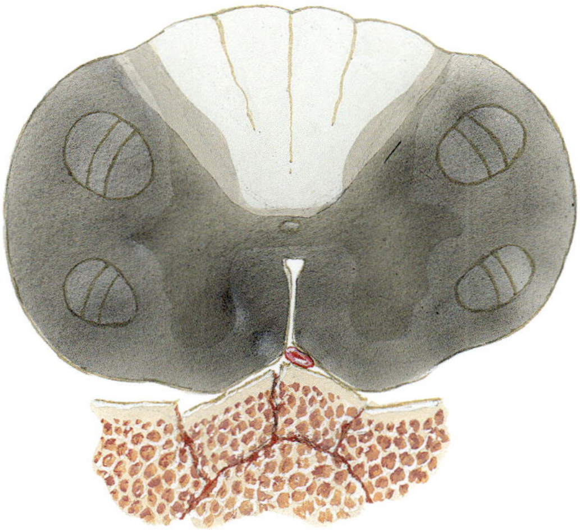

脊髓前动脉综合征
动脉受到骨或软骨碎片损伤（阴影部分为受累区域）。损伤平面以下双侧
◁ 运动功能及痛觉丧失；位置觉保留

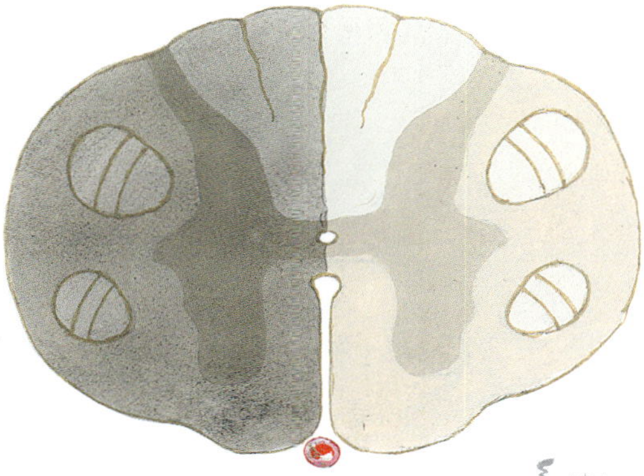

Brown-Séquard 综合征
脊髓一侧受累。同侧运动功能及位置觉丧失，对侧痛觉丧失 ▷

F. Netter M.D.
SAUNDERS
ELSEVIER

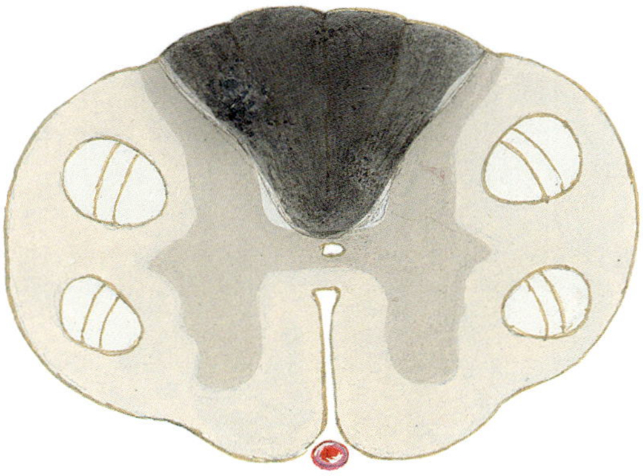

后柱综合征（罕见）
病变平面以下位置觉丧失；
◁ 运动功能及痛觉保留

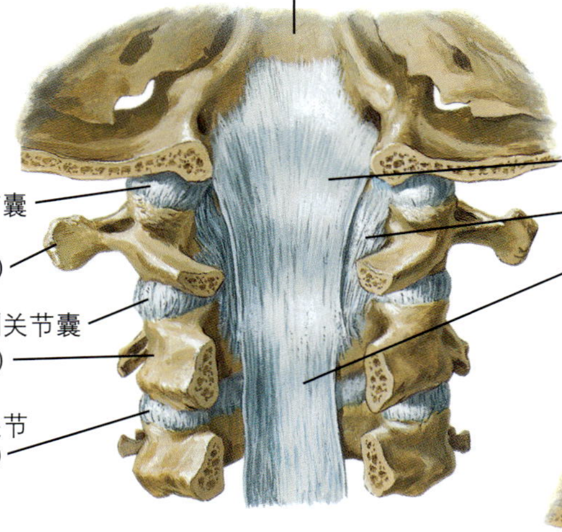

椎管上部，去除棘突及部分椎弓以显露椎体后方韧带(后面观)

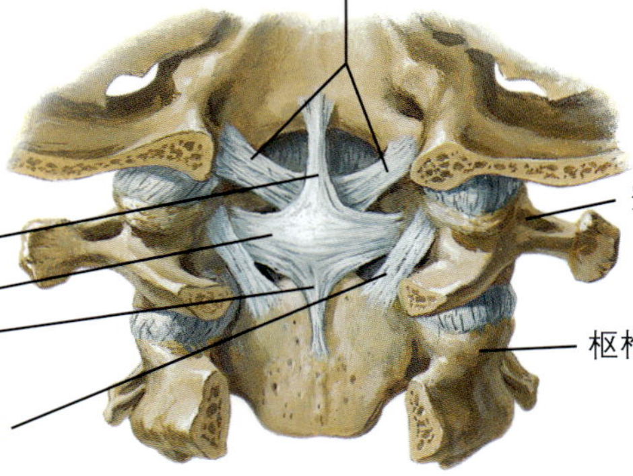

去除覆膜主要部分后显露深层韧带(后面观)

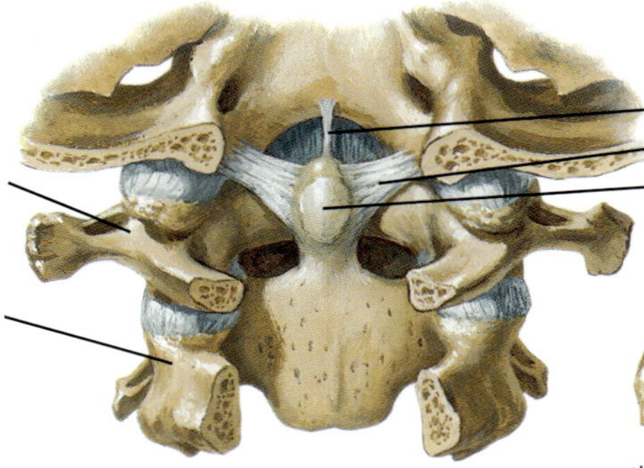

去除十字韧带后显露最深层韧带(后面观)

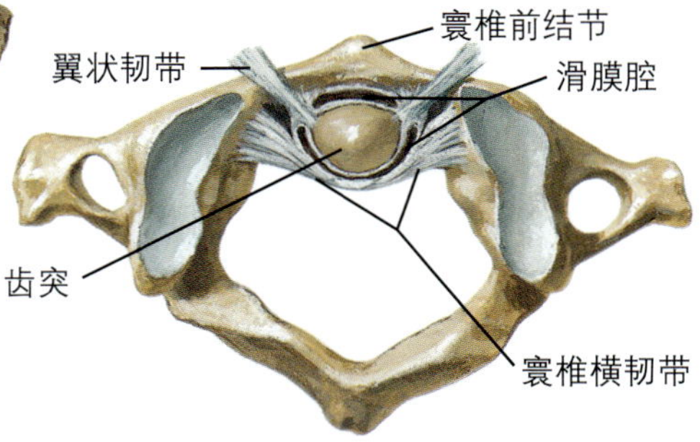

寰枢正中关节(上面观)

韧 带	附 着 点	备 注
	寰枕关节	
主要参与屈伸及侧方弯曲功能		
覆膜	枢椎体至枕骨关节面周围	后纵韧带的延伸
前/后关节囊		附着于齿突，稳定关节；Down 综合征时寰枕关节稳定性下降
	寰枢关节(C1-2)	
主要参与旋转功能；稳定性来自韧带；Down 综合征时寰枢关节不稳定		
横韧带	侧块 - 齿突 - 侧块	维持齿突位置的最坚强韧带
齿突尖韧带	齿突 - 枕骨	十字韧带的一部分
翼状韧带	齿突 - 枕骨髁	防止头部过度旋转
上纵束	齿突 - 枕骨基底	与横韧带及齿突尖韧带构成十字韧带
下纵束	齿突 - 枢椎体	

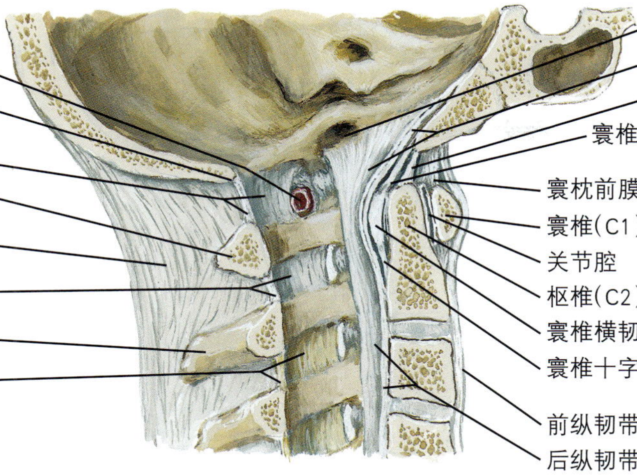

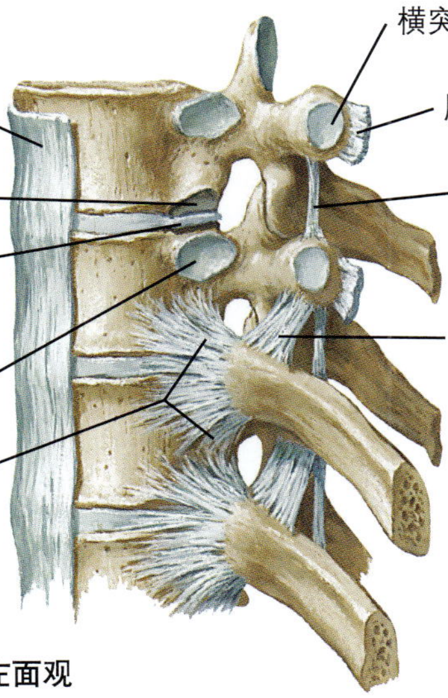

左面观

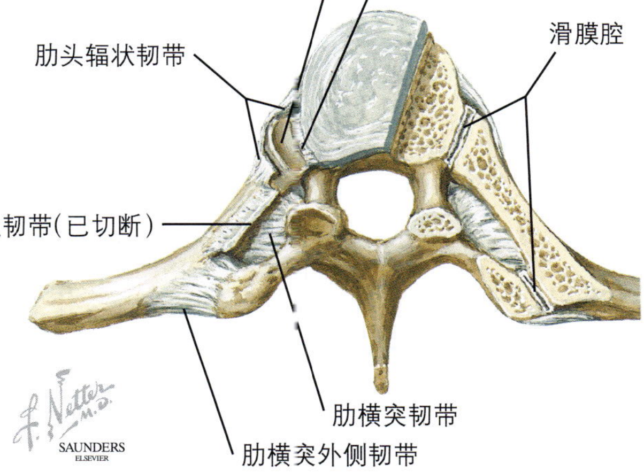

横断面(上面观)

韧　带	附着点	备　　注
		关节突关节
有关节盘,活动性最大		
关节囊	包绕关节面	脊柱节段不同,方向也各不相同 关节面的方向提示运动方向: C5-6: 活动度最大,最易退变; L4-5: 最主要的屈曲节段
		椎间关节
椎间盘	椎体上下面	椎体间最坚强的连接
前纵韧带	前方: 椎体 - 椎体	厚于后纵韧带
后纵韧带	后方: 椎体 - 椎体	较薄,椎间盘突出多发生在后外侧
		肋椎关节
关节囊	包绕肋骨头和关节	
关节内韧带	肋骨头 - 椎间盘	连接肋骨头与椎体
肋头辐状韧带	肋骨头前方至上下椎体	加强关节前方

韧带

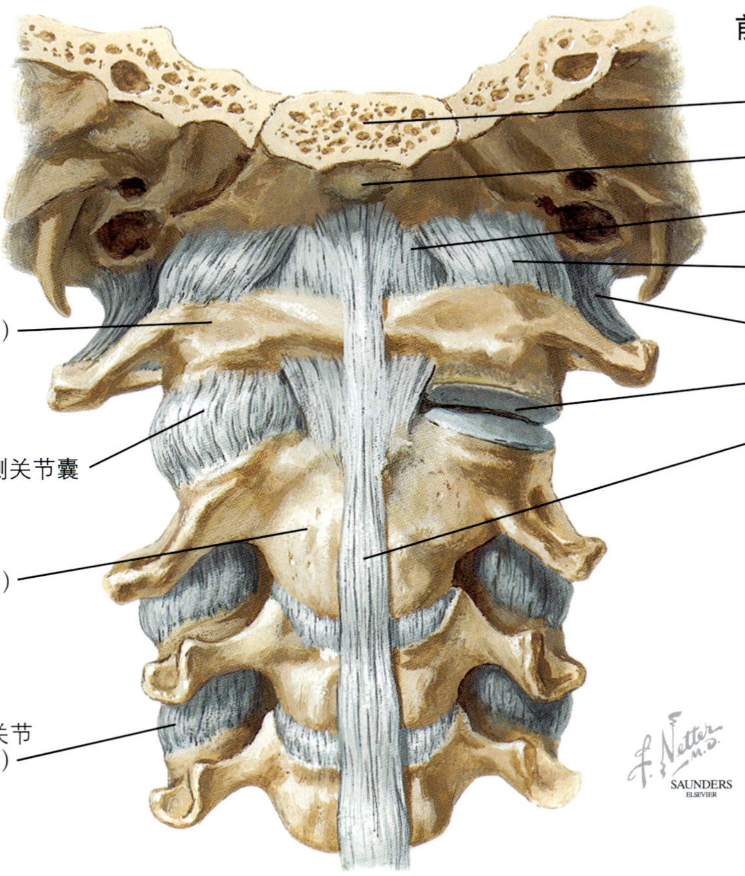

韧 带	位 置	备 注
前纵韧带	椎体前面	强大; 椎体中央部分更厚
后纵韧带	椎体后面(连接椎间盘)	较薄弱: 椎间盘突出多发生在侧方或后外侧
横突间韧带	横突之间	薄弱; 几乎没有支持作用
关节突关节囊	包绕关节突关节	薄弱; 几乎没有支持作用
黄韧带	连接椎板前面	强大: 维持张力
项韧带	C7 至枕骨隆凸	棘上韧带的延伸
棘上韧带	沿棘突背侧至 C7	对稳定性的作用不详
棘间韧带	棘突之间	对稳定性的作用不详
覆膜	椎体及齿突的后面至斜坡	后纵韧带的延伸
横韧带	侧块 - 椎体 - 侧块	十字韧带的一部分,主要的稳定装置
翼状韧带	齿突至枕骨结节	限制过度旋转
髂腰韧带	L5 横突至髂骨	创伤时可发生撕脱骨折
椎间盘(纤维软骨构成)		
纤维环	外侧, I 型胶原,连接椎体透明软骨,缓冲压力	
髓核	内部, II 型胶原,含水量较高(老年后含水量减少); 脊索发育的残迹; 经纤维环膨出或突出; 无血管	

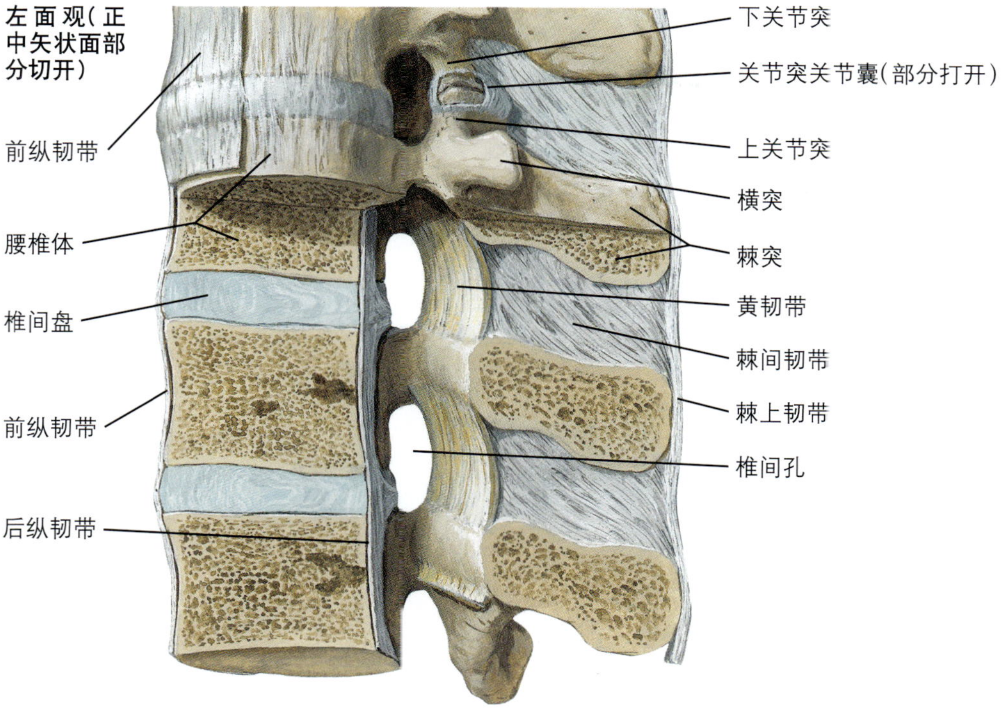
左面观（正中矢状面部分切开）
前纵韧带
腰椎体
椎间盘
前纵韧带
后纵韧带
下关节突
关节突关节囊（部分打开）
上关节突
横突
棘突
黄韧带
棘间韧带
棘上韧带
椎间孔

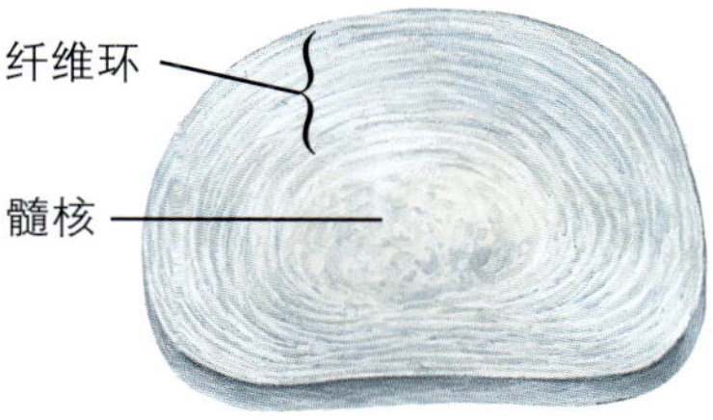
纤维环
髓核

椎间盘

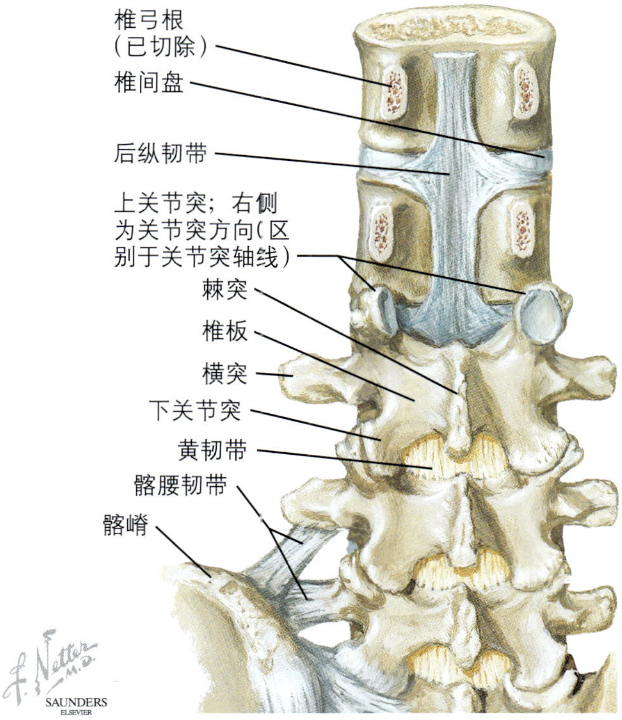
椎弓根（已切除）
椎间盘
后纵韧带
上关节突；右侧为关节突方向（区别于关节突轴线）
棘突
椎板
横突
下关节突
黄韧带
髂腰韧带
髂嵴
F. Netter M.D.
SAUNDERS
ELSEVIER

后面观

病史

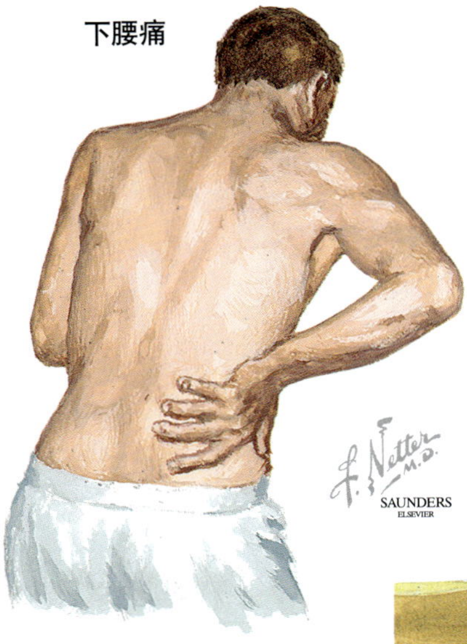

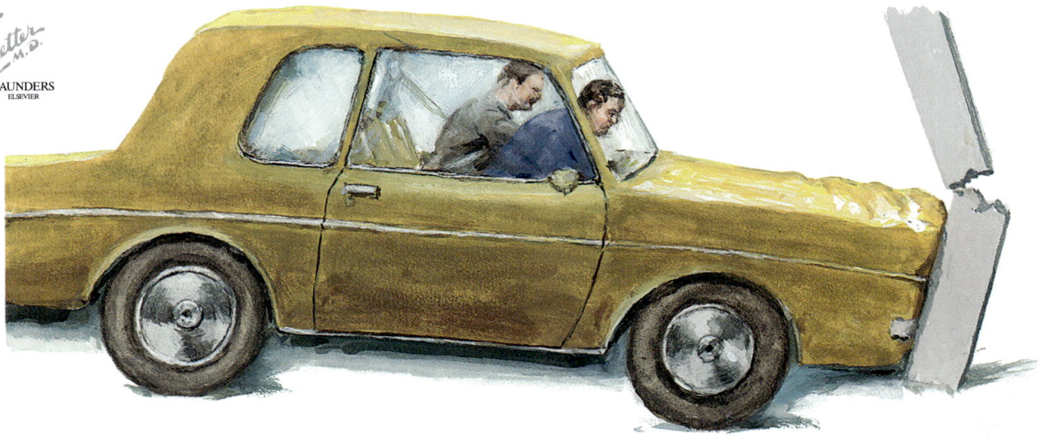

迎面撞击静止物体或迎面而来的汽车时，如未使用安全带，惯性使乘客头部撞向挡风玻璃。颈部急剧过伸造成伴或不伴骨折的颈椎脱位

问 题	答 案	临 床 意 义
1. 年龄	青年	椎间盘损伤、脊柱滑脱
	中年	扭伤／劳损、椎间盘突出、椎间盘退行性疾病
	老年	椎管狭窄、椎间盘突出、椎间盘退行性疾病、关节炎
2. 疼痛		
a. 特点	放射痛(枪击样)	神经根病(椎间盘突出、脊柱强直)
	弥漫、钝痛、无放射	颈腰椎劳损(软组织损伤)
b. 位置	单侧／双侧	单侧: 椎间盘
		双侧: 全身性或代谢性疾病、占位性病变
	颈部	颈椎强直、颈部扭伤或肌肉劳损
	上臂(± 放射痛)	颈椎强直(± 脊髓病)、椎间盘突出
	下腰部	椎间盘退行性疾病、腰部扭伤或肌肉劳损、腰椎滑脱、肿瘤
	下肢(± 放射痛)	椎间盘突出、椎管狭窄
c. 出现	夜间痛	肿瘤
	活动时出现	多为机械因素
d. 缓解	抬举上臂	颈椎间盘突出
	坐下	椎管狭窄(椎管狭窄得到缓解)
e. 加剧	后伸	椎管狭窄(如下楼梯)
3. 创伤史	交通事故(安全带?)	颈部劳损(挥鞭伤)、颈椎骨折、韧带损伤
4. 运动	体育运动(牵拉损伤)	“烧灼感／针刺感”(尤其是橄榄球运动员)
5. 神经症状	疼痛、麻木、针刺感	神经根病、神经病
	痉挛、笨拙	脊髓病
	大小便症状	马尾综合征
6. 全身症状	发热、体重下降	感染、肿瘤

脊柱侧凸

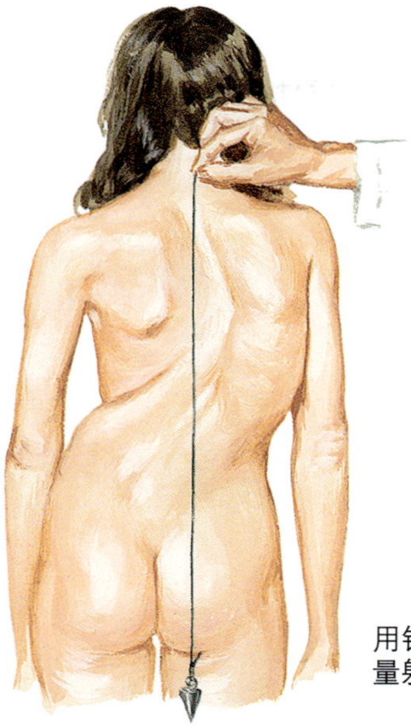

用铅垂线测量躯干力线

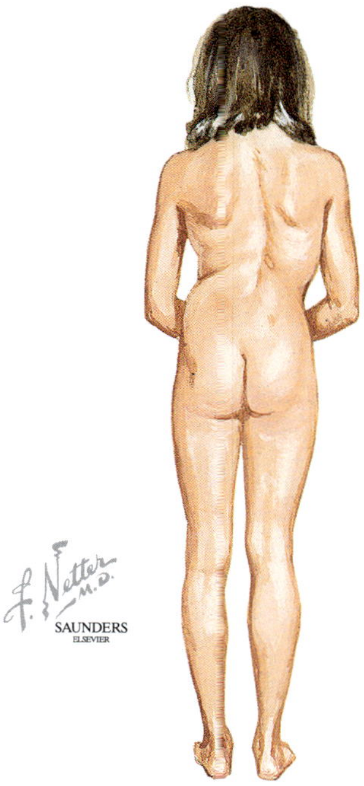

脊柱力线不良

检查		方法	临床意义
视诊			
步态		向前倾斜 两脚张开	椎管狭窄 脊髓病
力线		脊柱力线不良	脱位、脊柱侧凸、前凸、后凸畸形
姿势		头部倾斜 骨盆倾斜	脱位、痉挛、脊柱强直、斜颈 腰前凸丧失：痉挛
皮肤		嘱患者脱去衣服	咖啡斑(生长期)：神经纤维瘤病 酒红色斑，软组织肿块：脊柱裂
触诊			
骨性结构		棘突	局限压痛/痛点：骨折 台阶征：脱位、脊柱滑脱
软组织		颈椎关节突关节	压痛：骨关节炎、脱位
		尾椎(经直肠指诊)	压痛：骨折、挫伤
		椎旁肌	弥漫压痛：扭伤或肌肉劳损 扳机点：肌肉痉挛
		锁骨上窝	肿胀：锁骨骨折
		皮肤	脂肪块：脊柱裂
活动范围			
屈伸	颈椎	下颌与胸/枕部与背部	正常　前屈：下颌离胸 3～4cm；后伸：70°
	腰椎	双膝伸直，手抵足趾	正常　前屈 45～60°，后伸 20～30°
侧方弯曲	颈椎	耳至肩	正常　双侧各 30～40°
	腰椎	向双侧弯曲	正常　双侧各 10～20°
旋转	颈椎	固定肩部转动头部	正常　双侧各 75°
	腰椎	固定骨盆转动上身	正常　双侧各 5～15°
神经血管功能			
应行全面的神经系统检查			
感觉			
颈椎			
锁骨上神经(C2-3)		颈前方及锁骨周围	感觉障碍提示相应神经/神经根病变
腋神经(C5)		肩部外侧	感觉障碍提示相应神经/神经根病变
肌皮神经(C6)		前臂外侧	感觉障碍提示相应神经/神经根病变
桡神经(C6)		虎口区	感觉障碍提示相应神经/神经根病变
正中神经(C7)		中指桡侧	感觉障碍提示相应神经/神经根病变
尺神经(C8)		小指尺侧	感觉障碍提示相应神经/神经根病变
前臂内侧皮神经(T1)		前臂内侧	感觉障碍提示相应神经/神经根病变

直腿抬高试验

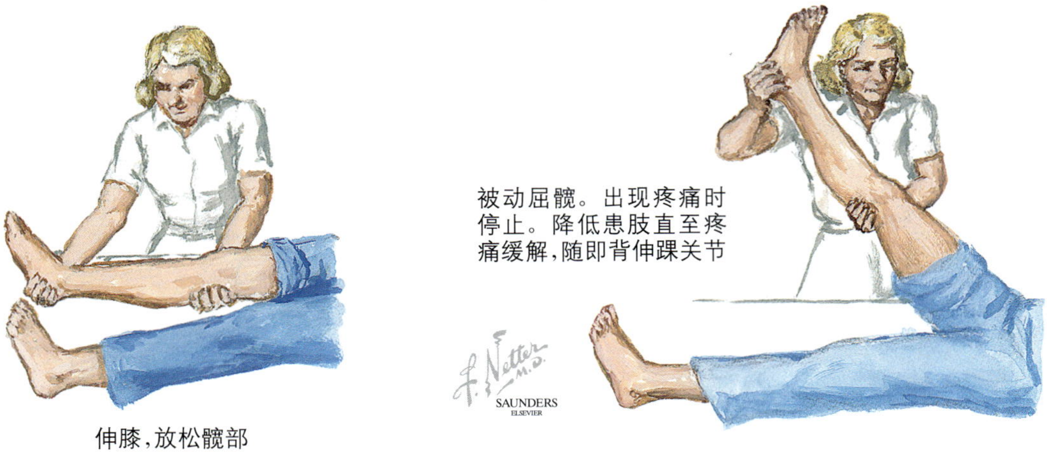

检查	方法	临床意义
神经血管功能		
应行全面的神经系统检查		
腰椎		
股神经／隐神经(L4)	小腿及踝内侧	感觉障碍提示相应神经／神经根病变
腓深／腓浅神经(L5)	足背及第 1，2 趾间隙	感觉障碍提示相应神经／神经根病变
胫神经／腓肠神经(S1)	足外侧	感觉障碍提示相应神经／神经根病变
骶神经(S2，3，4)	肛周感觉	感觉障碍提示相应神经／神经根病变
运动		
颈椎		
副脊神经(CN11)	颈部屈曲及旋转	无力提示胸锁乳突肌或相应神经／神经根病变
腋神经(C5)	限制肩部外展	无力提示三角肌或相应神经／神经根病变
肌皮神经(C5-6)	限制屈肘	无力提示肱肌或相应神经／神经根病变
桡神经(PIN; C7)	伸指	无力提示指总伸肌、示指固有伸肌、小指伸肌或相应神经／神经根病变
正中神经(C8)	屈拇，对掌，外展	无力提示拇长屈肌／鱼际肌或相应节段神经／神经根病变
尺神经(深支; T1)	手指交叉(内收／外展)	无力提示骨间背侧肌／骨间掌侧肌或相应神经／神经根病变
腰椎		
腓深神经(L4)	足内收及背伸	无力提示胫骨前肌或相应神经／神经根病变
腓深神经(L5)	伸踇趾	无力提示踇长伸肌或相应神经／神经根病变
腓浅神经(S1)	足外展	无力提示腓骨长／短肌或相应神经／神经根病变
胫神经(S1)	屈踇趾	无力提示踇长屈肌或相应神经／神经根病变
反射		
C5	肱二头肌反射	减退或消失提示 C5 神经根病变
C6	肱桡肌反射	减退或消失提示 C6 神经根病变
C7	肱三头肌反射	减退或消失提示 C7 神经根病变
L4	髌腱反射	减退或消失提示 L4 神经根病变
S1	跟腱反射	减退或消失提示 S1 神经根病变
S1，2，3	球海绵体反射	一指插入患者直肠，挤捏龟头或牵拉阴茎(Foley 尿管)，可感觉肛门括约肌收缩
上运动神经元	Babinski 征／阵挛	上运动神经元病变时，踇趾持续上翘
脉搏		
上肢	肱动脉、桡动脉、尺动脉	减弱／消失提示血管损伤或受压
下肢	股动脉、腘动脉、足背动脉、胫后动脉	减弱／消失提示血管损伤或受压

前屈检查法

观察剃刀背，患者向左右弯曲时观察脊柱侧凸变化

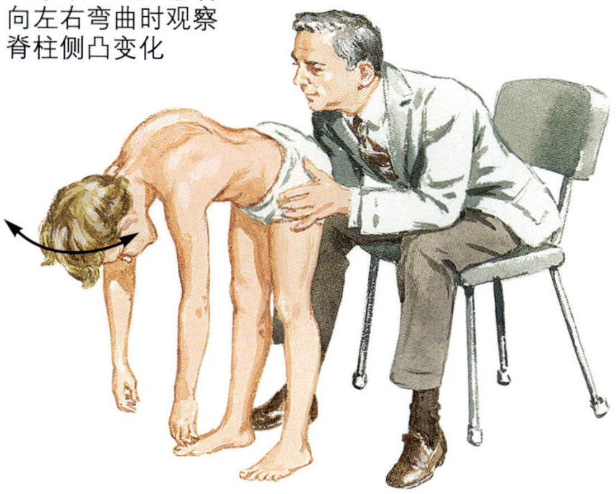

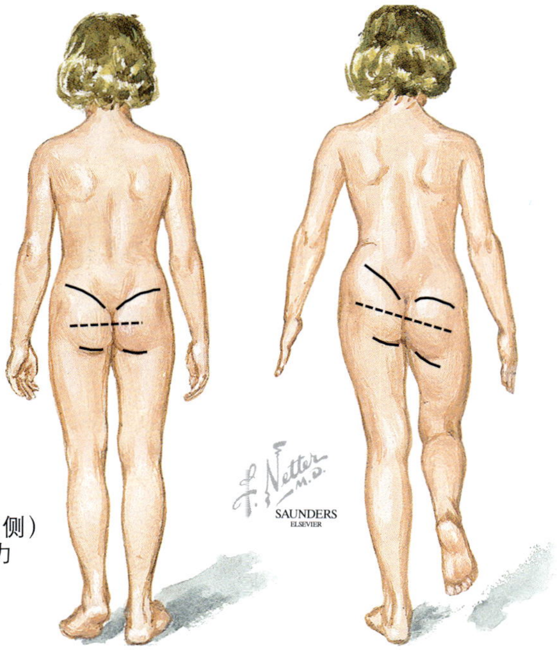

Trendelenburg 检查
患肢负重时，右侧（正常侧）骨盆下沉，提示左髋无力

检　查	方　法	临床意义
特殊检查		
颈椎		
Spurling 征	轴向施压，随后颈部向侧方弯曲并旋转	放射痛提示神经根受压
牵拉试验	施加向上的牵拉力量	症状缓解提示神经根孔受压
腰椎		
直腿抬高试验	伸膝屈髋至出现疼痛，背伸踝关节	复制出下腰痛症状提示神经根性病变
直腿 90/90 检查法	仰卧：屈髋屈膝 90°，伸膝	屈曲 >20° 提示股绳肌腱紧张为疼痛来源
弓弦征	抬高小腿，屈膝，在腘窝处施压	腘窝处施压后出现放射痛提示坐骨神经病变
坐位神经根检查法（回跳征）	坐位：分散患者注意力，被动伸膝	坐骨神经痛患者存在痹弧或伸膝时有回跳
Kernig 征	仰卧：屈颈	颈部疼痛或下肢放射痹提示脑膜刺激或感染
Brudzinski 征	仰卧：屈颈屈髋	屈膝时复制出疼痛提示脑膜刺激
前屈检查法	站立位，向前弯腰	背部不对称（肩胛骨／肋骨）提示脊柱侧凸
Trendelenburg 征	单腿站立	抬腿侧骨盆下沉提示对侧臀中肌无力
Hoover 征	仰卧：检查者手放在双侧足跟下，随后嘱患者抬腿	应在对侧足跟（非抬腿侧）下方感到压力。无压力提示缺乏抬腿努力，而不是真正的无力
Waddell 征	存在 Waddell 征提示非器质性病变：1. 反应强烈或反应过度；2. 轻触即出现疼痛；3. 疼痛呈非解剖分布；4. 直腿抬高试验阳性而回跳征阴性	

肌肉：颈前肌

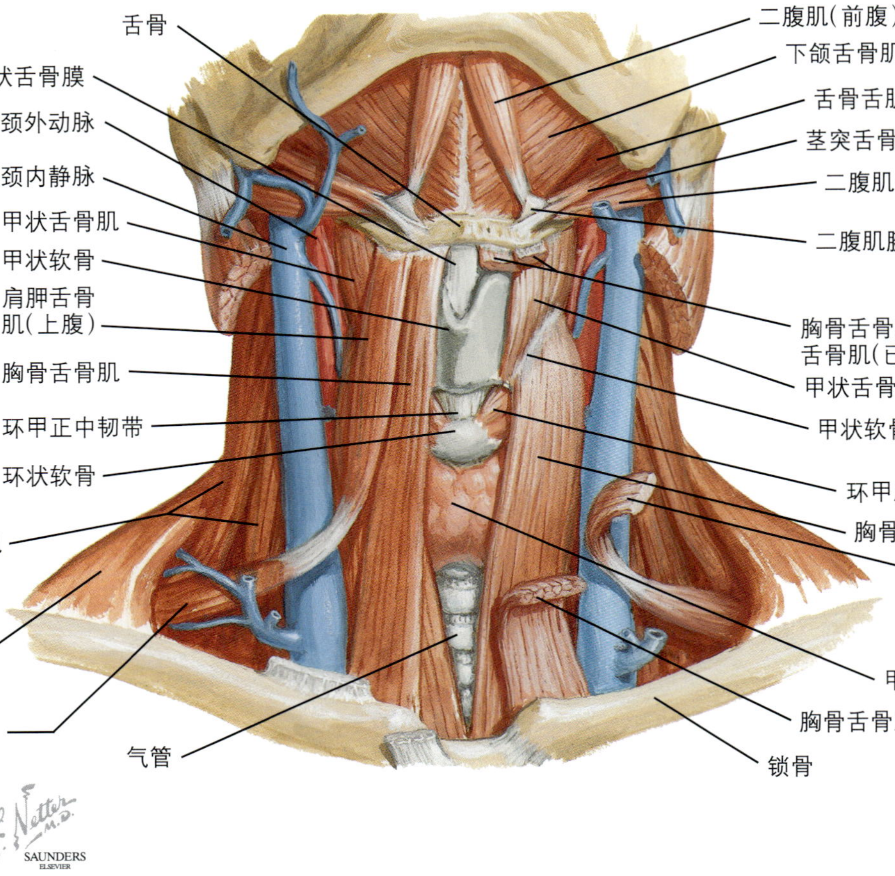

肌　　肉	起　　点	止　　点	作　　用	神 经 支 配
颈前肌				
颈阔肌	筋膜：三角肌／胸大肌	下颌／皮肤	向下牵拉颏部	面神经（CN7）
舌骨上肌				
二腹肌	前腹：下颌 后腹：乳突切迹	舌骨体部	向上牵拉舌骨，向下牵拉下颌	前腹：下颌舌骨神经（CN5） 后腹：面神经
下颌舌骨肌	下颌	舌骨脊	同上	下颌舌骨神经
茎突舌骨肌	茎突	舌骨体	向上牵拉舌骨	面神经
颏舌骨肌	下颌骨颏结节	舌骨体	向上牵拉舌骨	C1 经舌下神经（CN12）
舌骨下肌（包括胸锁乳突肌）				
浅层				
胸骨舌骨肌	胸骨柄及锁骨	舌骨体	向下牵拉舌骨	颈襻（C1-3）
肩胛舌骨肌	肩胛上切迹	舌骨体	向下牵拉舌骨	颈襻（C1-3）
深层				
甲状舌骨肌	甲状软骨	舌骨大角	向下牵拉／回拉舌骨／咽	C1 经舌下神经
胸骨甲状肌	胸骨柄	甲状软骨	向下牵拉／回拉舌骨／咽	颈襻（C1-3）
胸锁乳突肌	胸骨柄及锁骨	乳突	将头转向对侧	副脊神经（CN11）

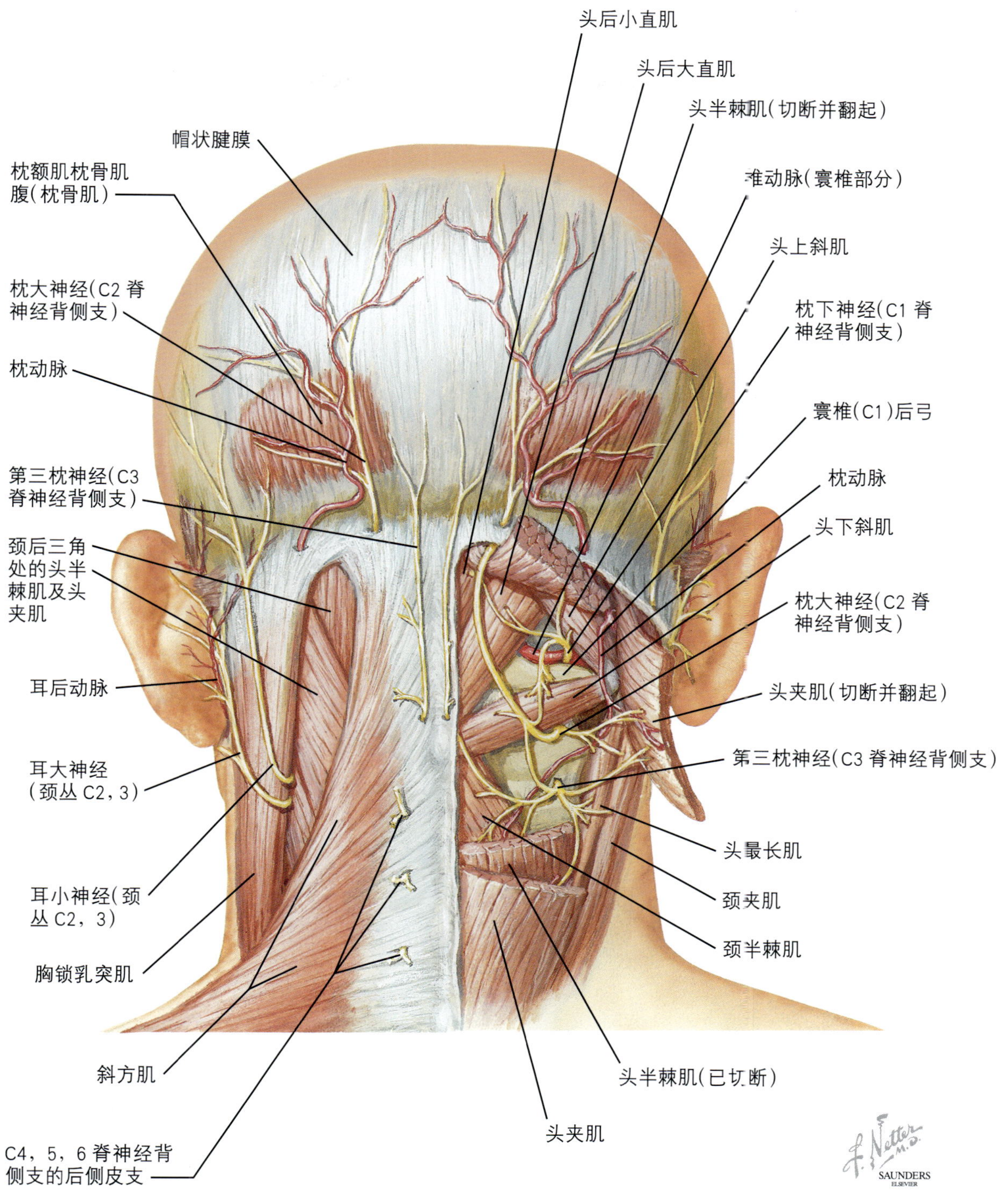

肌 肉	起 点	止 点	作 用	神经支配
颈后肌：枕下三角				
头后大直肌	枢椎棘突	下项线	伸颈、旋转、侧屈	枕下神经
头后小直肌	寰椎后结节	枕骨	伸颈、侧屈	枕下神经
头上斜肌	寰椎横突	枕骨	伸颈、旋转、侧屈	枕下神经
头下斜肌	枢椎棘突	寰椎横突	伸颈、侧方旋转	枕下神经

浅层肌：颈后及背部

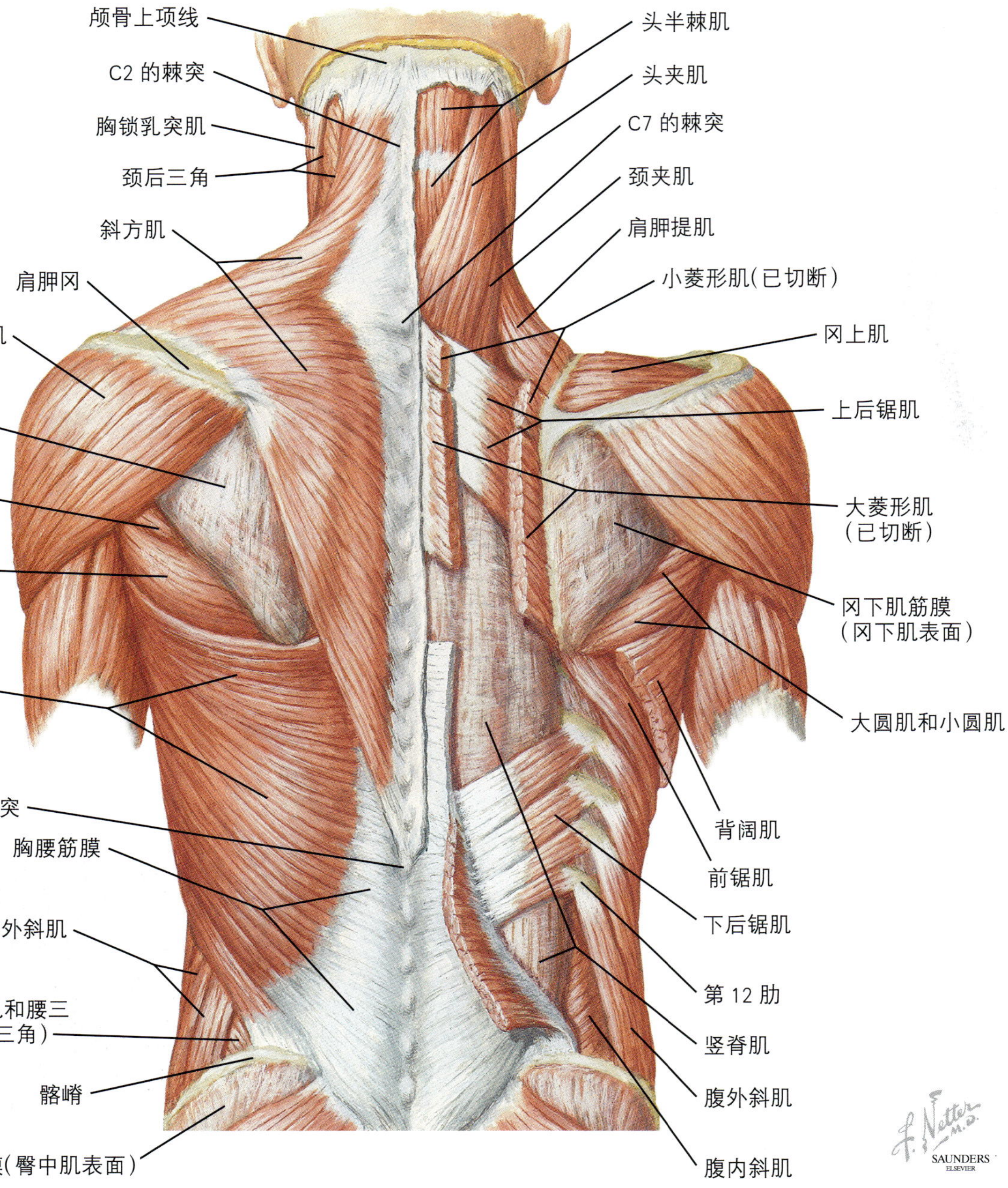

肌 肉	起 点	止 点	作 用	神经支配
浅层肌(外在肌)				
斜方肌	C7-T12 棘突	锁骨;肩胛骨(肩峰、肩胛冈)	旋转肩胛骨	副脊神经(CN11)
背阔肌	T6-S5 棘突	肱骨	后伸、内收，内旋前臂	胸背神经
肩胛提肌	C1-4 横突	肩胛骨(内侧)	提高肩胛骨	C3、C4、肩胛背神经
小菱形肌	C7-T1 棘突	肩胛骨(冈)	内收肩胛骨	肩胛背神经
大菱形肌	T2-5 棘突	肩胛骨(内侧缘)	内收肩胛骨	肩胛背神经
上后锯肌	C7-T3 棘突	第 2-5 肋(上缘)	提高肋骨	肋间神经(T1-4)
下后锯肌	T11-L3 棘突	第 9-12 肋(下缘)	降低肋骨	肋间神经(T9-12)

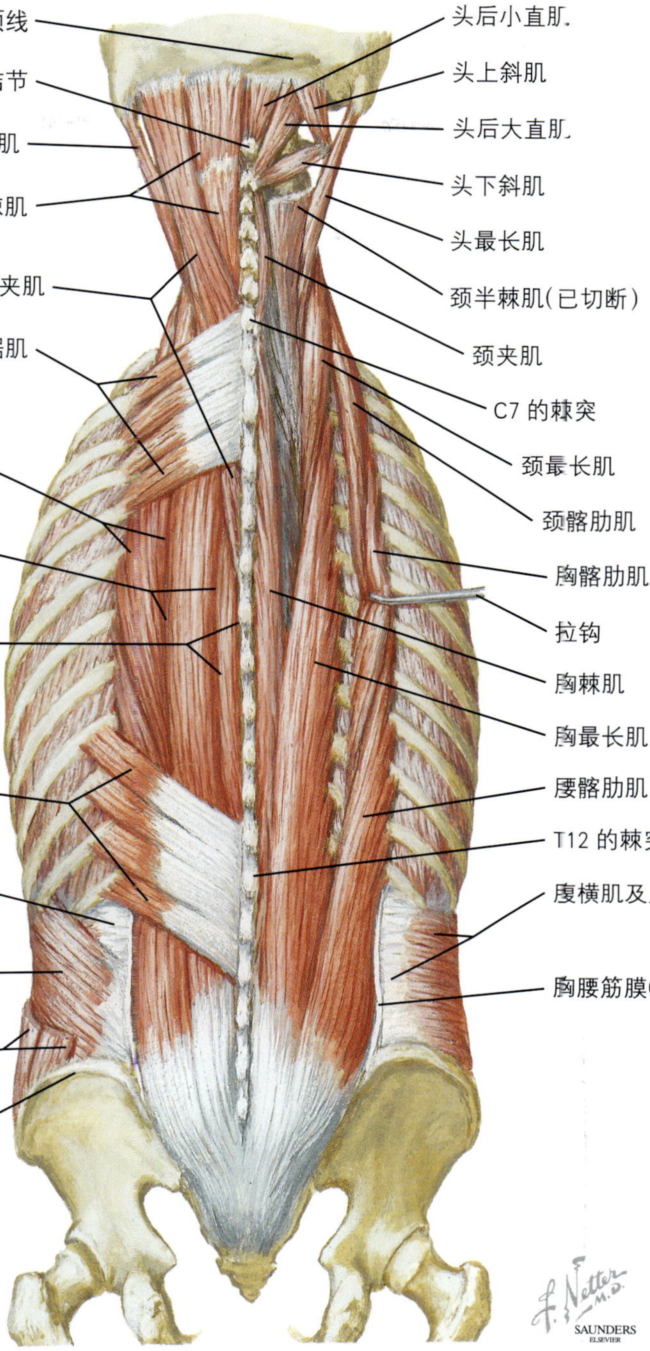

肌 肉	起 点	止 点	作 用	神经支配
		深层肌(内在肌)		
		浅层：横突棘肌群		
头夹肌	项韧带	乳突及项线	颈部侧屈并转颈至同侧	下颈神经背支
颈夹肌	T1-6 的棘突	C1-4 的横突		
		中间层：骶棘肌群(竖脊肌) 分胸、颈、头 3 部分		
髂肋肌	常见起点：骶骨、髂嵴、腰椎棘突	肋骨	头部及脊柱侧屈、后伸及旋转(至同侧)	脊神经背支
最长肌		颈胸椎棘突		
棘肌		胸椎棘突		

深层肌：颈后及背部

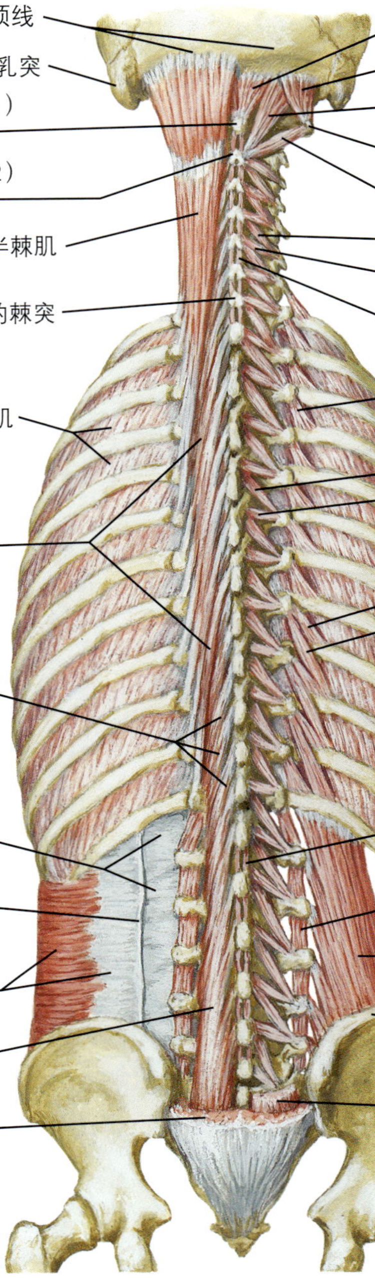

肌 肉	起 点	止 点	作 用	神经支配
深层肌(内在肌)				
浅层:横突棘肌群				
颈/胸半棘肌	横突	棘突	后伸,转向对侧	背侧原支
头半棘肌	横突(T1-6)	项缘		背侧原支
多裂肌(C2~S4)	横突	棘突	侧屈,转向对侧	背侧原支
回旋肌	横突	上一棘突	将上一椎体转向对侧	背侧原支
棘间肌	棘突	上一棘突	脊柱后伸	背侧原支
横突间肌	横突	上一横突	脊柱侧屈	背侧原支

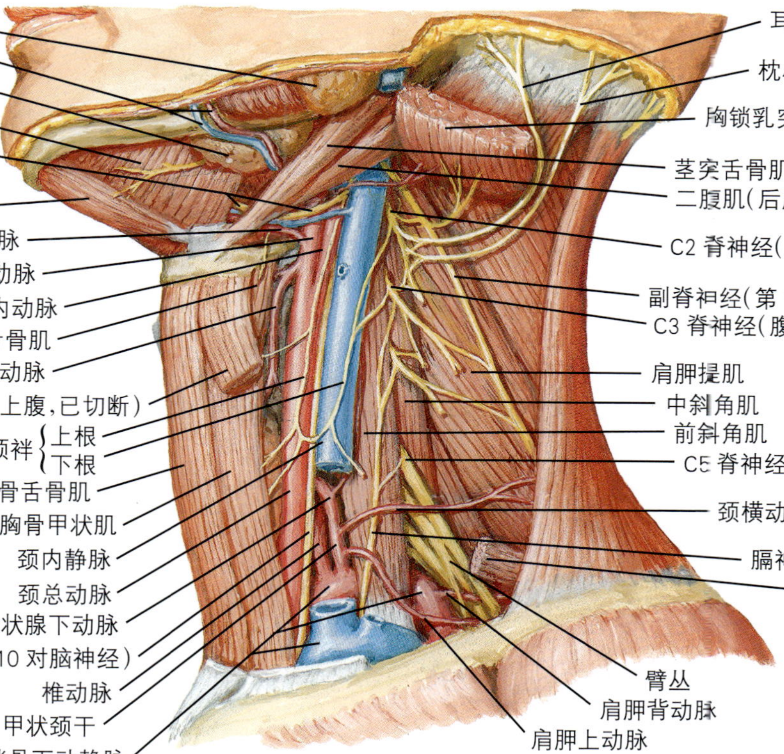

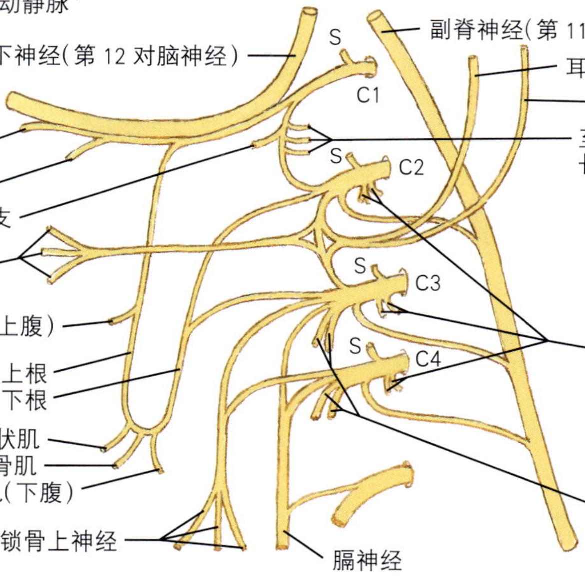

颈丛（C1-C4腹支）：颈内静脉及胸锁乳突肌后方

1. 枕小神经（C2-3）：起自胸锁乳突肌后缘
   - 感觉　耳后上方
   - 运动　无
2. 耳大神经（C2-3）：位于枕小神经下方，后走行于胸锁乳突肌上方
   - 感觉　腮腺表面及耳下区域
   - 运动　无
3. 颈横神经（C2-3）：位于耳大神经下方，随后走行于颈前方
   - 感觉　颈前三角
   - 运动　无
4. 锁骨上神经（C2-3）：分为前、中、后3支
   - 感觉　锁骨表面、斜方肌及三角肌外侧
   - 运动　无
5. 颈袢（C1-3）：上支（C1-3）及下支（C2-3）构成回路
   - 感觉　无
   - 运动　肩胛舌骨肌、胸骨舌骨肌、胸骨甲状肌
6. 膈神经（C3-5）：前斜角肌上方，在锁骨下动静脉之间进入胸腔
   - 感觉　心包及纵隔胸膜
   - 运动　膈肌

神经：臂丛

臂丛（C5-T1 腹支，变异：C4-T2）：参见肩部

锁骨上（入路经颈后三角）

神经根

1. 肩胛背神经（C5）：穿过中斜角肌，远端至肩胛提肌和菱形肌

感觉　无

运动　肩胛提肌、小菱形肌和大菱形肌

2. 胸长神经（C5-7）：前锯肌前方，与胸外动脉伴行

感觉　无

运动　前锯肌（神经功能障碍－翼状肩胛）

上干

3. 肩胛上神经（C5-6）：经过肩胛切迹，肩胛上横韧带下方

感觉　肩关节

运动　冈上肌、冈下肌

4. 锁骨下神经（C5-6）：臂丛前方下行，锁骨后方

感觉　无

运动　锁骨下肌

锁骨下（入路为腋路）

外侧束

- 外侧根至正中神经

5. 胸外神经（C5-7）：称为外侧束，位于胸内神经外侧，与胸动脉伴行

感觉　无

运动　胸大肌、胸小肌（经颈襻至胸内神经）

6. 肌皮神经（C5-7）：穿过喙肱肌，走行于肱二头肌和肱肌之间

感觉　前臂外侧（经外侧皮神经）

运动　上臂前间室
- 喙肱肌
- 肱二头肌
- 肱肌

锁骨下（入路为腋路）

内侧束

- 内侧根至正中神经

7. 胸内神经（C8-T1）：称为内侧束，位于胸外神经内侧

感觉　无

运动　胸小肌、胸大肌

8. 臂内侧皮神经（臂神经、C8-T1）：加入肋间臂神经

感觉　臂内侧

运动　无

9. 前臂内侧皮神经（前臂神经、C8-T1）：与贵要静脉伴行

感觉　前臂内侧及上臂前方

运动　无

10. 尺神经（C7/8-T1）：走行于内髁后方的尺神经沟内，多处均可受压

感觉
- 手掌内侧及尺侧一个半指
  - 经掌支及指掌侧支
- 手背内侧及尺侧一个半指
  - 经手背支、指背支、指掌侧固有支

运动
- 前臂［走行于两块肌肉之间］
  - 尺侧腕屈肌
  - 指深屈肌（第 4、5 指）
- 手部［在小鱼际凸起处分叉］
  - 浅支［豌豆骨外侧］
    - 掌短肌
  - 深支（运动支）［钩骨钩］
    - 拇收肌
  - 鱼际肌
    - 拇短屈肌（与正中神经）
  - 小鱼际肌
    - 小指展肌
    - 小指短屈肌
    - 小指对掌肌
  - 手内在肌
    - 骨间背侧肌（手指外展）
    - 骨间掌侧肌（手掌内收）
    - 蚓状肌（第 3、4 指内侧）

臂丛（C5-T1 腹支，变异：C4-T2）：参见肩部

锁骨下（入路为腋路）	锁骨下（入路为腋路）
内侧束及外侧束	**内侧束及外侧束**
11. 正中神经（C(5)6-T1）：走行于前内侧，在上臂无分支。多处均可受压	15. 腋神经（C5-6）：与旋肱后动脉伴行，穿过四边区
感觉　桡侧 3 个半指背侧远端 经指掌侧固有支	感觉　上臂外侧：经臂外上皮神经
桡侧 3 个半指掌侧及手掌外侧 经掌支及指掌侧支	运动　三角肌（深支）
运动　前臂前间室	小圆肌（浅支）
浅屈肌	16. 桡神经（C5-T1）在三角区内与肱深动脉伴行
旋前圆肌[PT]	感觉　臂外侧：经臂外下皮神经
桡侧腕屈肌[FCR]	臂后方：经臂后皮神经
掌长肌[PL]	前臂后侧：经臂后皮神经
指浅屈肌[FDS]	背侧 3 个半指及手部：经浅支（指背支）
深屈肌：骨间前神经	运动　上臂后间室
指深屈肌[第 2，3 指]	肱三头肌[内侧头、长头、外侧头]
拇长屈肌[FPL]	肘肌
旋前方肌	Mobile Wad：（桡神经－深支）
手部	浅层伸肌
鱼际肌	肱桡肌[BR]
拇短展肌[APB]	桡侧腕长伸肌[ECRL]
拇对掌肌	桡侧腕短伸肌[ECRB]
指短屈肌[FPB]（与尺神经）	前臂后间室
内在肌	骨间背侧神经[PIN]
蚓状肌（第 1，2 指）	多处均可受压（见"前臂"部分）
后束	浅层伸肌
12. 肩胛上神经（C5-6）	尺侧腕伸肌[ECU]
感觉　无	小指伸肌[EDM]
运动　肩胛下肌[上段]	指伸肌[ED]
13. 肩胛下神经（C5-6）	深层伸肌
感觉　无	旋后肌
运动　肩胛下肌[下段]	拇长展肌[APL]
大圆肌	拇长伸肌[EPL]
14. 胸背神经（C7-8）：与胸背动脉伴行	拇短伸肌[EPB]
感觉　无	示指固有伸肌[EIP]
运动　背阔肌	

神经：臂丛

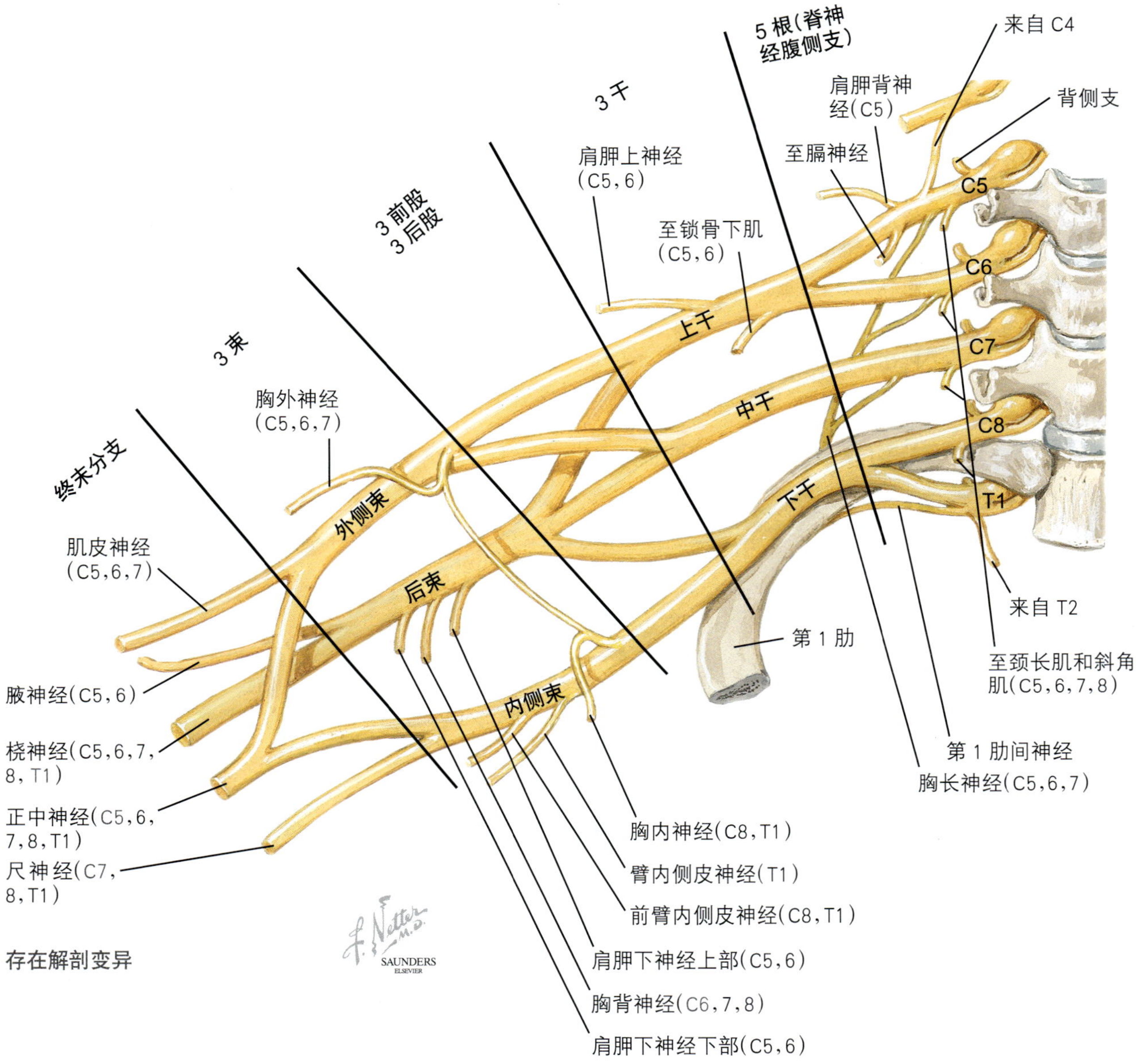
5 根(脊神经腹侧支)
3 干
3 前股
3 后股
3 束
终末分支
来自 C4
背侧支
肩胛背神经(C5)
至膈神经
肩胛上神经(C5,6)
至锁骨下肌(C5,6)
C5
C6
C7
C8
T1
上干
中干
下干
外侧束
后束
内侧束
胸外神经(C5,6,7)
肌皮神经(C5,6,7)
腋神经(C5,6)
桡神经(C5,6,7,8,T1)
正中神经(C5,6,7,8,T1)
尺神经(C7,8,T1)
第 1 肋
来自 T2
至颈长肌和斜角肌(C5,6,7,8)
第 1 肋间神经
胸长神经(C5,6,7)
胸内神经(C8,T1)
臂内侧皮神经(T1)
前臂内侧皮神经(C8,T1)
肩胛下神经上部(C5,6)
胸背神经(C6,7,8)
肩胛下神经下部(C5,6)
SAUNDERS
ELSEVIER

存在解剖变异

示意图

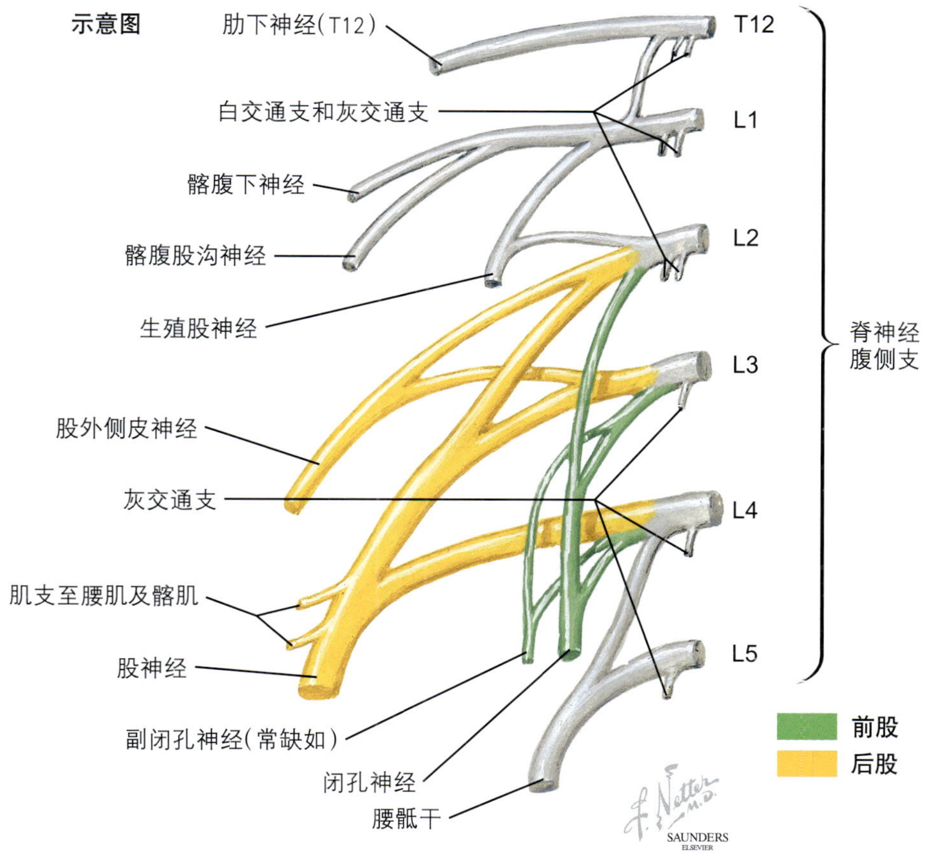

腰丛（腰肌深层）

前股	后股
1. 肋下神经(T12): 感觉　剑突下区 运动　无 2. 髂腹下神经(L1): 感觉　耻骨上区 　　　臀部后外侧 运动　腹横肌 　　　腹内斜肌 3. 髂腹股沟神经(L1): 感觉　腹股沟区 运动　无 4. 生殖股神经(L1-2): 穿过腰肌，走行于其前内侧 感觉　阴囊、阴阜 运动　提睾肌 5. 闭孔神经(L2-4): 穿出闭孔，分为前后两支。向髋臼横韧带后方插入牵开器时可造成损伤 感觉　大腿内下方 　　　经闭孔神经的皮支 运动　腹外斜肌 　　　长收肌(前支) 　　　短收肌(前支及后支) 　　　大收肌(后支) 　　　股薄肌(前支) 　　　闭孔外肌(后支) 6. 副闭孔神经(L2-4): 常缺如 感觉　无 运动　腰肌	7. 股外侧皮神经[LFCN](L2-3): 跨过髂前上棘，可在此处受压 感觉　大腿外侧 运动　无 8. 股神经(L2-4): 位于腰大肌和髂肌之间 感觉　小腿及足内侧 　　　经内侧皮神经(隐神经) 　　　大腿前内侧 　　　经前中间皮神经 运动　腰肌 　　　髂肌 　　　耻骨肌 　　　股四头肌 　　　　股直肌 　　　　股外侧肌 　　　　股中间肌 　　　　股内侧肌 　　　缝匠肌 　　　膝关节肌

骶　丛	
前股	后股
1. 胫神经(L4-S3)：在腓肠肌两头之间向内踝下行 感觉　小腿近端后外侧：经腓肠内侧皮神经 小腿远端后外侧：经腓肠神经 足跟跖面内侧：跟内侧支 足底内侧：足底内侧神经 足底外侧：足底外侧神经 运动　大腿后侧 股二头肌[长头] 半腱肌 半膜肌 小腿后浅间室 比目鱼肌 跖肌 腓肠肌 小腿后深间室 腘肌 胫骨后肌[TP] 趾长屈肌[FDL] 踇长屈肌[FHL] 足底第一层 踇外展肌：足底内侧神经 趾短屈肌[FDB]：足底内侧神经 趾短展肌：足底外侧神经 足底第二层 跖方肌：足底外侧神经 蚓状肌：足底内／外侧神经 足底第三层 踇短屈肌[FHB]：足底内侧神经 踇收肌：足底外侧神经 小趾短屈肌[FDMB]：足底外侧神经 足底第四层 骨间背侧肌：足底外侧神经 骨间足底肌：足底外侧神经 2. 股方肌神经(L4-S1)： 感觉　无 运动　股方肌 下孖肌 3. 闭孔内肌神经(L5-S2)：从坐骨大切迹穿出 感觉　无 运动　闭孔内肌 上孖肌 4. 阴部神经(S2-4)：从坐骨大切迹穿出，随后进入坐骨小切迹 感觉　会阴部 经会阴神经：阴囊／阴唇分支 经直肠下神经 经背侧神经至龟头／阴蒂 运动　球海绵体：会阴神经 阴蒂海绵体：会阴神经 尿道括约肌：会阴神经 尿生殖隔：会阴神经 肛门外括约肌：直肠下神经 5. 尾神经(S3-4)： 感觉　无 运动　尾骨肌 提肛肌	6. 腓总神经(L4-S2)：走行于股二头肌和腓肠肌外侧头之间的沟内。包绕腓骨头，深入腓骨长肌，随后分支 感觉　小腿外侧近端：经腓肠外侧皮神经 小腿外侧远端及足背：经腓浅神经 足外侧：经腓肠神经(跟外侧支及足背皮神经分支) 第1、2趾间隙：腓深神经 运动　大腿后方 股二头肌[短头] 小腿前间室 腓深神经 胫骨前肌[TA] 踇长伸肌[EHL] 趾长伸肌[EDL] 第三腓骨肌 小腿外侧间室 腓浅神经 腓骨长肌 腓骨短肌 足部 腓深神经 踇短伸肌[EHB] 趾短伸肌[EDB] 7. 臀上神经(L4-S1) 感觉　无 运动　臀中肌 臀小肌 阔筋膜张肌 8. 臀下神经(L5-S2) 感觉　无 运动　臀大肌 9. 梨状肌神经 感觉　无 运动　梨状肌 10. 股后皮神经[PFCN](S1-S3) 感觉　大腿后方 运动　无

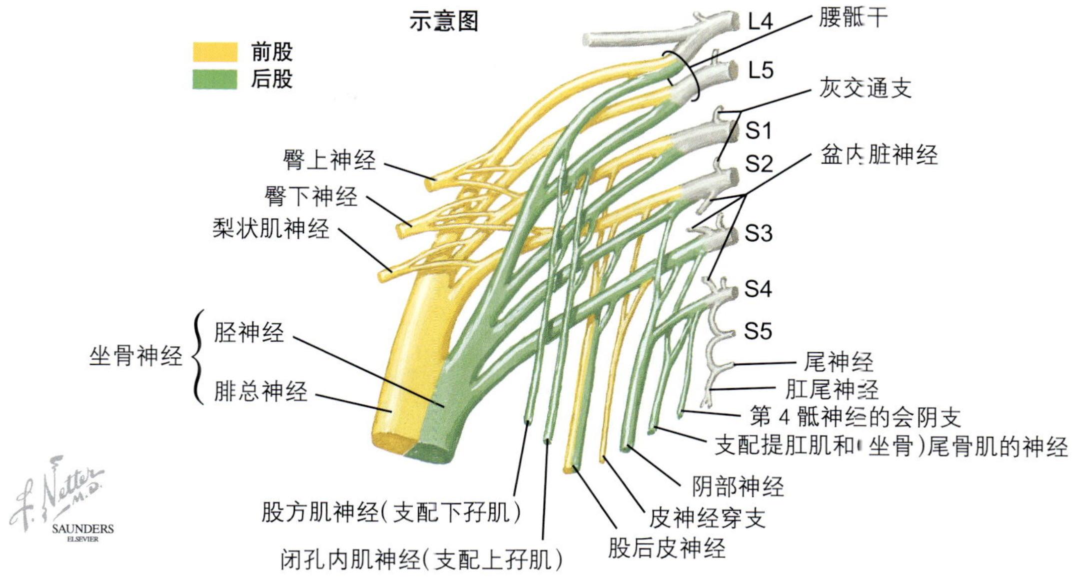
示意图
前股
后股
L4
腰骶干
L5
灰交通支
S1
S2
盆内脏神经
S3
S4
S5
臀上神经
臀下神经
梨状肌神经
坐骨神经
胫神经
腓总神经
尾神经
肛尾神经
第 4 骶神经的会阴支
支配提肛肌和（坐骨）尾骨肌的神经
阴部神经
皮神经穿支
股后皮神经
股方肌神经（支配下孖肌）
闭孔内肌神经（支配上孖肌）
SAUNDERS
ELSEVIER

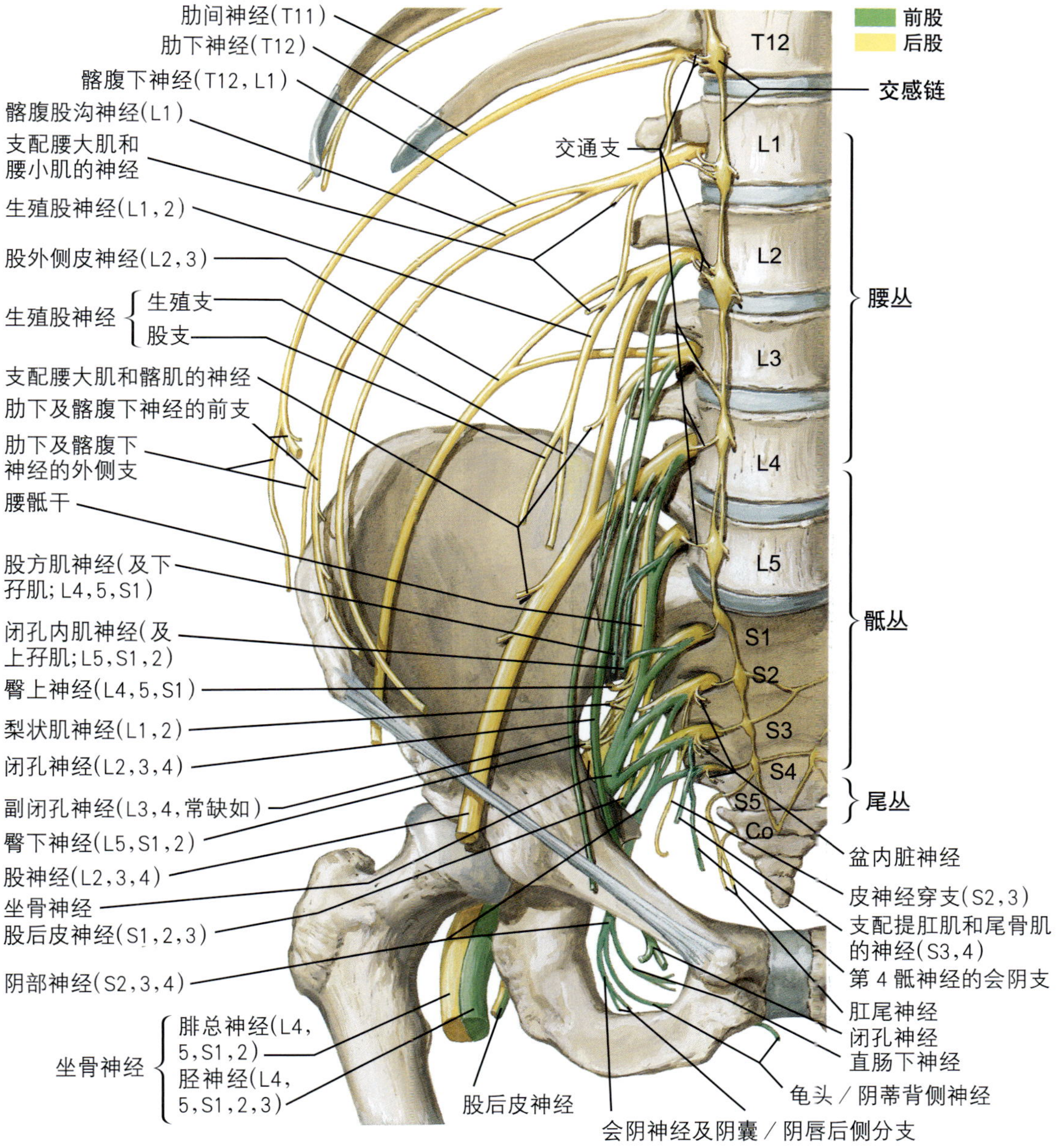
肋间神经(T11)
肋下神经(T12)
髂腹下神经(T12，L1)
髂腹股沟神经(L1)
支配腰大肌和
腰小肌的神经
生殖股神经(L1，2)
股外侧皮神经(L2，3)
生殖股神经
生殖支
股支
支配腰大肌和髂肌的神经
肋下及髂腹下神经的前支
肋下及髂腹下
神经的外侧支
腰骶干
股方肌神经（及下
孖肌；L4，5，S1）
闭孔内肌神经（及
上孖肌；L5，S1，2）
臀上神经(L4，5，S1)
梨状肌神经(L1，2)
闭孔神经(L2，3，4)
副闭孔神经(L3，4，常缺如)
臀下神经(L5，S1，2)
股神经(L2，3，4)
坐骨神经
股后皮神经(S1，2，3)
阴部神经(S2，3，4)
坐骨神经
腓总神经(L4，
5，S1，2)
胫神经(L4，
5，S1，2，3)
股后皮神经
会阴神经及阴囊/阴唇后侧分支
龟头/阴蒂背侧神经
直肠下神经
闭孔神经
肛尾神经
第 4 骶神经的会阴支
支配提肛肌和尾骨肌
的神经(S3，4)
皮神经穿支(S2，3)
盆内脏神经
尾丛
骶丛
腰丛
交感链
交通支
前股
后股
T12
L1
L2
L3
L4
L5
S1
S2
S3
S4
S5
Co

动脉

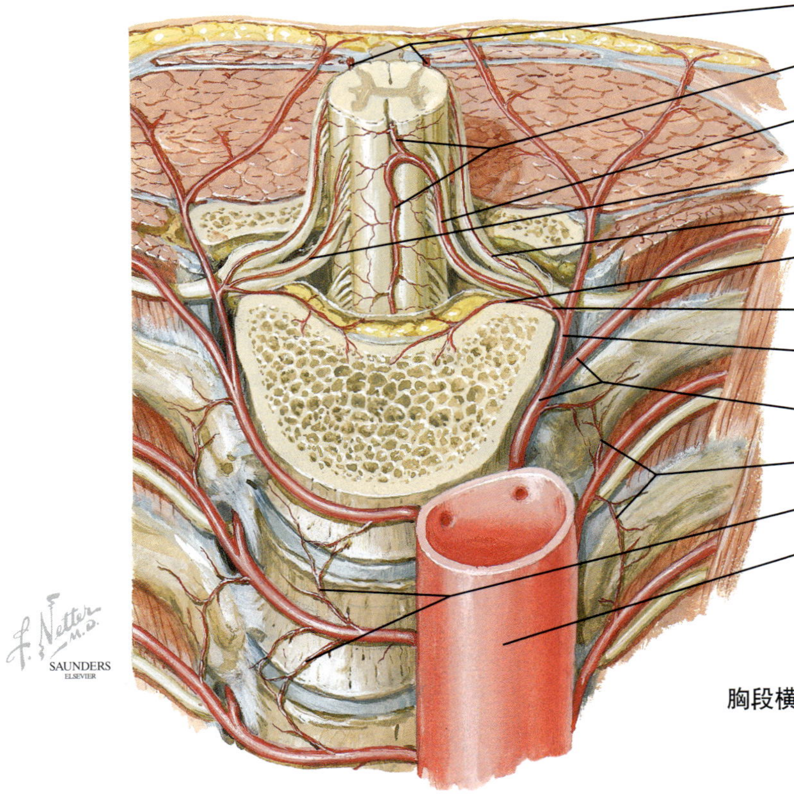

胸段横截面(前后位观)

动脉	走行	分支	备注
椎动脉	**供应颈椎及颈髓的主要动脉**		
	均来自锁骨下动脉,穿过C1-6的横突孔	前后脊髓段动脉	与脊髓前后动脉对应
		脊髓前动脉	来自椎动脉,两侧融合后向上走行
		脊髓后动脉	均来自上方的椎动脉
颈升动脉	来自颈胸干	通过前后脊髓节段动脉后分为脊髓前后动脉	
颈深动脉	来自肋颈动脉	通过前后脊髓节段动脉后分为脊髓前后动脉	
节段/肋间动脉	主动脉的分支	背侧支	供应硬膜、后方结构
		脊髓支	供应脊髓和椎体
		腹侧支	供应椎体
		Adamkiewicz 动脉	供应下胸段和上腰段,构成腰段的脊髓前动脉
脊髓支	沿椎体走行	前脊髓段动脉	位于腹侧,构成脊髓前动脉
		后脊髓段动脉	构成脊髓后动脉
		根动脉(前/后)	沿神经根走行,不参与脊髓动脉
腰动脉	主动脉的分支	脊髓前段动脉	位于腹侧,构成脊髓前动脉
		脊髓后段动脉	构成脊髓后动脉
脊髓前段动脉	沿神经根走行	脊髓前动脉	单一动脉,位于中线
		前根动脉	不参与脊髓动脉
脊髓后段动脉	沿神经根走行	脊髓后动脉	成对动脉(左/右)
		后根动脉	不参与脊髓动脉
脊髓前动脉	脊髓前方中线处	供应脊髓前2/3,来源于多处节段动脉	
		沟回支	供应脊髓中央
		软脑膜动脉丛	供应脊髓外周
脊髓后动脉	中线旁(左/右)	供应脊髓后1/3,来源于多条节段动脉	
每一神经根都有相应的脊髓段动脉或根动脉伴行			

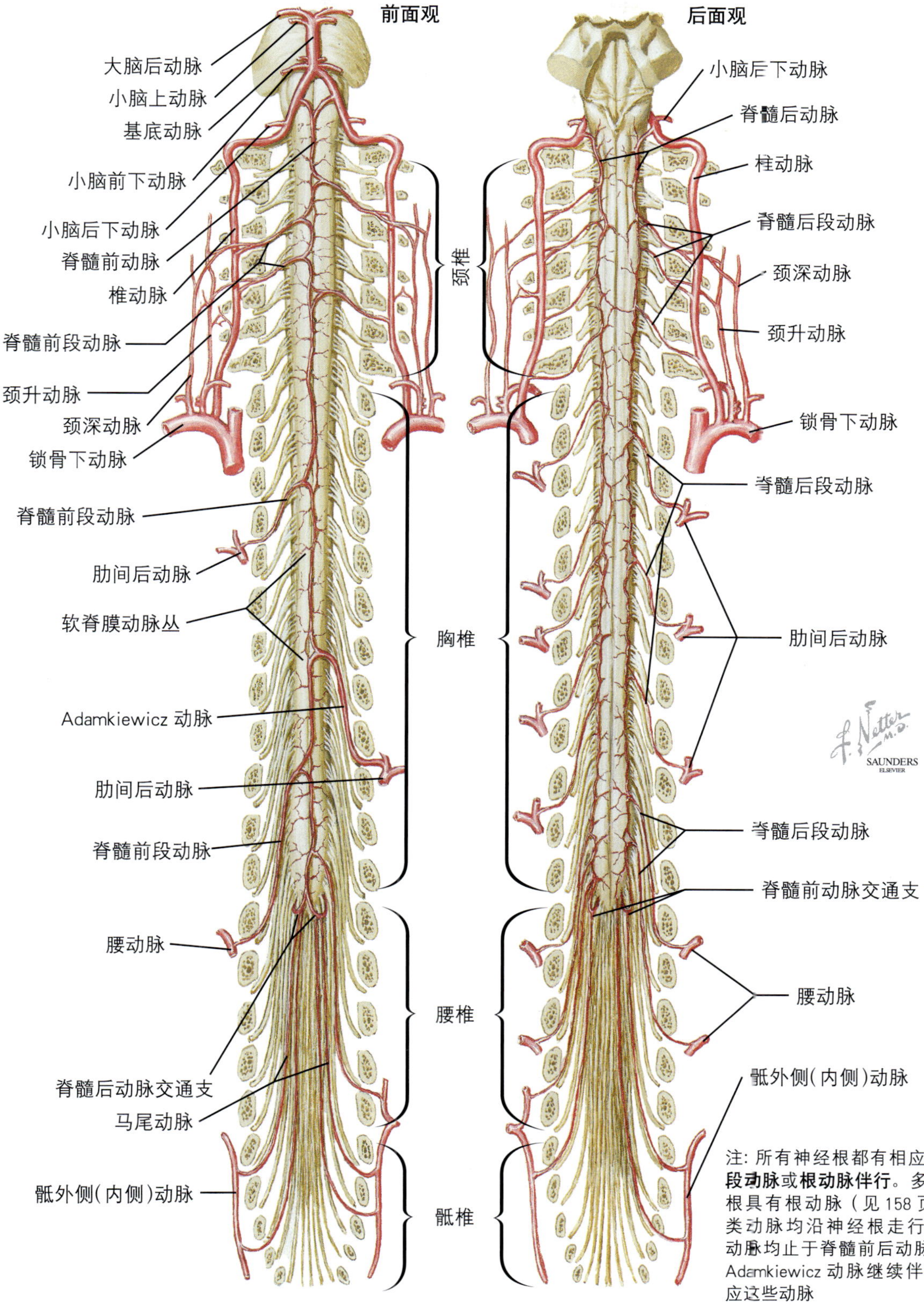

注: 所有神经根都有相应的**脊髓段动脉**或**根动脉伴行**。多数神经根具有根动脉（见158页）。两类动脉均沿神经根走行，但根动脉均止于脊髓前后动脉之前; Adamkiewicz 动脉继续伴行并供应这些动脉

累及脊柱的骨关节炎

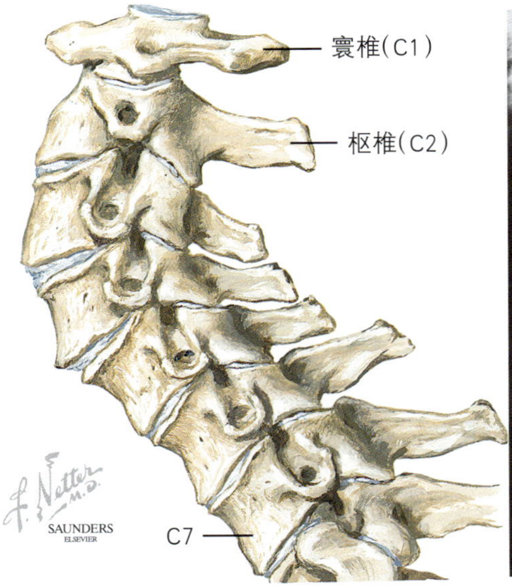

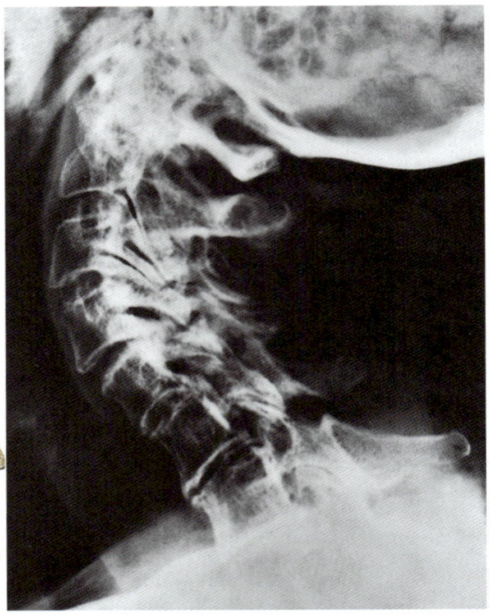

颈椎间盘薄、过度后伸畸形伴椎间孔狭窄。侧位像显示相似改变

描述	病史和体格检查	筛查/结果	治疗
马尾综合征			
• 马尾神经受压 • 病因学：常为较大的中央型椎间盘突出 • 急诊手术	Hx、PE：背部、臀部、小腿疼痛。膀胱(最常受累)肠道功能障碍(大小便功能障碍?)。下肢麻木、瘫痪	XR：急诊不需要 MR(或脊髓造影)：显示压迫	急诊手术：确诊后紧急手术减压
颈椎病			
• 椎间盘退行性变合并椎体或关节突关节炎 • 三大疼痛源：椎间盘、韧带、神经根(髓核突出) • C5-6 是最常见的节段 • 后纵韧带骨化导致椎管狭窄(亚洲人常见)	Hx：老年，男性。颈部及上肢疼痛，颈部僵硬及研磨感 PE：活动范围下降，中线处压痛。如有颈椎间盘突出或脊髓受压，可出现根性症状或脊髓病表现	XR：正侧位 1. 骨赘 2. 椎管狭窄 3. 椎间隙狭窄 4. 关节突骨关节炎 5. 脊柱不稳定	1. 椎间盘源性：软式颈托；非甾体抗炎药，物理治疗±牵引 2. 持续神经根病或脊髓病表现：减压融合(不用于椎间盘源性疼痛)
颈椎扭伤/肌肉劳损(挥鞭伤)			
• 非扭伤。软组织(肌肉/韧带)劳损 • 病因学：创伤或某些小负荷运动	Hx：颈部僵硬、疼痛(钝痛/非放射痛)、活动受限 PE：椎旁肌压痛(±痉挛)，Spurling 征	XR：如有创伤史、神经系统表现或症状持续	1. 软式颈托制动(Philadelphia 颈托) 2. 非甾体抗炎药，肌肉松弛剂 3. 冷敷、热疗、按摩
椎间盘退行性疾病			
• 随年龄而进展椎间盘脱水、撕裂；关节突退变并硬化 • 与吸烟有关	Hx：慢性下腰部(±臀部)疼痛，颈部僵硬(活动后加重) PE：背部压痛，±Waddell 征	XR：正侧位 老龄表现；骨赘；椎间隙狭窄；“真空征”	1. 非甾体抗炎药 2. 如有指征，可用抗抑郁药 3. 物理治疗、锻炼、控制体重
颈椎间盘突出(髓核突出)			
• 髓核突出持续压迫神经根 • 通常累及 C5-6 或 C6-7 的后外侧	Hx：青年或中年患者；麻木或放射痛 PE：无力，感觉及反射减弱，合并 Spurling 征	XR：正侧位 脊柱强直 MR：髓核突出	1. 软式颈托，休息 2. 物理治疗，非甾体抗炎药 3. 手术减压

椎间盘退行性变

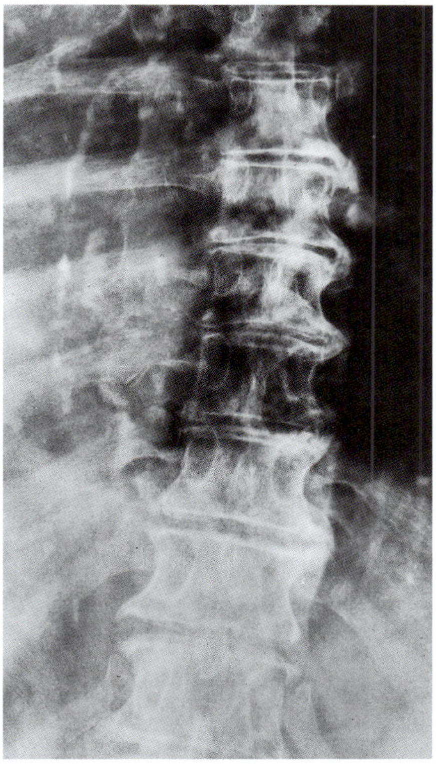

胸椎正位片显示椎间隙变窄及骨赘形成

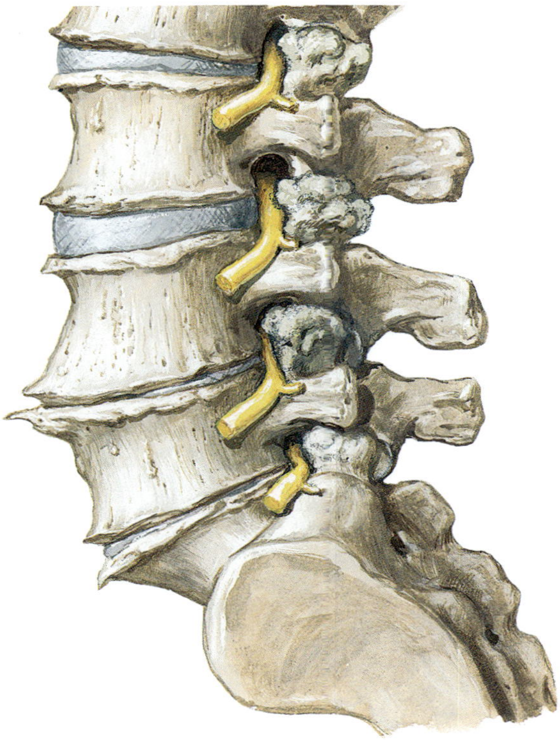

腰椎间盘退变、椎体边缘增生性改变伴骨赘形成。椎间孔的骨赘造成脊神经根压迫

腰椎间盘突出

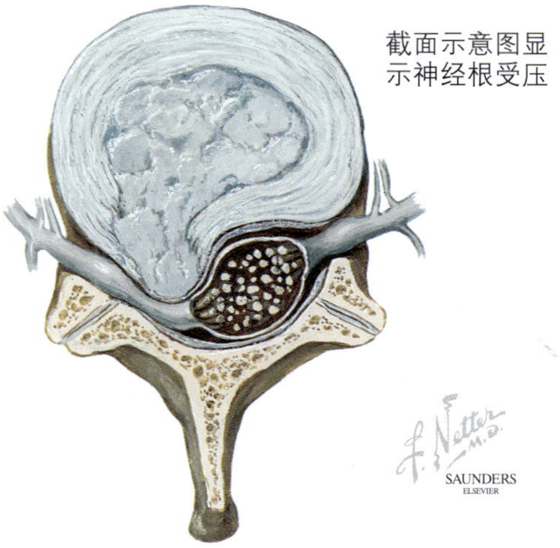

截面示意图显示神经根受压

描　　述	病史和体格检查	筛查／结果	治　　疗
腰椎间盘突出(HNP)			
• 椎间盘退行性变及纤维环撕裂：髓核突出，± 神经根或马尾神经受压 • 可无症状 • L4-5 最常见 • 多发生于后外侧(后纵韧带薄弱处)	Hx：椎间盘退变症状(±根性症状)。打喷嚏时加重，屈髋时减轻 PE：根性无力，感觉及反射减弱，直腿抬高试验及弓弦征阳性	XR：正侧位 老龄表现 EMG ／ NCS：3 周之后 MR：显示椎间盘突出	1. 卧床休息，非甾体抗炎药 2. 物理治疗，适应性锻炼 3. 椎间盘切除 4. 马尾综合征：急诊手术

描 述	病史和体格检查	筛查 / 结果	治 疗
腰背肌痉挛			
• 扭伤劳损或举重物 • 软组织损伤(肌肉痉挛、韧带或肌腱损伤、椎间盘撕裂而无突出)	Hx: 下腰痛(± 臀部放射,而无下肢放射) PE: 椎旁肌痉挛及压痛;神经系统检查正常	XR: 神经症状持续或治疗效果不佳	1. 休息(卧床休息 1–2 天);非甾体抗炎药(不用鸦片类镇痛剂) 2. 物理治疗 3. 增强适应性锻炼
Scheuermann 病			
• 胸后凸增加(Cobb 角 > 45°)且 3 个椎体前方楔形变 • 病因不明 • 椎体内 Schmorl 结节(软骨)	Hx: 青少年姿势不良,± 背痛 PE: “圆背”,通常无压痛	XR: 胸椎正侧位像 1. 后凸增加 2. 前方楔形变(>3 个椎体) 3.Schmorl 结节	发育未成熟: 锻炼、支具或矫形器 发育成熟: 前路松解及后路融合
脊柱侧凸			
• 脊柱侧方弯曲(± 旋转) • 多种原因: 特发性占第 1 位 • 女孩 > 男孩(需要治疗者) • 学校筛查时发现 • 进展: 取决于骨骼发育程度及侧凸角度	Hx: ± 疼痛、疲劳、可见大体畸形 PE: 神经系统检查通常正常; 前屈检查; 确定铅垂线(从 C7 处悬吊)	XR: 全长正侧位像; 正位侧方弯曲像 测量 Cobb 角: 受累的最上端及最下端椎体平行线之间的夹角	侧凸畸形: 1. <30°: 观察 2. 30-40°: 支具治疗 3. >40°: 手术,脊柱融合
椎管狭窄			
• 先天性 vs 继发性(最常见) • 椎管狭窄伴有症状 • 病因学: 椎间盘退行性变或关节突关节炎及韧带松弛	Hx: 神经性跛行(疲劳); ± 疼痛,躯干后伸可诱发症状 PE: 无力; 针刺感及反射减弱	XR: 正侧位: 老年性改变 CT/MRI: 评估椎管效果更好,可显示椎管狭窄	1. 物理治疗: 腹肌锻炼及背肌锻炼 2. 非甾体抗炎药(± 皮质激素) 3. 椎板切除术
脊柱滑脱			
• 椎体向前滑移 • 6 型(常见) 1. 先天性: 关节突发育不良(S1) 2. 峡部性(最常见): 峡部裂(L5-S1; 多伴有过度后伸) 3. 退行性关节突病变(L4-5) 4. 创伤性 5. 病理性 6. 手术后	Hx: 分型 Ⅰ型: 儿童 Ⅱ型: 青年 Ⅲ型: 老年 机械性背痛 ± 根性症状 PE: ±触诊台阶征及肌痉挛; ±根性体征(无力、感觉及反射减退)	XR: 正侧位 测量滑脱程度及滑脱角(Ⅰ~Ⅳ度; 1~100°) 类型: 1. 苏格兰牧羊犬: 颈部变长 2. 苏格兰牧羊犬: 颈部断裂 3. 关节突关节炎	1. 改变日常活动方式; 休息; 非甾体抗炎药 2. 屈曲锻炼 3. 手术减压及融合以防止滑脱发展或治疗根性症状
脊柱峡部裂			
• 峡部缺陷或应力骨折(无滑脱) • 导致腰椎滑脱 • L5 是最常见的部位	Hx: 青年、运动员(橄榄球、体操)。下腰痛,活动后加重(儿童下腰痛的首要原因)	XR: 腰椎斜位像 “苏格兰牧羊犬带项链”	1. 对症治疗 2. 限制活动,± 支具 3. 腰背肌锻炼
肿瘤			
转移瘤最常见。最常见的原发肿瘤: 多发骨髓瘤(恶性)			

峡部裂和腰椎滑脱

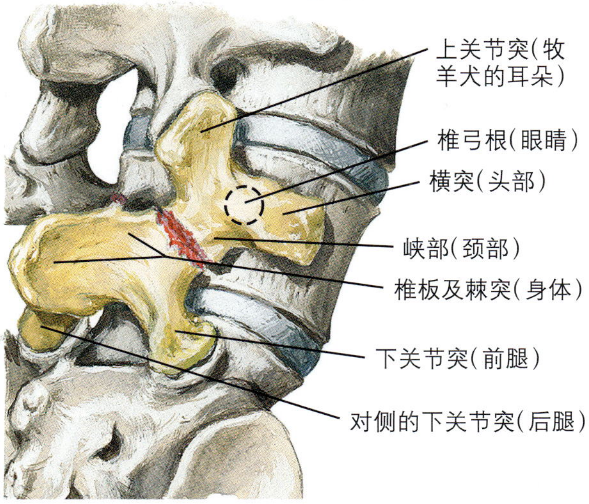

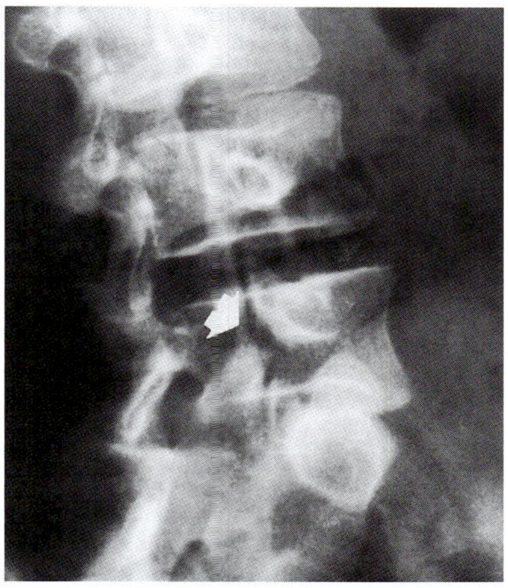

峡部裂不伴腰椎滑脱。后外侧观显示"苏格兰牧羊犬"的构成。侧位像,仿佛给牧羊犬"带上项链"

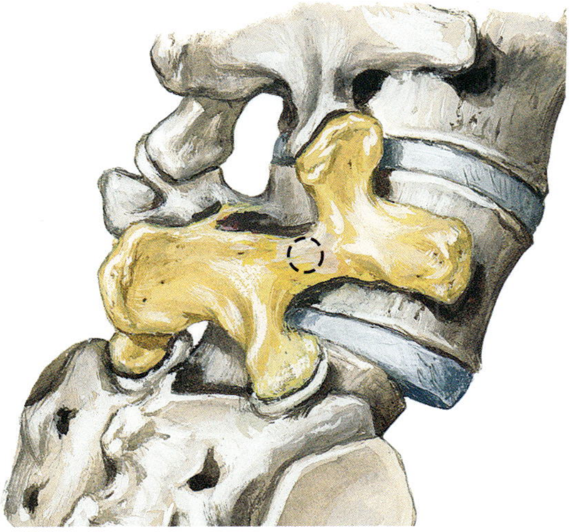

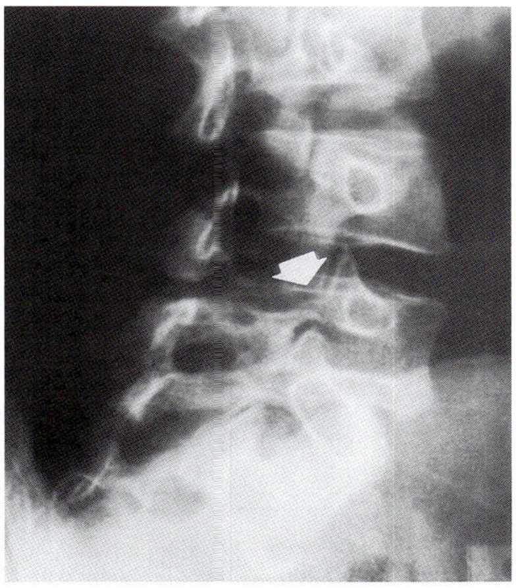

发育不良(先天)性腰椎滑脱。L5 相对骶骨脱位。"狗脖子"延长

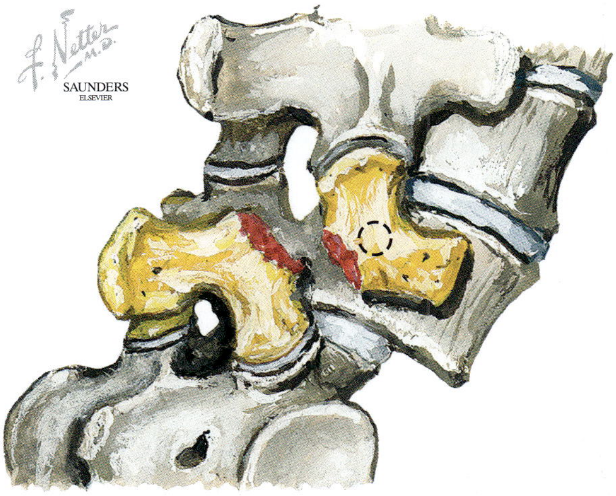

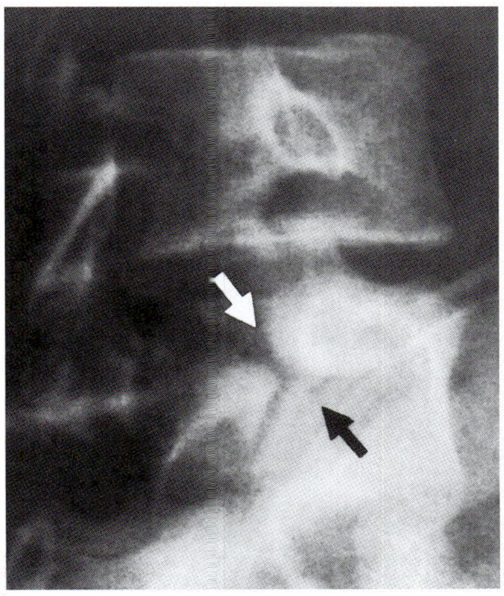

峡部型腰椎滑脱。L5 因峡部骨折相对骶骨前脱位。注意间隙明显增宽 似被"斩首"

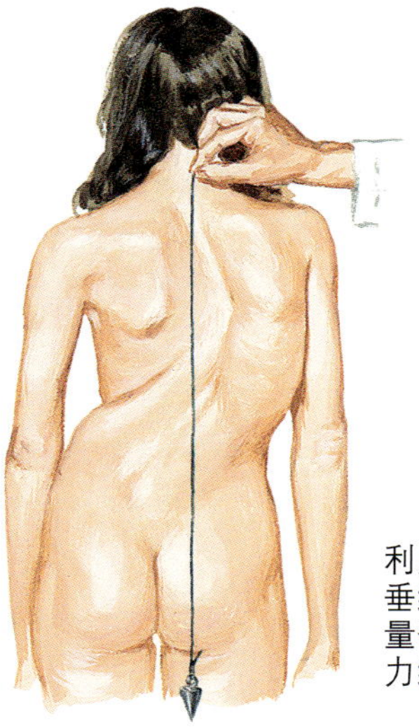

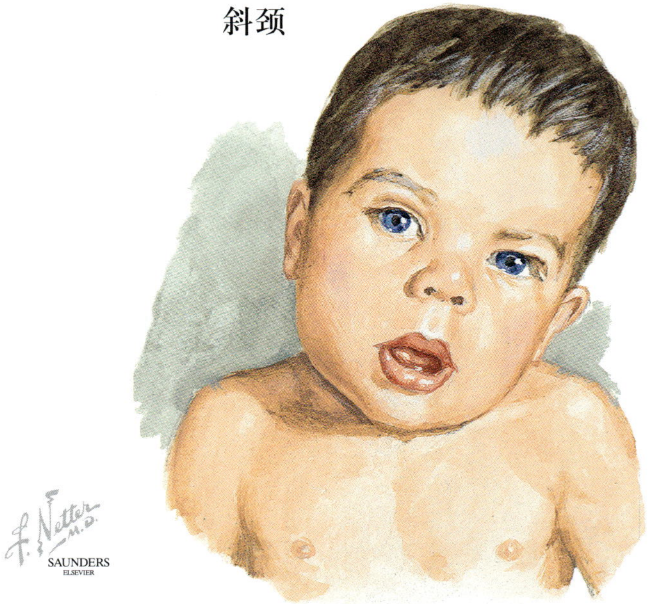

描 述	检 查	治疗/并发症
脊髓发育不良		
• 神经管发育(神经管闭合)缺陷 • 病变节段以下无功能(L1 病变表现为截瘫;S1 病变几乎正常) • AFP 相应增高 • 常合并多种畸形	Hx:某些具有家族史 PE/XR:取决于缺陷的类型 1. 隐性脊柱裂 2. 脊膜膨出 3. 脊髓脊膜膨出 4. 脊柱裂	治疗必须个体化 多数需要助行器、矫形支具或手术松解 需要治疗的常见病变:脊柱、髋、膝、踝、足的畸形和/或挛缩
脊柱侧凸		
• 脊柱侧凸 ± 旋转 • 多种病因:特发性占第 1 位 • 需要治疗的病例:女孩 > 男孩 • 提示侧凸进展的指标: 1. 侧凸角度 2. 骨骼成熟度 Risser 分期:髂嵴骨骺	Hx:± 疼痛及疲劳,可见畸形,学校筛查时发现 PE:前屈检查(不对称);神经系统检查通常正常;C7 铅垂线检查 XR:正位全长像测量 Cobb 角(参见"疾病"部分)	根据侧凸角及 Risser 分期: 1. <30°:观察(最常见) 2. 30°-40°:支具(Boston 支具,适用于顶椎在 T8 以下。Milwaukee 支具) 3. >40°:脊柱融合
斜颈		
• 胸锁乳突肌挛缩 • 伴有其他畸形 • 与宫内姿势有关 • 病因学:多种理论	Hx:父母发现患儿畸形 PE:头扭向一侧,下颌指向对侧,± 面部不对称 XR:脊柱及髋:排除其他畸形	1. 物理治疗/牵拉胸锁乳突肌 2. 如持续存在,手术松解 并发症:眼部发育不良

颈椎的前方入路

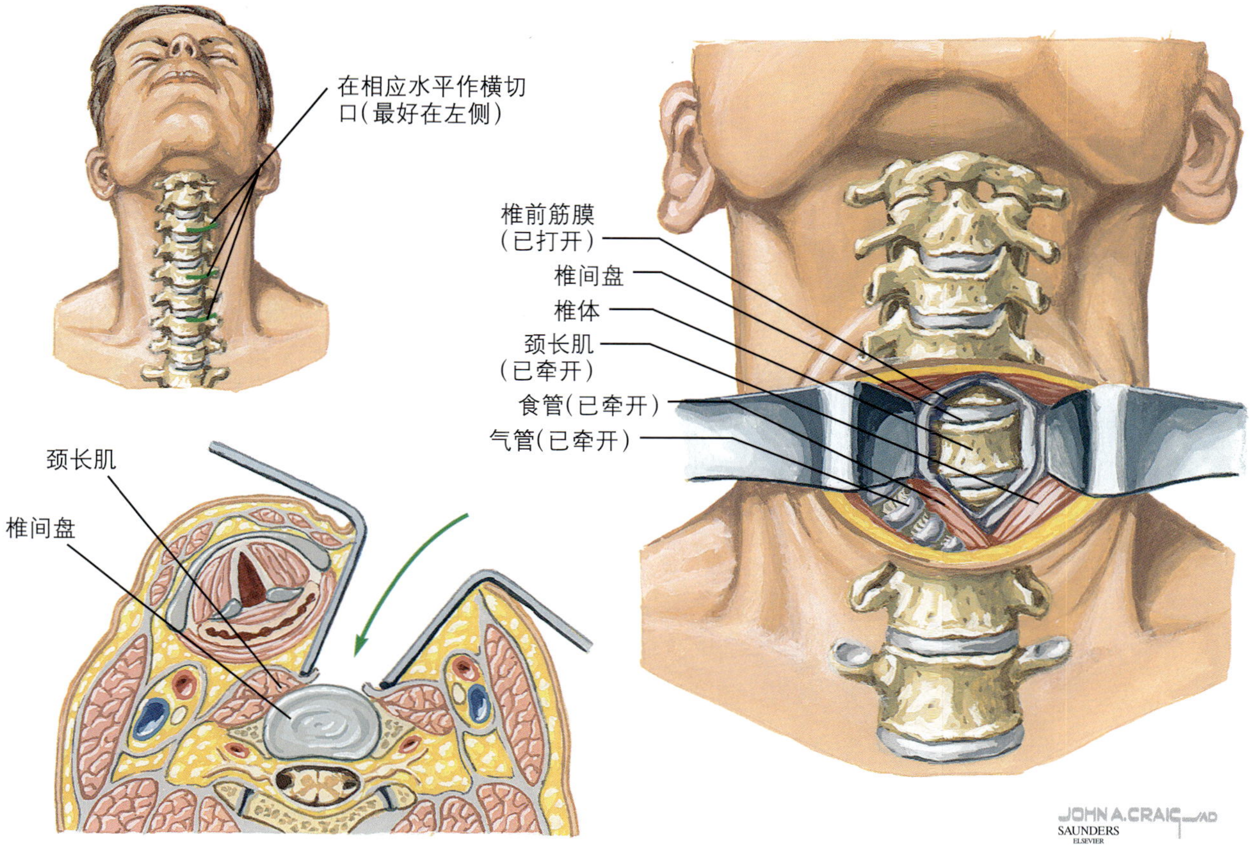

用途	安全平面	危险	备注
前方入路			
1. 去除突出的椎间盘 2. 椎体融合 3. 去除骨赘 4. 肿瘤活检	浅层: 1. 胸锁乳突肌 2. 带状肌 深层: 左右侧之间 颈长肌	1. 喉返神经 2. 交感神经 3. 颈动脉 4. 颈内静脉 5. 迷走神经 6. 甲状腺下动脉	• 显露 C3-T1 • 右侧喉返神经更易损伤,最好选择左侧入路 • 甲状腺动脉限制进一步延长切口

颈椎的后方入路

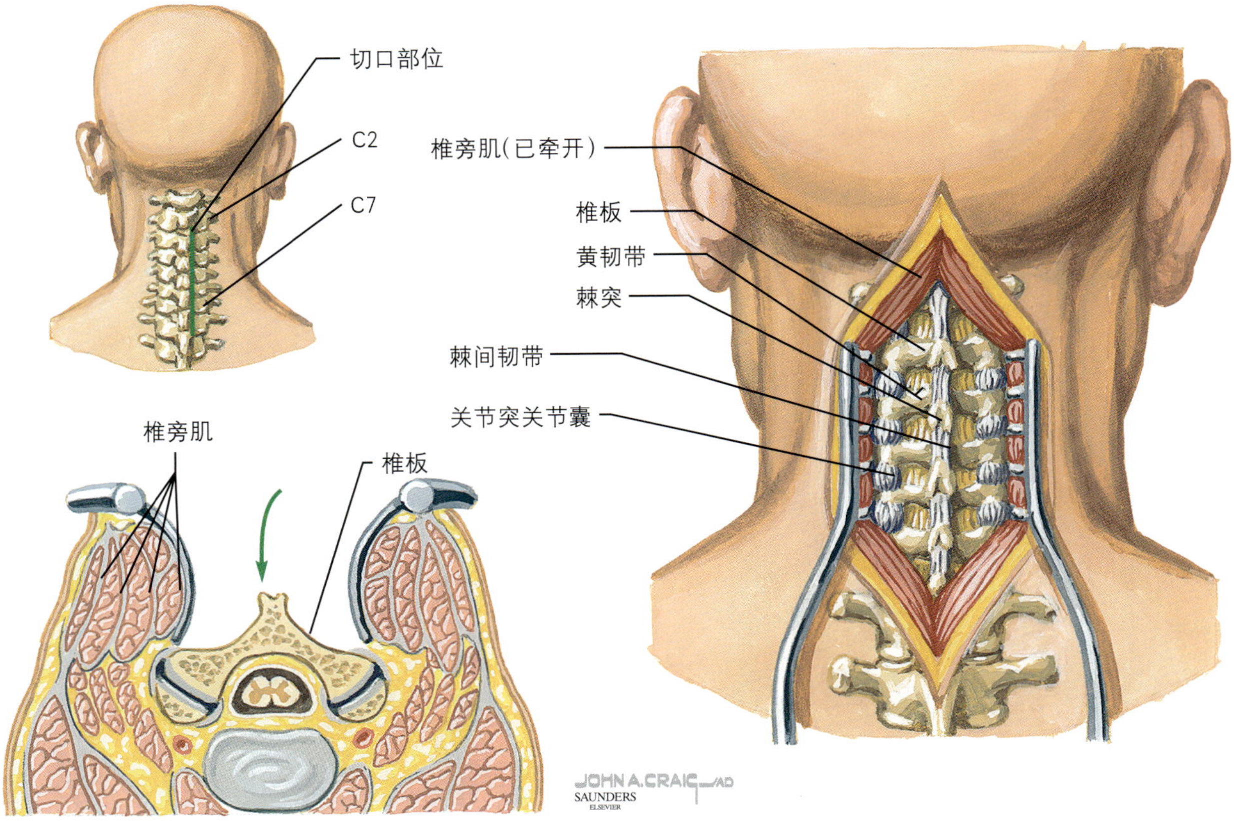

用 途	神经界面	危 险	备 注
	后方入路		
颈椎 1. 后方融合 2. 椎间盘突出 3. 关节突脱位	左侧或右侧椎旁肌(颈后支)	1. 脊髓 2. 神经根 3. 脊神经后支 4. 椎动脉 5. 节段血管	1. 最常采用的颈椎入路 2. 术前放置不透 X 线的标记物,协助术中确定并选择正确的病变及手术节段
腰椎 1. 椎间盘突出 2. 显露神经根	左侧或右侧椎旁肌(背支)	椎旁节段血管	沿棘突作切口

第2章

肩部

目录

大体解剖

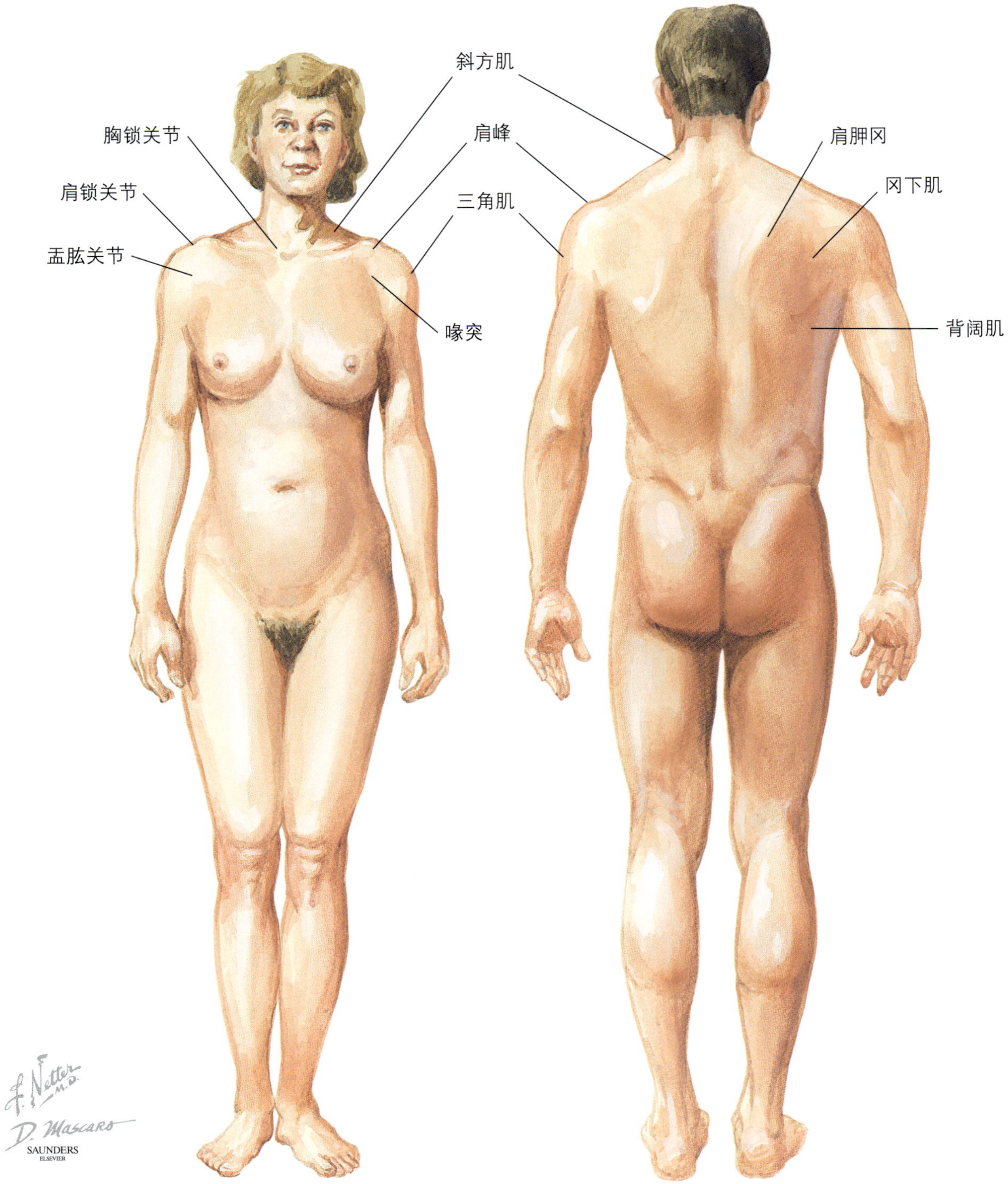
斜方肌
胸锁关节
肩峰
肩锁关节
三角肌
盂肱关节
喙突
肩胛冈
冈下肌
背阔肌
F. Netter M.D.
D. Mascaro
SAUNDERS
ELSEVIER

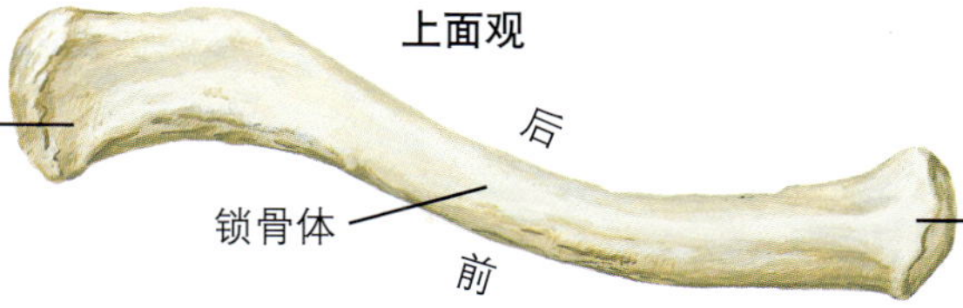

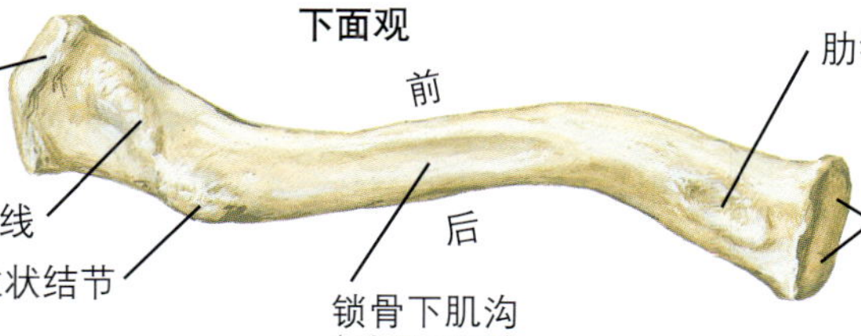

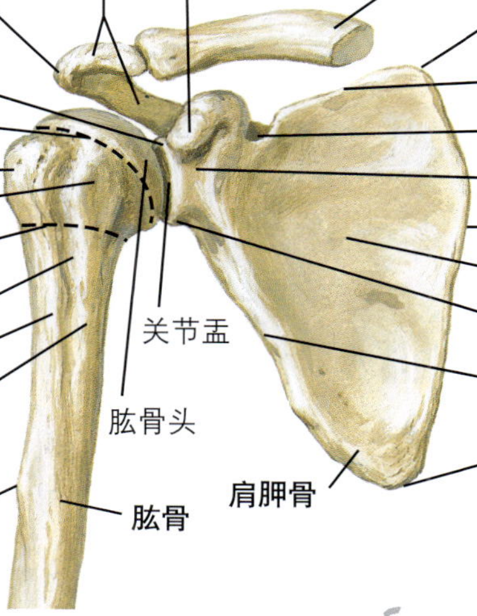

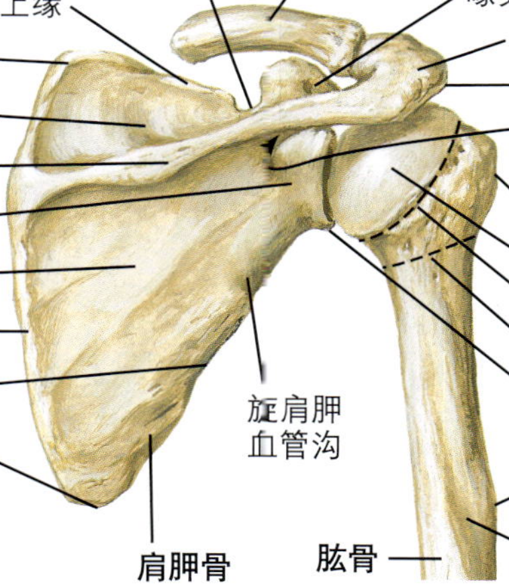

特　征	骨　化		融　合	备　注
		锁骨		
• 圆柱形，S 形外观 • 中段：最狭窄。无韧带附着	原发（2） （内／外） 继发 （胸骨端／肩峰端）	胚胎期第 7 周 18～20 岁	胚胎期第 9 周 25 岁（胸骨端） 19～20 岁（肩峰端）	• 锁骨首先骨化，最迟融合 • 开始为膜内骨化
		肩胛骨		
• 扁平骨，三角形外观 • 仅通过肌肉与中轴骨相连	1. 体部 2. 喙突 3. 喙突／关节盂 4. 肩峰 5. 下角	胚胎期第 8 周 1 岁 15 岁 15 岁 16 岁	均在 15～20 岁融合	血供： 1. 肩胛下动脉（及旋肩胛动脉） 2. 肩胛上动脉

创伤

锁骨外 1/3 骨折

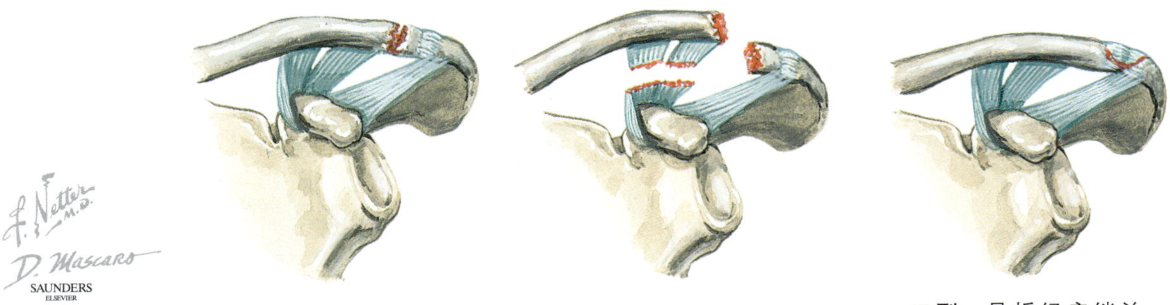

Ⅰ型。骨折不伴韧带撕裂，因此并无脱位。仅用吊带制动数周

Ⅱ型。骨折伴喙锁韧带撕裂，骨折近端向上移位。需行切开修复，如用克氏针，须折弯以防移位

Ⅲ型。骨折经肩锁关节；无移位。常漏诊，晚期导致痛性骨关节炎，需行关节切除成形

描 述	检 查	分 型	治 疗
		锁骨骨折	
• 最常见的骨折 • 坠落后伤及肩部或直接殴打 • 橄榄球、曲棍球 • 神经血管损伤罕见（锁骨下）	Hx：创伤史；不能抬举上臂；疼痛 PE：骨折部位畸形并伴压痛。需行神经血管检查 XR：正位及头侧 45° 投照 Ⅱ型：应力像	1. 中 1/3 骨折：80% 2. 外 1/3 骨折：15% Ⅰ型：极少移位，骨折位于韧带间 Ⅱ型：移位，骨折位于喙锁韧带内侧 ⅡA 型：喙锁韧带均与远端骨折块相连 ⅡB 型：锥状韧带撕裂，斜方韧带完整 Ⅲ型：骨折经过肩锁关节，韧带完整 3. 内 1/3 骨折：5%	闭合治疗（不复位），“8”字绷带或吊带治疗近端 1/3 骨折或远端 1/3 骨折（Ⅰ型及Ⅲ型） 3～4 周后开始活动度锻炼 手术切开治疗：Ⅱ型骨折，预防骨折不愈合（也适用于开放骨折或合并神经血管损伤）
并发症：骨折不愈合（特别是远端 1/3 骨折、Ⅱ型骨折）；臂丛神经（内侧束及尺神经）或锁骨下动脉损伤；气胸			
		肩胛骨骨折	
• 相对少见 • 青年男性 • 高能创伤 • >85% 合并相关损伤（包括严重损伤） • 常因合并损伤（肺或大血管损伤）造成漏诊	Hx：创伤史。背部疼痛和／或肩部疼痛 PE：肿胀、压痛 XR：正侧位／肩胛斜位／胸片 CT：关节盂骨折	解剖分型：A-G 型 Idleberg 分型（关节盂骨折）： Ⅰ型：前方撕脱骨折 Ⅱ型：经关节盂横形或斜形骨折，向下穿出 Ⅲ型：经关节盂斜形骨折，向上穿出 Ⅳ型：横形骨折，经肩胛骨体部 Ⅴ型：Ⅱ型＋Ⅳ型	绝大部分骨折用吊带悬吊 2 周，随后早期开始活动度锻炼 关节内和／或骨折块移位较大（>25%）的骨折行切开复位内固定
并发症：相关损伤（肋骨骨折占第 1 位、气胸、肺挫伤、血管损伤、臂丛神经损伤）、肩锁关节损伤（特别是 III 型骨折及喙突骨折）；肩胛上神经损伤			

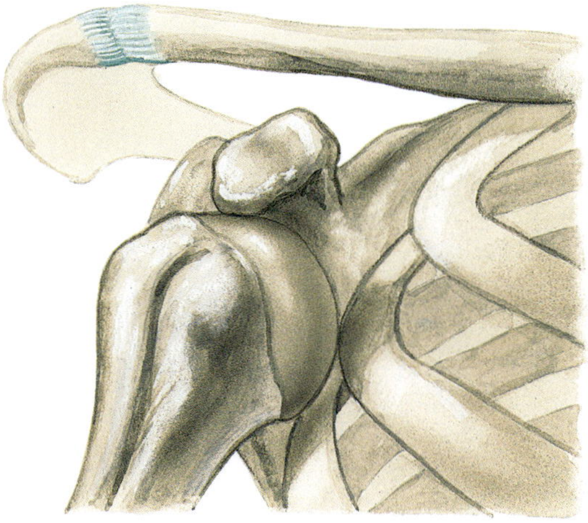

喙突下脱位(最常见)

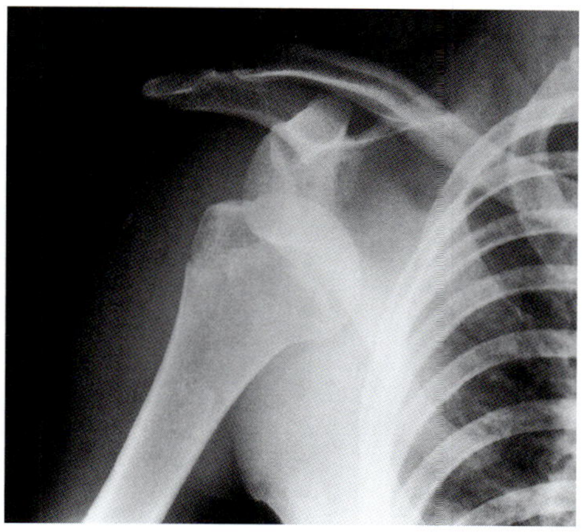

前后位片。喙突下脱位

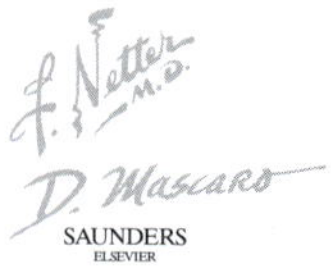

描 述	评 估	分 型	治 疗
肩锁关节分离			
• 分为肩锁关节半脱位或脱位 • 向上撞击喙突 • 运动损伤:曲棍球、橄榄球、摔跤 • 男性多见	Hx:创伤史。疼痛程度:轻度至重度 PE:肩锁关节压痛;外观畸形(Ⅲ度向上移位) XR:正位;应力像(区分Ⅱ度还是Ⅲ度) Ⅰ度:正常 Ⅱ度:移位很少 Ⅲ度以上:锁骨移位	根据韧带撕裂情况和锁骨的位置分为6度: Ⅰ度:扭伤,韧带完整 Ⅱ度:肩锁韧带撕裂,喙锁韧带完整 Ⅲ度:肩锁/喙锁韧带均撕裂,肩锁关节脱位 Ⅳ度:Ⅲ度+锁骨向后移位至或经斜方肌 Ⅴ度:Ⅲ度+锁骨向上抬高>100% Ⅵ度:Ⅲ度+锁骨向下移位	Ⅰ、Ⅱ度:吊带悬吊直至疼痛缓解(±封闭或止痛药物),1~2周后开始活动度锻炼 Ⅲ度:最常采用非手术治疗,体力劳动者及运动员采取手术治疗 Ⅳ~Ⅵ度:切开复位并修复韧带
并发症:永久畸形;关节僵硬;早期骨关节炎;锁骨远端骨溶解(疼痛);相关损伤(骨折、气胸)			
盂肱关节脱位			
• 前脱位:外展/外旋损伤 两种机制 1. TUBS [单侧创伤、Bankart病变、手术] 2. AMBRI [非创伤、多方向、双侧、取决于康复及下关节囊修复];20岁以下者>80%复发;Hill Sachs及Bankart病变提示复发脱位 • 后脱位:癫痫发作之后,常漏诊	Hx:创伤或习惯性脱位病史;剧烈疼痛 PE:畸形;方肩外观;显著压痛;需行全面的神经系统查体 XR:正侧位/观察Stryker切迹 前脱位:Hill Sachs病变 后脱位:反Hill Sachs病变,关节盂空虚 MRI:Bankart病变(前/下盂唇撕裂)	解剖分型:根据肱骨头的位置 • 前脱位:>90% • 后脱位:5% • 向下脱位:罕见 • 向上脱位:极为罕见	脱位的复位: 复位前、复位后均应行神经查体 可予镇静(静脉应用苯二氮䓬类+鸦片类镇痛药) 方法: 1. 牵引/反向牵引 2. Hippocratic法 3. Stimson法 4. Milch法 制动:2~6周后开始康复锻炼 手术:复发脱位/TUBS、后脱位超过3周
并发症:复发率(年轻患者常见,年龄增长后复发率下降);腋神经损伤;肩袖撕裂、关节盂及大结节骨折;臂坏死综合征			

关节

前面观

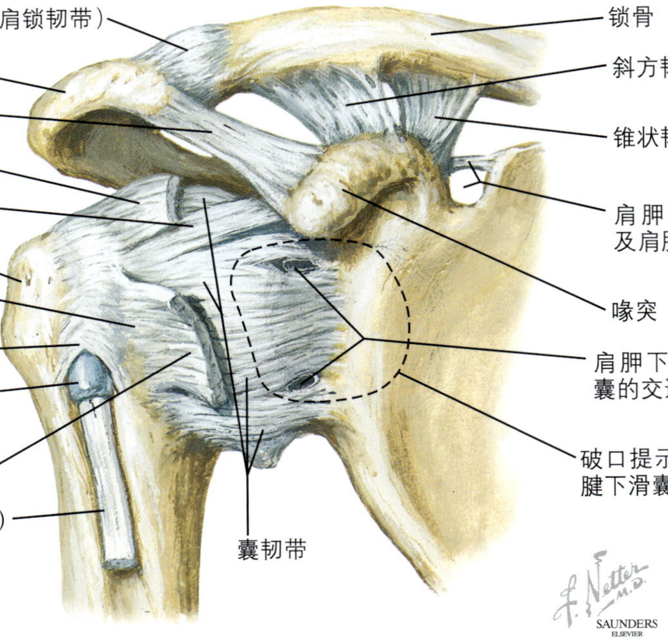

关节	类型	韧带	备注
盂肱关节	圆形球窝关节	活动度高,稳定性低(需要肩袖维持稳定);最易发生脱位的关节(前脱位>90%)	
		囊韧带	松弛、冗余、有间隙,支持作用极少
		喙肱韧带	提供前方支持
		盂肱韧带	关节囊的增厚部分;分为三条韧带(上、中、下);最有力
		关节盂唇	增加关节盂的接触面积和深度;损伤:SLAP 损伤及 Bankart 损伤
		肱骨横韧带	将肱二头肌腱容纳在二头肌腱沟内
胸锁关节	双滑动关节	关节囊	
		胸锁前/后韧带	胸锁后韧带更强;前脱位常见
		锁骨间韧带	
		肋锁韧带	最强大的胸锁韧带
肩锁关节	平面/滑动关节	关节囊(带有软骨盘)	
		肩锁韧带	水平稳定性;Ⅱ度肩锁关节损伤时发生撕裂
		喙肩韧带	可导致撞击
		喙锁韧带	垂直稳定性;Ⅲ度肩锁关节损伤时发生撕裂
		斜方韧带	前外侧
		锥状韧带	后内侧,更强大
肩胛胸关节	并非关节	允许肩胛骨沿胸壁后面滑动	
其他韧带		肩胛上横韧带	分开肩胛上动脉及肩胛上神经

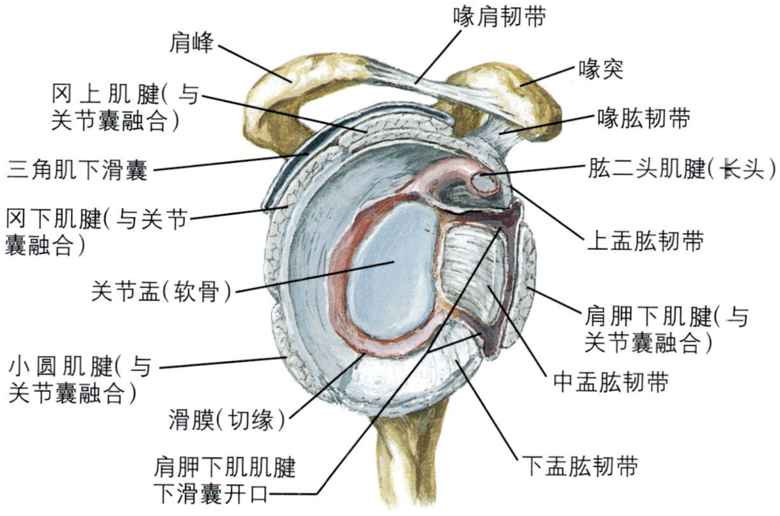

打开的关节：外面观

胸锁关节

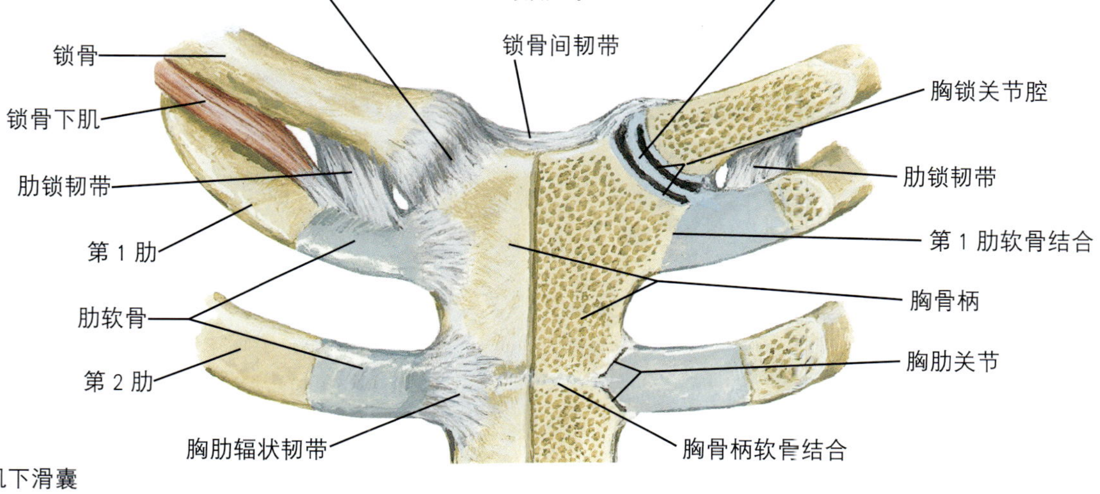

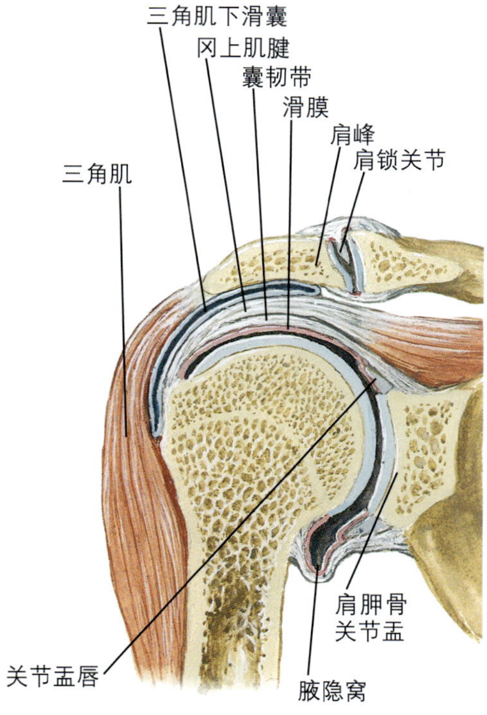

肩关节冠状切面

结构	功能
	肌肉
肩袖	将肱骨头包含在关节盂内
冈上肌	最常发生撕裂的韧带
冈下肌	
小圆肌	
锁骨下肌	前方支持结构
	韧带
关节囊	肩袖各肌肌腱与关节囊相融合
盂肱韧带	上盂肱韧带：限制向上移位
	中盂肱韧带：限制向前移位
	下盂肱韧带：限制向前／向下移位
喙肱韧带	限制向后／向下移位
关节盂唇	加深关节盂

步 骤
肩锁关节注射
1. 询问患者有无药物过敏史
2. 触诊锁骨远端的肩锁关节
3. 肩关节表面皮肤消毒
4. 局麻药局部皮肤浸润麻醉
5. 用 21G 或更细的穿刺针垂直皮肤刺入，不停回抽，避免进入血管。进入关节腔时可感觉到“突破感”。随后向肩锁关节内注入 2ml 1∶1 混合的局麻药和皮质激素
6. 覆盖注射部位
肩峰下间隙注射
1. 询问患者有无药物过敏史
2. 触诊肩峰：明确边缘
3. 肩关节表面皮肤消毒
4. 局麻药局部皮肤浸润麻醉
5. 手指（带无菌手套）抵住肩峰。穿刺针刺向肩峰后方，针尾向尾侧倾斜。不停回抽，避免进入血管。随后向关节内注入 5~10ml 预混合药物。如果穿刺针在关节腔内，注入药物时应无阻力。可采用： 诊断性注射：仅注射局麻药 治疗性注射：注射局麻药／皮质激素（5∶1）
6. 覆盖注射部位
盂肱关节穿刺
1. 询问患者有无药物过敏史
2. 触诊喙突和肱骨头
3. 肩关节表面皮肤消毒
4. 局部皮肤浸润麻醉
5. 肩关节外展并向下牵引（助手协助）
6. 在肱骨头和喙突之间插入穿刺针
7. 如果穿刺针在关节腔内，回抽关节液时应无阻力
8. 覆盖穿刺部位

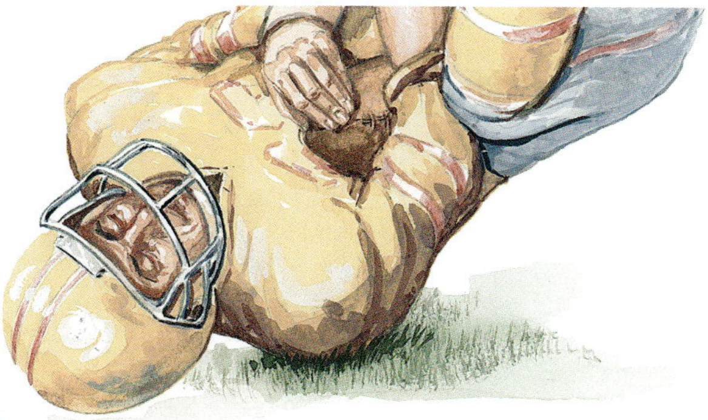

肩锁关节损伤。多见于摔伤，肩部着地，肩峰下压

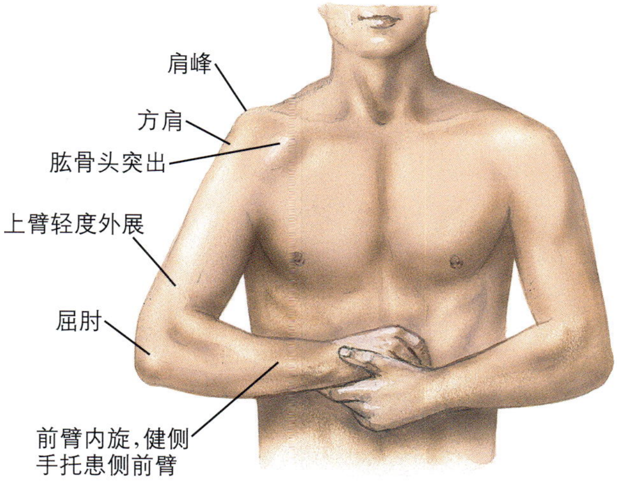

临床表现

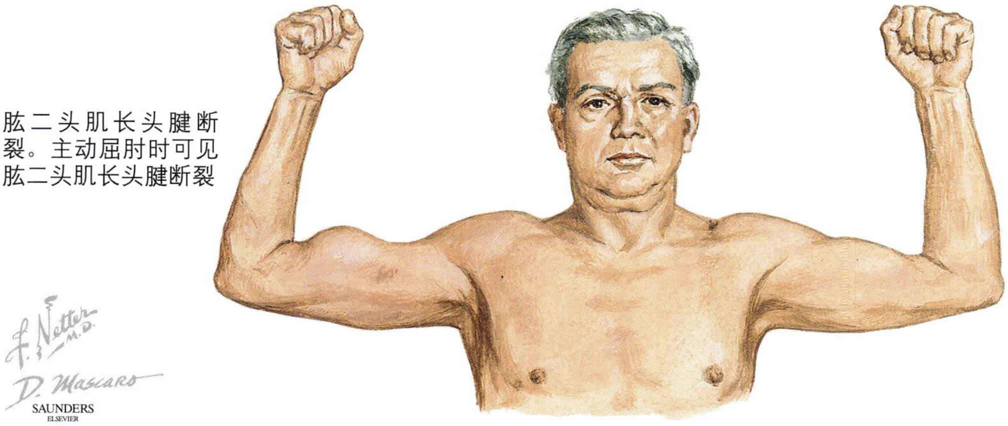

肱二头肌断裂

问 题	答 案	临 床 意 义
1. 年龄	老年	肩袖撕裂／撞击、骨关节炎、粘连性关节囊炎（冰冻肩）、肱骨骨折（创伤后）
	青年	不稳定、肩锁关节损伤、骨溶解、运动撞击
2. 疼痛		
a. 起病	急性	骨折、肩袖撕裂、肩锁关节损伤、脱位
	慢性	撞击、骨关节炎
b. 部位	肩上／肩锁关节	肩锁关节病变
c. 发生	夜间痛	经典的肩袖断裂、肿瘤
d. 加重／缓解	过头加重	肩袖撕裂
	过头缓解	颈神经根病
3. 僵硬	是	骨关节炎、粘连性关节囊炎
4. 不稳定	“滑入／滑出”感	脱位：>90%；发生在外展外旋位（如投掷运动）
5. 创伤	直接击打	肩锁关节损伤
	摔到时上肢伸直	盂肱关节脱位
6. 工作／活动	长期过头工作	肩袖撕裂
	举重物	骨溶解（锁骨远端）
	运动员：投掷运动	肩袖撕裂／撞击
	长期手工劳动	骨关节炎
7. 神经系统症状	麻木／针刺感／“沉重”	胸出口综合征、臂丛神经损伤
8. 内科病史	心肺／胃肠	肩部牵涉痛

体格检查

检 查	方 法	临 床 意 义
	视诊	
对称性	双侧对比	
废用	外形丧失/肌肉萎缩	肩袖撕裂
大体畸形	向上移位	肩锁关节损伤(分离)
	向前移位	前脱位(盂肱关节)
	"凸眼"征	肱二头肌撕裂(通常为肱二头肌长头近端)
	触诊	
肩锁关节	触摸锁骨远端	疼痛提示肩锁关节病变
肩峰下滑囊	触摸肩峰下肩肱沟	疼痛:滑囊炎和/或冈上肌腱断裂
喙锁韧带	触摸肩峰和喙突之间	疼痛提示撞击
大结节	肱骨头外侧的隆起	疼痛提示肩袖肌腱炎
肱二头肌腱	触诊在肱骨近端的止点	疼痛提示肱二头肌肌腱炎
	活动范围	
前屈	上臂从侧方向前摆动	正常值:0°~160°
外展	上臂从侧方向外抬举	正常值:0°~160°/180°
内旋	双手背后,观察拇指能达到的水平	正常可达胸背部。与对侧对比
外旋	1.肘部紧贴身体,外旋前臂	正常值:30°~60°
	2.上臂外展90°,外旋至掌心向上	外旋下降提示粘连性关节囊炎
肩袖撕裂:主动活动范围下降、被动活动范围正常;粘连性关节囊炎:二者均下降		
	神经血管	
感觉	轻触觉、针刺觉、二点辨别觉	
锁骨上神经(C4)	肩上、锁骨区	感觉障碍提示相应神经/神经根病变
腋神经(C5)	肩外侧区	感觉障碍提示相应神经/神经根病变
T2节段神经	腋部	感觉障碍提示相应神经/神经根病变
运动		
副脊神经(第11对脑神经)	耸肩受限	无力=斜方肌或相应神经病变
肩胛上神经(C5-6)	外展受限	无力=冈上肌或相应神经/神经根病变
	外旋受限	无力=冈下肌或相应神经/神经根病变
腋神经(C5)	外展受限	无力=三角肌或相应神经/神经根病变
	外旋受限	无力=小圆肌或相应神经/神经根病变
肩胛背神经(C5)	耸肩受限	无力=肩胛提肌/菱形肌或相应神经/神经根病变
胸背神经(C7-8)	内收受限	无力=背阔肌或相应神经/神经根病变
胸外神经(C5-7)	内收受限	无力=胸大肌或相应神经/神经根病变
肩胛下神经(C5-6)	内旋受限	无力=小圆肌/肩胛下肌或相应神经/神经根病变
胸长神经(C5-7)	肩胛前移	无力=前锯肌或相应神经/神经根病变

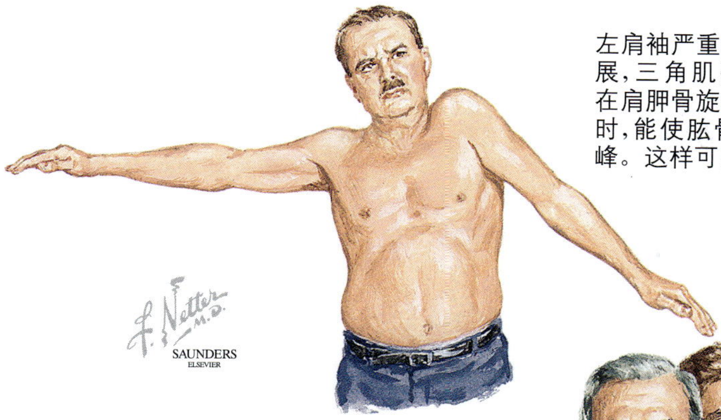

左肩袖严重撕裂。为实现外展，三角肌强力收缩，但仅在肩胛骨旋转并抬高肩带肌时，能使肱骨头向上靠近肩峰。这样可以外展 45°

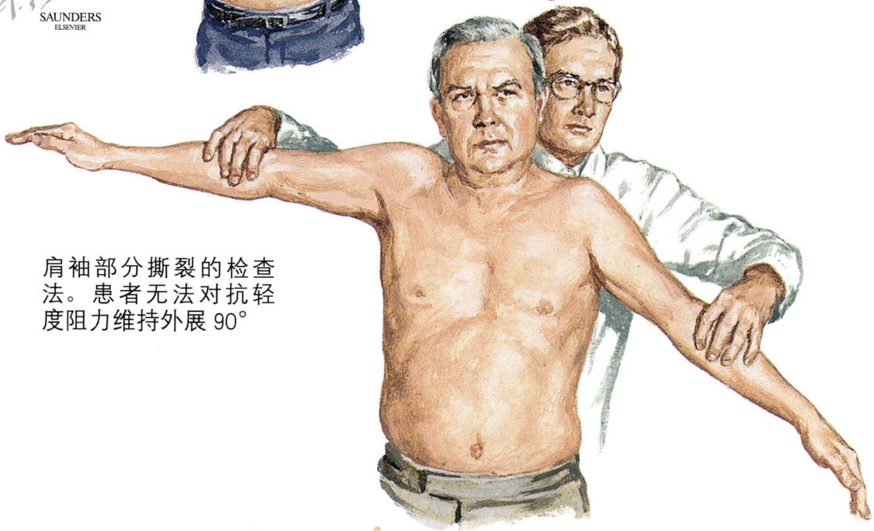

肩袖部分撕裂的检查法。患者无法对抗轻度阻力维持外展 90°

检查	方法	临床意义
特殊检查		
冈上肌	双侧：内收 30°、前屈 90°、内旋、对抗向下力量	无力提示肩袖(冈上肌)撕裂、撞击
落臂试验	被动外展 90°、缓慢下垂	无力或上臂坠落提示肩袖撕裂
抬手试验	手放在背后，向后推	无力或不稳定提示肩胛下肌断裂
Speed 试验	上臂前屈受限	疼痛提示肱二头肌腱炎
Yergason 征	抱头，抗阻力旋后	疼痛提示肱二头肌腱炎、肱二头肌腱半脱位
撞击征(Neer 征)	前屈超过 90°	疼痛提示撞击综合征
Hawkins 征	前屈 90°、屈肘 90°，随后内旋	疼痛提示撞击综合征
交叉内收征	前屈 90°，随后内收上臂，交叉至身体对侧	疼痛提示肩锁关节病变，活动范围下降提示后关节囊紧张
肩锁剪切试验	将手覆盖在锁骨及肩胛骨上，随后挤压	疼痛提示肩锁关节病变
主动加压试验(O'Brien 征)	前屈 90°，最大内旋，随后内收／屈曲	疼痛或突破感提示 SLAP 病变
推移试验	将肱骨头推入关节盂，随后向前／向后推移	向前／向后运动提示该方向不稳定
恐惧征	投掷姿势，随后外旋	恐惧提示前向不稳定
Jobe 征	外展 90°，最大外旋，向后推肱骨头	疼痛或恐惧缓解，或外旋增加提示前向不稳定
后方恐惧征	前屈 90°，内旋并施加向后的力	恐惧提示后向不稳定
下方不稳定	外展 90°，在肱骨中段施加向下的力	肱骨头滑动或恐惧：下方不稳定或多向不稳定
沟槽征	上臂靠在体侧，向下牵拉	肩肱沟加宽：下方不稳定或多向不稳定
Adson 征	触诊桡动脉，转颈至同侧	症状重现提示胸出口综合征
Roo 征	双侧上臂：外展／外旋，重复 3 分钟	症状重现提示胸出口综合征
Spurling 征	颈部侧屈的同时施加轴向压力	症状重现提示颈椎间盘病变

肌肉：起止点

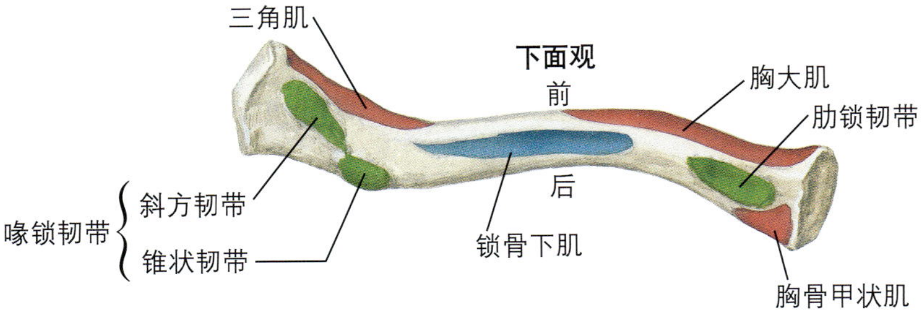

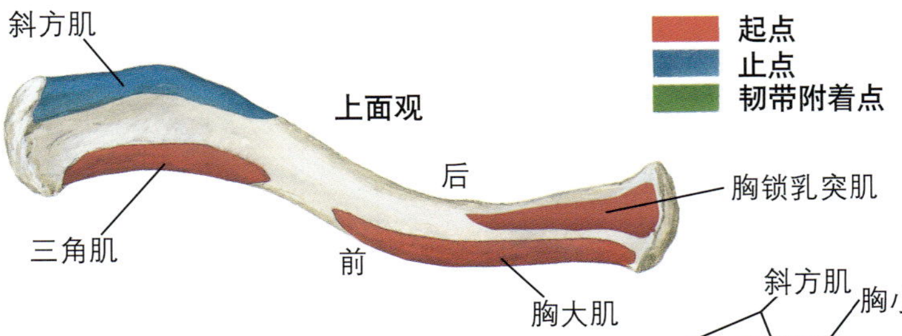

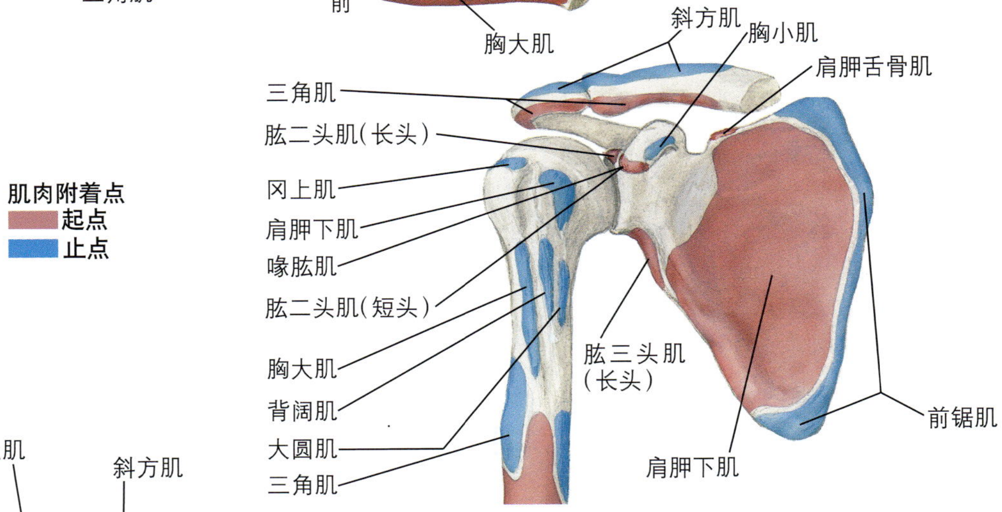

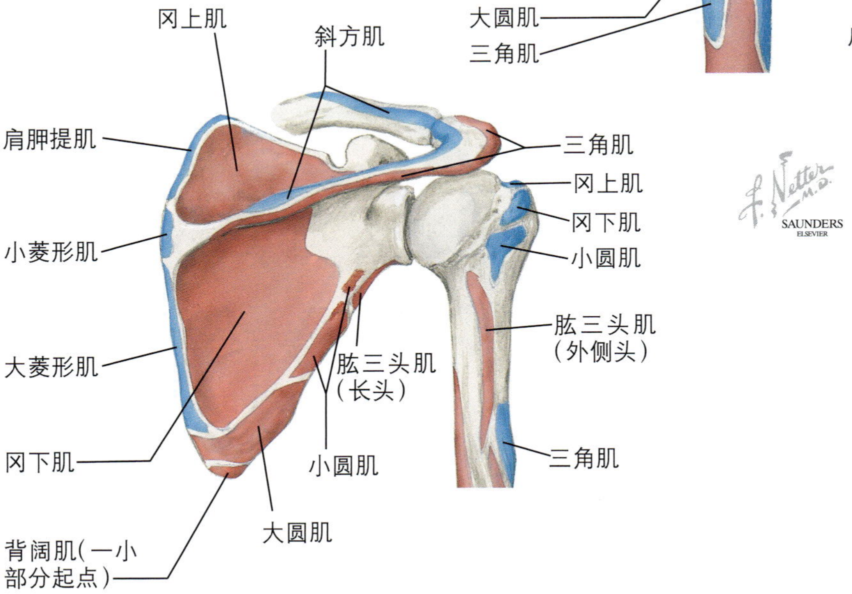

喙 突	大结节	近端前方	内上髁	外上髁
起点	止点	止点	起点	起点
肱二头肌（短头）	冈上肌	胸大肌	旋前圆肌	肘肌
喙肱肌	冈下肌	背阔肌	屈肌总腱[FCR、PL、FCU、FDS]	伸肌总腱
止点	小圆肌	大圆肌		[ECRB、ED、EDM、ECU]
胸小肌				

后面观

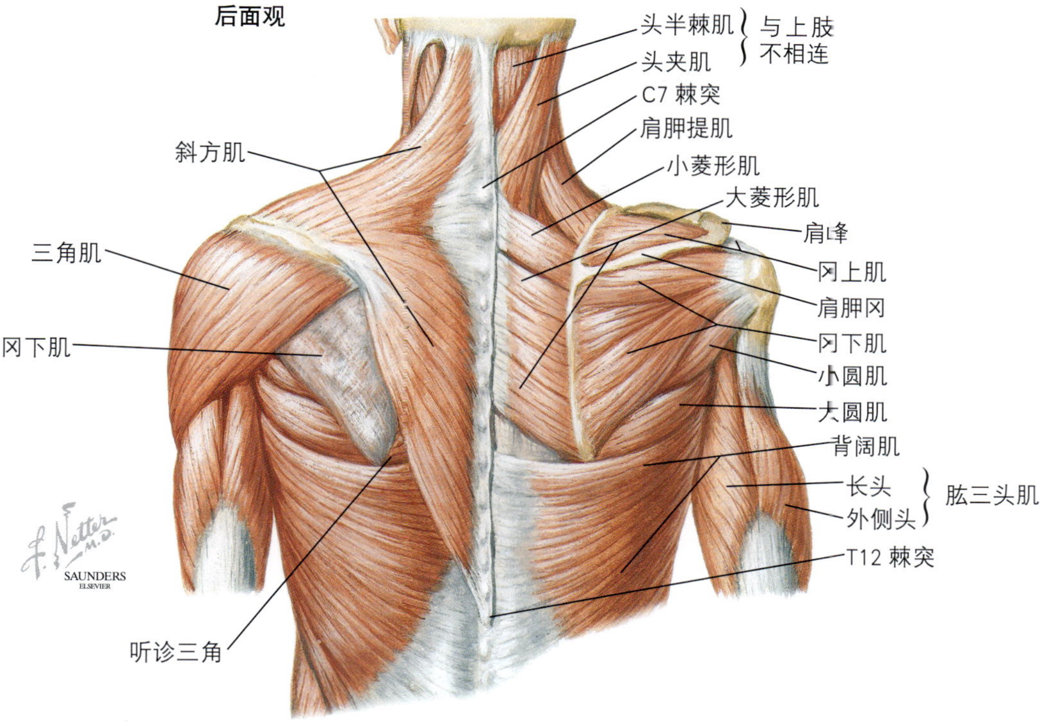

前面观

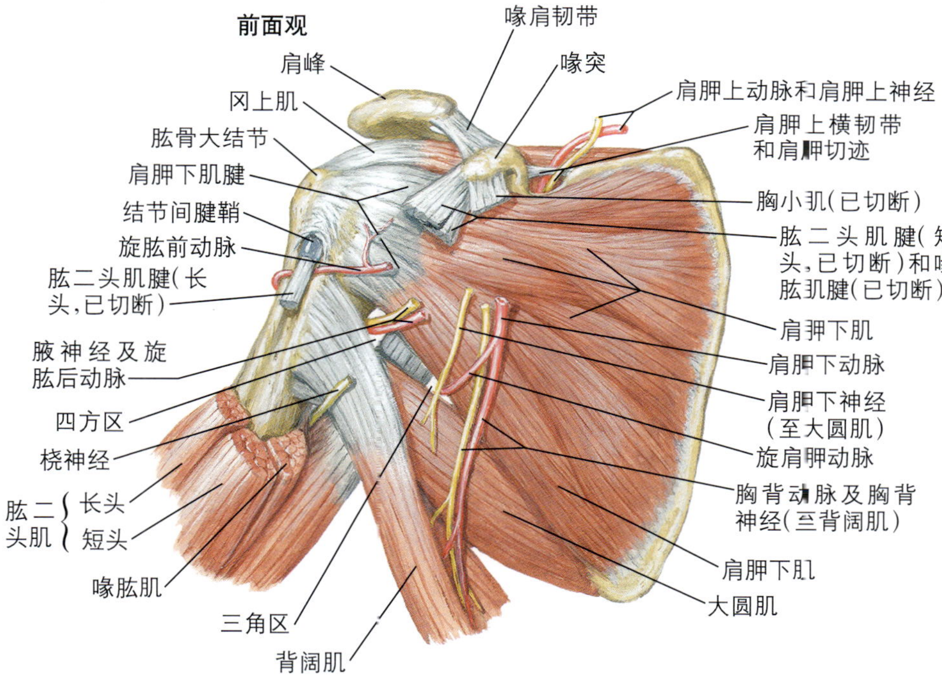

肌　肉	起　点	止　点	神经支配	功　能	备　注
斜方肌	C7-T12 棘突	锁骨、肩胛冈肩峰端	第 11 对脑神经	提高并旋转肩胛骨	连接上肢与脊柱
背阔肌	C7-T12 棘突，髂嵴	肱骨（结节间沟）	胸背神经	内收、伸展上臂，内旋肱骨	连接上肢与脊柱
肩胛提肌	C1-C4 横突	肩胛骨内上缘	肩胛背神经 /C3-4	提高肩胛骨	连接上肢与脊柱
小菱形肌	C7-T1 棘突	肩胛骨内侧（肩胛冈）	肩胛背神经	内收肩胛	连接上肢与脊柱
大菱形肌	T2-T5 棘突	肩胛骨内侧	肩胛背神经	内收肩胛	连接上肢与脊柱

肌肉: 肩袖

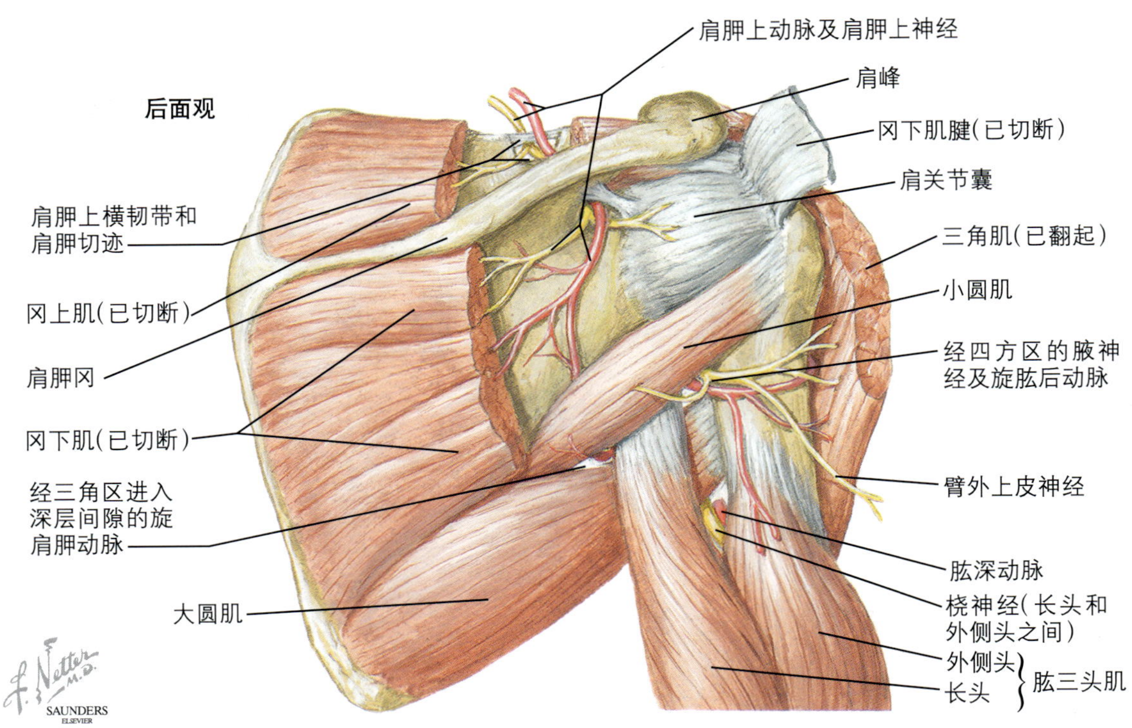

间隙	边 缘	结 构
三角区	小圆肌	旋肩胛动脉
	大圆肌	
	肱三头肌(长头)	
四方区	小圆肌	腋神经
	大圆肌	旋肱后动脉
	肱三头肌(长头)	肱动脉
	肱三头肌(外侧头)	
三角间隙	大圆肌	桡神经
	肱三头肌(长头)	肱深动脉
	肱三头肌(外侧头)	

肌 肉	起 点	止 点	神经支配	功 能	备 注
三角肌	锁骨、肩胛冈肩峰端、	肱骨(三角肌粗隆)	腋神经	外展上臂	萎缩: 腋神经损伤
大圆肌	肩胛下角	肱骨(结节间沟)	肩胛下神经下支	内旋内收上臂	后方入路时注意保护桡神经
肩袖(4)					
1. 冈上肌	冈上窝(肩胛骨)	肱骨大结节(上)	肩胛上神经	外展上臂(初始阶段); 维持稳定	撞击时最易撕裂的肌腱(肩袖撕裂)
2. 冈下肌	冈下窝(肩胛骨)	肱骨大结节(中)	肩胛上神经	外旋上臂,维持稳定	外旋无力: 神经损伤,病变位于切迹
3. 大圆肌	肩胛骨外侧	肱骨大结节(下)	腋神经	外旋上臂,维持稳定	解剖时可能损伤旋肱血管
4. 肩胛下肌	肩胛下窝	肱骨小结节	肩胛下神经(上/下)	内旋内收上臂,维持稳定	前脱位时可撕裂

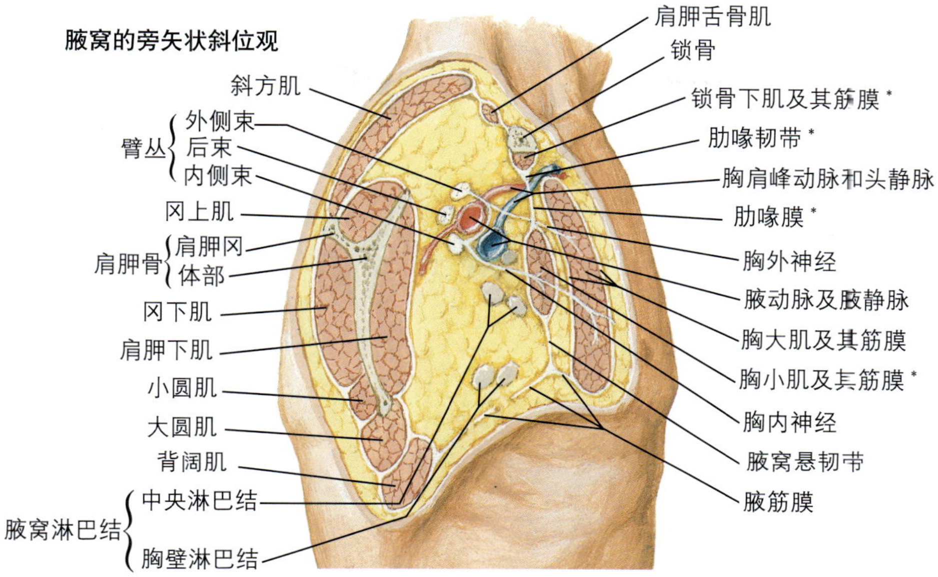

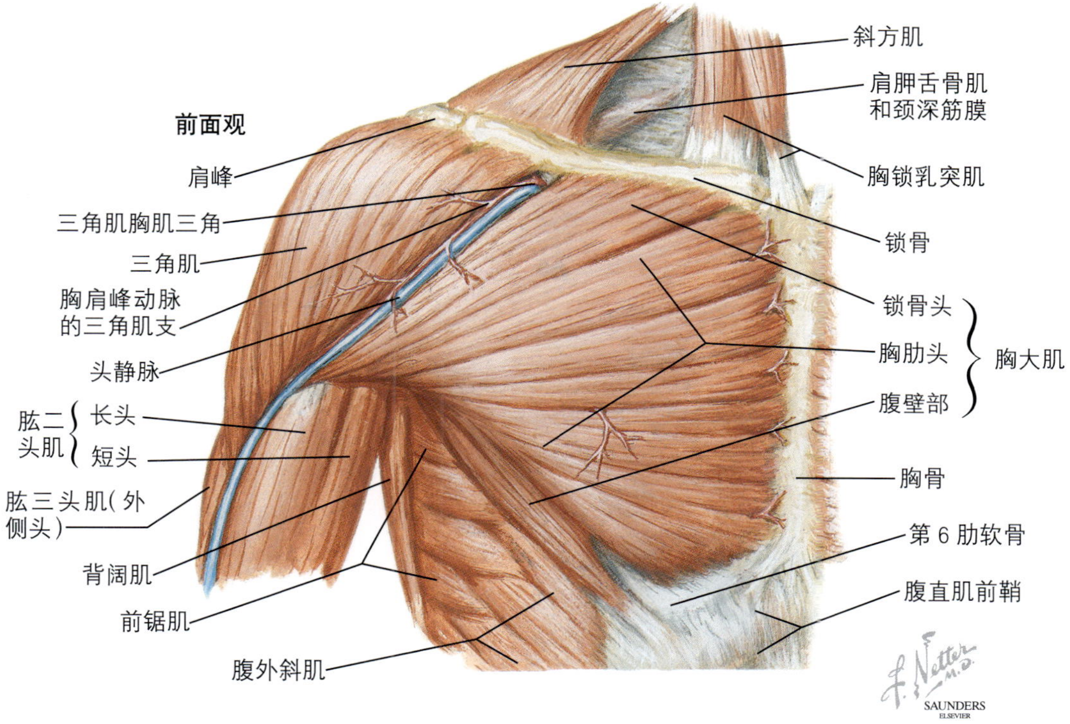

肌肉	起　点	止　点	神经支配	功　能	备　注
三角肌	锁骨、肩峰、肩胛冈	肱骨（三角肌粗隆）	腋神经	外展上臂	萎缩：腋神经损伤
胸大肌	锁骨、胸骨	肱骨（结节间沟）	胸外神经 / 胸内神经	内收上臂、内旋肱骨	举重物时可能撕裂
胸小肌	第 3-5 肋	喙突（肩胛骨）	胸内神经	稳定肩胛骨	将腋动脉分为 3 支
前锯肌	第 1-8 肋（外侧）	肩胛骨（前内侧缘）	胸长神经	将肩胛骨固定在胸壁	瘫痪导致翼状肩胛
锁骨下肌	第 1 肋（及肋软骨）	锁骨（下缘及中 1/3）	锁骨下肌神经	下压锁骨	锁骨下血管的缓冲垫

神经

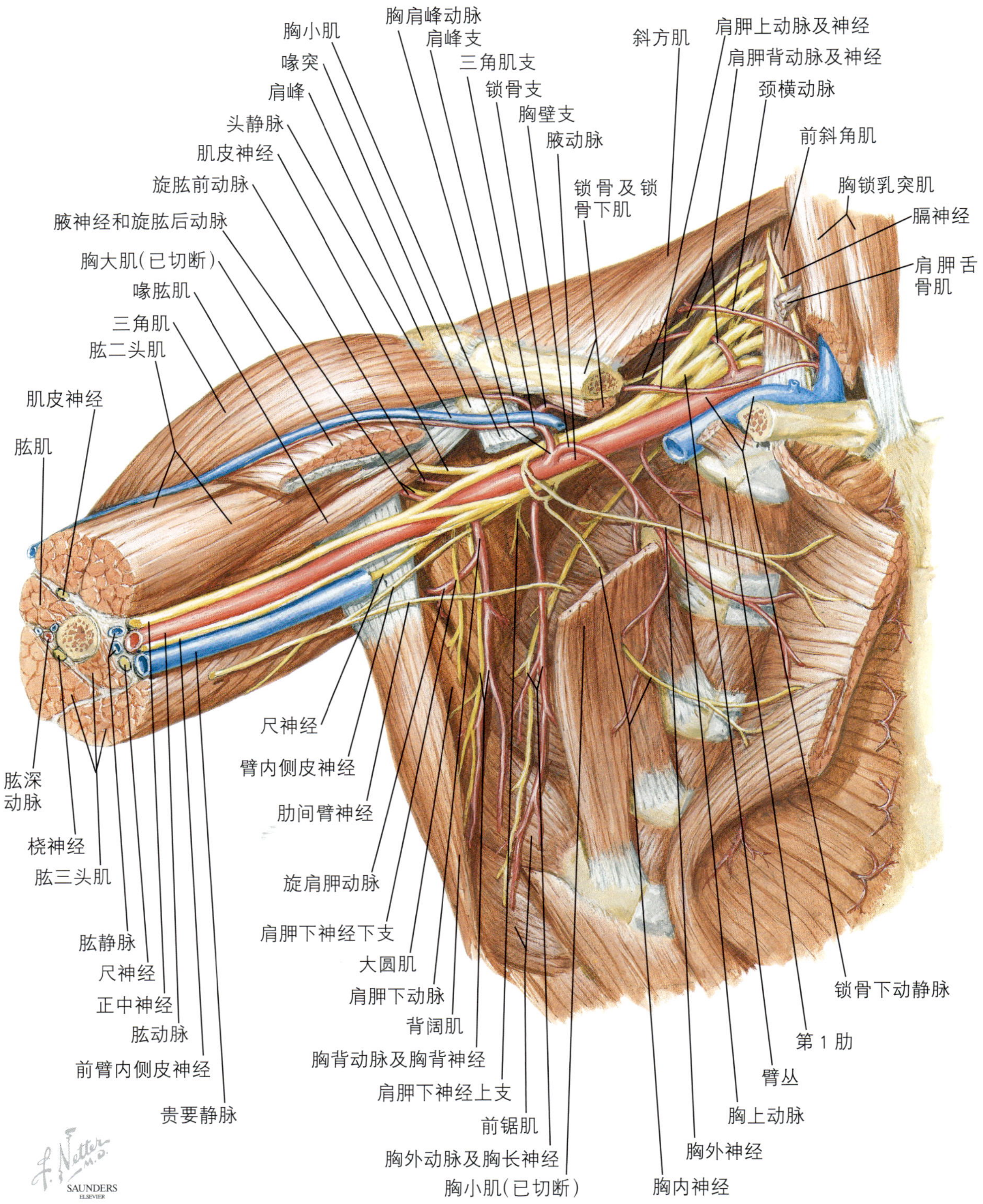

臂　丛

- C5-T1 的腹支。变异: C4（前固定型）、T2（后固定型）
- 根(Root)、干(Trunk)、股(Division)、束(Cord)、支(Branch)
- 锁骨上部分(根、干)在颈后三角
  “根”穿出前斜角肌和中斜角肌,随后与锁骨下动脉伴行进入腋鞘
- “股”位于锁骨及锁骨下肌的下方(后方)
  前股: 屈肌
  后股: 伸肌
- 锁骨下部分(束、支)位于腋部

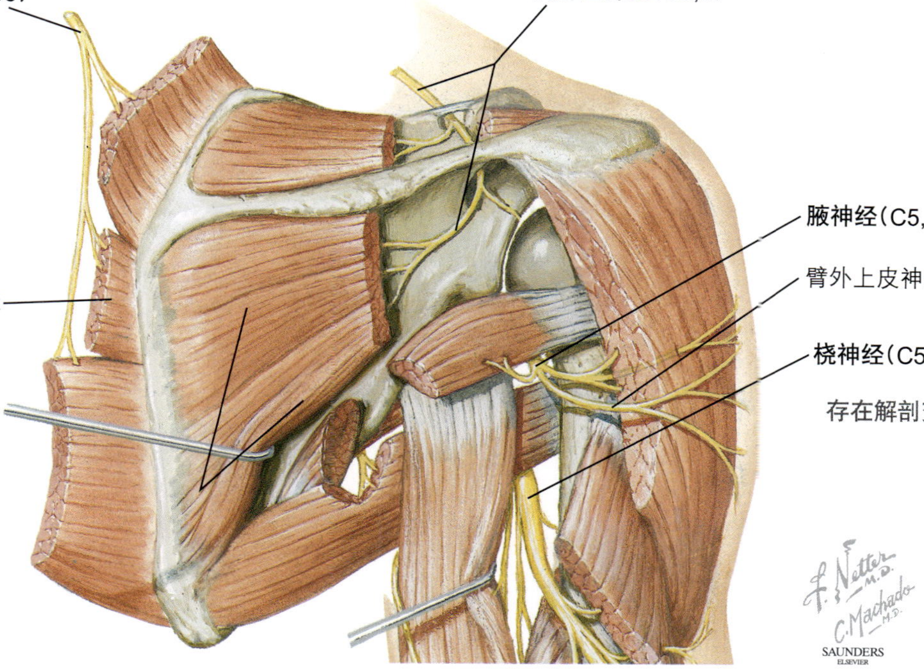

1. 副脊神经(第 11 对脑神经、C1-C6):位于颈后三角,肩胛提肌表面

感觉:	无	运动:	斜方肌、胸锁乳突肌

颈丛

2. 肩胛上神经(C2-3):分为前、中、后 3 支

感觉:	锁骨表面、三角肌区	运动:	无

臂丛

锁骨上区[经颈后三角入路]

根

3. 肩胛背神经(C3,4,5):穿过中斜角肌,进入肩胛提肌深面

感觉	无
运动	肩胛提肌、大菱形肌、小菱形肌

4. 胸长神经(C5-7):位于前锯肌前面,与胸外动脉伴行

感觉	无
运动	前锯肌

上干

5. 肩胛上神经(C5-6):经肩胛切迹,位于韧带下

感觉	运动
运动	冈上肌、冈下肌

6. 锁骨下肌神经(C5-6):从臂丛前方下行,位于锁骨后

感觉	无
运动	锁骨下区

锁骨下区[经腋入路]

外侧束

- 外侧根汇入正中神经

7. 胸外神经(C5-7):称为"束",与胸壁动脉伴行

感觉	无
运动	胸大肌、胸小肌

内侧束

- 内侧根汇入正中神经

8. 胸内神经(C8-T1):称为"束"

感觉	无
运动	胸小肌、胸大肌(表面肌肉)

后束

9. 肩胛下神经上支(C5-6)

感觉	无
运动	肩胛下肌(上部)

10. 肩胛下神经下支(C5-6)

感觉	无
运动	肩胛下肌(下部)

11. 胸背神经(C7-8):与胸背动脉伴行

感觉	无
运动	背阔肌

12. 腋神经(C5-6):与旋肱后动脉一道穿过四方区。前脱位或肱骨近端骨折时造成损伤

感觉	上臂外上侧(经臂外上皮神经)
运动	三角肌(经深支)、小圆肌(经浅支)

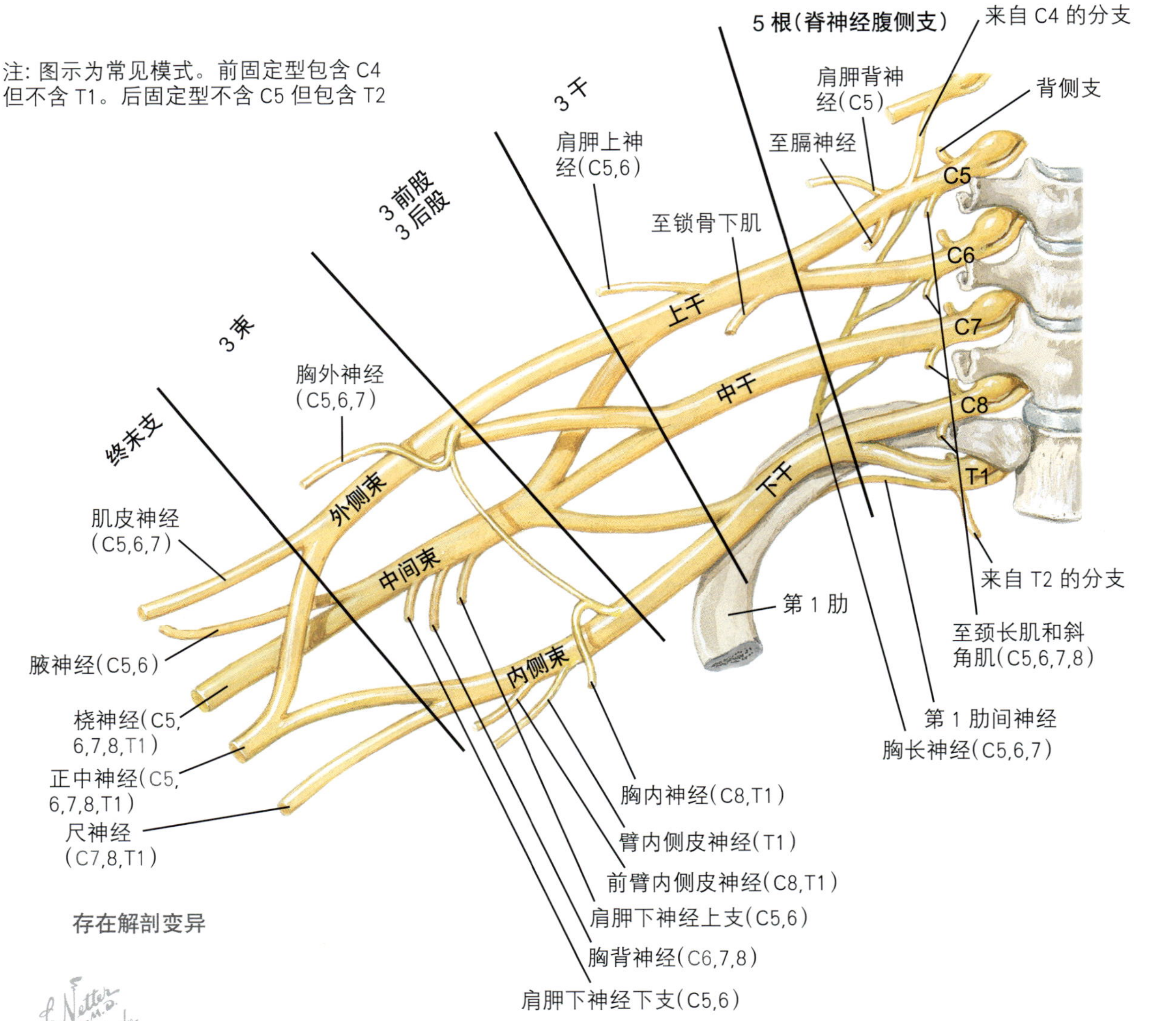
注：图示为常见模式。前固定型包含 C4 但不含 T1。后固定型不含 C5 但包含 T2
5 根（脊神经腹侧支）
来自 C4 的分支
背侧支
肩胛背神经（C5）
至膈神经
3 干
肩胛上神经（C5,6）
至锁骨下肌
3 前股
3 后股
3 束
终末支
C5
C6
C7
C8
T1
上干
中干
下干
外侧束
中间束
内侧束
胸外神经（C5,6,7）
肌皮神经（C5,6,7）
腋神经（C5,6）
桡神经（C5,6,7,8,T1）
正中神经（C5,6,7,8,T1）
尺神经（C7,8,T1）
存在解剖变异
第 1 肋
来自 T2 的分支
至颈长肌和斜角肌（C5,6,7,8）
第 1 肋间神经
胸长神经（C5,6,7）
胸内神经（C8,T1）
臂内侧皮神经（T1）
前臂内侧皮神经（C8,T1）
肩胛下神经上支（C5,6）
胸背神经（C6,7,8）
肩胛下神经下支（C5,6）
F. Netter M.D.
C.Machado M.D.
SAUNDERS
ELSEVIER

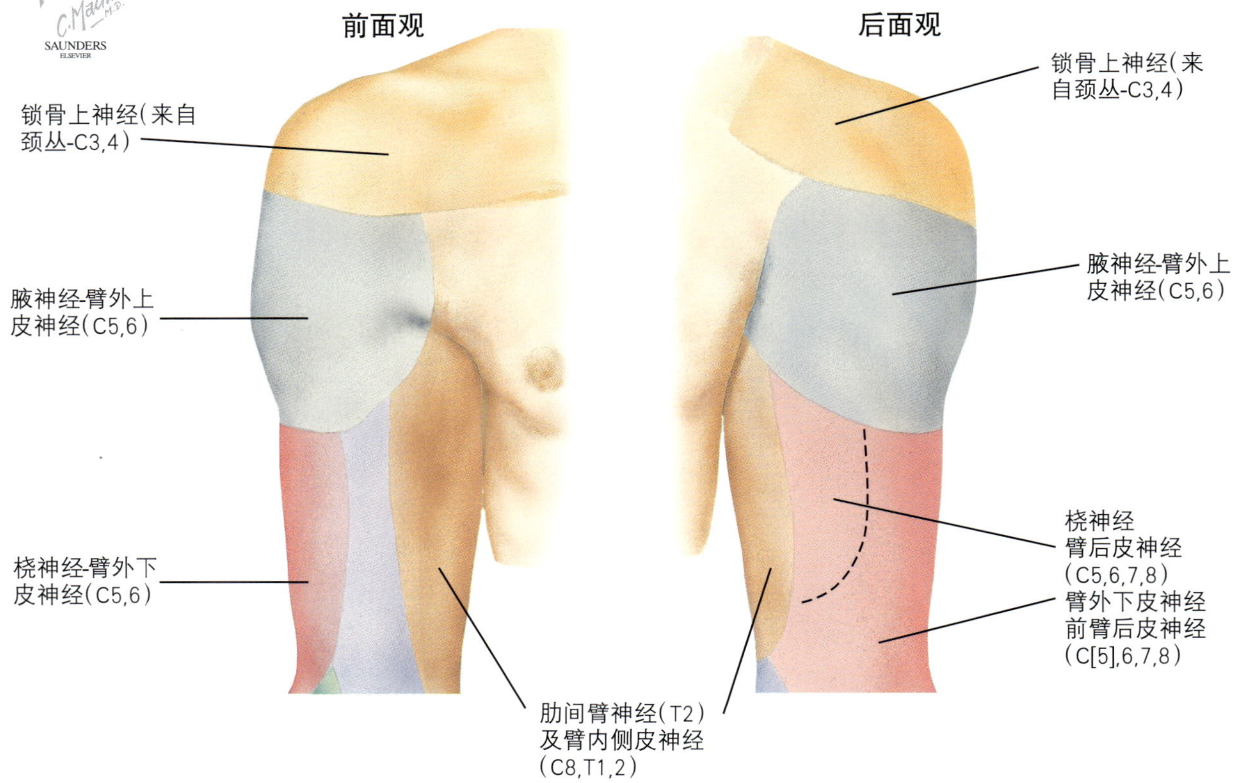
前面观
后面观
锁骨上神经（来自颈丛-C3,4）
腋神经-臂外上皮神经（C5,6）
桡神经-臂外下皮神经（C5,6）
肋间臂神经（T2）及臂内侧皮神经（C8,T1,2）
锁骨上神经（来自颈丛-C3,4）
腋神经-臂外上皮神经（C5,6）
桡神经
臂后皮神经
（C5,6,7,8）
臂外下皮神经
前臂后皮神经
（C[5],6,7,8）

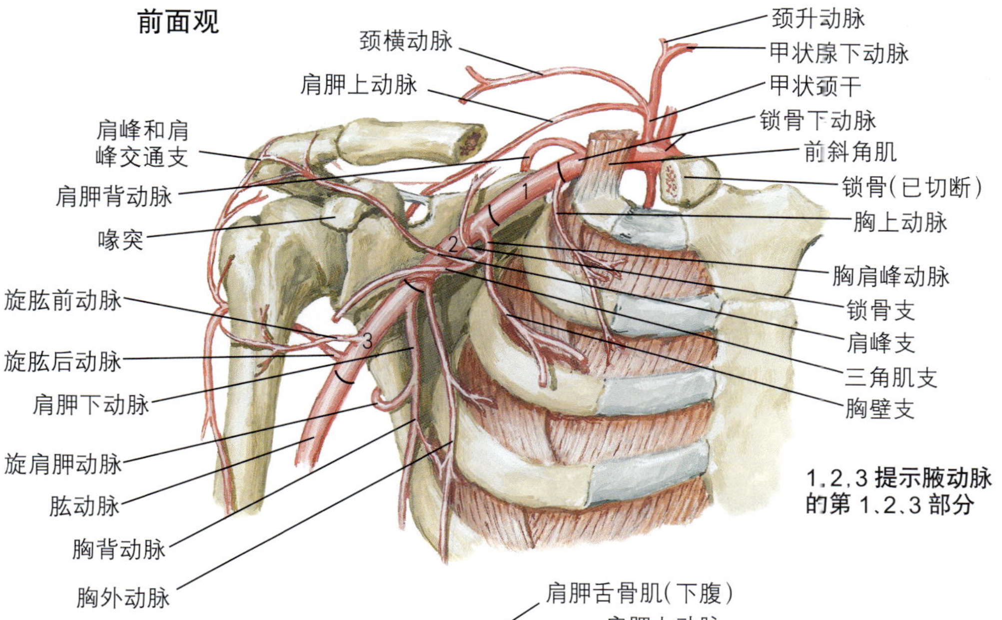

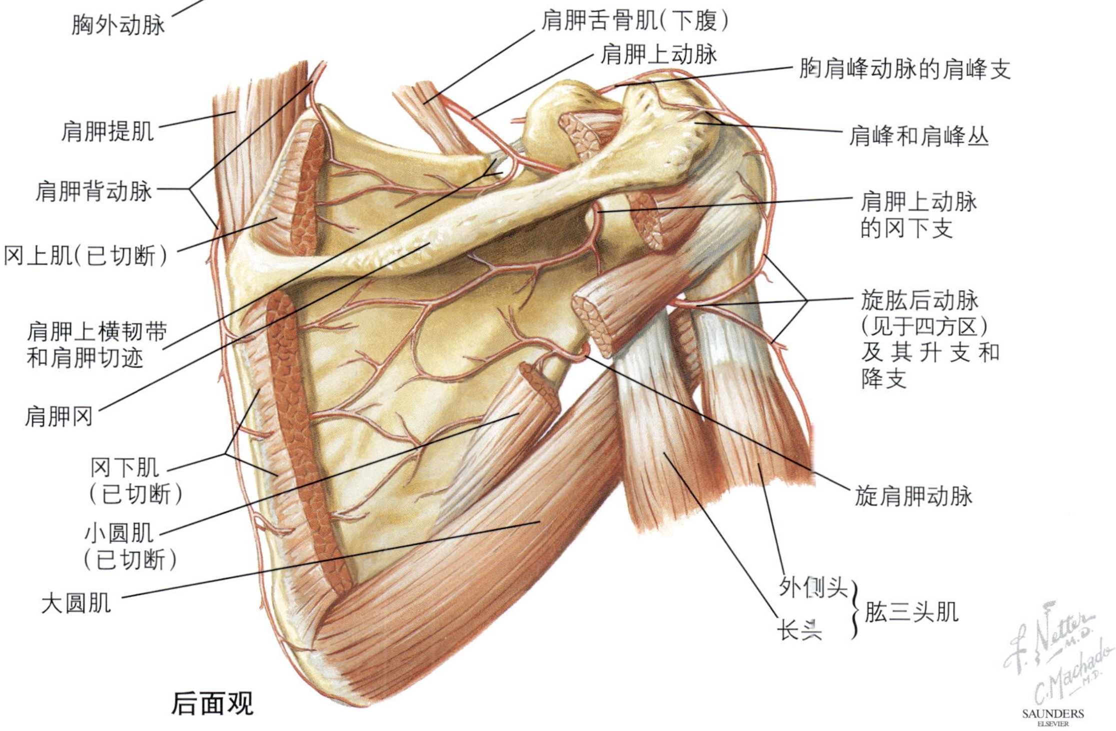

主 干	分 支	走行 / 注释
甲状颈干	肩胛上动脉	走行于肩胛上横韧带上方
	冈下支	绕过肩胛冈
锁骨下动脉来源: 左 – 主动脉; 右 – 头臂动脉。随后走行于前、中斜角肌之间,与臂丛伴行		
锁骨下动脉	肩胛背动脉	穿过肩胛提肌,沿肩胛骨内侧下行
根据胸小肌确定分区。腋动脉第 I 部分有 1 分支,第 II 部分有 2 分支,第 III 部分有 3 分支		
腋动脉(第 I 部分)	胸上动脉	至前锯肌和胸肌
腋动脉(第 II 部分)	胸肩峰动脉	
	锁骨支	
	肩峰支	
	三角肌支	与贵要静脉伴行
	胸壁支	
	胸外动脉	至前锯肌,与胸长神经伴行
腋动脉(第 III 部分)	肩胛下动脉	
	旋肩胛动脉	见于三角区后方
	胸背动脉	与胸背神经伴行
	旋肱前动脉	供应肱骨头(和肱骨前方)
	旋肱后动脉	见于四方区后方。肱骨近端骨折时造成损伤

描 述	病史和体格检查	检查 / 所见	治 疗
粘连性关节囊炎(冰冻肩)			
• 炎症过程,致关节纤维化 • 分为 3 期:1. 疼痛、2. 僵硬、3. 缓解 • 与陈旧 Colles 骨折有关	Hx: 中年女性、糖尿病患者 缓慢起病: 疼痛 / 僵硬 PE: 主动及被动活动范围均下降	XR: 通常正常 关节造影: 关节腔容积减小	1. 非甾体抗炎药 2. 物理治疗及家庭治疗方案(最少 3 个月)
关节炎: 肩锁关节			
• 通常为骨关节炎	Hx: 肩锁关节疼痛,尤其是运动时 PE: 局部压痛	XR: 骨赘形成、关节间隙狭窄	1. 非甾体抗炎药、休息 2. 锁骨远端切除(Mumford 术)
关节炎: 盂肱关节			
• 多种病因: 骨关节炎、类风湿关节炎、创伤后关节炎 • 多见于过度使用	Hx: 老年,疼痛随活动加重 PE: ± 废用、捻发音、主动活动范围下降	XR: 真正的盂肱关节正位及腋窝像,显示关节间隙狭窄	1. 非甾体抗炎药、冷热敷、活动范围锻炼; 注射皮质激素尚存争议 2. 难治病例: 半肩关节 / 全肩关节置换
肱二头肌腱炎			
• 与撞击综合征或半脱位 / 肱骨横韧带撕裂有关	Hx: 肩部疼痛 PE: 沿肌沟走行压痛, Speed 征(+), Yergason 征(+)	XR: 通常正常	1. 治疗撞击综合征 2. 肱二头肌增强 3. 肌腱固定术(罕用)
肱二头肌腱断裂			
• 肱二头肌长头撕裂 • 导致撞击、反复微创或创伤 • 与肩袖撕裂有关	Hx: 老年人或举重物的年轻人; 突发疼痛 PE: 肱骨近端肌肉块(凸眼征)	XR: 正常; 排除骨折 关节造影: 排除肩袖撕裂	1. 老年: 保守治疗 2. 年轻人 / 体力劳动者: 手术治疗
臂丛损伤			
• 牵拉臂丛	Hx: 橄榄球运动员; 患肢麻痹	XR: 肩关节系列像: 正常	大多数休息后可缓解
滑囊炎: 肩峰下滑囊			
• 多与撞击有关	Hx / PE: 肩部疼痛		治疗撞击综合征
撞击综合征			
• 肩袖(冈上肌)、肱二头肌腱在肩峰和喙肩韧带下卡压 • 与 III 型肩峰损伤有关	Hx: 老年人或运动员 过头运动疼痛 / 功能障碍 PE: Neer 征(+), Hawkins 征(+)	XR: 正常系列 + 胸出口像: III 型肩峰或肩峰下骨刺	1. 减少活动或调整活动 2. 非甾体抗炎药、活动范围锻炼、增强训练 3. 注射皮质激素 4. 肩峰下减压
不稳定 / 脱位: 盂肱关节(2 种类型)			
1. TUBS • >90% 为前向不稳定(后向不稳定见于癫痫发作后) • 患者 <20 岁: >80% 复发	Hx:疼痛,上臂"滑出感", TUBS 病史 PE: 检查时单侧不稳定(如恐惧试验或复位试验阳性)	XR: 创伤系列(±Stryker 像) Bankart/Hill Sachs 病变 腋神经损伤(特别是前脱位)	1. 复位(如有脱位): 3 种途径,内旋位制动 4 周,增强肩袖,随后进行活动范围锻炼 2. 复发病例手术修复(后方脱位除外)
2. AMBRI	Hx: 疼痛,上臂"滑出感", AMBRI 病史 PE: 沟槽征(+)、全关节松弛(MDI)	XR: 创伤系列	1. 复位(如有脱位): 3 种途径 2. 长期保守治疗 3. 改变生活习惯

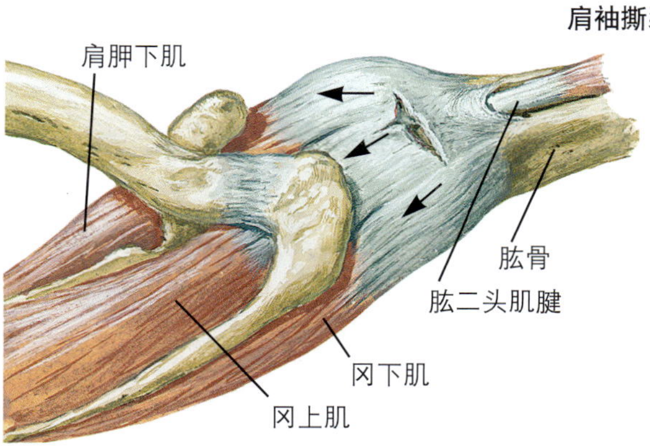

急性撕裂(上面观)。常合并平行于肌腱纤维方向的撕裂。进一步回缩造成右图所示的新月形缺损

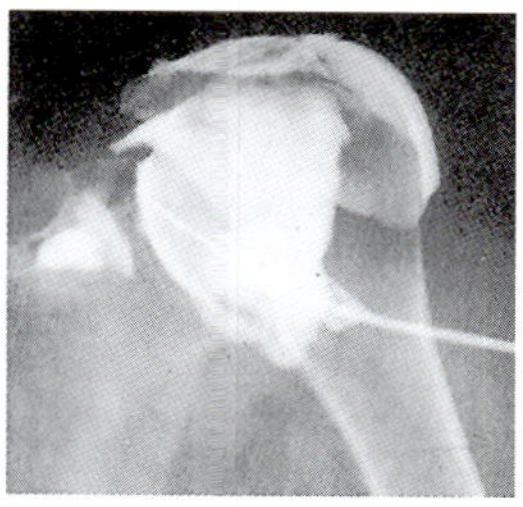

肩关节囊与肩峰下滑囊相通提示病理性肩袖撕裂

描 述	病史和体格检查	检查/所见	治 疗
不稳定/脱位:胸锁关节			
• 关节囊撕裂 • 多位前脱位;后脱位罕见但多半有严重并发症(大血管损伤)	Hx:巨大外力、运动/交通事故;疼痛(前脱位:前方隆起;后脱位:肺部、消化道并发症)	XR:无法显示损伤 CT:有助于诊断	前脱位:吊带悬吊/闭合复位 后脱位:早期闭合复位制动,物理治疗
盂唇损伤:SLAP 病变			
• 肱二头肌腱损伤 Ⅰ.肱二头肌腱磨损/锚定点完整 Ⅱ.锚定点撕裂(唇部) Ⅲ.桶柄样撕裂 Ⅳ.Ⅲ型+肱二头肌撕裂	Hx:疼痛,±不稳定症状 PE:+O' Brien 试验	XR:肩关节系列 MRI/肩关节造影:有助于诊断 SLAP 病变	根据类型: Ⅰ.清创 Ⅱ.重新固定 Ⅲ.清创 Ⅳ.修复/肌腱固定?
胸长神经损伤			
• 神经损伤导致前锯肌功能障碍	Hx:常为创伤 PE:翼状肩胛	无	保守治疗,多在数月或数年内恢复
骨溶解			
• 常见于举重物者	Hx:肩关节疼痛	XR:锁骨远端透亮	1.调整活动方式 2.Mumford 术
胸大肌断裂			
• 最大离心收缩	Hx/PE:突发疼痛,可触及缺损	无	手术修复
肩袖撕裂			
• 多见于血运不良、过度使用、微损伤、创伤、退行性变或肩峰异常 • 冈上肌最常受累	Hx:老年,疼痛夜间加重,过头活动时加重 PE:萎缩,主动活动范围下降、被动活动范围正常;上臂坠落征(+);抬手试验(+)	XR:创伤系列 关节造影(MRI/关节造影):金标准,显示肩关节与肩峰下滑囊相通	1.保守治疗:非甾体抗炎药、休息、调整活动方式、活动范围锻炼、肩袖增强锻炼 2.手术修复:对完全撕裂行肩峰下减压
胸廓出口综合征			
• 第1肋和斜角肌之间的神经血管束(动静脉及臂丛神经)受压 • 也可见于颈肋	Hx:20~50岁女性;过头活动加重 静脉受压:水肿、退色、僵硬 动脉受压:发凉、跛行 臂丛受压:麻痹 PE:Adson 试验(+)、神经根检查(+)	XR:肩关节通常正常 颈椎像:排除占位病变 胸片:排除占位病变	1.调整活动方式(直至症状缓解) 2.姿势训练 3.手术:尤其适用于颈肋

经三角肌胸肌入路

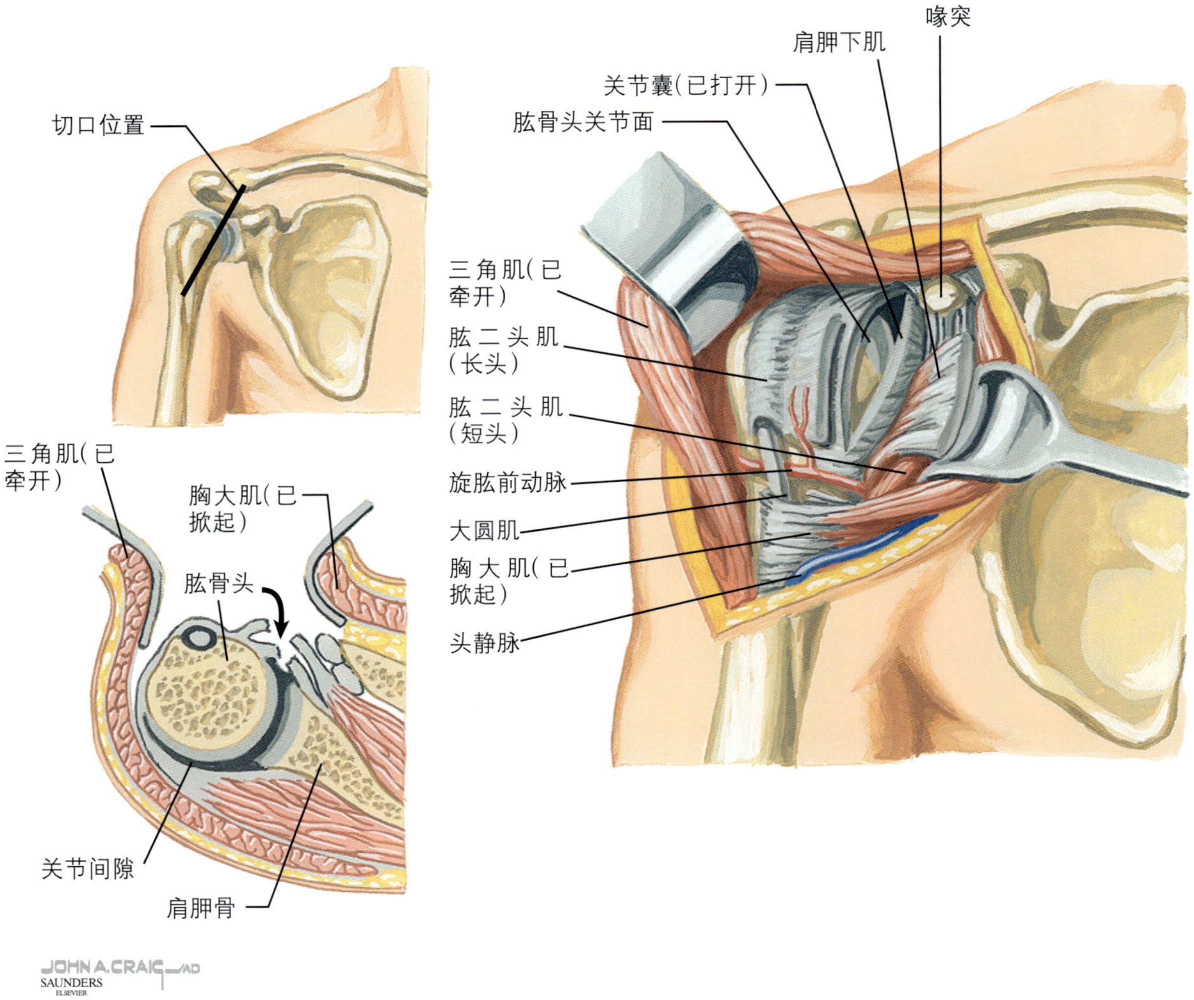

用途	神经界面	危险	备注
前方（经三角肌胸肌）入路（Henry 入路）			
1. 肩关节重建 2. 肱二头肌腱修复 3. 肩关节置换	1. 三角肌（腋神经） 2. 胸大肌（胸内神经／胸外神经）	1. 肌皮神经 2. 头静脉 3. 腋神经	1. 内收上臂，以免臂丛神经进入手术野 2. 沿喙肱肌外侧解剖，以免损伤肌皮神经
关节镜入路			
1. 前方入口	“薄弱点”位于肱二头肌腱、前关节盂、肩胛下肌腱上缘之间	1. 肌皮神经 2. 头静脉 3. 腋神经	1. 通常建立后方入口之后再建立前方入口
2. 后方入口	“薄弱点”位于小圆肌和冈下肌之间	1. 肩锁上韧带 2. 肩袖肌腱	1. 首先建立的入口 2. 穿刺时指向喙突
3. 外侧入口	经三角肌	1. 腋神经	1. 用于检查肩峰下间隙

第 3 章

上 臂

目 录

大体解剖

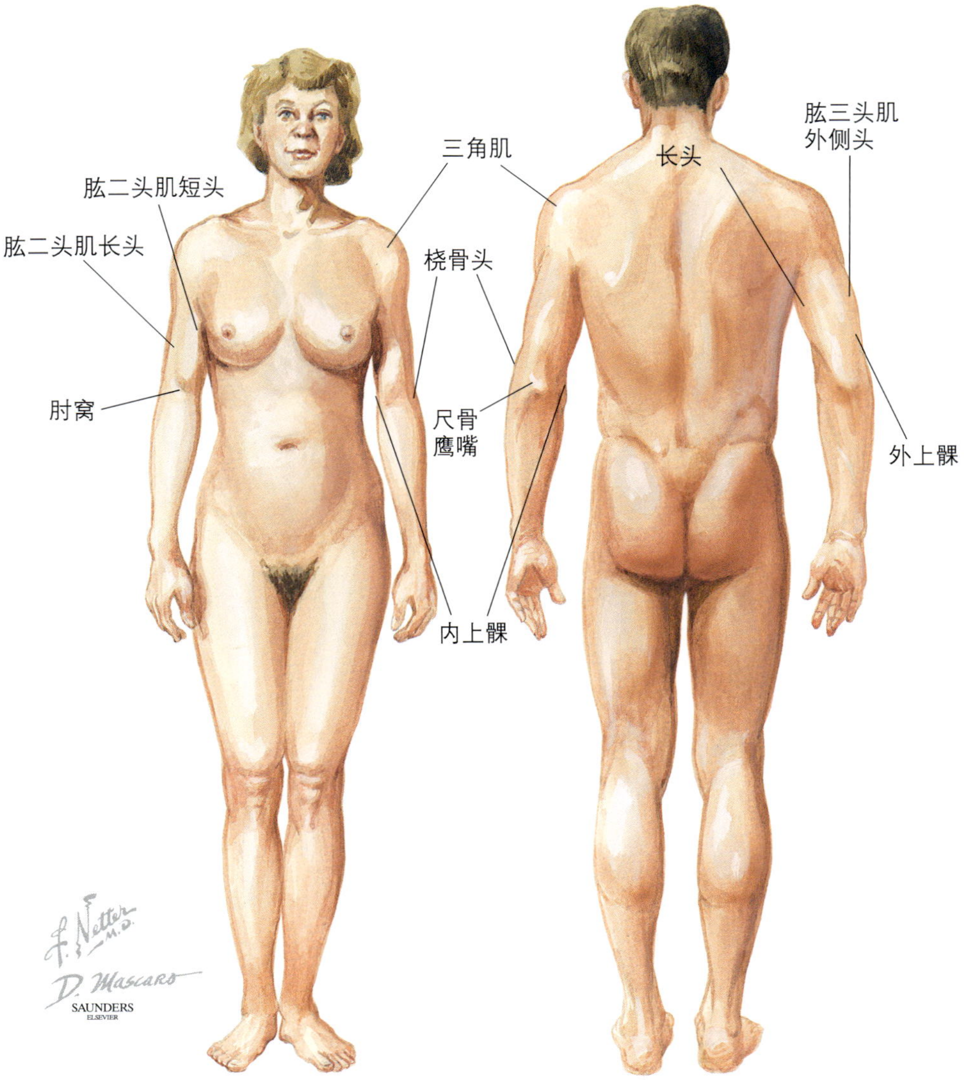

骨

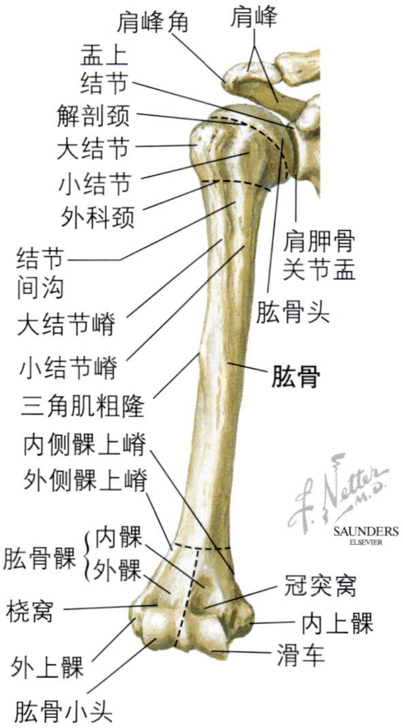

前面观

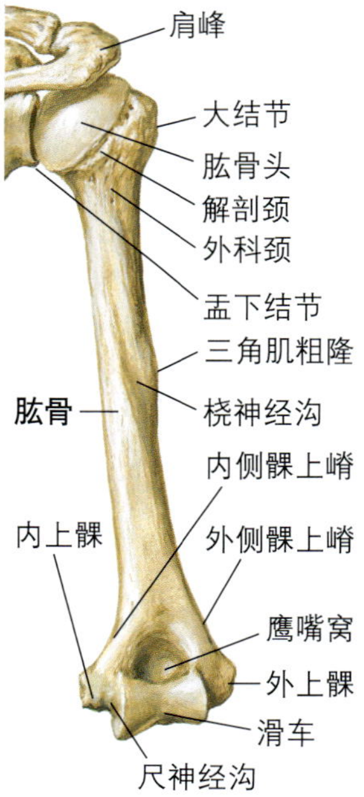

后面观

右肘

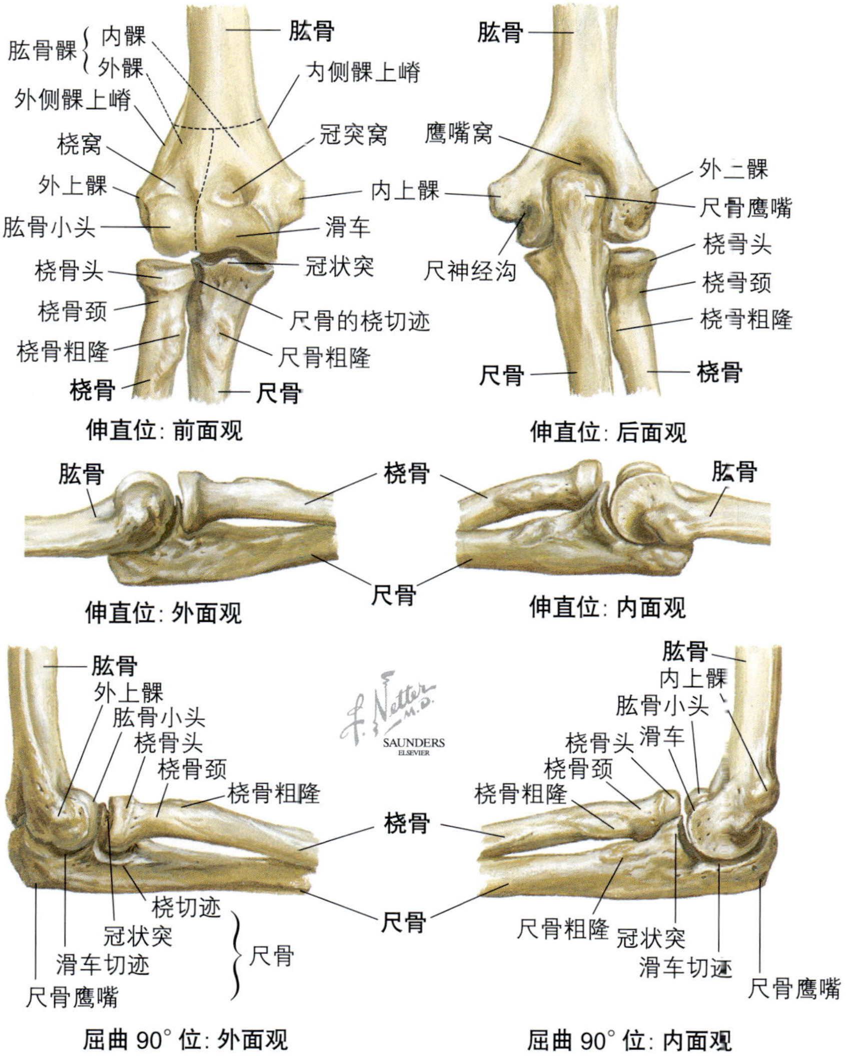

特征	骨化		融合	备注
		肱骨		
• 长骨特征	原发 骨干	胚胎期第 8~9 周	出生	• 外科颈: 最常见的骨折部位
• 外髁	继发			• 血运:
1. 外上髁: 非关节	近端(3)			近端: 旋肱前/后动脉
2. 肱骨小头: 关节	肱骨头	出生	17~20 岁	中段: 滋养动脉(来自深动脉)
• 内髁	大小结节(2)	3~5 岁		远端: 血管吻合的分支
1. 内上髁: 非关节				• 肘部的骨化顺序: 肱骨小头、桡骨头、内上髁、滑车、鹰嘴、外上髁
2. 滑车: 关节				
3. 肘管: 由 Osbourne 筋膜覆盖	远端(4)			
	肱骨小头	1 岁		
	内上髁	4~6 岁	13~14 岁	
	滑车	9~10 岁		
	外上髁	12 岁	15~20 岁	

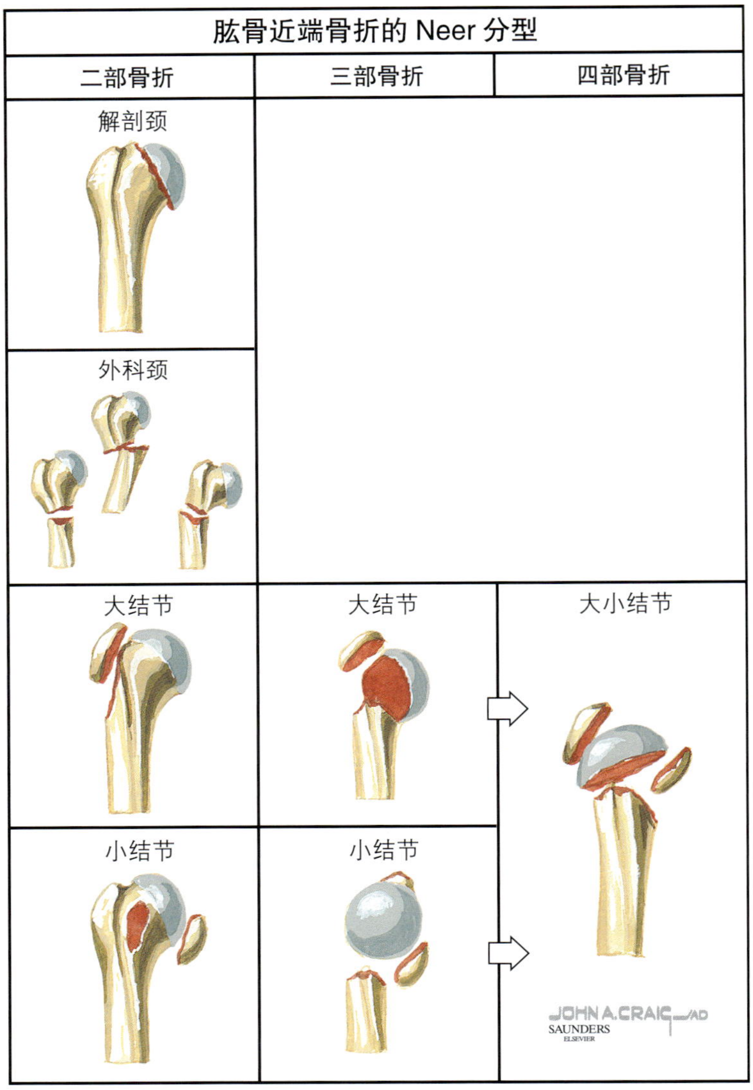

描 述	评 估	分 型	治 疗
肱骨近端骨折			
• 常见骨折 • 骨质疏松、老年、女性 • 机制: 1. 老年: 跌倒时上臂外展 2. 青年: 高能创伤(交通伤、坠落伤) • 80% 无移位或轻度移位(一部骨折) • 绝大多数愈合良好 • 早期摆臂锻炼是活动范围完全恢复的关键	Hx: 坠落 / 创伤史。活动时疼痛加重 PE: 肿胀、瘀斑,全面检查神经血管功能 XR: 创伤系列 CT: 显示关节盂的受累情况 MRI: 对缺血坏死敏感	Neer 分型: 根据骨折块的数量(部): 一部骨折 ~ 四部骨折 多种骨折组合方式 骨折脱位及关节内骨折 四部: 头、干、大小结节 构成部的条件: 移位 >1cm; 成角 >45° 骨块移位的原因: 肌肉附着	一部骨折: 吊带制动,早期活动 二部骨折: 闭合复位,夹板制动; 难复骨折、关节内骨折及解剖颈骨折: 切开复位内固定; 大结节骨折: 切开复位内固定 ± 肩袖修补 三部及四部骨折: 切开复位内固定 / 半肩关节置换(老年人) 骨折脱位: 二部: 闭合治疗,除非合并移位 三部及四部: 切开复位内固定或半肩关节置换 关节内骨折: 切开复位内固定或半肩关节置换

并发症: 关节僵硬 / 粘连性关节囊炎; 缺血坏死(AVN): 四部骨折及解剖颈骨折; 腋神经损伤及臂丛神经损伤; 腋动脉损伤; 骨折不愈合

肱骨干骨折

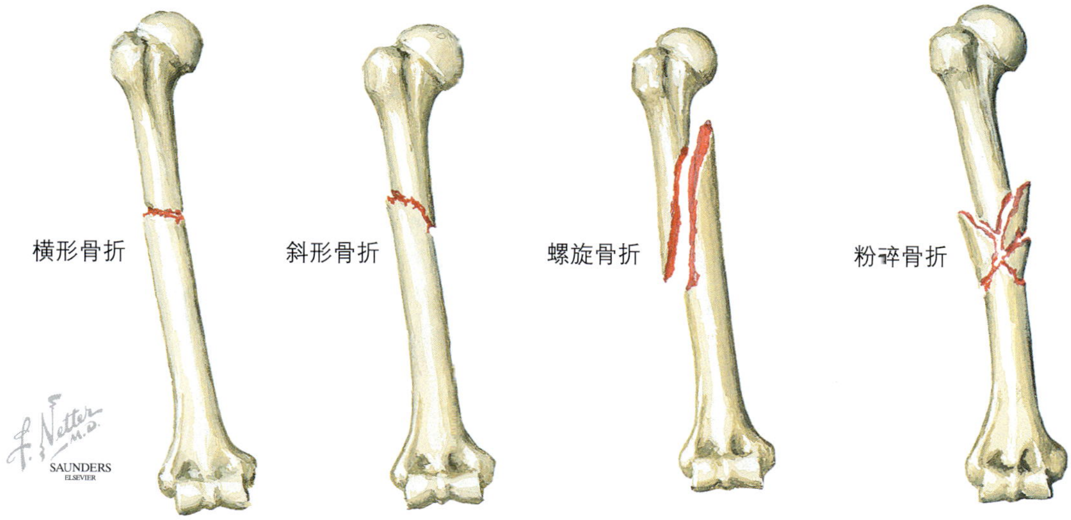

描 述	评 估	分 型	治 疗
肱骨干骨折			
• 常见骨折 • 机制：直接打击／坠落时上臂外展 • 移位情况取决于骨折部位与三角肌及胸大肌止点的关系 • 绝大部分可以愈合 • 病理骨折的常见部位	Hx：创伤／坠落；重度疼痛，肿胀 PE：肿胀、畸形±桡神经症状 XR：上臂正侧位像，肩肘关节系列	描述性分型： 部位：在骨干的哪部分 类型：斜形、螺旋形、横形 移位及粉碎情况	闭合治疗：大部分骨折：接骨夹板或骨折支具 6~8 周 切开治疗：神经血管损伤、多发伤、病理骨折 严重粉碎骨折：使用接骨板／螺钉或髓内钉
并发症：桡神经损伤（尤其是 Holstein/Lewis 骨折，远端 1/3 螺旋骨折）多数能恢复。骨折很少不愈合			
肱骨远端骨折			
• 较少见 • 并发症较多 • 多为关节内骨折 • 机制：坠落时手撑地，尺骨撞击肱骨 • 髁间骨折最常见于成人 • 肱骨髁、肱骨小头、滑车及上髁的骨折较少见	HX：疼痛、畸形、褪色、肿胀 PE：肿胀、瘀斑、捻发音、压痛；全面检查神经血管功能 XR：正侧位：后方脂肪垫征 CT：用于术前计划	骨折是否移位 多种骨折类型： 髁间骨折 经髁骨折 髁上骨折 髁骨折 肱骨小头骨折 滑车骨折 内上髁／外上髁骨折	早期活动对避免活动度丧失非常重要 髁间骨折：切开复位内固定或全肘关节置换（粉碎骨折或老年病例采取闭合治疗） 经髁骨折：复位、经皮克氏针固定 其他骨折：无移位骨折可闭合治疗，10~14 天后早期活动；移位或粉碎骨折（或老年病例）需要切开复位内固定
并发症：关节僵硬／关节炎；筋膜室综合征；正中神经／尺神经损伤；肱动脉损伤；骨折不愈合			

肱骨髁上骨折

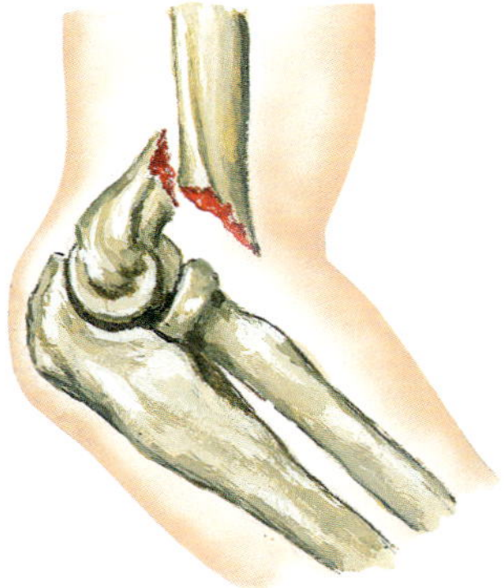

伸直型
远端骨折块向后移位(最常见)

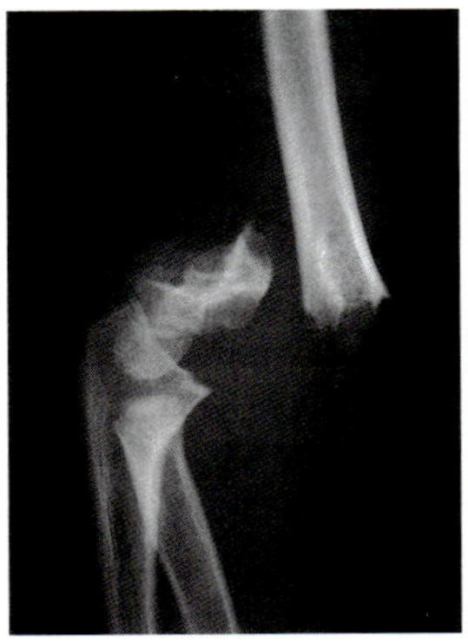

侧位像

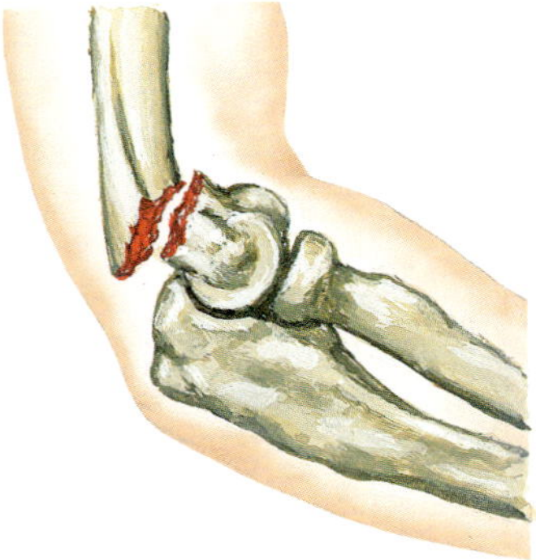

屈曲型
远端骨折块向前移位(不常见)

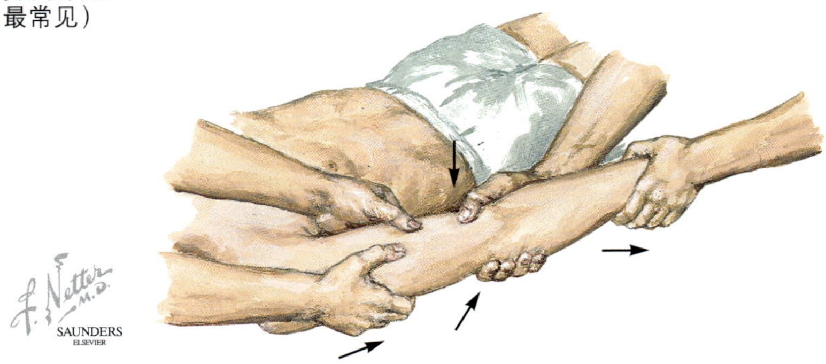

髁上骨折
检查者握住患者的腕部,向前臂施加牵引,助手作反向牵引

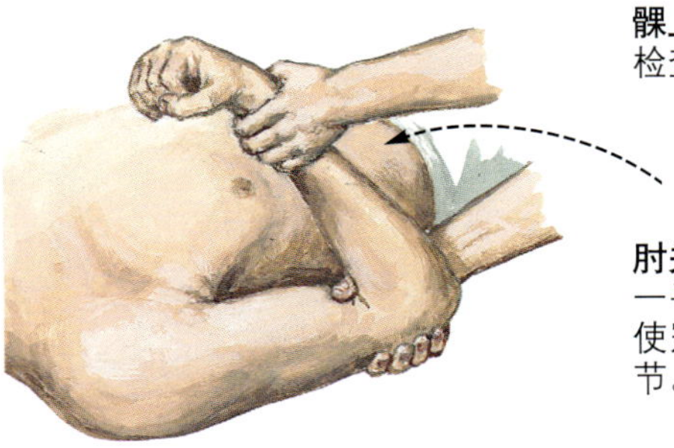

肘关节脱位(后脱位)
一手握住患者腕部,另一手在前臂近端向下轻柔施压,以使冠状突移出鹰嘴窝。维持牵引的同时轻柔地屈伸肘关节。复位时常可听到"咔哒"声。检查神经血管功能

描 述	评 估	分型	治 疗
肱骨髁上骨折			
• 儿童的常见骨折 • 发生在干骺端,生长板上方 • 伸直型最常见(>90%):肱骨干向前,远端折块向后移位 • 常合并严重的并发症:及时治疗非常重要	Hx: 坠落伤。疼痛;上臂无法活动 PE: 肿胀;压痛点;± 神经血管体征:检查桡动脉搏动及神经功能 XR: 正侧位像(注意肱骨小头与肱骨前线的位置关系) 动脉造影: 脉搏减弱或消失	伸直型(常见) 无移位 部分移位 完全移位 屈曲型(罕见)	神经血管功能正常: 全麻下行闭合复位及经皮克氏针固定(透视下) 无脉/灌注良好: 同上 无脉/无灌注: 切开复位及神经血管探查

并发症: 神经血管损伤; 肱动脉损伤; AIN 损伤; 筋膜室综合征导致 Volkmann 缺血挛缩; 畸形(肘内翻)

肘关节脱位

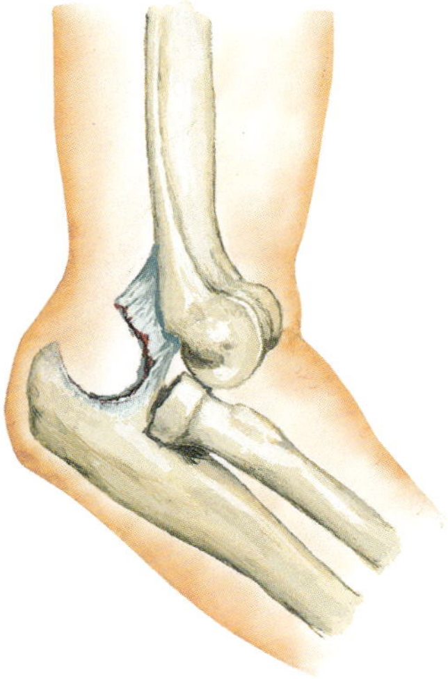

肘关节后脱位合并后关节囊韧带撕裂。注意尺骨鹰嘴向后方突出

桡骨头半脱位

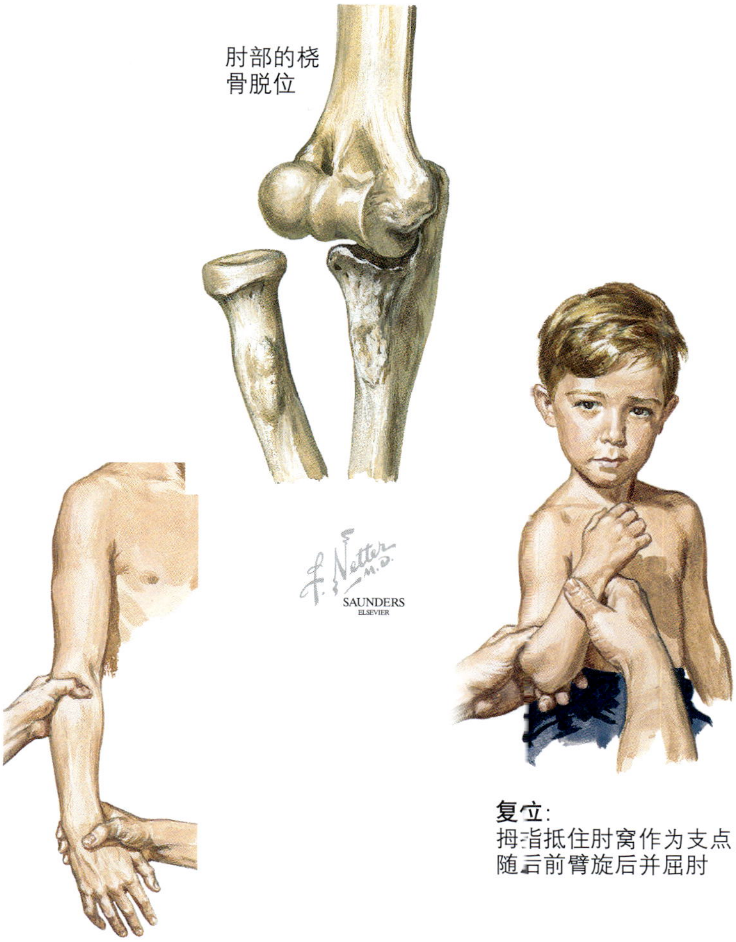

复位:
拇指抵住肘窝作为支点，随后前臂旋后并屈肘

描 述	评 估	分 型	治 疗
肘关节脱位			
• 常见于儿童及青年人 • 青年及运动员多与摔倒时手撑地有关 • 合并桡骨头骨折、肱动脉及正中神经损伤 • 双侧副韧带均撕裂	Hx: 摔伤/创伤史。疼痛，无法屈肘 PE: 畸形、压痛; ± 神经血管症状: 检查远端动脉搏动及神经功能 XR: 正侧位像: 排除骨折	尺骨(桡骨)的位置 后脱位(常见) 后外侧脱位(>90%) 前脱位 外侧脱位 内侧脱位 双向脱位(尺桡骨分离)	闭合复位: ± 局麻和/或镇静 夹板制动(可改善舒适度)不超过7天，随后早期活动度训练 切开复位: 复位后不稳定或嵌有骨或软组织
并发症: 神经血管损伤: 肱动脉; 正中/尺神经; 伸直受限; 不稳定/反复脱位; 异位骨化			
桡骨头半脱位			
• 多见2~4岁幼儿，7岁以上罕见 • 机制: 牵拉或摆动患儿的手或前臂 • 环状韧带破裂，桡骨头嵌入破口	Hx: 牵拉手部; 患儿不敢活动患肢 PE: 前臂旋前/屈曲位; 桡骨头压痛，旋后疼痛 XR: 仅用于怀疑骨折的情况	无	复位: 轻柔用力，充分旋后并屈曲(应听到弹响) 复发脱位应予制动 并发症: 复发
并发症: 复发			

肘关节

右肘

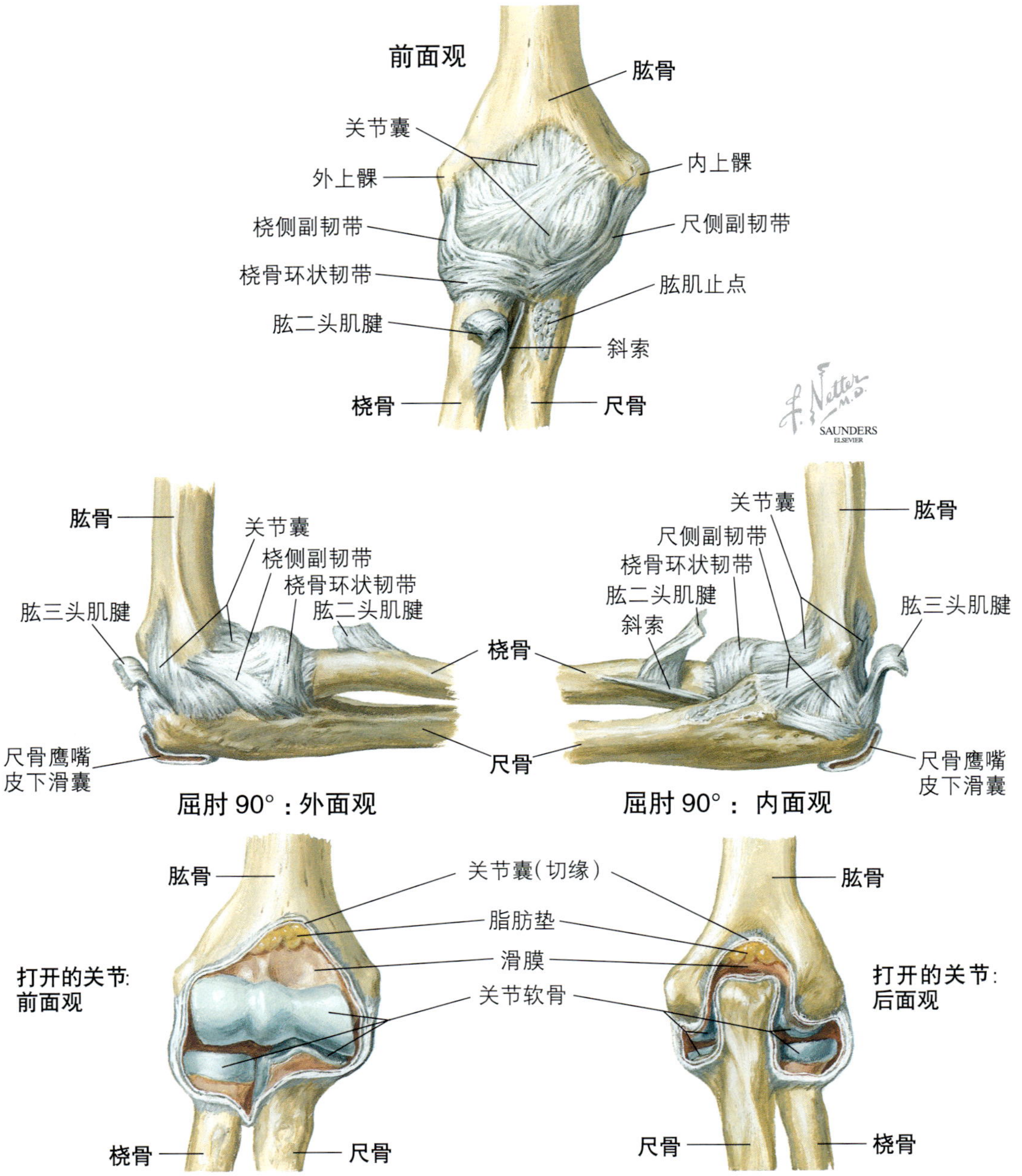

关 节	类型	结 构	韧 带	备 注
肘		包括 3 个关节	关节囊(覆盖 3 个关节)	提携角: 外翻 10°~15°
肱尺关节(滑车关节)	铰链关节	滑车及滑车切迹	尺侧副韧带:	后脱位时发生撕裂
			1. 前束	最强大: 限制外翻应力
			2. 后束	
			3. 横束	
肱桡关节	轴枢关节	肱骨小头及桡骨头	桡侧副韧带:	薄弱
			1. 尺骨部分	提供后外侧稳定性
			2. 桡骨部分	
近端尺桡关节		桡骨头及桡骨切迹	环状韧带	将桡骨头限制在桡切迹内
			斜索	
			四方区	支持旋转运动

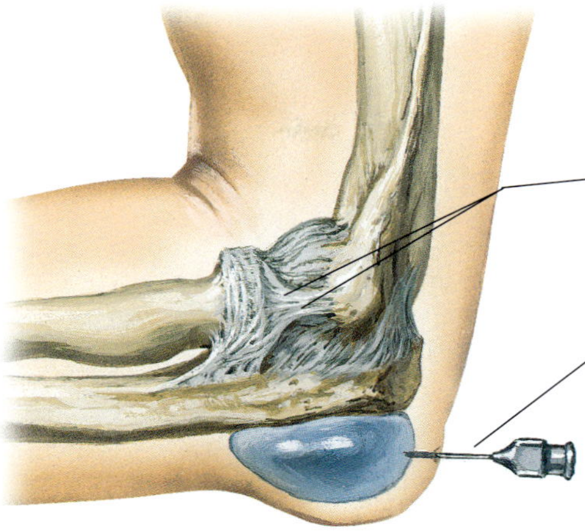

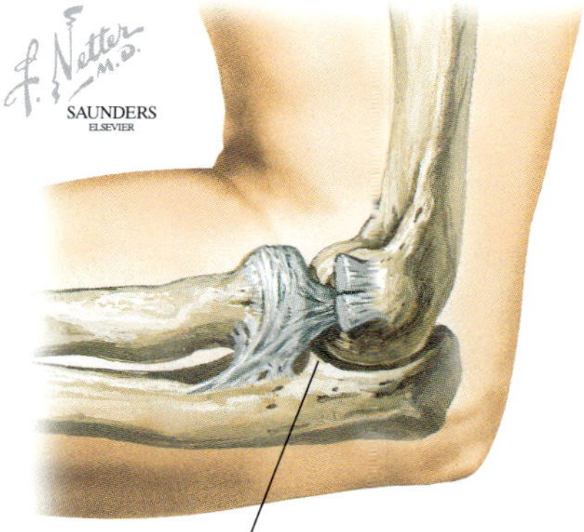

步 骤
肘关节穿刺
1. 询问患者有无过敏史 2. 伸肘，触诊肱骨外髁、桡骨头及尺骨鹰嘴外侧，体会三者之间的三角形间隙 3. 消毒该间隙处的皮肤并铺无菌巾 4. 局部皮肤浸润麻醉 5. 维持伸肘或屈肘。将穿刺针刺入骨性标记之间的三角形间隙内 6. 关节液抽出应顺畅 7. 覆盖穿刺点
尺骨鹰嘴滑囊抽吸
1. 询问患者有无过敏史 2. 消毒尺骨鹰嘴表面的皮肤并铺无菌巾 3. 局部皮肤浸润麻醉 4. 将一 18G 穿刺针刺入滑囊并抽吸滑液 5. 覆盖穿刺点
网球肘的注射治疗
1. 询问患者有无过敏史 2. 屈肘 90°，触诊外上髁远端的桡侧腕短伸肌 3. 消毒肘关节外侧的皮肤并铺无菌巾 4. 局部皮肤浸润麻醉 5. 将一 22G 或更小的穿刺针刺入肱骨外上髁远端的桡侧腕短伸肌止点处。回抽以免误入血管，随后注射 2~3ml 1∶1 混合的局麻药／皮质激素混合液 6. 覆盖穿刺点 7. 注意症状的改善情况

病史

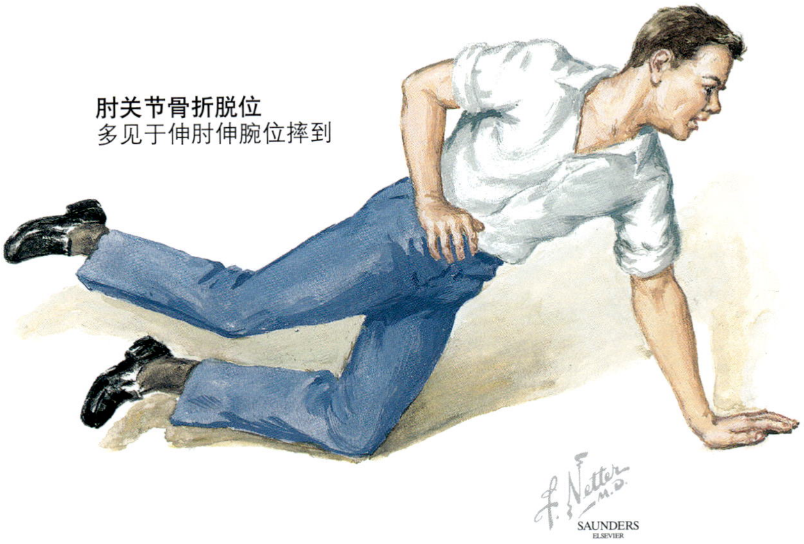

肘关节骨折脱位
多见于伸肘伸腕位摔到

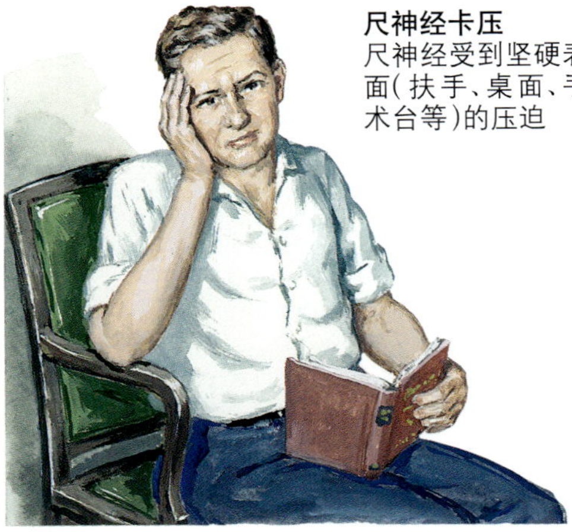

尺神经卡压
尺神经受到坚硬表面（扶手、桌面、手术台等）的压迫

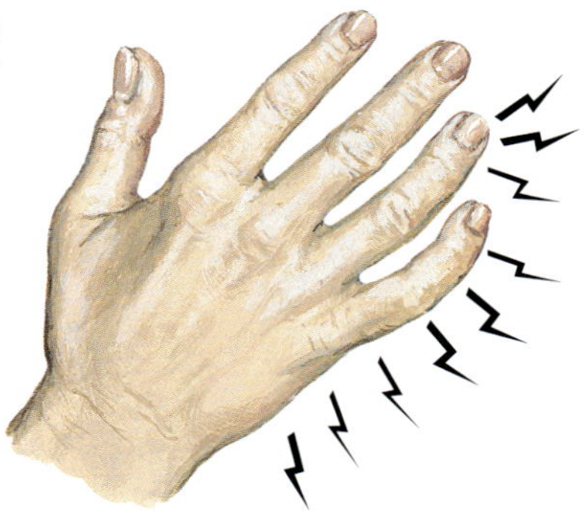

手部尺神经分布区麻木或针刺感。
拇指及示指间的骨间肌萎缩

问题	回 答	临 床 意 义
1. 年龄	青年	脱位、骨折
	中年，老年	网球肘（外上髁炎）、关节炎
2. 疼痛		
a. 发生	急性	脱位、骨折、肌腱撕脱／断裂、韧带损伤
	慢性	颈椎病变
b. 位置	前方	肱二头肌断裂、关节炎
	后方	尺骨鹰嘴滑囊炎
	外侧	肱骨外上髁炎、骨折（特别是桡骨头骨折 -X 线难以观察）
	内侧	肱骨内上髁炎、神经卡压、骨折、内侧副韧带损伤
c. 时间	夜间痛／静息痛	感染、肿瘤
	活动时加重	韧带或肌腱病变
3. 僵硬	无交锁感	关节炎、关节积液（创伤性）
	伴交锁感	游离体、外侧副韧带损伤
4. 肿胀	尺骨鹰嘴表面	尺骨鹰嘴滑囊炎；其他：脱位、骨折、痛风
5. 创伤史	摔倒时肘部或手部着地	脱位、骨折
6. 活动性	体育活动、重复运动	外上髁炎、尺神经麻痹
7. 神经症状	疼痛、麻木、刺痛	神经卡压（多个潜在的压迫部位）、颈椎病变、胸廓出口综合征
8. 关节病史	多关节受累	系统性红斑狼疮、类风湿关节炎、银屑病

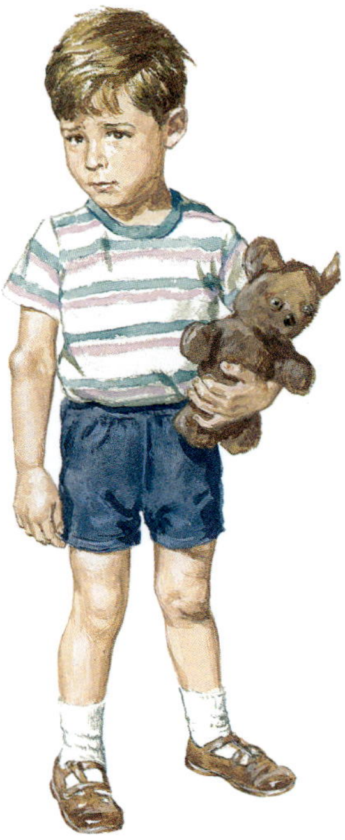

桡骨头半脱位

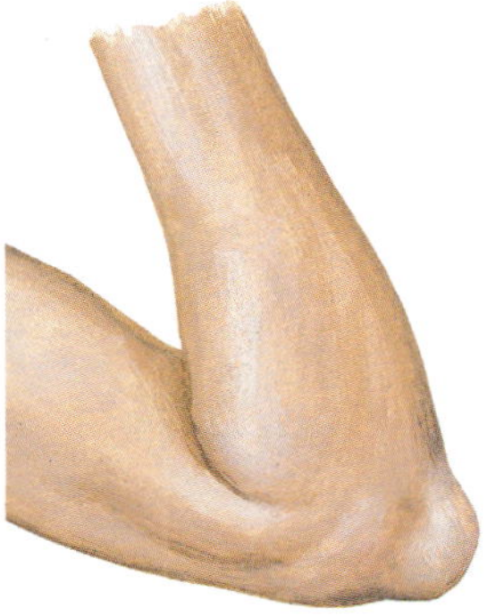

尺骨鹰嘴滑囊炎

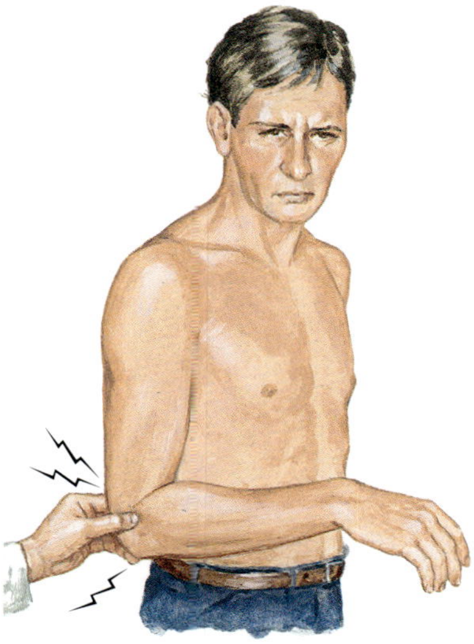

肱骨外上髁炎(网球肘)
肱骨外上髁显著压痛

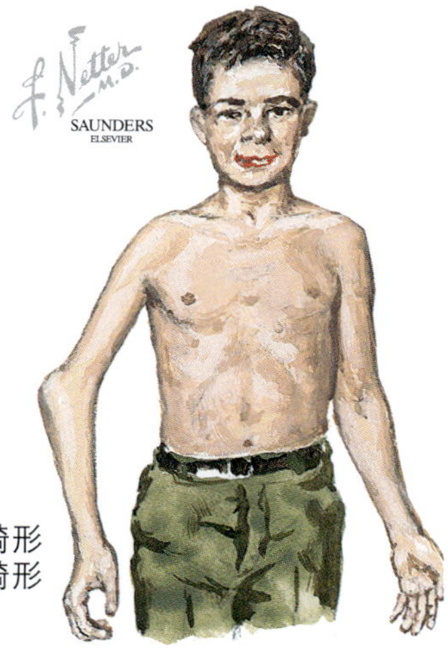

肘内翻畸形
肱骨髁上骨折畸形
愈合造成这种畸形

检 查	方 法	临 床 意 义
	视诊	
大体畸形,肿胀	与健侧比较	脱位、骨折、滑囊炎
提携角(正常 5~15°)	负(<5°)	肘内翻:骨骺损伤(如:肱骨髁上骨折畸形愈合)
	正(>15°)	肘外翻:骨骺损伤(如:外上髁骨折)
	触诊	
内侧	内上髁及髁上线	疼痛:肱骨内上髁炎(高尔夫肘)、骨折、内侧副韧带撕裂
	尺神经及尺神经沟	麻木提示尺神经卡压
外侧	外上髁及髁上线	疼痛:肱骨外上髁炎(网球肘)、骨折
	桡骨头	疼痛:关节炎、骨折、滑膜炎
前方	肘窝处的肱二头肌腱	疼痛提示肱二头肌腱断裂
后方	屈肘:尺骨鹰嘴及鹰嘴上窝	尺骨鹰嘴滑囊炎、肱三头肌腱断裂

体格检查

检 查	方 法	临 床 意 义
活动范围		
屈伸	肘部贴于体侧，屈肘及伸肘	正常：0°~5° 至 140°~145°；注意术后活动范围是否有改善
旋前及旋后	屈肘，手握铅笔，旋转腕关节	正常：旋后 90°，旋前 80°~90°
神经血管		
感觉	轻触觉、针刺觉、2 点辨别觉	
腋神经(C5)	上臂近端外侧	感觉缺失提示神经 / 神经根病变
桡神经(C5)	上臂远端外侧及后方	感觉缺失提示神经 / 神经根病变
臂内侧皮神经(T1)	上臂内侧	感觉缺失提示神经 / 神经根病变
运动		
肌皮神经(C5-6)	抗阻力屈肘	无力＝肱肌 / 肱二头肌或相应神经 / 神经根病变
肌皮神经(C6)	抗阻力旋后	无力＝肱二头肌或相应神经 / 神经根病变
正中神经(C6)	抗阻力旋前	无力＝旋前圆肌或相应神经 / 神经根病变
正中神经(C7)	抗阻力屈腕	无力＝桡侧腕屈肌或相应神经 / 神经根病变
桡神经(C7)	抗阻力伸肘	无力＝肱三头肌或相应神经 / 神经根病变
桡神经 / 骨间后神经(C6-7)	抗阻力伸腕	无力＝桡侧腕长伸肌 / 桡侧腕短伸肌 / 尺侧腕伸肌或神经 / 神经根病变
尺神经(C8)	抗阻力屈腕	无力＝尺侧腕屈肌或神经 / 神经根病变
反射		
C5	肱二头肌反射	减退或消失提示相应神经根病变
C6	肱桡肌反射	减弱或消失提示相应神经根病变
C7	肱三头肌反射	减弱或消失提示相应神经根病变
脉搏	肱动脉、桡动脉、尺动脉	
特殊检查		
网球肘	握拳，旋前，对腕部及手指施加阻力	肱骨外上髁疼痛提示外上髁炎
高尔夫肘	上臂旋后，伸腕伸肘	肱骨内上髁疼痛提示内上髁炎
韧带不稳定	屈肘 25°，施加内翻 / 外翻应力	疼痛或松弛提示外侧 / 内侧副韧带损伤
Tinel 征(肘部)	叩击尺神经沟	尺神经分布区刺痛感提示神经卡压
屈肘试验	最大限度屈肘 3~5 分钟	尺神经分布区刺痛感提示神经卡压
抓捏试验	拇指及示指的指尖捏在一起	不能或仅能指腹相抵提示骨间前神经病变

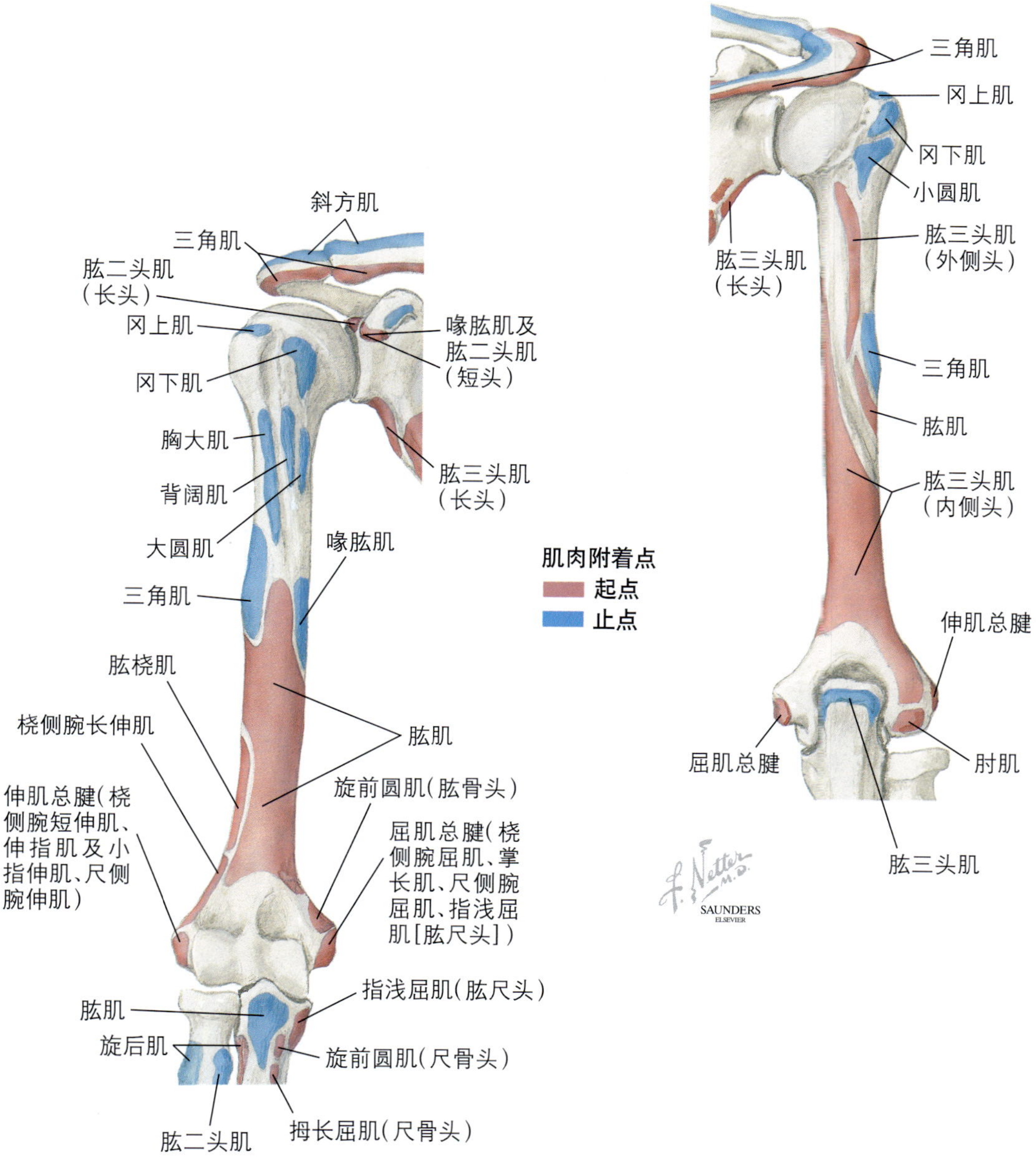

冠状突	大结节	肱骨近端前方	内上髁	外上髁
起点	止点	止点	起点	起点
肱二头肌（短头）	冈上肌	胸大肌	旋前圆肌	肘肌
喙肱肌	冈下肌	背阔肌	屈肌总腱［桡侧腕屈肌、掌长肌、尺侧腕屈肌、指浅屈肌］	伸肌总腱［桡侧腕短伸肌、指伸肌、小指伸肌、尺侧腕伸肌］
止点	小圆肌	大圆肌		
胸小肌				

前方肌肉

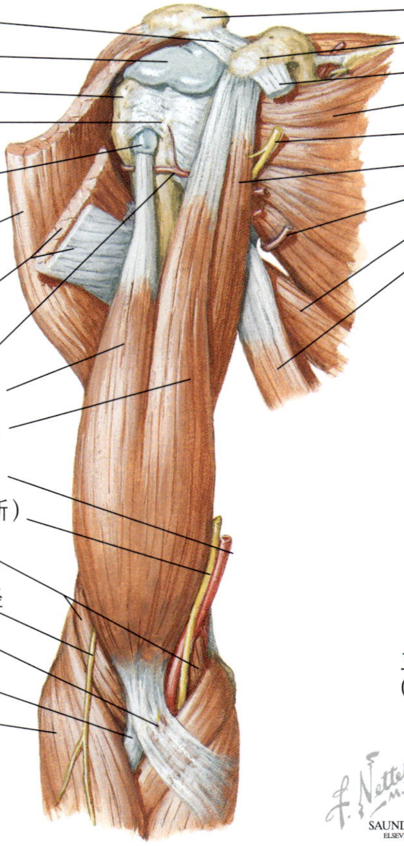

浅层肌

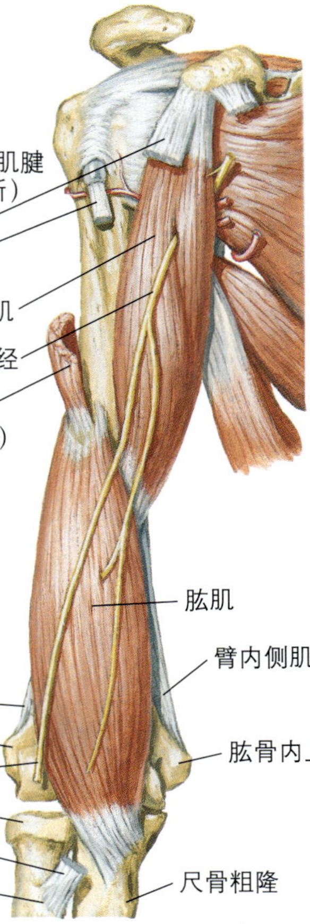

深层肌

肌肉	起点	止点	神经支配	功能	注　释
喙肱肌	喙突	肱骨中段	肌皮神经	上臂屈曲内收	
肱肌	肱骨远端前方	尺骨粗隆	肌皮神经	前臂屈曲	肘关节前方入路时常将其劈开
肱二头肌					
长头	盂上结节	桡骨粗隆(桡骨近端)	肌皮神经	前臂屈曲旋后	近端撕裂时出现“凸眼”表现
短头	喙突	桡骨粗隆(桡骨近端)	肌皮神经	前臂屈曲旋后	覆盖肱动脉

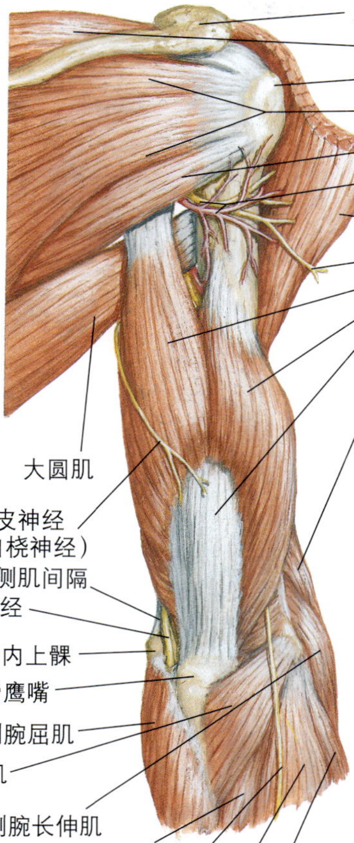

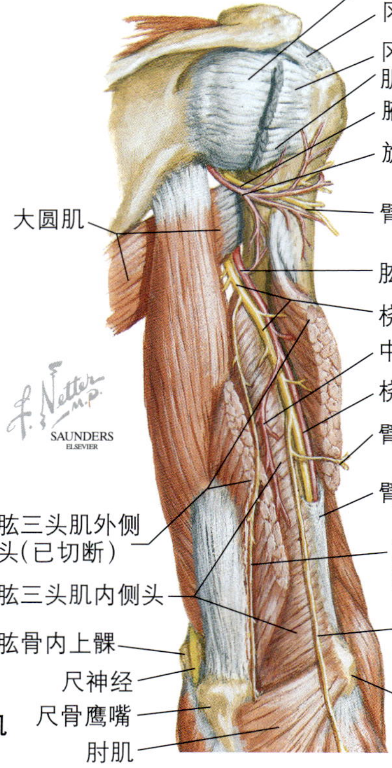

肌肉	起点	止点	神经支配	功能	备 注
肱三头肌					
长头	盂下结节	尺骨鹰嘴（近端）	桡神经	伸前臂	构成四方区、三角区的边界
外侧头	肱骨（近端）后方	尺骨鹰嘴（近端）	桡神经	伸前臂	外侧入路的界限
内侧头	肱骨（远端）后方	尺骨鹰嘴（近端）	桡神经	伸前臂	后方入路的重要参照

肌肉：横断面

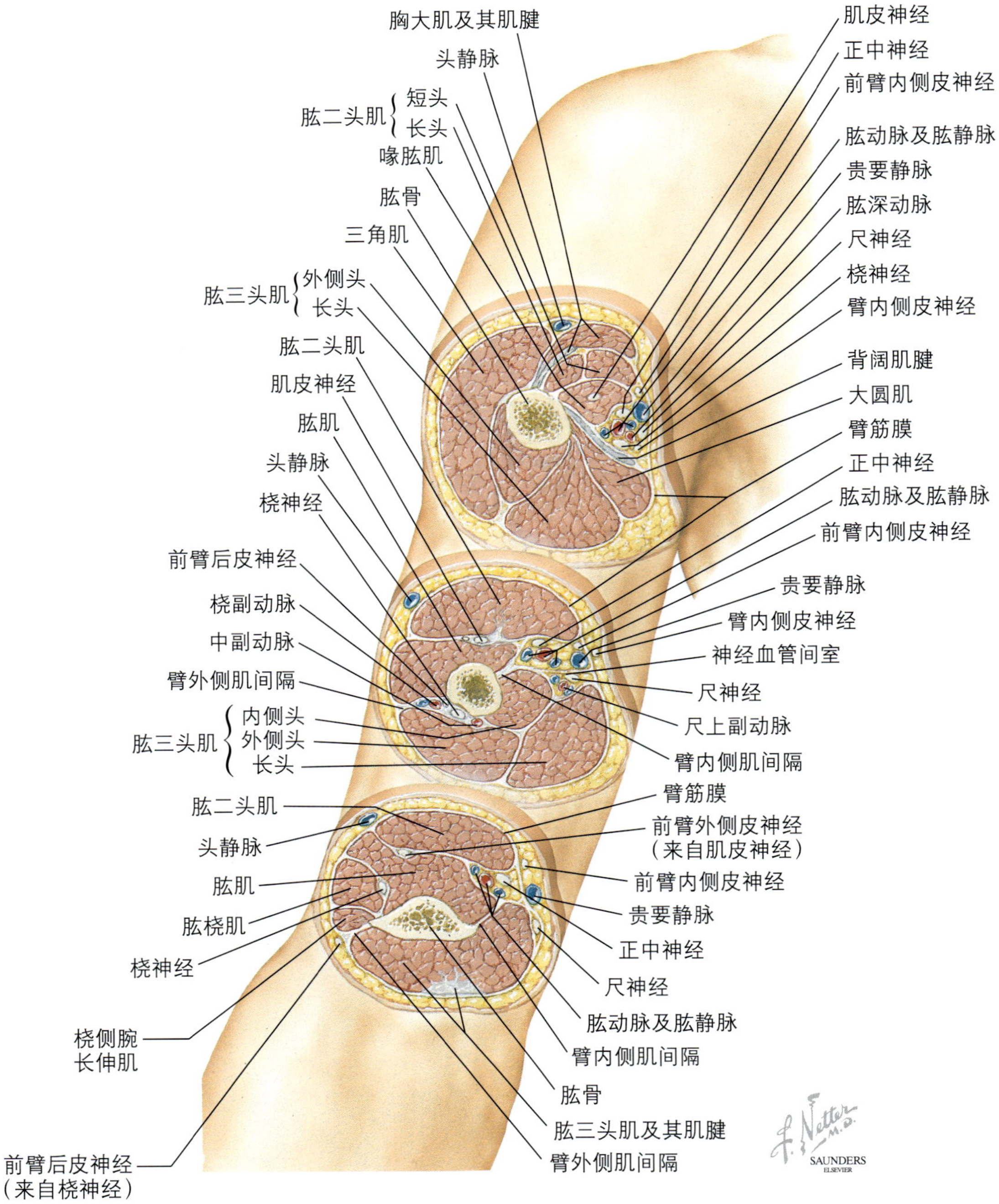
胸大肌及其肌腱
头静脉
肱二头肌 短头
长头
喙肱肌
肱骨
三角肌
肱三头肌 外侧头
长头
肱二头肌
肌皮神经
肱肌
头静脉
桡神经
前臂后皮神经
桡副动脉
中副动脉
臂外侧肌间隔
肱三头肌 内侧头
外侧头
长头
肱二头肌
头静脉
肱肌
肱桡肌
桡神经
桡侧腕长伸肌
前臂后皮神经（来自桡神经）
肌皮神经
正中神经
前臂内侧皮神经
肱动脉及肱静脉
贵要静脉
肱深动脉
尺神经
桡神经
臂内侧皮神经
背阔肌腱
大圆肌
臂筋膜
正中神经
肱动脉及肱静脉
前臂内侧皮神经
贵要静脉
臂内侧皮神经
神经血管间室
尺神经
尺上副动脉
臂内侧肌间隔
臂筋膜
前臂外侧皮神经（来自肌皮神经）
前臂内侧皮神经
贵要静脉
正中神经
尺神经
肱动脉及肱静脉
臂内侧肌间隔
肱骨
肱三头肌及其肌腱
臂外侧肌间隔
F. Netter M.D.
SAUNDERS
ELSEVIER

皮神经支配

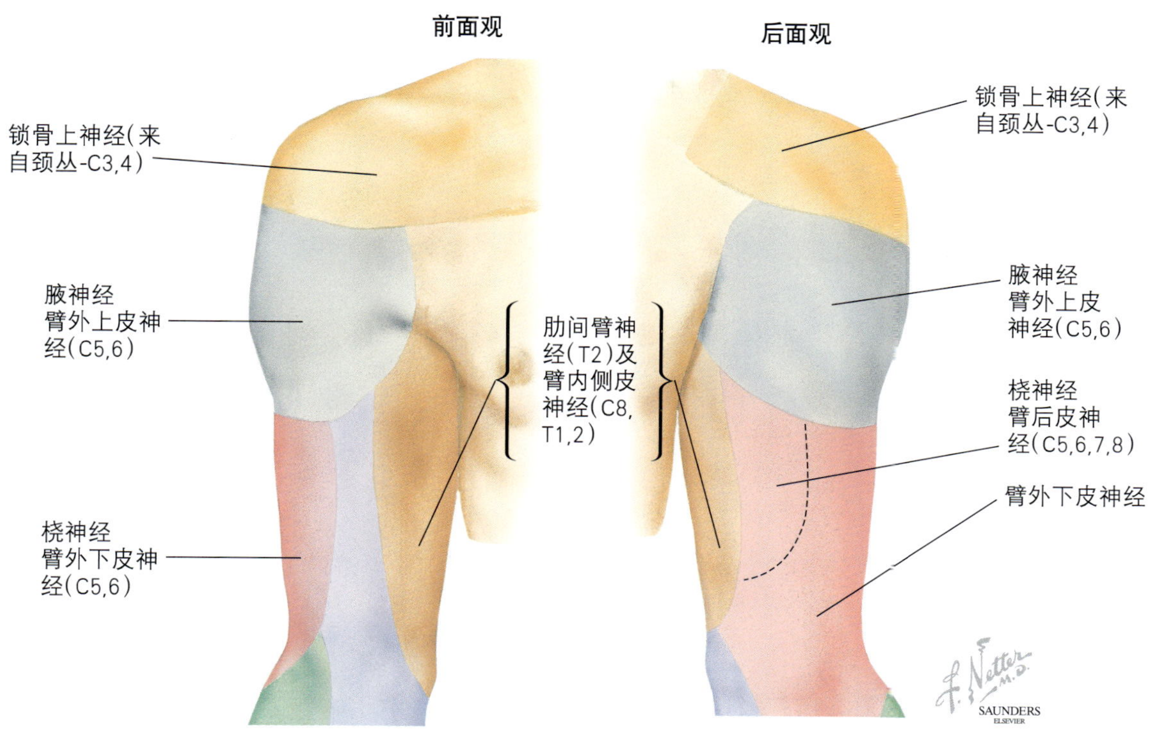

锁骨下神经
(经腋路)

外侧束

1. **肌皮神经**(C5-7):在肱二头肌和肱肌之间穿过喙肱肌。肩关节前方入路可损伤肌皮神经
   感觉:无(上臂)
   运动:上臂前间室
   喙肱肌
   肱二头肌
   肱肌

内侧束

2. **臂内侧皮神经**(C8-T1):汇入肋间臂神经
   感觉:上臂内侧
   运动:无
3. **尺神经**(C(7)8-T1):由前向后穿过 Struthers 弓*进入后间室,随后进入肘管*
   感觉:无(上臂)
   运动:无(上臂)

后束

4. **桡神经**(C5-T1):与肱深动脉伴行于三角区内,在肘上 15cm 处绕过桡神经沟(肱骨干骨折易损伤桡神经),随后在肘部分为两支:1. 骨间后神经[PIN](运动支);2. 桡神经浅支(感觉支)
   感觉:臂外侧:经臂外下皮神经
   臂后方:经臂后皮神经
   运动:上臂后间室
   肱三头肌(内侧头、长头、外侧头)
   肘肌

*潜在的受压部位

肌 皮 神 经

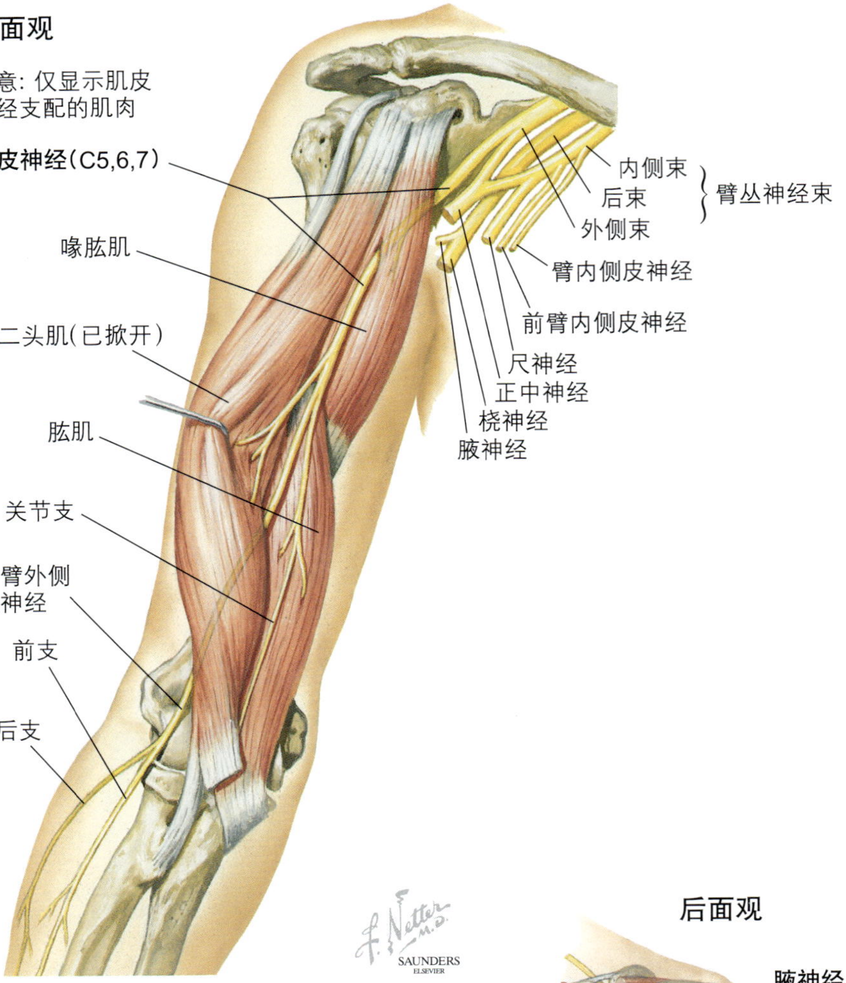
前面观
注意：仅显示肌皮
神经支配的肌肉
肌皮神经(C5,6,7)
喙肱肌
肱二头肌(已掀开)
肱肌
关节支
前臂外侧
皮神经
前支
后支
内侧束
后束
外侧束
臂丛神经束
臂内侧皮神经
前臂内侧皮神经
尺神经
正中神经
桡神经
腋神经
SAUNDERS
ELSEVIER

桡神经

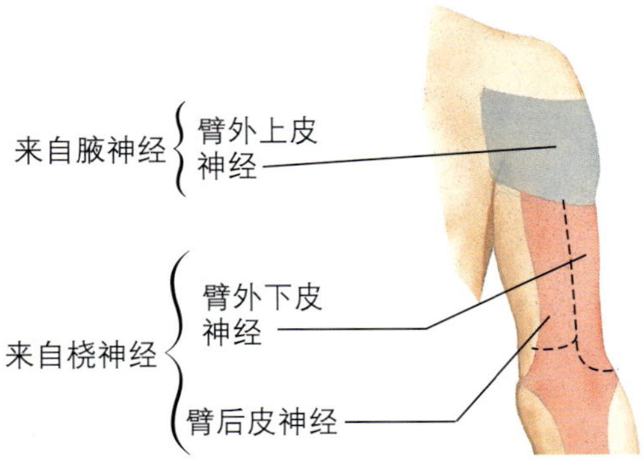
来自腋神经
臂外上皮
神经
来自桡神经
臂外下皮
神经
臂后皮神经

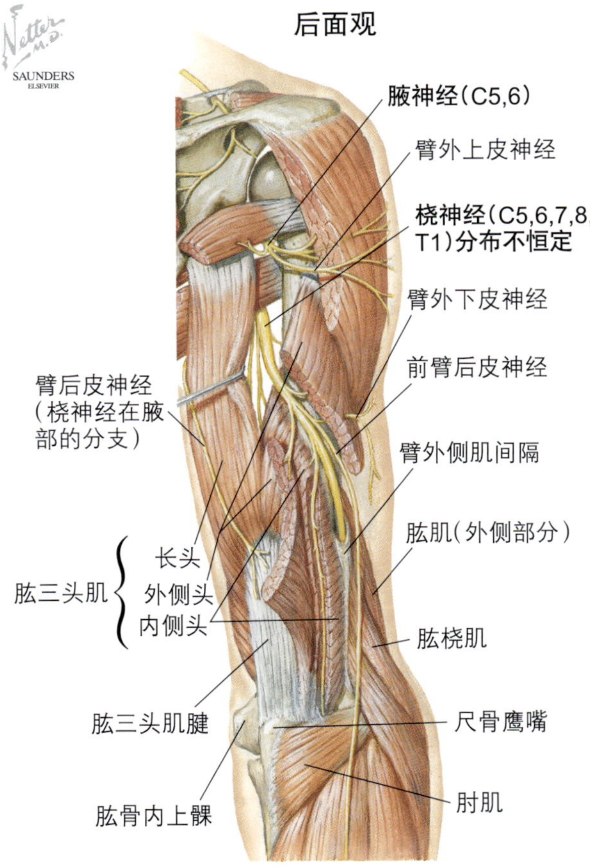
后面观
腋神经(C5,6)
臂外上皮神经
桡神经(C5,6,7,8,
T1)分布不恒定
臂外下皮神经
前臂后皮神经
臂后皮神经
(桡神经在腋
部的分支)
臂外侧肌间隔
肱肌(外侧部分)
肱三头肌
长头
外侧头
内侧头
肱桡肌
肱三头肌腱
尺骨鹰嘴
肱骨内上髁
肘肌

肘部的吻合支	
肘上	肘下
尺上副动脉	尺返动脉后支
尺下副动脉	尺返动脉前支
中副动脉(深动脉的分支)	骨间返动脉
桡副动脉(深动脉的分支)	桡返动脉

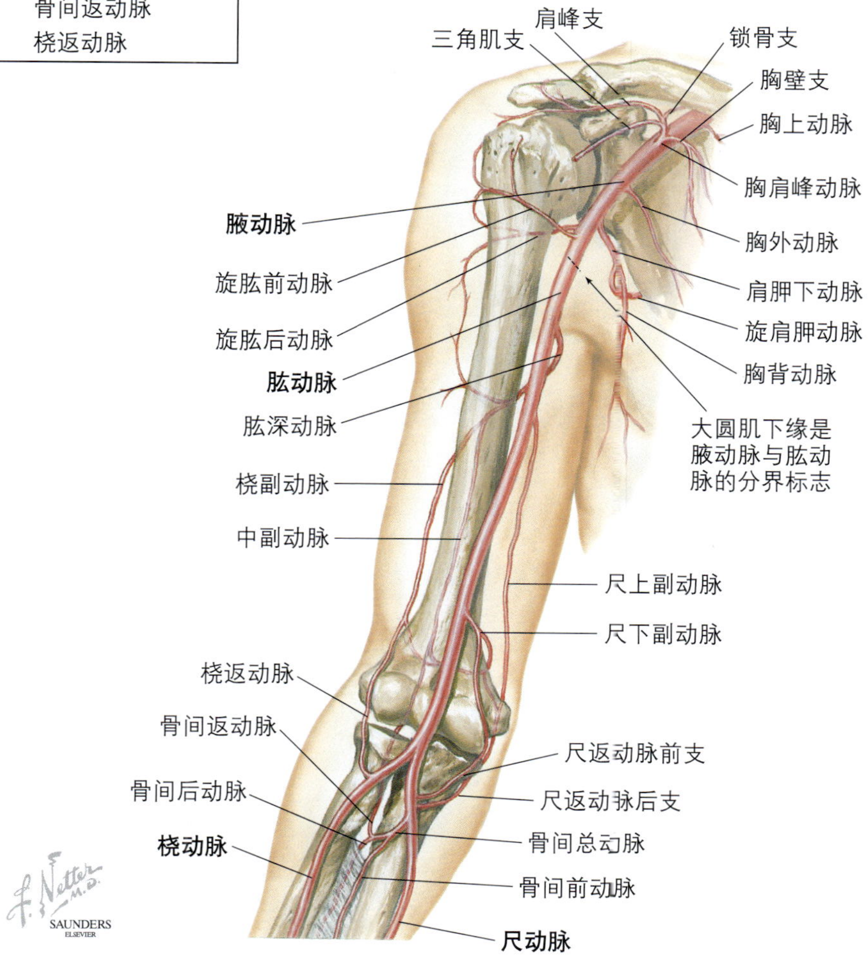

动脉	分支	走行 / 备注
肱动脉	腋动脉的延续	肱二头肌内侧，与正中神经伴行
	1. 肱深动脉	在桡神经沟内(肱骨后方)与桡神经伴行
	2. 肱骨滋养动脉	进入滋养孔
	3. 尺上副动脉	上臂中段发出的分支，与尺神经伴行 • 与肘部的尺返动脉后支吻合
	4. 尺下副动脉	• 与肘部的尺返动脉前支吻合 可在该分支以下阻断肱动脉，此时侧支循环已充足
	5. 肌支	变异较大，通常向外侧分支
	6. 桡动脉	肱动脉在肘窝处发出的终末支
	7. 尺动脉	肱动脉在肘窝处发出的终末支
肱深动脉	桡副动脉	• 与肘部的桡返动脉吻合
	中副动脉	• 与肘部的骨间返动脉吻合
桡动脉	桡返动脉	• 与肘部的桡副动脉吻合
尺动脉	尺返动脉前支	• 与肘部的尺下副动脉吻合
	尺返动脉后支	• 与肘部的尺上副动脉吻合
	骨间总动脉	
	骨间返动脉	• 与肘部的中副动脉吻合

肘部吻合网以上的分支称为副动脉，以下的分支称为返动脉

疾病

描 述	病史和体格检查	检查／所见	治 疗
关节炎			
• 少见疾病 • 骨关节炎见于运动员 • 关节病的好发部位	Hx: 慢性疼痛及关节僵硬 PE: 活动范围下降，局部压痛	X 线: 鉴别骨关节炎还是炎症性关节病	1. 保守治疗（休息、非甾体抗炎药） 2. 关节清理 3. 关节置换
肱二头肌腱撕裂			
• 创伤: 用力抗阻力屈肘 • 罕见（近端 >> 远端）	Hx: 急性发病，疼痛 PE: 屈肘不能或无力	X 线: 大多正常	手术修复
肘管综合征			
• 肘管内的尺神经受到创伤或牵拉 • 发生在尺侧腕屈肌附近 • 也可在 Struthers 弓处受压	Hx: 尺神经分布区的麻木／刺痛感，伴或不伴疼痛 PE: 抓握能力下降（±），Tinel 征和／或屈肘试验（＋）	X 线: 通常正常 神经传导检查: 提供客观资料，但非必须	1. 休息，冷敷，非甾体抗炎药 2. 夹板（日间或夜间试使用） 3. 石膏 4. 神经减压或神经移位
肱骨外上髁炎（网球肘）			
• 伸肌总腱退变（特别是桡侧腕短伸肌） • 多见于过度使用（如打网球）或损伤（微创伤）	Hx: 发病年龄为 30～60 岁，肘外侧慢性疼痛，伸腕伸指时疼痛加重 PE: 外上髁压痛，网球肘试验（＋）	X 线: 排除骨折或骨关节炎	1. 调整活动方式，冷敷，非甾体抗炎药 2. 常采用支具或绑带治疗 3. 牵拉／肌力锻炼 4. 注射皮质激素 5. 手术松解肌腱
外侧副韧带损伤			
• 罕见疾病	Hx: 交锁感（±） PE: 内翻应力不稳定（±），后外侧抽屉试验（＋）	X 线: 通常正常	保守治疗，除非出现复发性半脱位，此时应行手术重建
内侧副韧带损伤			
• 见于单次创伤或反复外翻应力 • 常见损伤机制: 投掷 • 累及前束	Hx: 年轻患者，投掷运动员，内侧副韧带处慢性疼痛或突发疼痛，弹响（±） PE: 外翻应力不稳定（±）	X 线: 偶尔可见骨赘形成，排除骨折: 拍摄应力像 MRI: 用于手术前	Ⅰ度／Ⅱ度: 保守治疗（休息、冷敷、非甾体抗炎药） Ⅲ度（完全撕裂）: 手术修复（常用掌长肌腱）
肱骨内上髁炎（高尔夫肘）			
• 旋前肌群／屈肌群的退变（旋前圆肌及桡侧腕屈肌）	Hx: 肘内侧疼痛 PE: 内上髁深压痛，高尔夫肘试验（＋）	X 线: 排除骨折或骨关节炎; 可见肌腱钙化	与网球肘相同; 手术效果远逊于外上髁炎
尺骨鹰嘴滑囊炎			
• 滑囊炎症（感染／创伤／其他原因）	Hx: 肿胀，急慢性疼痛 PE: 鹰嘴处触及肿块	肿物穿刺，如抽出脓液，应送培养及革兰氏染色	1. 加压包扎 2. 复发时可再次穿刺 3. 注射皮质激素
肘关节剥脱性骨软骨炎（OCD）			
• 反复外翻应力（如投掷或体操） • 肱骨小头血运受损或微创伤	Hx: 年轻，活动（投掷或体操等活动），肘外侧疼痛 PE: 交锁感（±），旋前旋后时可及捻发感	X 线: 透亮线和／或游离体 CT／MRI: 判断关节及软骨下骨的受累情况	Ⅰ型（骨块稳定）: 冷敷、制动，非甾体抗炎药 Ⅱ型／Ⅲ型（骨块游离）: 钻孔或切除骨块
肱三头肌腱撕裂			
• 创伤: 用力抗阻力伸肘	Hx: 肘后疼痛 PE: 伸肘不能	X 线: 通常正常	手术修复

肱骨前外侧入路

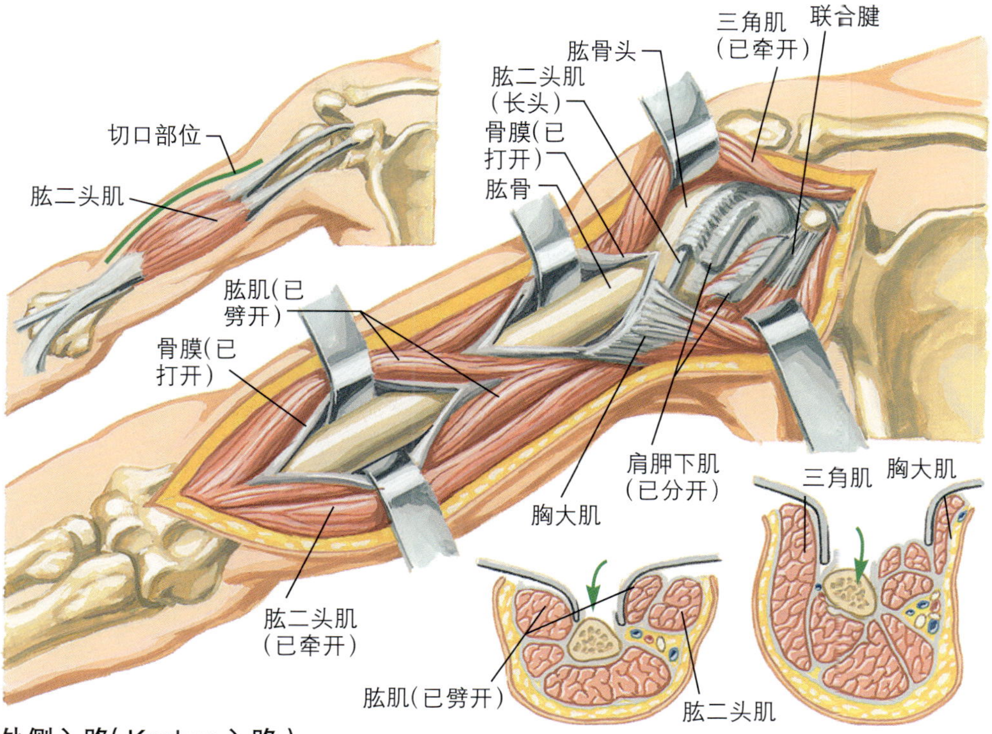

肘关节外侧入路(Kocher 入路)

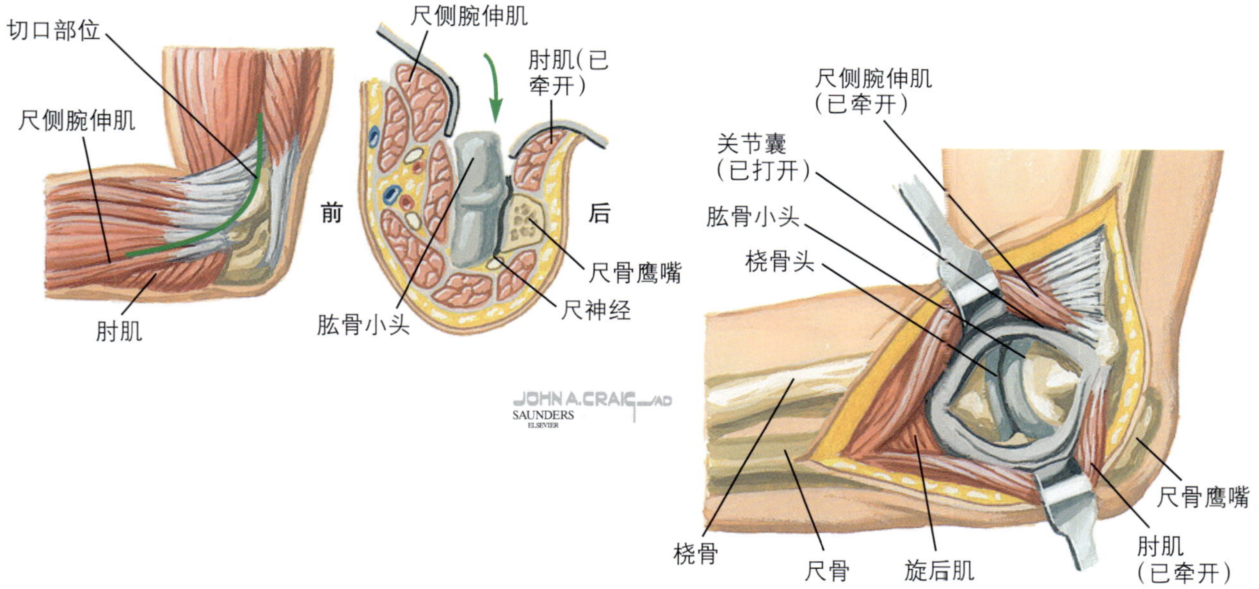

用　途	神经界面	危险	备　注
		肱骨：前方入路	
1. 骨折切开复位内固定 2. 骨活检或肿瘤切除	近端: 1. 三角肌（腋神经） 2. 胸大肌（胸神经） 远端: 1. 劈开肱肌 外侧: 桡神经 内侧: 肌皮神经	近端 1. 腋神经 2. 旋肱动脉 远端 1. 桡神经	• 可结扎旋肱前动脉 • 肱肌具有不同的神经支配，可作为神经界面
		肘关节：外侧入路（Kocher 入路）	
主要用于桡骨头手术	1. 肘肌［桡神经］ 2. 尺侧腕伸肌［骨间后神经］	1. 骨间后神经 2. 桡神经	• 保护骨间后神经：环状韧带以上操作 • 维持前臂旋前

肘关节后方入路

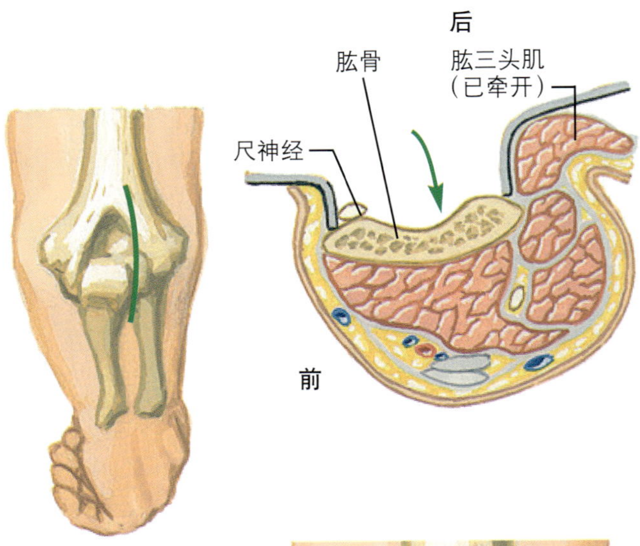

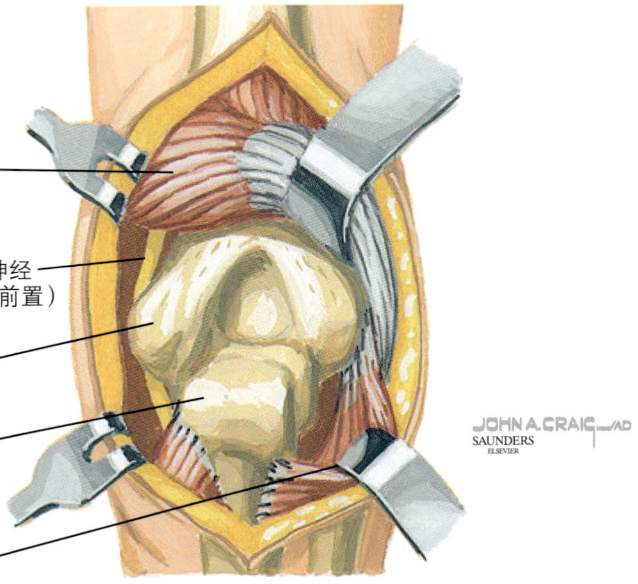

用　途	神经界面	危险	备　注
肘关节：后方入路（Bryan / Morrey 入路）			
1. 关节置换 2. 肱骨远端骨折及尺骨鹰嘴骨折 3. 游离体取出	无	尺神经	• 将肱三头肌自尺骨鹰嘴剥离 • 必要时松解内侧副韧带

第4章

前臂

目录

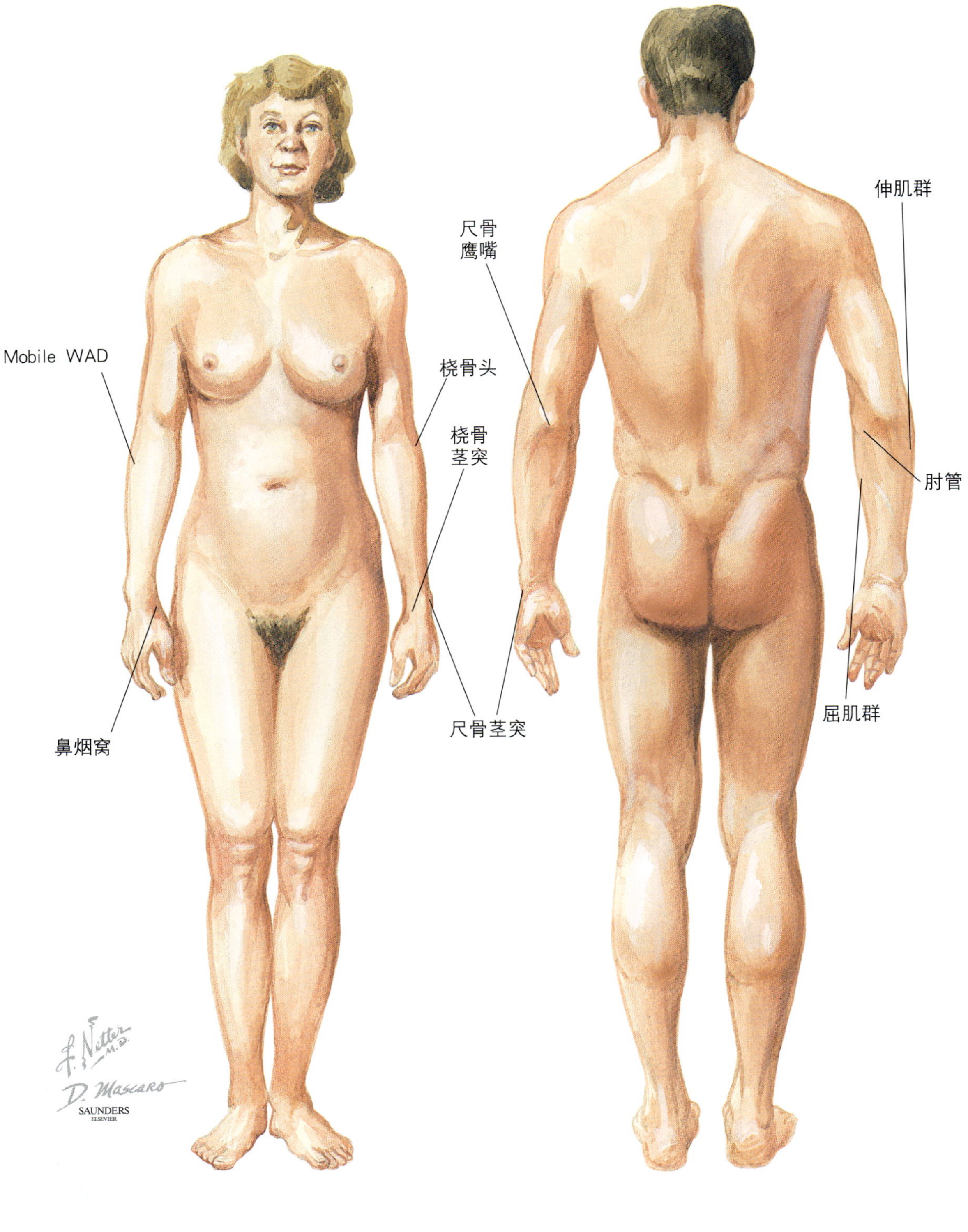
Mobile WAD
桡骨头
桡骨
茎突
鼻烟窝
尺骨
鹰嘴
尺骨茎突
伸肌群
肘管
屈肌群
F. Netter M.D.
D. Mascaro
SAUNDERS
ELSEVIER

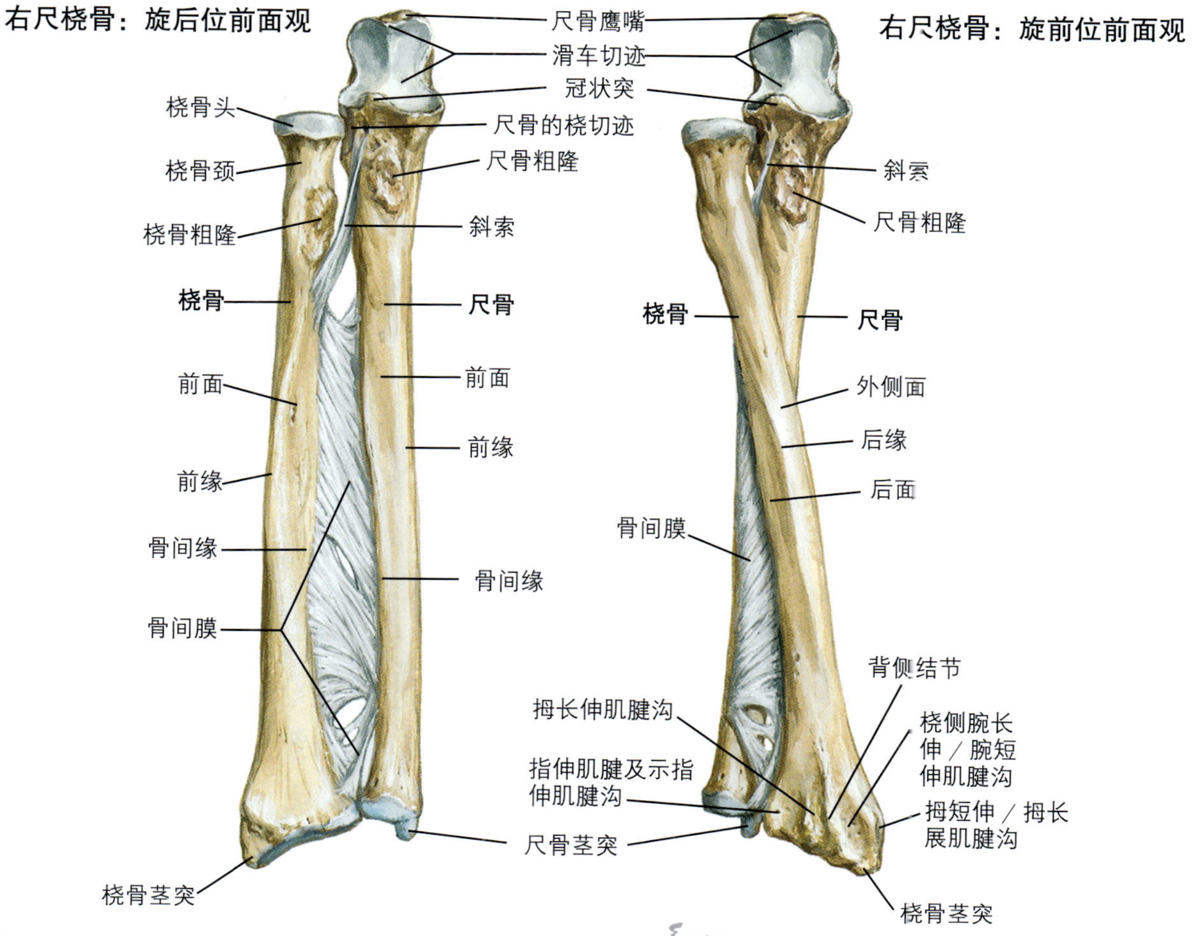

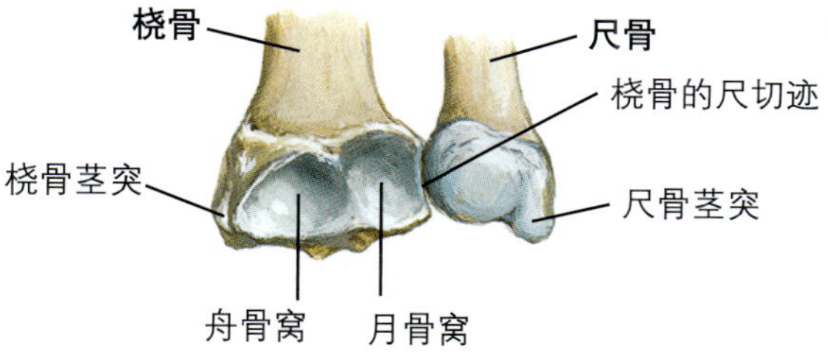

腕关节面

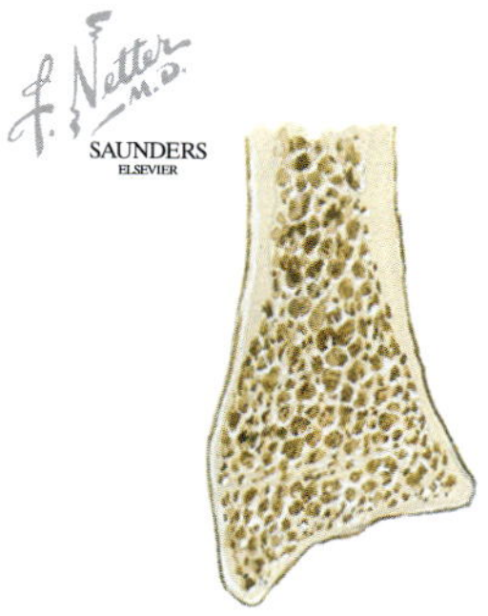

桡骨远端冠状截面，显示骨皮质厚度的变化（骨干>>干骺端）

特 征	骨 化		融合	备 注
桡骨				
• 圆柱形长骨 • 桡骨头位于肘关节内 • 桡骨粗隆位于肘关节外 • 可从外侧触及桡骨头 • 桡骨茎突位于远端	原发：桡骨干 继发： 1. 近端骨骺 2. 远端骨骺	胚胎第 8~9 周 1~9 岁	14~21 岁	• 肘关节骨化：用于判断儿童的骨龄 • 肘关节的骨化顺序：肱骨小头、桡骨头、肱骨内上髁、滑车、尺骨鹰嘴、肱骨外上髁
尺骨				
• 圆柱形长骨 • 可从肘关节后方触及尺骨 • 尺骨茎突位于远端	原发：尺骨干 继发： 1. 尺骨鹰嘴 2. 远端骨骺	胚胎期 8~9 周 10 岁 5~6 岁	16~20 岁	• 尺骨鹰嘴及冠状突构成肘关节的骨性稳定结构

腕骨

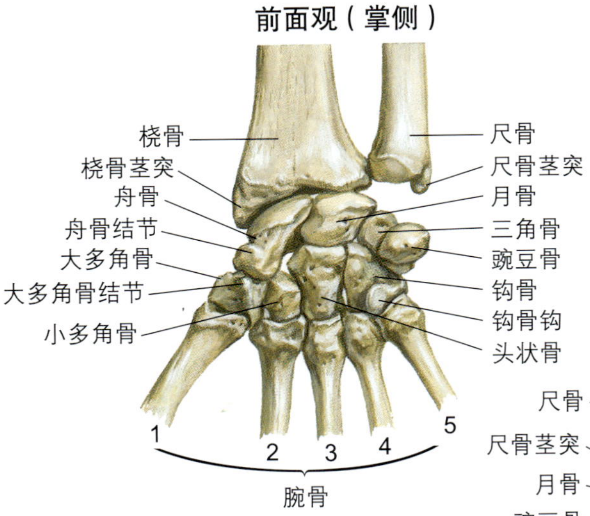

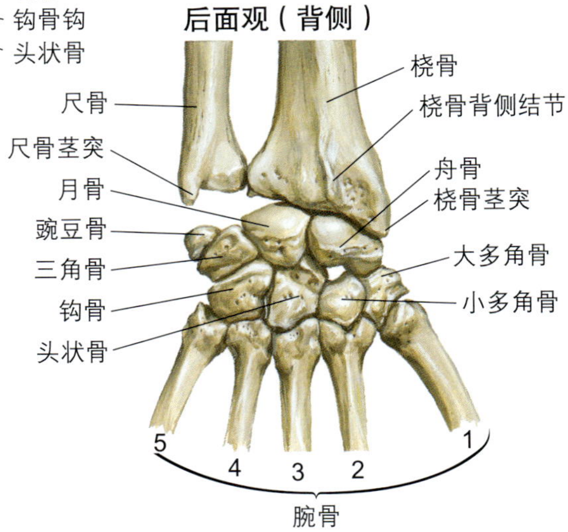

特　征	骨　化		融合	备　注
		近排腕骨		
• 舟骨：舟状，80%为关节面（非腕关节）	第5位	5岁	14~16岁	• 位于鼻烟窝下方 • 远端（相对腕关节）血运来自桡动脉；近端损伤易发生缺血坏死
• 月骨：月亮状	第4位	4岁	14~16岁	• 月骨脱位易漏诊 • 血运来自掌侧：掌侧骨折需要切开复位内固定，以防缺血坏死；背侧骨折采取非手术治疗
• 三角骨：金字塔形	第3位	3岁	14~16岁	
• 豌豆骨：大籽骨	第8位	9~12岁	14~16岁	• 尺侧腕屈肌腱内，腕横韧带附着点
		远排腕骨		
• 大多角骨：最靠桡侧	第6位	5~6岁	14~16岁	• 与第1掌骨构成关节，腕横韧带的附着点，桡侧腕屈肌
• 小多角骨：楔形	第7位	5~6岁	14~16岁	• 与第2掌骨构成关节
• 头状骨：最大的腕骨	第1位	1岁	14~16岁	• 最先发生骨化
• 钩骨：钩状	第2位	1~2岁	14~16岁	• 腕横韧带及尺侧腕屈肌附着于钩骨钩

骨化：每块腕骨均有单一骨化中心：自头状骨开始逆时针方向开始骨化

腕管：顶部：腕横韧带；外侧壁：舟骨及大多角骨；内侧壁：豌豆骨及钩骨。腕管内包括正中神经及屈肌腱

Guyon 管：顶部：腕掌韧带；底部：腕横韧带；外侧壁：钩骨（钩部）；内侧壁：豌豆骨。Guyon 管内包括尺神经及尺动脉

鼻烟窝：位于拇长伸肌腱和拇短伸肌腱之间。鼻烟窝内包括桡动脉；舟骨位于鼻烟窝下方

桡骨头骨折

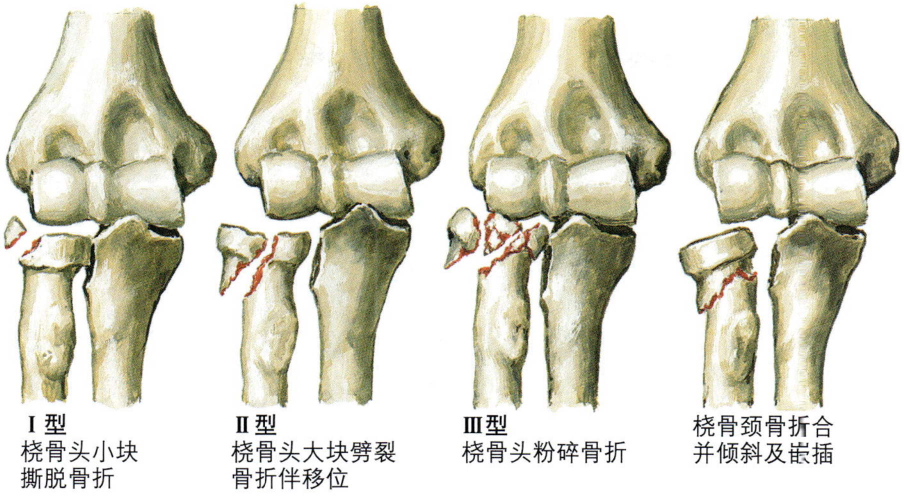

前臂双骨折

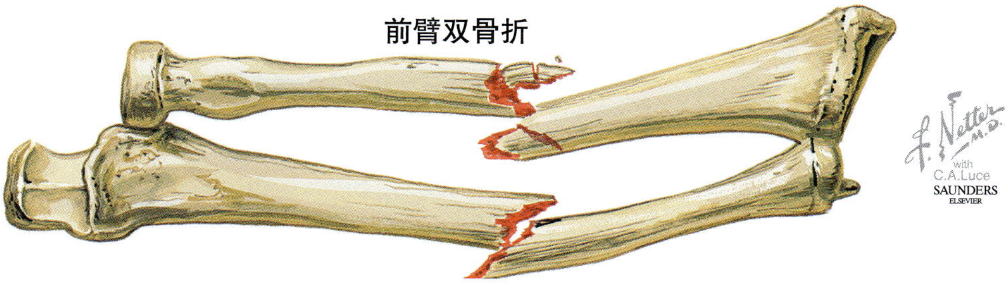

尺桡骨均骨折伴成角畸形，桡骨粉碎

描 述	检 查	分型	治 疗
尺骨鹰嘴骨折			
• 损伤机制：摔伤时直接撞击肘部，摔倒时手撑地 • 通常累及关节面 • 肱三头肌腱牵拉骨折块	Hx：摔伤／创伤史。肿胀、疼痛，± 压痛 PE：关节积液，压痛，± 肘关节伸直受限。全面检查神经血管功能（特别是尺神经） XR：正侧位	Colton 分型： 无移位骨折：<2mm 移位骨折： 撕脱骨折 横形／斜形骨折 粉碎骨折 骨折／脱位	• 无移位骨折：石膏固定于屈肘 45°~90°位 3 周，随后开始活动度锻炼 • 移位骨折：切开复位内固定（张力带钢丝或双皮质螺钉）。粉碎骨折：切除碎骨后固定肱三头肌腱
并发症：尺神经损伤（常自发缓解）；活动度降低；关节炎			
桡骨头骨折			
• 常见 • 前臂伸直时摔倒，将桡骨头推向肱骨小头 • 关节内骨折 • 可合并肘关节脱位	Hx：摔伤史。疼痛，功能降低 PE：桡骨头压痛；活动度降低，特别是旋前及旋后。检查内侧副韧带的稳定性 XR：正侧位，脂肪垫征（+）	Mason 分型（4 型）： Ⅰ. 无移位骨折 Ⅱ. 移位骨折 Ⅲ. 桡骨头粉碎骨折 Ⅳ. 骨折合并肘关节脱位	• Ⅰ型：夹板制动 3 周，随后开始活动度锻炼 • Ⅱ型：运动面完整－夹板制动，随后早期活动度锻炼；桡骨头受累超过 1/3 或移位 >3mm，切开复位内固定或切除碎骨 • Ⅲ型：桡骨头切除
并发症：活动度降低；关节炎			
尺桡骨双骨折			
• 损伤机制：高能量损伤 • 单骨骨干骨折后短缩，造成另一骨受力发生骨折 • 棍棒骨折：单纯尺骨干骨折	Hx：创伤史。疼痛，肿胀 PE：压痛，畸形。检查筋膜室压力，全面检查神经血管功能 XR：正侧位（包括腕肘关节）	描述性分型： • 无移位骨折 • 移位骨折 • 粉碎骨折	• 切开复位内固定（通过双切口分别固定尺桡骨，采用接骨板及螺钉） • 棍棒骨折：无移位－保守治疗；移位骨折－切开复位内固定 • 儿童：保守治疗，长臂石膏 6~8 周
并发症：旋前／旋后功能丧失；不愈合			

创伤

Monteggia 骨折

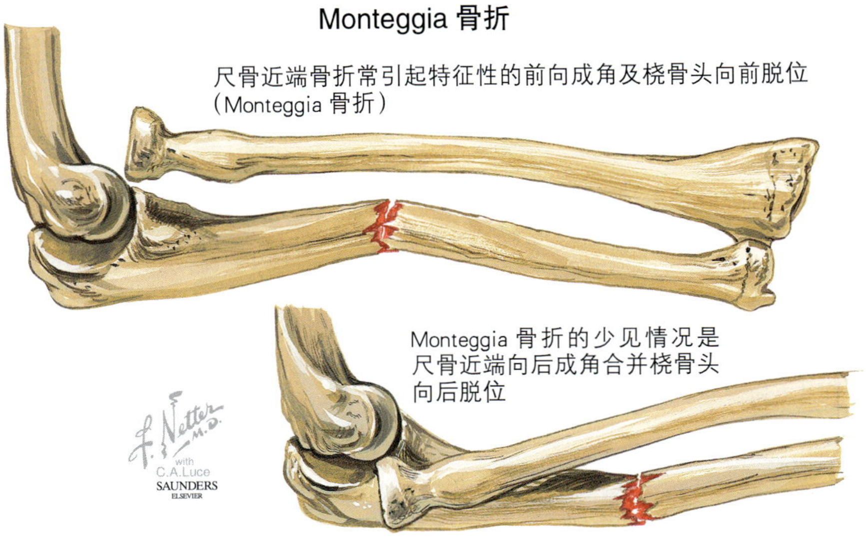

Galeazzi 骨折

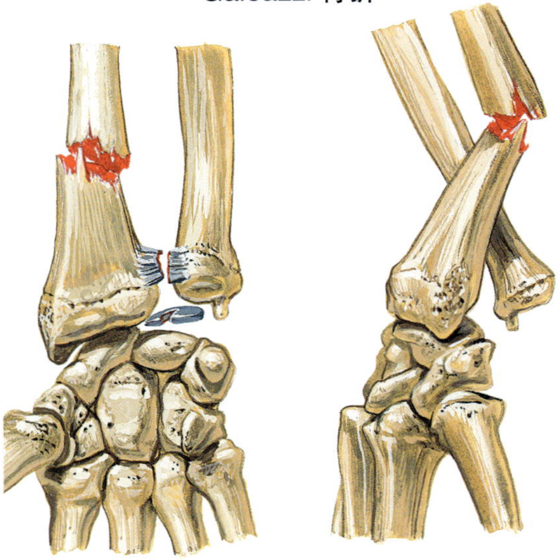

正面观显示桡骨骨折合并桡尺远侧关节脱位（Galeazzi 骨折）

侧面观可更好地显示桡骨远端骨折合并桡尺远侧关节脱位

描 述	检 查	分 型	治 疗
Monteggia 骨折			
• 尺骨近端骨折，短缩力造成桡骨头脱位 • 损伤机制：直接击打肘关节或伸肘位摔倒	Hx：摔伤史。疼痛，肿胀 PE：压痛，畸形。检查筋膜室压力，全面检查神经血管功能 XR：正侧位（包括腕肘关节）	Bado 分型（根据桡骨头的位置）： Ⅰ. 前脱位（最常见） Ⅱ. 后脱位 Ⅲ. 外侧脱位 Ⅳ. 前脱位合并双骨骨折	• 尺骨骨折：切开复位内固定（接骨板/螺钉） • 桡骨头：闭合复位（如难以复位或不稳定，应切开复位） • 儿童：闭合复位，石膏制动
并发症：桡神经/骨间后神经损伤（常自发缓解）；活动度降低；筋膜室综合征；不愈合			
Galeazzi/Piedmont 骨折			
• 损伤机制：伸肘位摔倒 • 桡骨干远端骨折，短缩力造成桡尺远侧关节脱位	Hx：摔伤史。疼痛，肿胀 PE：压痛，畸形；检查筋膜室压力，全面检查神经血管功能 XR：正侧位（包括腕肘关节）	根据损伤机制： 旋前：Galeazzi 骨折 旋后：反 Galeazzi 骨折（尺骨干远端骨折合并桡尺远侧关节脱位）	• 桡骨骨折：切开复位内固定（接骨板/螺钉） • 桡尺远侧关节：闭合复位，± 经皮克氏针固定（如不稳定，切开复位固定） • 石膏制动 4～6 周 • 儿童：闭合复位，石膏制动
并发症：神经损伤；活动度降低；不愈合；桡尺远侧关节病			

桡骨远端骨折的 Frykman 分型

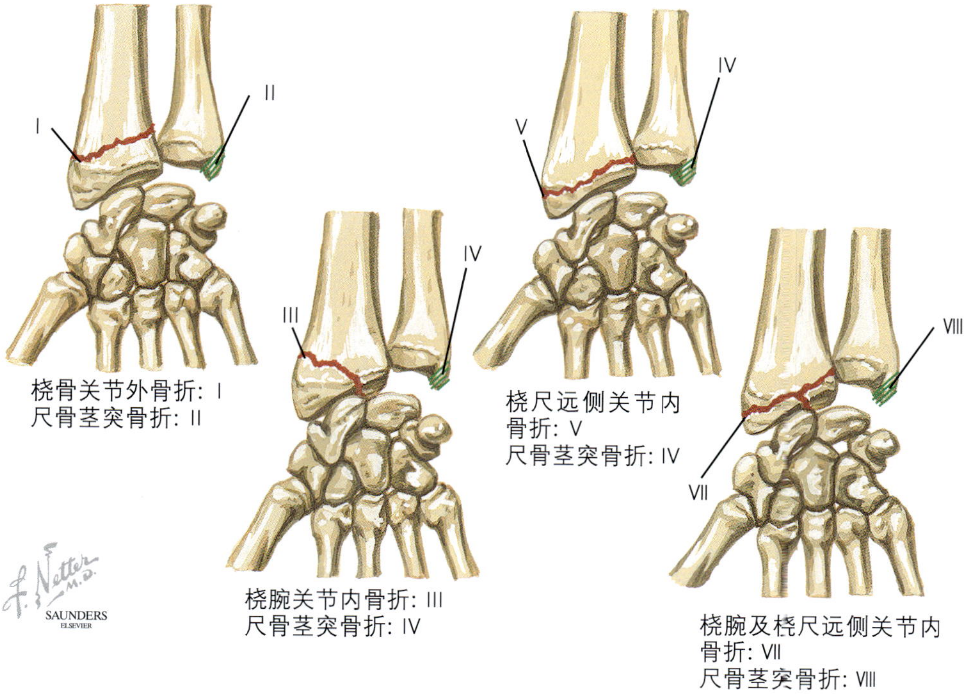

Colles 骨折的复位

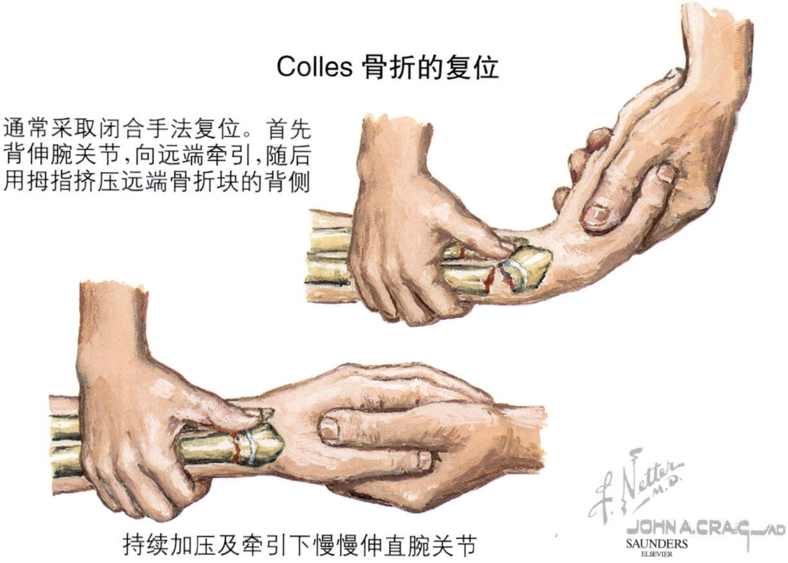

描 述	检 查	分 型	治 疗
桡骨远端骨折			
• 非常常见(Colles 骨折占首位) • 跌倒时前臂伸直 • Colles 骨折: 背侧移位(顶点在掌侧)、桡骨短缩、背侧成角 • Smith 骨折: 掌侧移位(顶点在背侧) • Barton 骨折: 桡腕关节骨折 • 桡骨茎突骨折	Hx: 摔伤史。疼痛,肿胀 PE: 肿胀,畸形,压痛。全面检查神经血管功能 XR: 正侧位 正常桡骨: 1. 桡偏角 23° 2. 桡骨高度 13mm 3. 掌倾角 11°	Colles 骨折的 Frykman 分型: Ⅰ/Ⅱ型: 关节外骨折 Ⅲ/Ⅳ型: 桡腕关节骨折 Ⅴ/Ⅵ型: 桡尺远侧关节 Ⅶ/Ⅷ型: 桡腕及桡尺远侧关节(可合并尺骨茎突骨折) Barton 骨折: 1. 背侧 2. 掌侧(最常见)	• 闭合复位,采用良好塑形的石膏制动(掌倾尺偏) • 不稳定骨折: 经皮克氏针、接骨板固定或外固定 • Smith 骨折: 闭合复位,±经皮克氏针(骨折多不稳定,需要切开复位内固定) • Barton 骨折: 常需切开复位内固定 • 茎突骨折: 切开复位内固定

并发症: 活动度丧失; 畸形; 正中神经损伤; 畸形愈合; 舟月脱位

创伤

舟骨骨折

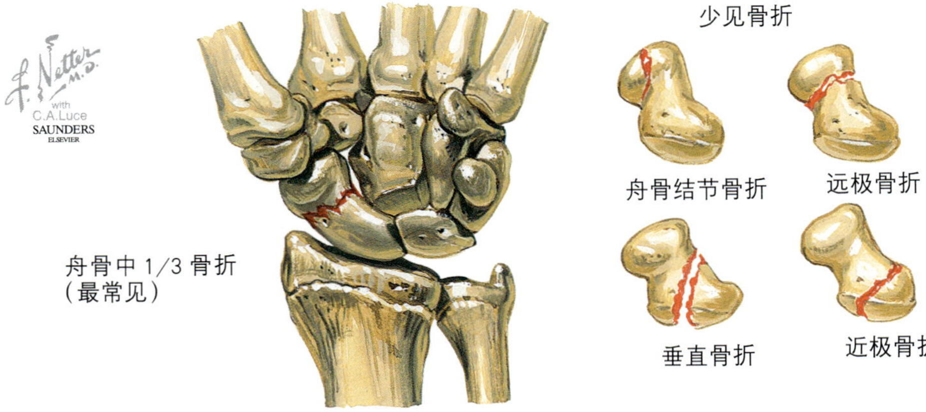

腕骨脱位

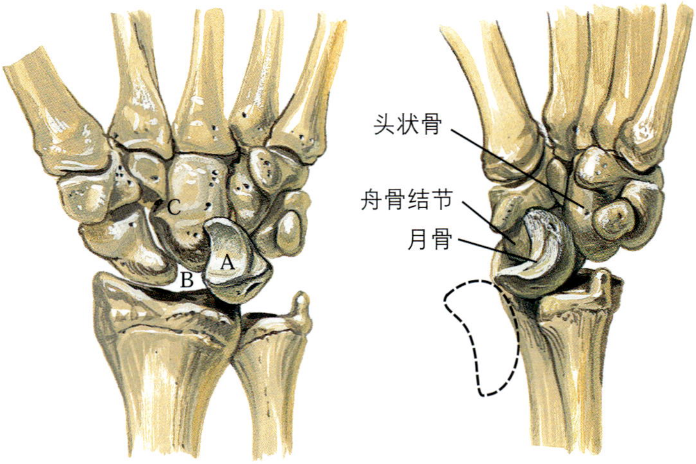

掌面观显示(A)月骨旋转并向掌侧移位,(B)舟月间隙变宽,(C)头状骨向近端背侧移位

侧面观显示月骨向掌侧移位并旋转。虚线显示月骨进一步向桡骨远端掌侧移位

描述	检查	分型	治疗
舟骨骨折			
• 最常见的腕骨骨折 • 伸臂时摔倒 • 并发症较多 • 近极血运脆弱	Hx: 摔伤史。疼痛,抓握时加重,肿胀 PE: "鼻烟窝"压痛,手腕桡侧肿胀 XR: 正侧位: 掌内收合并尺侧移位/倾斜	按部位分型: 近极骨折 中1/3骨折(最常见) 远极骨折	• 有临床症状但X线阴性: 拇人字石膏制动10~14天,随后复查 • 无移位骨折: 石膏制动6~12周 • 移位骨折: 切开复位内固定(克氏针或Herbert螺钉)
并发症: 不愈合/畸形愈合; 骨坏死: 特别是近极骨折; 退行性关节病(DJD)			
掌骨脱位: 月骨周围不稳定			
• 少见: 过伸旋后损伤 • 损伤取决于韧带撕裂的顺序(参见关节表) • Poirer间隙(头月关节)薄弱	Hx: 摔伤史。疼痛 PE: 腕关节疼痛, Watson征(+) XR: 正侧位: 舟月间隙>3mm提示Terry Thomas征阳性,舟骨环状征(±) 活动关节摄片: 明确诊断	Mayfield分型(4期): Ⅰ. 舟月分离 Ⅱ. 月骨周围脱位 Ⅲ. 月三角分离 Ⅳ. 月骨掌侧脱位	• 闭合复位石膏制动 • 切开复位,克氏针固定,视情况Ⅰ期修复韧带
并发症: 腕关节不稳定±疼痛; 舟月进行性塌陷(SLAC)			

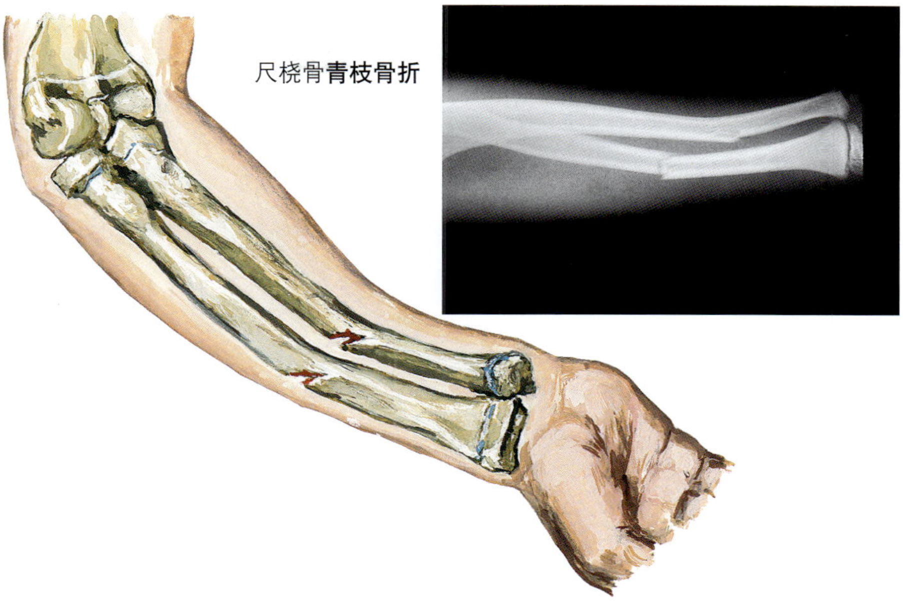

尺桡骨**青枝骨折**

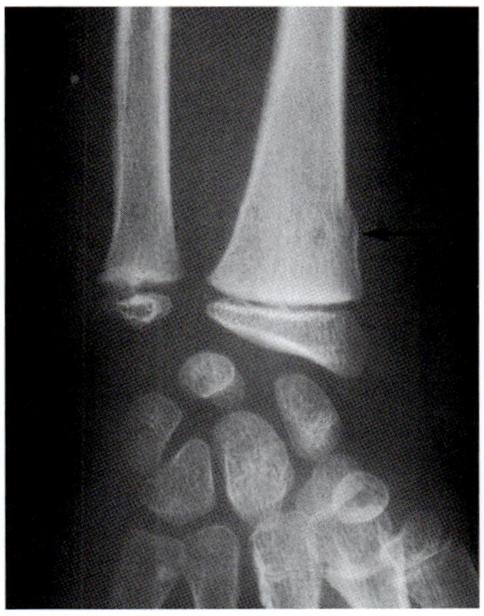

桡骨**花环骨折**

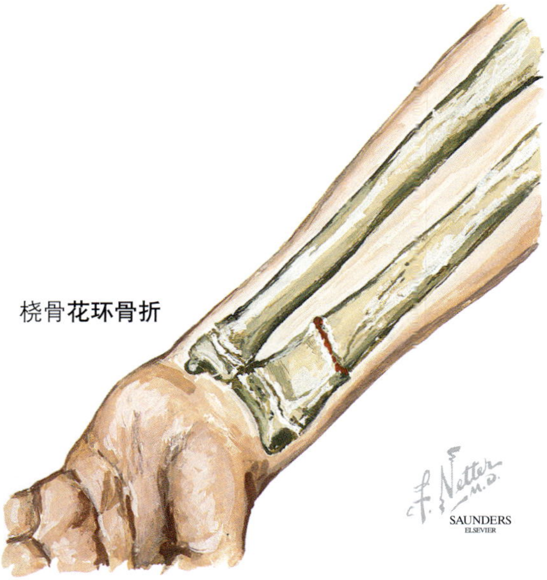

描 述	检 查	分 型	治 疗
		不全骨折：青枝骨折/花环骨折	
• 常见与儿童(6~12 岁最多见) • 损伤机制：摔倒时手撑地最为常见 • 桡骨远端最常见 • 儿童骨的韧性较大，允许单侧皮质受累	Hx：创伤史；疼痛，前臂活动时不稳定 PE：± 畸形，骨折处压痛肿胀 XR：正侧位：仅单侧皮质受累	花环骨折：凹侧皮质压缩，凸侧(张力侧)完整 青枝骨折：凹侧皮质完整，凸侧/张力侧骨折/弹性畸形	• 花环骨折：极少需要复位，夹板制动 2~4 周 • 青枝骨折：成角超过 10° 时需要复位。长臂石膏制动 6 周
并发症：畸形；畸形愈合；神经血管损伤(罕见)			

腕关节

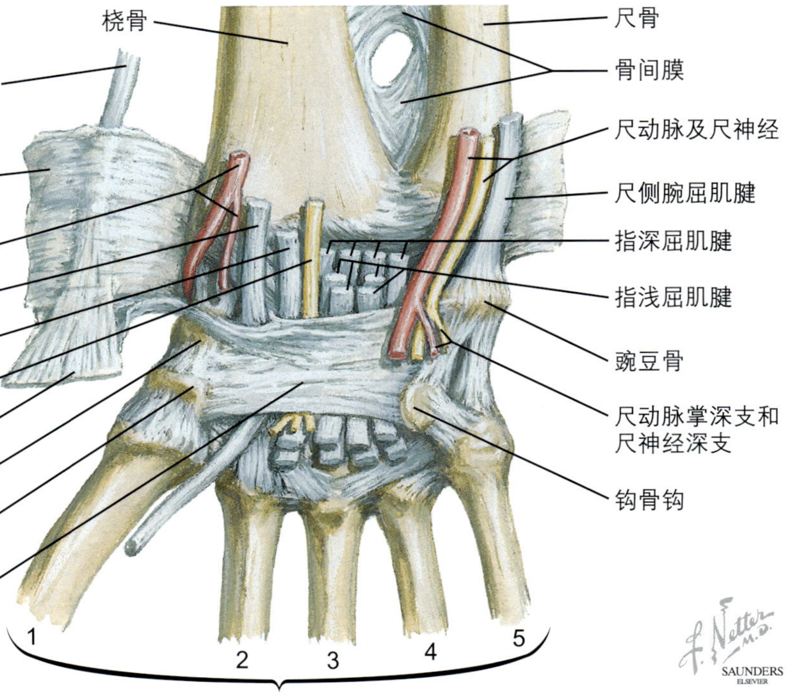

韧 带	附 着 点	备 注
桡腕关节		
骨：桡骨、舟骨、月骨、三角骨		
关节囊	围绕关节囊	疏松，支撑作用较小
桡腕掌侧韧带[VRC]	多条关节囊内韧带构成	强大；Poirier（月头）间隙相对薄弱。损伤导致不稳定
桡舟头韧带[RCL]	桡骨茎突至头状骨	稳定腕关节桡侧、远排腕骨及掌中关节。撕裂见于月骨周围不稳定Ⅱ期
桡舟月韧带[RSL]	桡骨茎突至月骨	稳定腕关节桡侧及舟月关节。撕裂见于背侧插入节段不稳定(DISI)及月骨周围不稳定Ⅰ期
桡月三角韧带[RTL]	桡骨茎突至三角骨	最大，月骨的掌侧悬吊结构，月三角关节的稳定装置。撕裂见于月骨周围不稳定Ⅲ期
桡腕背侧韧带[DRC]	桡骨、舟骨、月骨及三角骨	薄弱；稳定近排腕骨及桡月关节。撕裂见于月骨周围不稳定Ⅳ期
桡侧副韧带	桡骨、舟骨、大多角骨及桡头舟关节	稳定近排腕骨。桡动脉紧邻该韧带
桡尺关节		
三角纤维软骨复合体(TFCC)：多种成分构成的关节稳定装置，可吸收轴向负荷；任何撕裂或损伤均可导致疼痛		
构成	**起点**	**止点**
桡尺背侧／掌侧韧带	尺桡骨	头状骨尺侧
三角纤维软骨(盘)	桡骨／尺骨	三角骨
半月板	尺骨／软骨盘	三角骨
尺侧副韧带／尺侧腕屈肌	尺骨	第5掌骨
其他关节		
尺腕韧带	通常认为是TFCC的一部分；稳定近排腕骨	
尺月韧带	尺骨	月骨
尺三角韧带	尺骨	三角骨

掌面观
（屈肌支持带已去除）

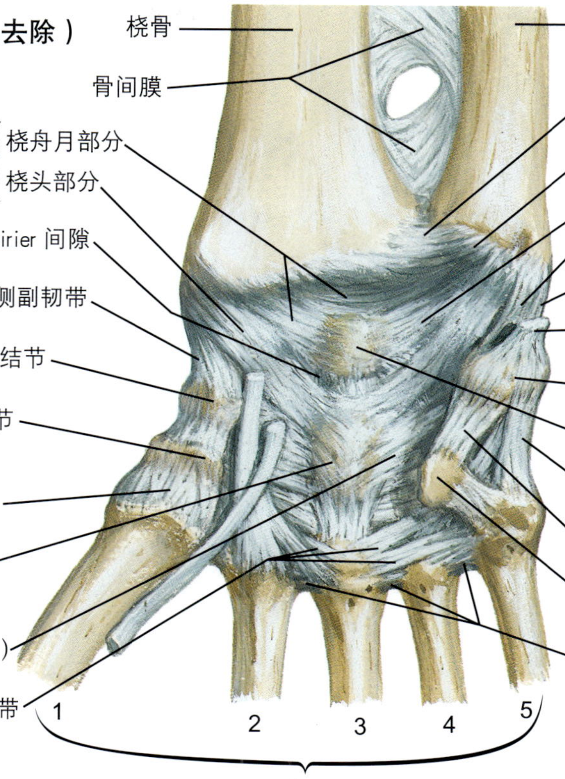

背面观

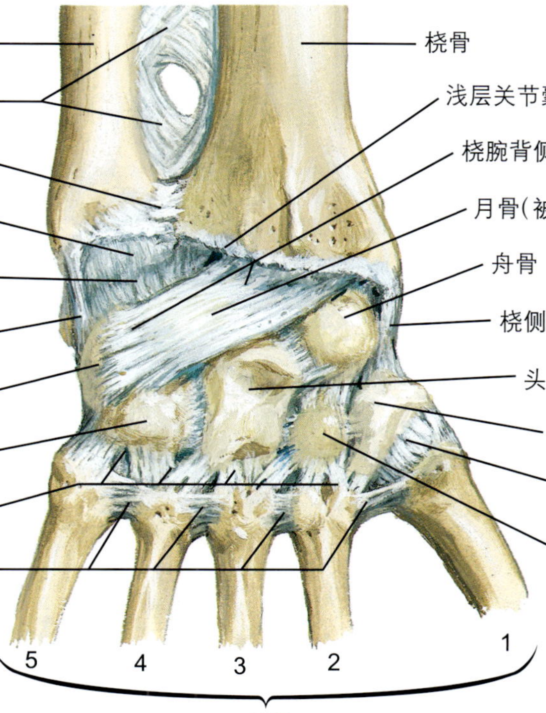

注意：背侧韧带比
掌侧韧带薄弱

腕关节

冠状切面：背面观

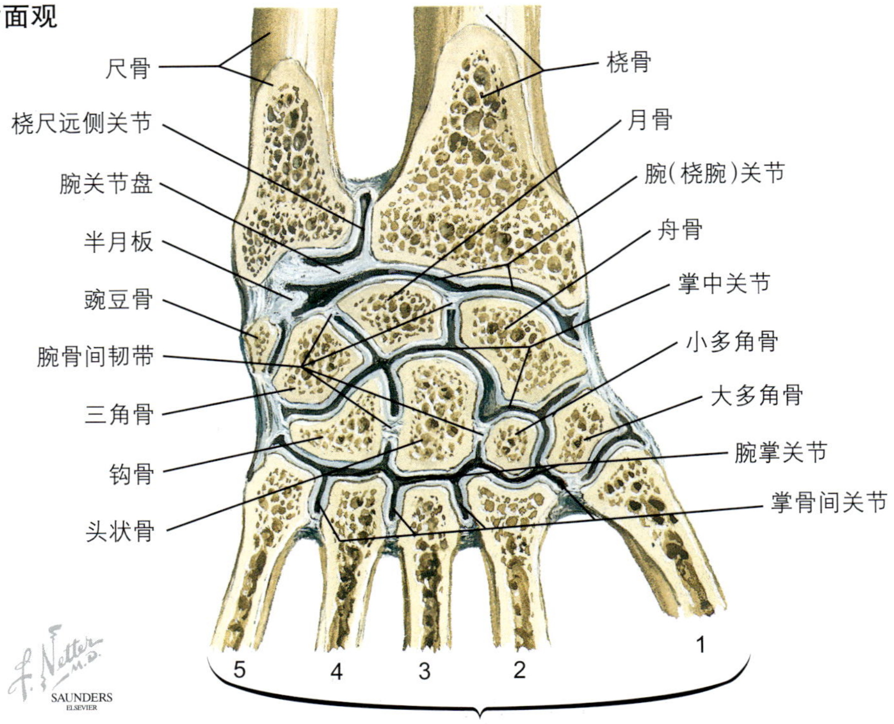

关节类型		韧　带	附　着　点	备　注
腕骨间关节				
近排腕骨	滑动关节	2 条腕骨间背侧韧带	舟月韧带、月三角韧带	背侧韧带较强大
		2 条腕骨间掌侧韧带	舟月韧带、月三角韧带	
		2 条腕骨间韧带	舟月韧带、月三角韧带	稳定舟月关节或月三角关节 DISI: 舟月韧带损伤 VISI: 月三角韧带损伤
豌豆骨关节		关节囊	豌豆骨及三角骨	
		尺侧副韧带	尺骨至豌豆骨	
		桡腕掌侧韧带	桡侧副韧带至豌豆骨	固定其近端
		豌豆钩骨韧带	豌豆骨至钩骨	固定其近端
		豌豆掌骨韧带	豌豆骨至第 5 掌骨	协助尺侧腕屈肌; Guyon 管的顶壁
远排腕骨	滑动关节	3 条腕骨间背侧韧带	4 块远排腕骨	
		3 条腕骨间掌侧韧带	4 块远排腕骨	
		2 条腕骨间韧带	小多角骨至头状骨至钩骨	厚于近排腕骨间韧带
腕中关节				
	椭圆关节	腕骨间掌侧韧带	近排及远排腕骨	屈腕的 1/3 及伸腕的 2/3 发生于此
		腕关节侧副韧带		桡侧强于尺侧
		头三角韧带	头状骨至三角骨	稳定远排腕骨

后面观

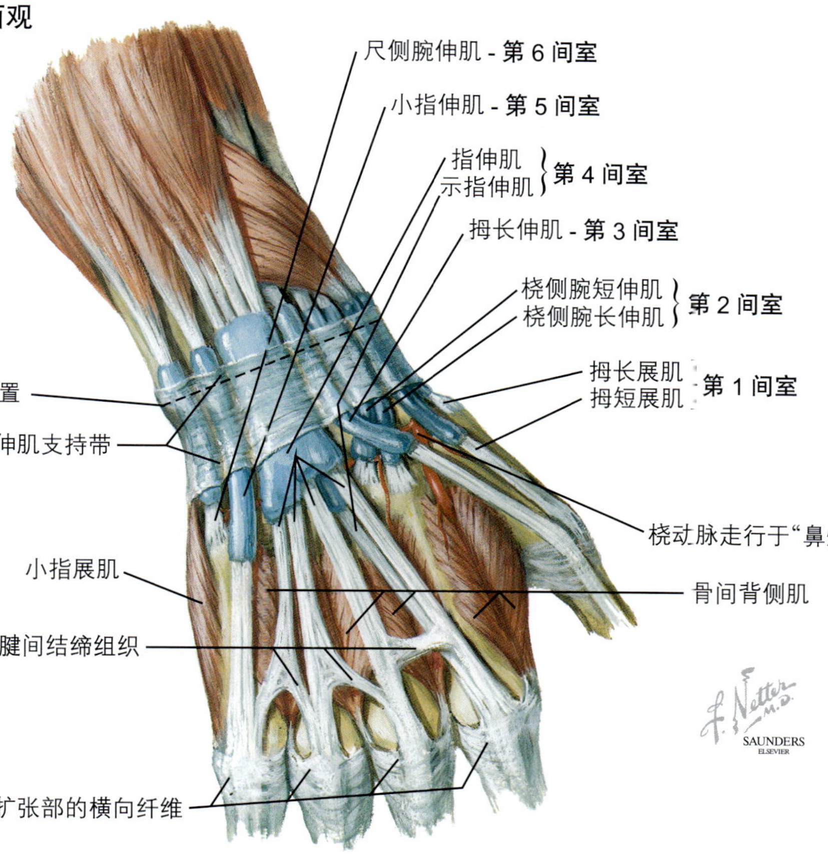

前臂最远端横截面

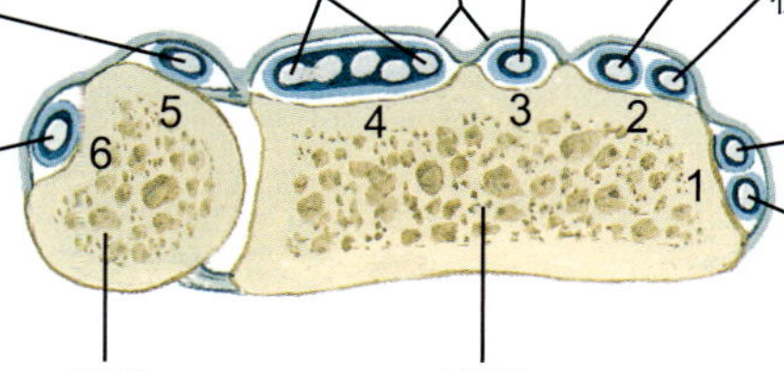

结 构	功 能	备 注
伸肌支持带	覆盖腕关节背侧	参与构成 6 个背侧纤维骨性间室
背侧间室	Ⅰ: 拇长展肌，拇短伸肌	DeQuervain 腱鞘炎见于此间室
	Ⅱ: 桡侧腕长伸肌，桡侧腕短伸肌	腱鞘炎（腕部隆起）
	Ⅲ: 拇长伸肌	围绕 Lister 结节: 肌腱可发生断裂
	Ⅳ: 指总伸肌，示指固有伸肌	腱鞘炎，腱鞘囊肿
	Ⅴ: 小指伸肌	Jackson-Vaughn 综合征（类风湿关节炎时发生撕裂）
	Ⅵ: 尺侧腕伸肌	肌腱在尺骨茎突处"弹响"
屈肌支持带（腕横韧带）	覆盖腕关节掌侧	腕管顶部，Guyon 管的底部（尺神经在此受压）
	附着于	
	内侧: 豌豆骨及钩骨钩	
	外侧: 舟骨及大多角骨	

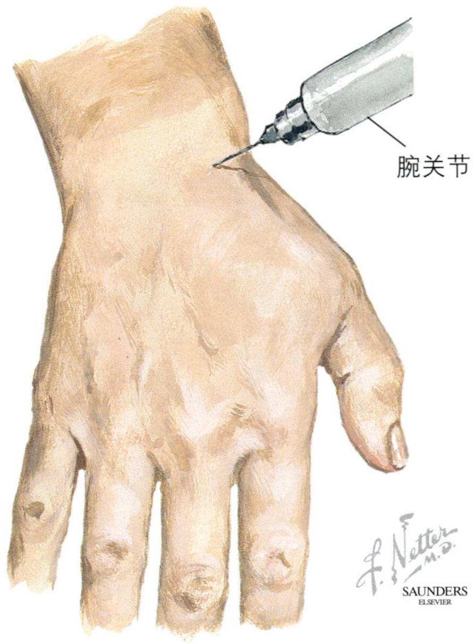

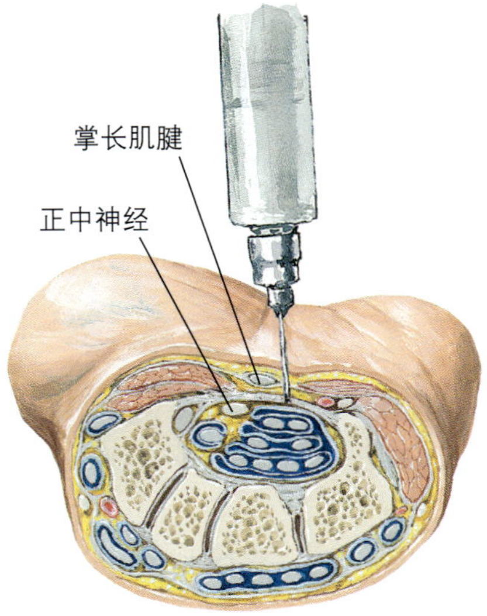

步　骤
腕关节穿刺／注射
1. 询问患者有无过敏史 2. 触诊桡腕关节背侧的拇长伸肌腱、桡侧腕短伸肌腱、Lister 结节及其尺侧间隙 3. 腕背侧皮肤消毒，铺无菌巾 4. 局部皮肤浸润麻醉 5. 穿刺：穿刺点位于 Lister 结节／桡侧腕短伸肌尺侧和指总伸肌腱桡侧的间隙，用 20G 穿刺针 注射：用 22G 穿刺针，穿刺后回抽以免误入血管，随后向桡腕关节内注射 1～2ml 局麻药或局麻药／皮质激素混合液 6. 覆盖穿刺点 7. 如怀疑感染，应送关节液革兰氏染色及培养
腕管注射（正中神经阻滞）
1. 询问患者有无过敏史 2. 嘱患者合拢拇指和小指，此时掌长肌腱突出，正中神经恰好位于掌长伸肌腱下方及桡侧腕屈肌尺侧 3. 腕掌侧皮肤消毒，铺无菌巾 4. 局部皮肤浸润麻醉 5. 将 22G 或更小的穿刺针于腕横纹处刺入掌长肌腱下方，回抽以免误入血管 注射 1～2ml 局麻药或局麻药／皮质激素混合液 6. 覆盖穿刺点

Colles 骨折

多见于前臂伸直腕关节背伸位摔倒

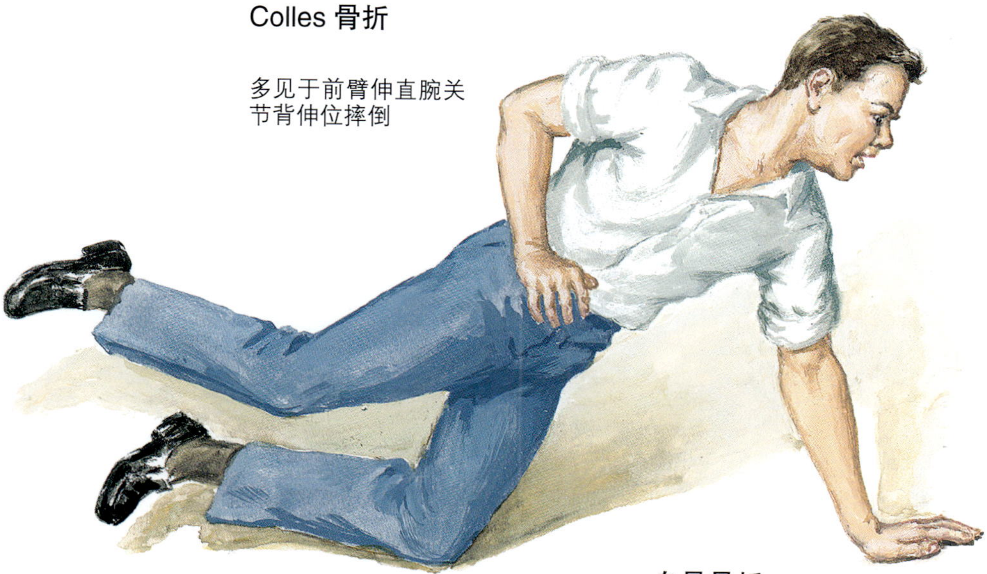

舟骨骨折

常见于伸腕时摔倒，撞击大鱼际基底部

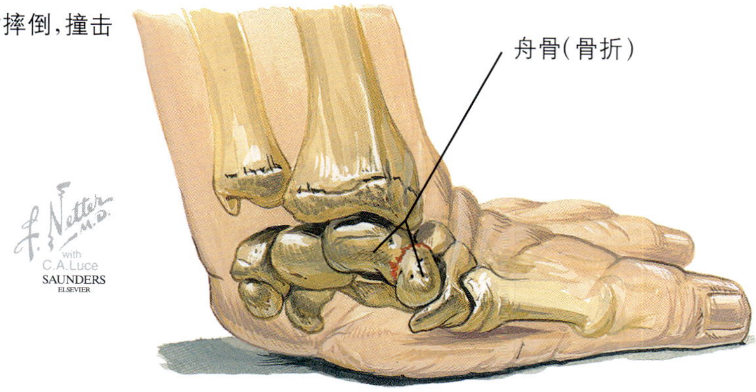

问题	回 答	临 床 意 义
1. 年龄	青年	创伤：骨折及脱位；腱鞘囊肿
	中年，老年	关节炎，神经卡压，过度使用
2. 疼痛		
a. 发生	急性	创伤
	慢性	关节炎
b. 位置	背侧	Kienböck 病，腱鞘囊肿
	掌侧	腕管综合征，腱鞘囊肿(特别是桡骨掌侧)
	桡侧	舟骨骨折，DeQuervain 腱鞘炎，关节炎
	尺侧	三角纤维软骨复合体(TFCC)撕裂，肌腱炎
3. 僵硬	伴背侧疼痛	Kienböck 病
	伴掌侧疼痛(夜间痛)	腕管综合征
4. 肿胀	关节：创伤后	骨折或扭伤
	关节：无创伤	关节病，感染，痛风
	沿肌腱走行	屈肌腱/伸肌腱炎(钙化)；DeQuervain 病
5. 不稳定	弹响	舟月分离
6. 肿块	沿腕关节	腱鞘囊肿
7. 创伤	摔倒时手撑地	骨折：桡骨远端骨折，舟骨骨折；脱位：月骨；尺侧三角纤维软骨复合体撕裂
8. 活动性	反复活动(敲击键盘)	腕管综合征，DeQuervain 腱鞘炎
9. 神经症状	麻木，刺痛	神经卡压，胸廓出口综合征，神经根病
	无力	桡、尺、正中神经卡压
10. 关节病史	多关节受累	关节病

体格检查

桡骨远端骨折

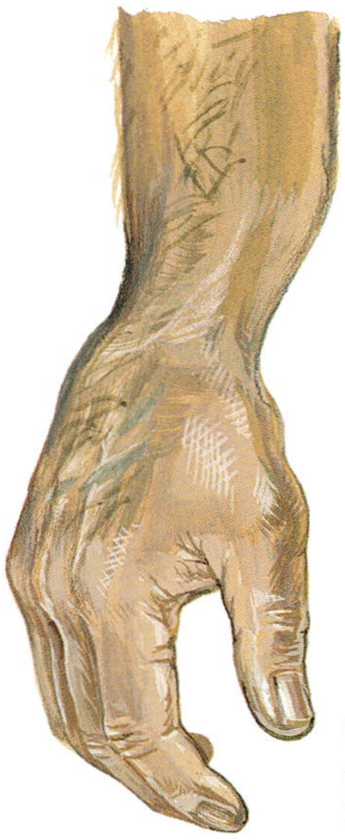

临床表现取决于桡骨远端骨折块移位的严重程度

舟骨骨折

临床表现：疼痛，鼻烟窝肿胀压痛

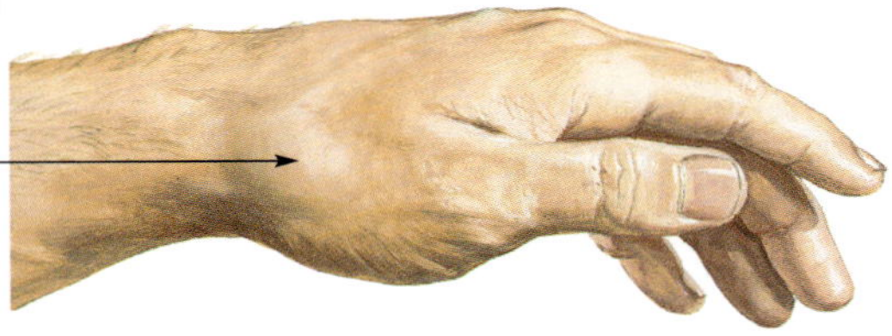

腕骨脱位

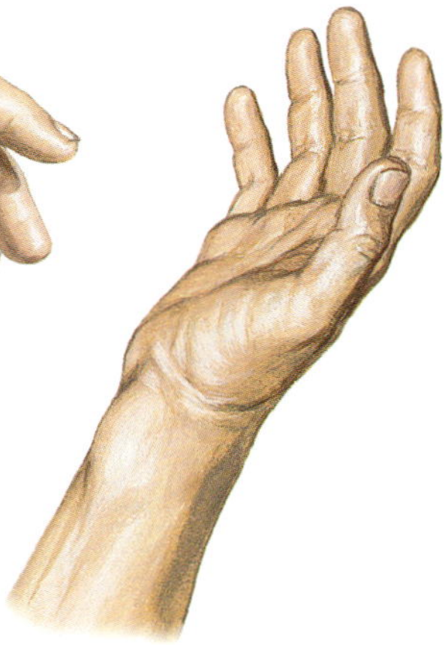

典型畸形：月骨脱位造成掌侧肿块

检查	方　法	临 床 意 义
	视诊	
大体畸形	骨及软组织	骨折脱位：前臂及腕部
肿胀	特别是背侧及桡侧	腱鞘炎
	弥漫肿胀	创伤，感染
	触诊	
皮肤改变	热，发红	感染，痛风
	冷，干燥	神经血管受压
桡尺骨茎突	分别触诊	压痛提示骨折
腕骨	近排及远排腕骨	鼻烟窝压痛：舟骨骨折；月骨压痛：Kienböck 病
	近排腕骨	舟月分离
	豌豆骨	压痛：豌豆三角骨关节炎；尺侧腕屈肌肌腱炎
软组织	6 个背侧间室	第 1 间室压痛：DeQuervain 病
	TFCC：尺骨茎突远端	压痛提示三角纤维软骨复合体损伤
	间室	间室紧张/压痛：筋膜室综合征
	活动范围	
屈伸	掌屈及背伸	正常：掌屈 80°，背伸 75°
桡偏/尺偏	在手掌同一平面内	正常：桡偏 15°~20°，尺偏 30°~40°
旋前/旋后	屈肘 90°，手握铅笔，旋转腕关节	正常：旋后 90°，旋前 80°~90°（腕部旋转仅 10°~15°，大部分发生在肘关节）
	神经血管	
感觉	轻触觉，针刺觉，两点辨别觉	
肌皮神经(C6)	前臂外侧	感觉缺失提示神经/神经根病变
前臂内侧皮神经(T1)	前臂内侧	感觉缺失提示神经/神经根病变
运动		
桡神经(C6-7)	抗阻力伸腕	无力＝桡侧腕长/短伸肌或神经/神经根病变
骨间后神经(C6-7)	抗阻力尺偏	无力＝尺侧腕伸肌或神经/神经根病变
尺神经(C8)	抗阻力屈腕	无力＝尺侧腕屈肌或相应神经/神经根病变
正中神经(C6)	抗阻力屈腕	无力＝尺侧腕屈肌或相应神经/神经根病变
正中神经(C7)	抗阻力旋前	无力＝旋前圆肌或神经/神经根病变
肌皮神经(C6)	抗阻力旋后	无力＝肱二头肌或神经/神经根病变
反射		
C6	肱桡肌	减弱或消失提示相应神经根病变
脉搏	桡动脉，尺动脉	减弱/消失＝血管受压或损伤(进行 Allen 试验)

DeQuervain 病

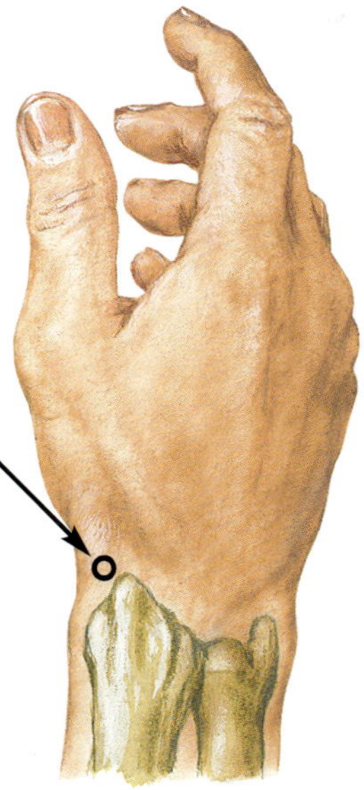

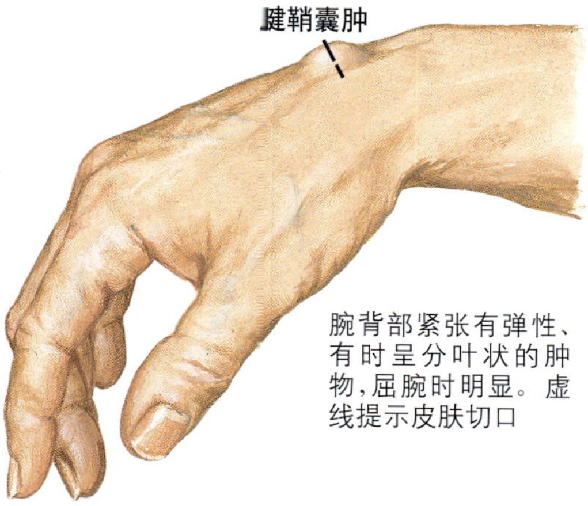

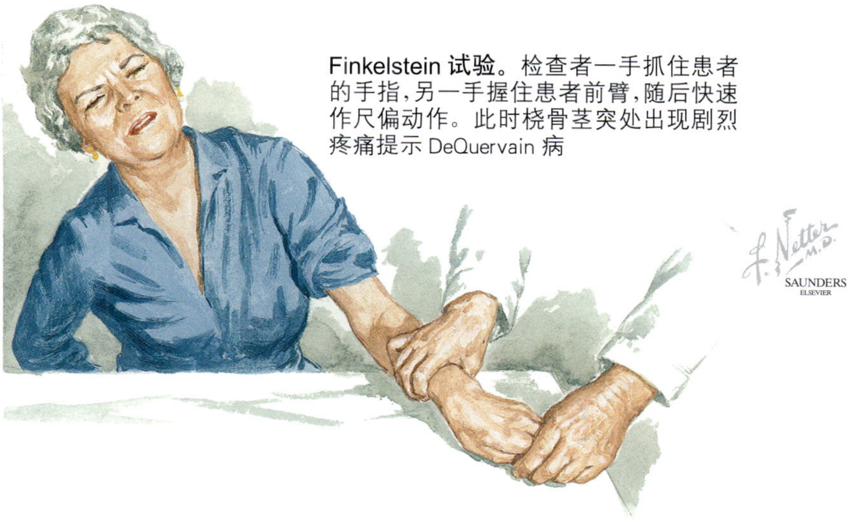

检查	方　法	临床意义
特殊检查		
Phalen 试验	极度屈曲双侧腕关节数分钟	诱发症状（麻木或刺痛）：腕管综合征
Tinel 试验	叩击手腕掌侧	疼痛、麻木提示正中神经卡压（腕管综合征）
Finkelstein 试验	握拳时拇指位于拳心，随后尺偏腕关节	第 1 间室（拇长展肌、拇短伸肌）上方疼痛提示 DeQuervain 腱鞘炎
Watson 试验	腕关节桡偏或尺偏时向前向后推舟骨	阳性提示半脱位或复位：腕部韧带损伤
Allen 试验	同时阻断桡动脉及尺动脉，握拳后放松一侧动脉	松拳后恢复粉红色的时间延迟或消失提示松开的动脉受压

肌肉：起止点

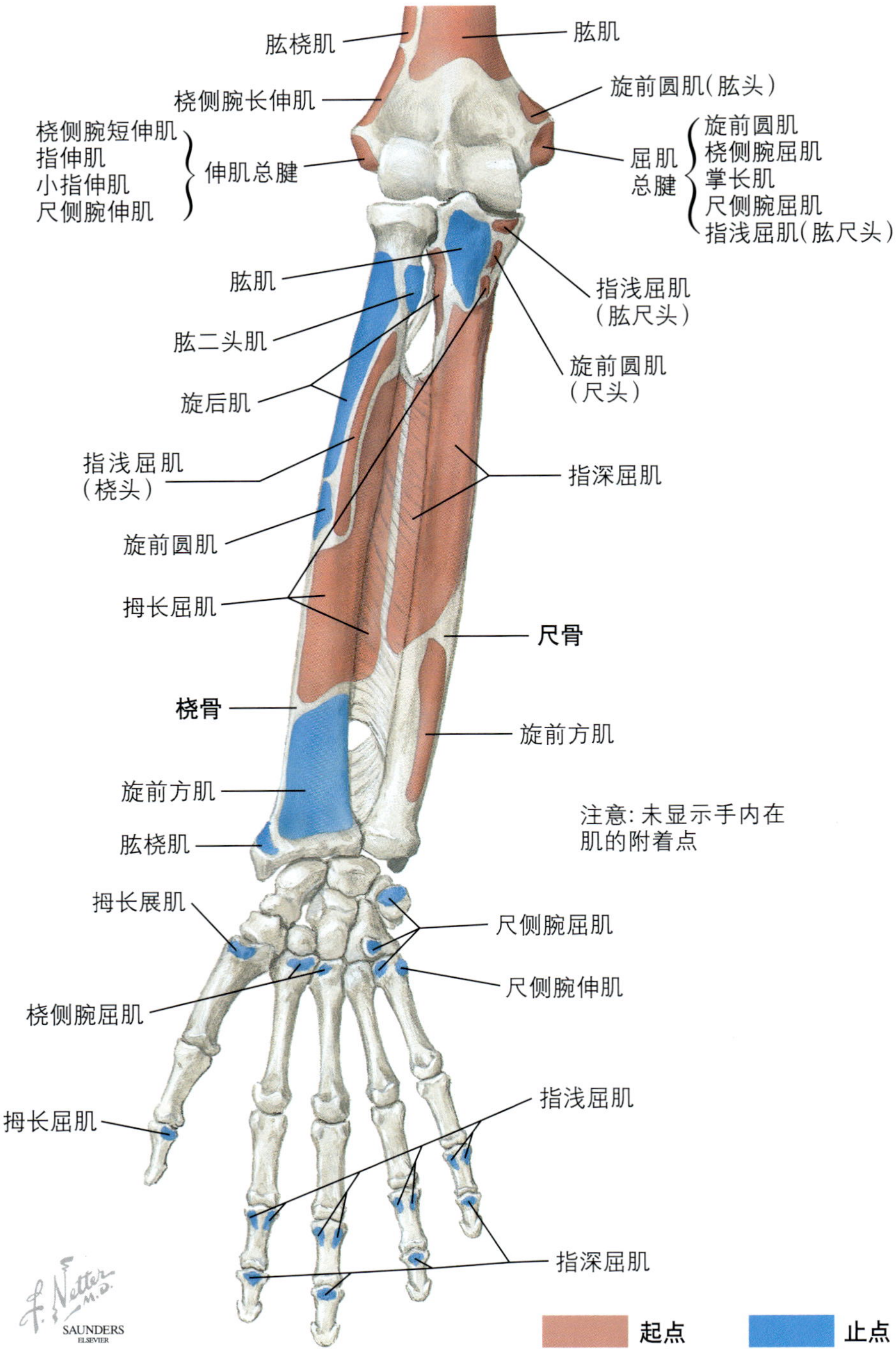

尺骨近端	桡骨近端
前面	
止点	**止点**
肱肌	肱二头肌
	旋后肌
起点	**起点**
指浅屈肌(尺头)	指浅屈肌(桡头)
旋前圆肌	
拇长屈肌	
旋后肌	

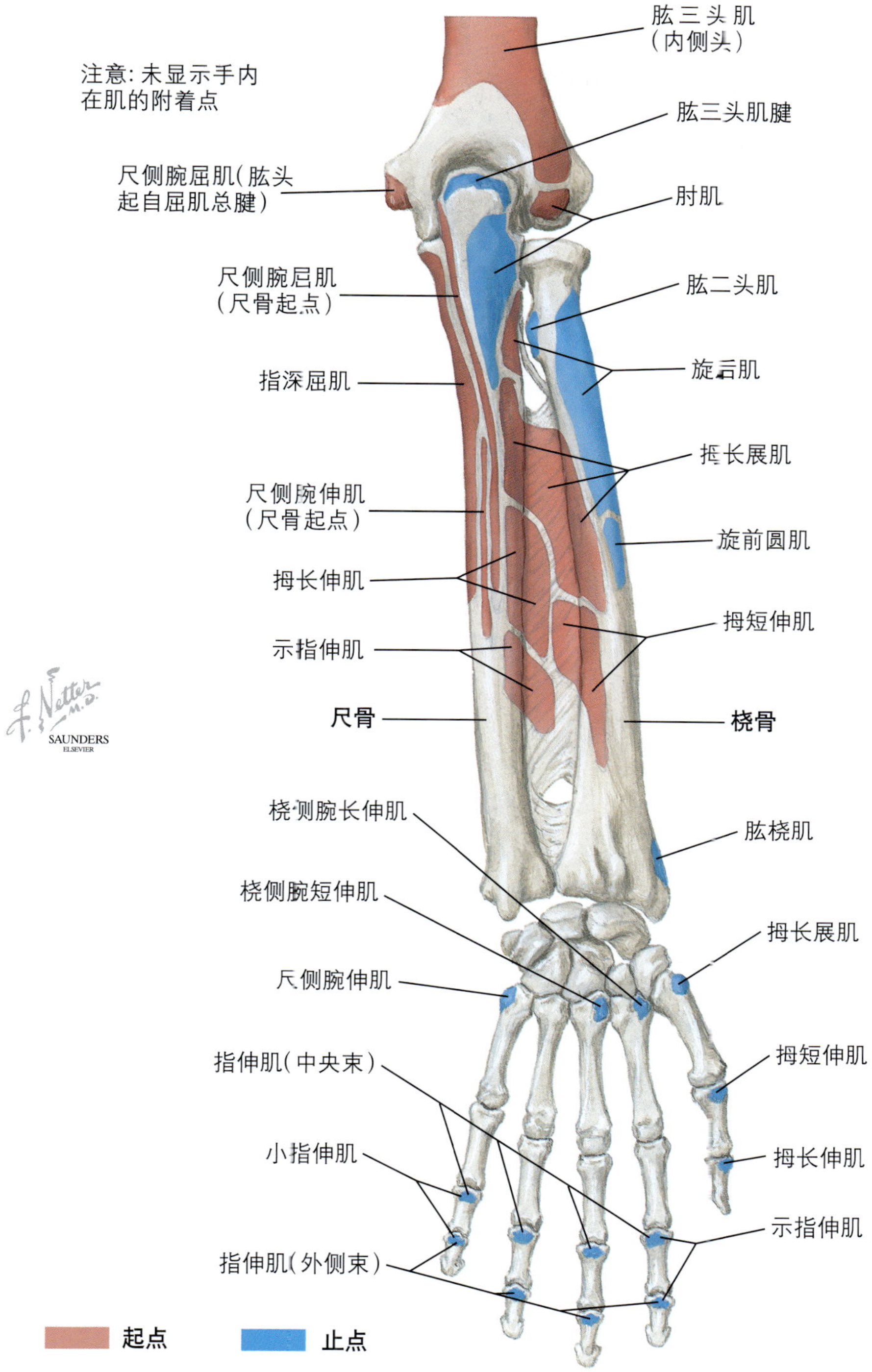

尺骨近端	桡骨近端
后面	
止点	**止点**
肱三头肌	肱二头肌
肘肌	旋后肌
起点	**起点**
尺侧腕屈肌	无

前间室肌：浅屈肌

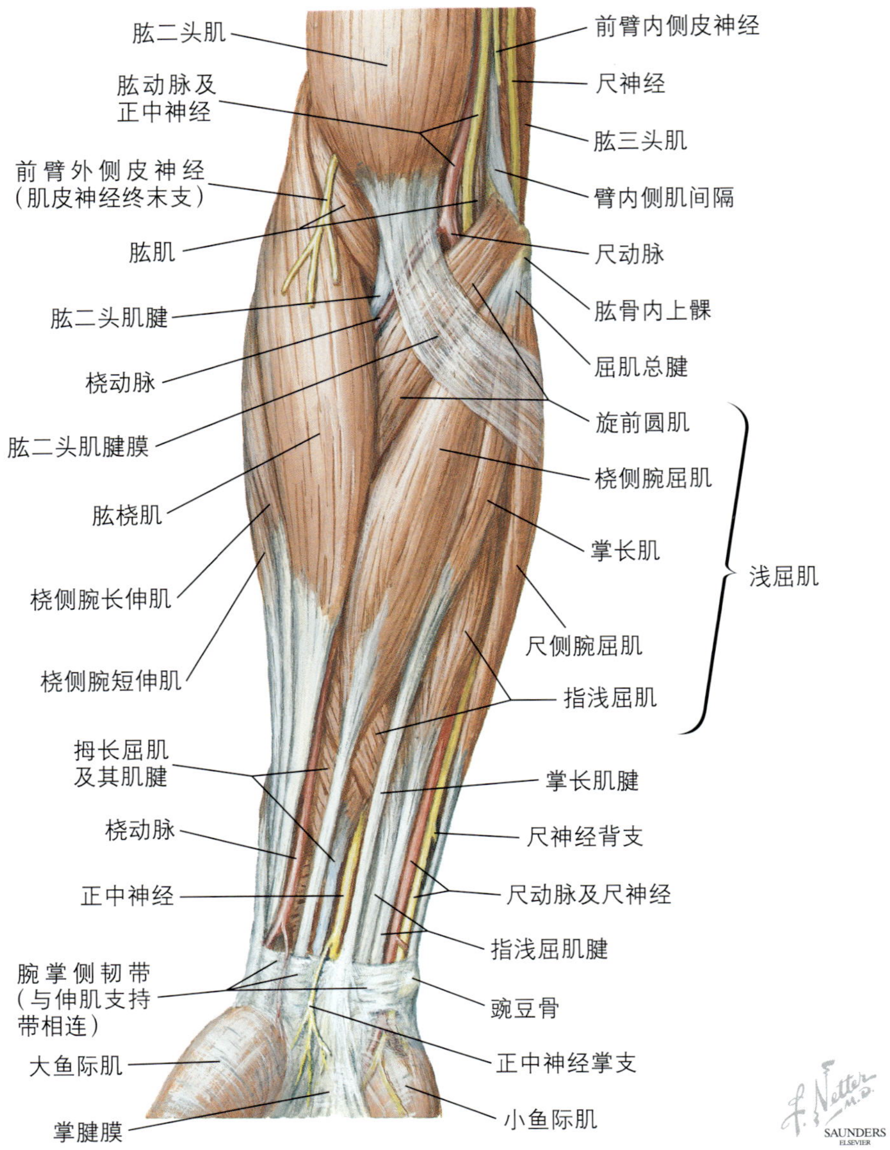

肌肉	起点	止点	神经支配	功能	备 注
旋前圆肌[PT]	肱骨内上髁及尺骨冠状突	桡骨外侧	正中神经	旋前，屈曲前臂	卡压骨间前神经（骨间前神经综合征）
桡侧腕屈肌[FCR]	肱骨内上髁	第 2、3 掌骨基底	正中神经	屈腕，桡偏	桡动脉恰在肌腱外侧
掌长肌[PL]	肱骨内上髁	屈肌支持带及掌腱膜	正中神经	屈腕	用于腱肌转移（10%先天缺如）
尺侧腕屈肌[FCU]	肱骨内上髁 尺骨后方	豌豆骨、钩骨钩及第 5 掌骨	尺神经	屈腕，尺偏	最有力的屈腕肌
指浅屈肌[FDS]	1. 肱骨内上髁及尺骨冠状突 2. 桡骨近端前方	中节指骨（拇指除外）	正中神经	屈曲近端指间关节（也有屈指屈腕功能）	单独检查各指功能

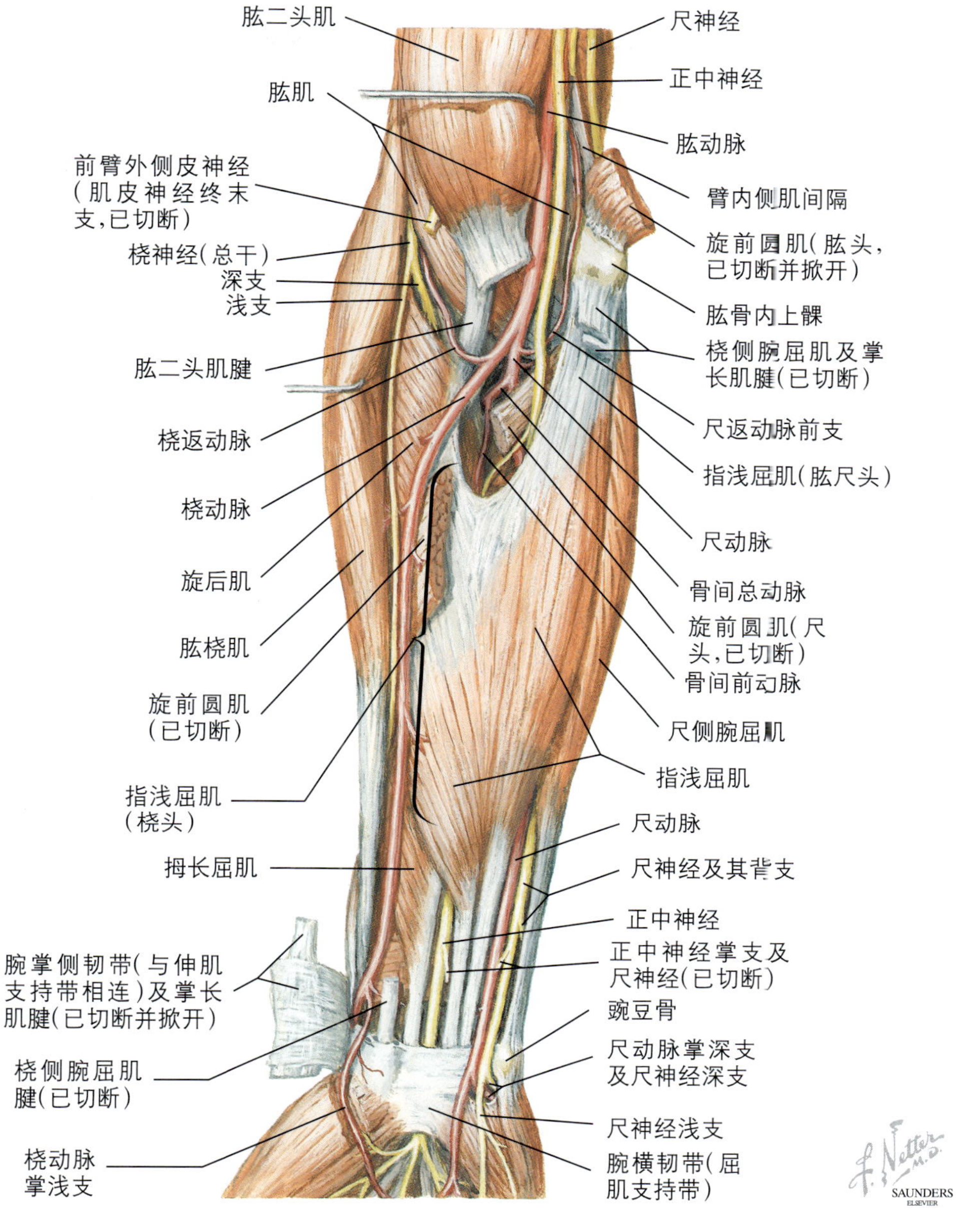

肌肉	起点	止点	神经支配	功能	备 注
指浅屈肌[FDS]	1. 肱骨内上髁，冠状突 2. 桡骨近端前方	中节指骨（拇指除外）	正中神经	屈曲近端指间关节（也有屈指及屈腕功能）	单独检查各指功能

后间室肌：浅伸肌

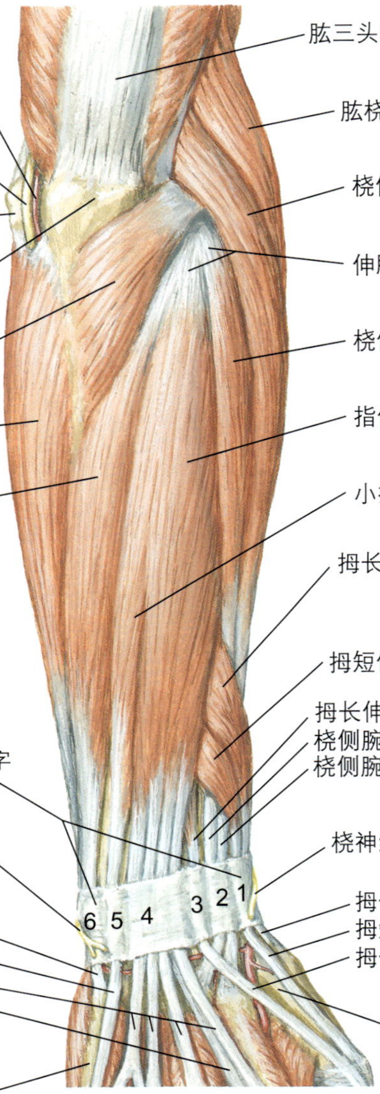

肌肉	起点	止点	神经支配	功能	备 注
肘肌	肱骨外上髁后方	尺骨近端后方	桡神经	伸前臂	Kocher 入路中必须将其牵开
Mobile Wad（3）					
肱桡肌[BR]	肱骨外侧髁上	桡骨远端外侧	桡神经	屈前臂	桡骨骨折时的致畸因素
桡侧腕长伸肌[ECRL]	肱骨外侧髁上	第 2 掌骨基底	桡神经	伸腕	用于肌腱转移
桡侧腕短伸肌[ECRB]	外上髁	第 3 掌骨基底	桡神经	伸腕	炎症导致网球肘；卡压骨间后神经
指伸肌[ED]	外上髁	第 2~5 指远节指骨基底	桡神经 - 骨间后神经	伸指	远端撕脱造成槌状指畸形
小指伸肌[EDM]	外上髁	小指指背腱膜，小指末节指骨	桡神经 - 骨间后神经	伸小指	位于第 5 背侧间室
尺侧腕伸肌[ECU]	外上髁	第 5 掌骨基底	桡神经 - 骨间后神经	伸腕及内收	Kocher 入路中必须将其牵开

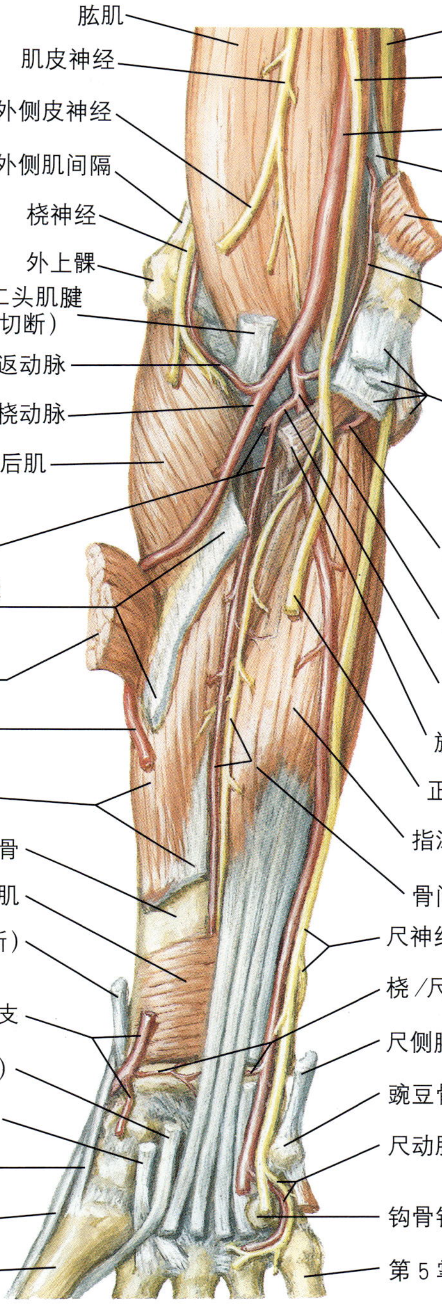

肌肉	起点	止点	神经支配	功能	备注
指深屈肌[FDP]	尺骨前方及骨间膜	远节指骨（示指/中指） 远节指骨（环指/小指）	正中神经/骨间前神经 尺神经	屈曲远端指间关节（也有屈指屈腕功能）	撕脱导致 Jersey 指；指深屈肌和拇长屈肌易发生 Volkmann 缺血挛缩
拇长屈肌[FPL]	桡骨前方及尺骨冠状突	拇指远节指骨	正中神经/骨间前神经	屈曲拇指（指间关节）	
旋前方肌[PQ]	尺骨远端内侧	桡骨远端前方	正中神经/骨间前神经	前臂旋前	主要的旋前肌

后间室肌肉：深层伸肌

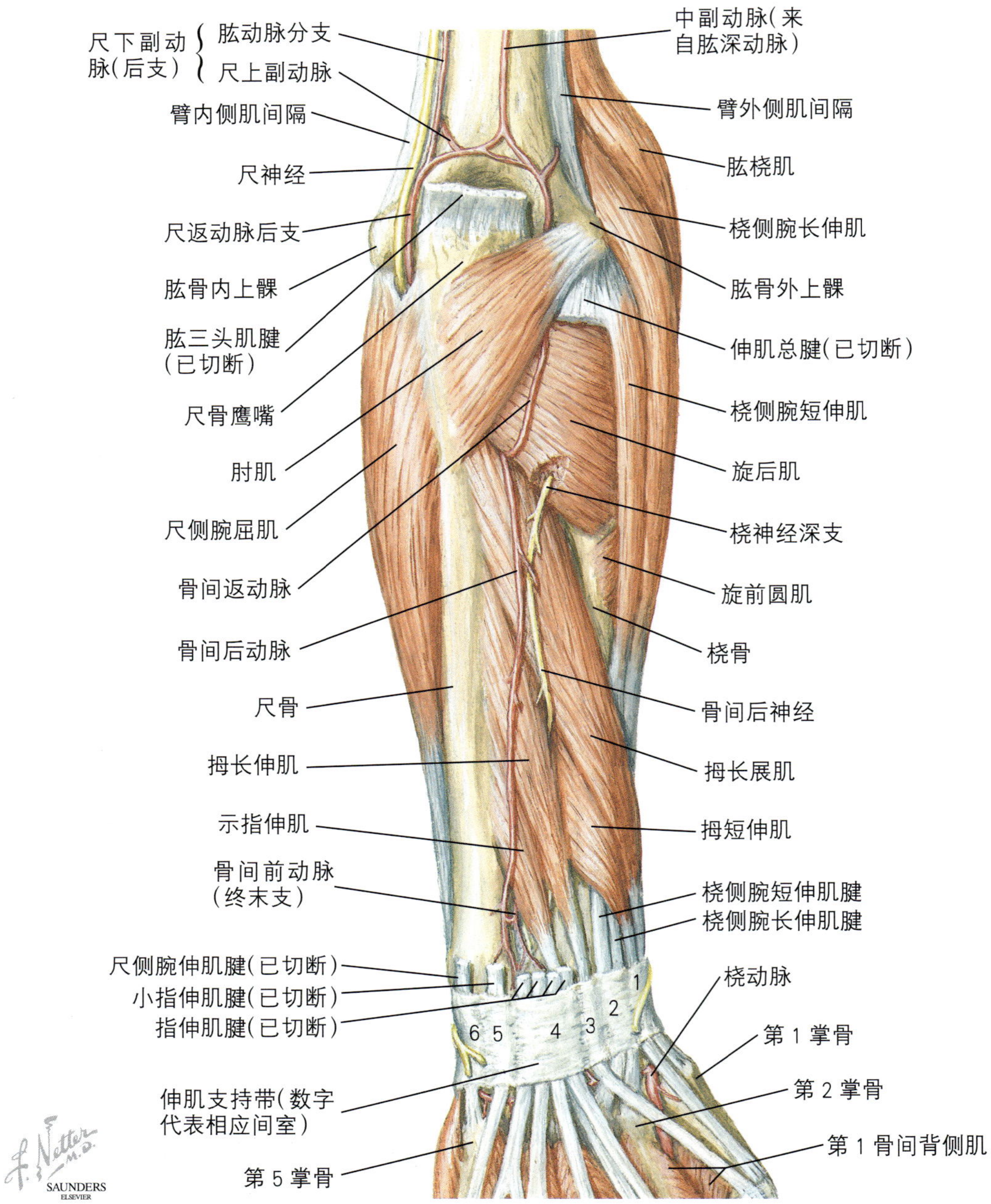

肌肉	起点	止点	神经支配	功能	备　注
旋后肌	肱骨外上髁，尺骨内侧	桡骨近端外侧	桡神经-骨间后神经	前臂旋后	卡压骨间后神经
拇长展肌[APL]	尺桡骨后方	第 1 掌骨基底	桡神经-骨间后神经	外展及伸拇（腕掌关节）	第 1 背侧间室（DeQuervain 腱鞘炎）
拇短伸肌[EPB]	桡骨后方	拇指近节指骨基底	桡神经-骨间后神经	伸拇（掌指关节）	同上；鼻烟窝桡侧缘
拇长伸肌[EPL]	尺骨后方	拇指远节指骨基底	桡神经-骨间后神经	伸拇（指间关节）	肌腱在 Lister 结节处转 45°；鼻烟窝尺侧缘
示指固有伸肌[EIP]	尺骨后方	示指远节指骨及指背腱膜	桡神经–骨间后神经	伸示指	用于肌腱转移

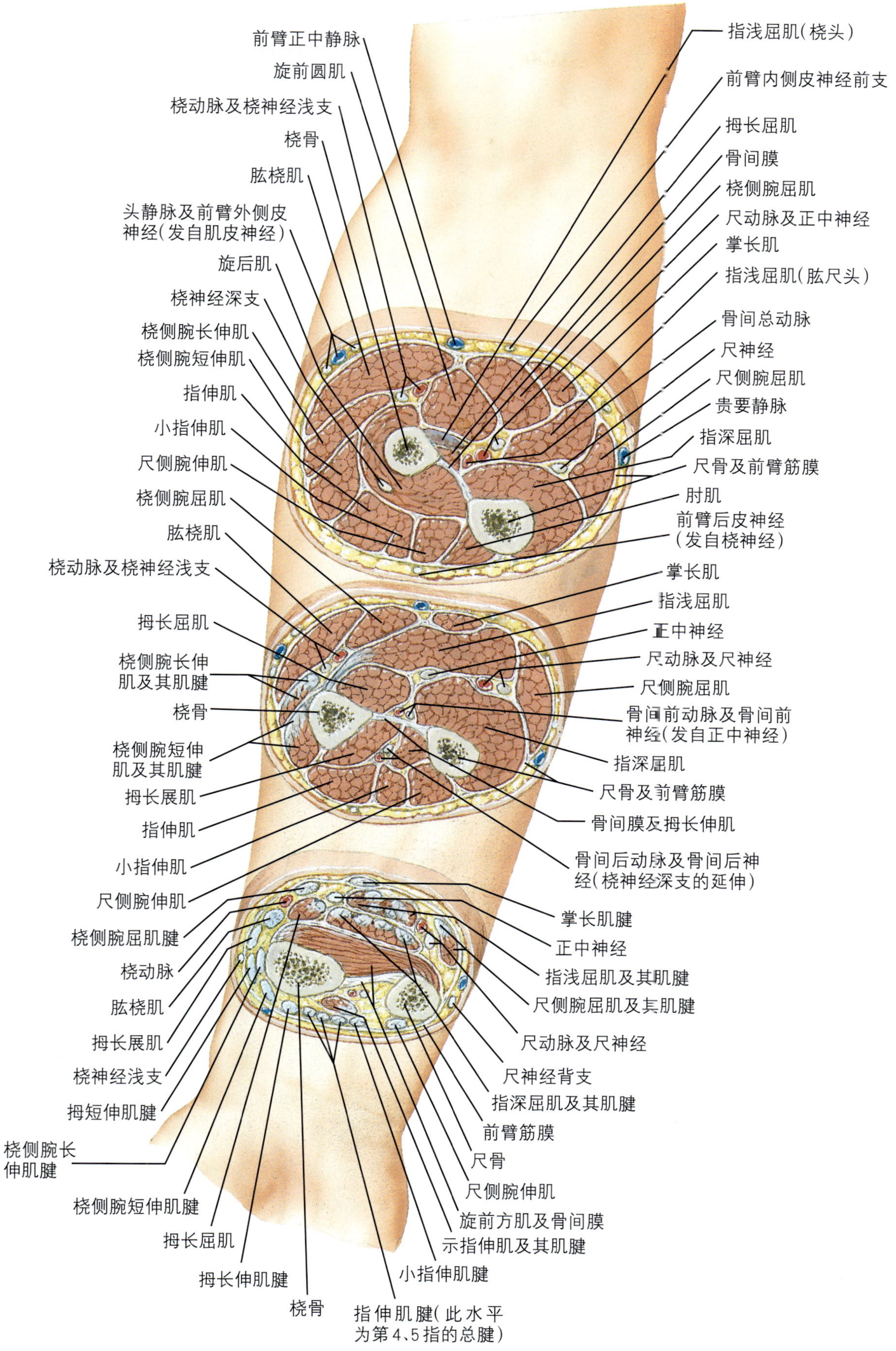
前臂正中静脉
旋前圆肌
桡动脉及桡神经浅支
桡骨
肱桡肌
头静脉及前臂外侧皮神经（发自肌皮神经）
旋后肌
桡神经深支
桡侧腕长伸肌
桡侧腕短伸肌
指伸肌
小指伸肌
尺侧腕伸肌
桡侧腕屈肌
肱桡肌
桡动脉及桡神经浅支
指浅屈肌（桡头）
前臂内侧皮神经前支
拇长屈肌
骨间膜
桡侧腕屈肌
尺动脉及正中神经
掌长肌
指浅屈肌（肱尺头）
骨间总动脉
尺神经
尺侧腕屈肌
贵要静脉
指深屈肌
尺骨及前臂筋膜
肘肌
前臂后皮神经（发自桡神经）
拇长屈肌
桡侧腕长伸肌及其肌腱
桡骨
桡侧腕短伸肌及其肌腱
拇长展肌
指伸肌
小指伸肌
尺侧腕伸肌
掌长肌
指浅屈肌
正中神经
尺动脉及尺神经
尺侧腕屈肌
骨间前动脉及骨间前神经（发自正中神经）
指深屈肌
尺骨及前臂筋膜
骨间膜及拇长伸肌
骨间后动脉及骨间后神经（桡神经深支的延伸）
桡侧腕屈肌腱
桡动脉
肱桡肌
拇长展肌
桡神经浅支
拇短伸肌腱
桡侧腕长伸肌腱
桡侧腕短伸肌腱
拇长屈肌
拇长伸肌腱
桡骨
指伸肌腱（此水平为第4、5指的总腱）
掌长肌腱
正中神经
指浅屈肌及其肌腱
尺侧腕屈肌及其肌腱
尺动脉及尺神经
尺神经背支
指深屈肌及其肌腱
前臂筋膜
尺骨
尺侧腕伸肌
旋前方肌及骨间膜
示指伸肌及其肌腱
小指伸肌腱
F. Netter M.D.
SAUNDERS
ELSEVIER

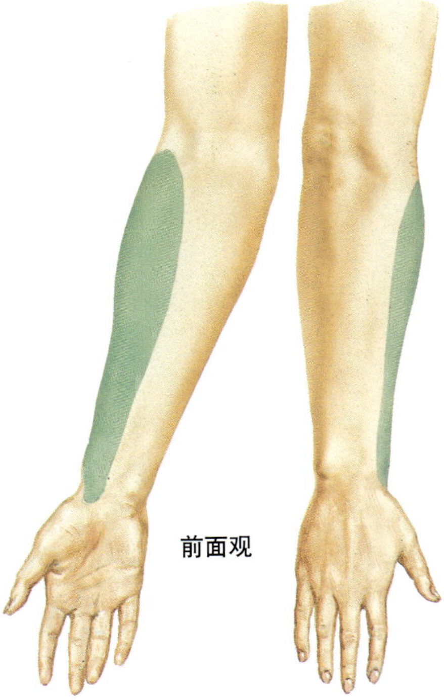

皮肤神经支配(经前臂外侧皮神经)

锁 骨 下

外侧束

1. **肌皮神经**(C5-7):在前臂仅为感觉支
   感觉:前臂外侧(经前臂外侧皮神经)
   运动:无(前臂)

内侧束

2. **前臂内侧皮神经**(C8-T1):与贵要静脉伴行
   感觉:前臂内侧及臂前侧
   运动:无
3. **尺神经**(C[7]8-T1):走行于内上髁后方的尺神经沟*及尺侧腕伸肌*的 2 头之间,随后位于尺侧腕屈肌*下方,最终进入 Guyon 管*
   感觉:无(前臂)
   运动:尺侧腕屈肌
   指深屈肌(第 4、5 指)

内侧束及外侧束

4. **正中神经**(C[5]6-T1):走行于旋前圆肌*的 2 头之间,穿过 Struther 韧带及纤维腱膜*,于指浅屈肌*下方进入腕管*(尺侧运动支与正中神经伴行,随后向尺神经发出分支)。在腕部,正中神经分为运动支和掌皮支(走行于桡侧腕屈肌和掌长肌之间):腕管松解时易损伤
   感觉:无(前臂)
   运动:<u>前臂前间室</u>
   <u>浅屈肌</u>
   旋前圆肌[PT]
   桡侧腕屈肌[FCR]
   掌长肌[PT]
   指浅屈肌[FDS]
   <u>深屈肌</u>:骨间前神经[AIN]。受旋前圆肌压迫,或因肱骨髁上骨折受损
   指深屈肌(第 2，3 指)
   拇长屈肌[FPL]
   旋前方肌[PQ]

* 潜在受压部位

尺神经支配的肌肉

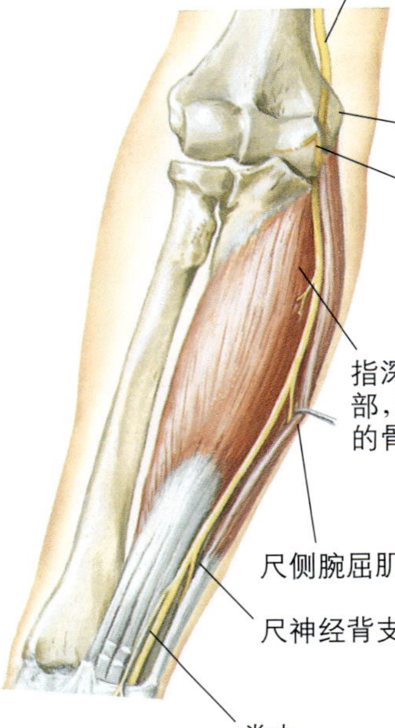

正中神经支配的肌肉

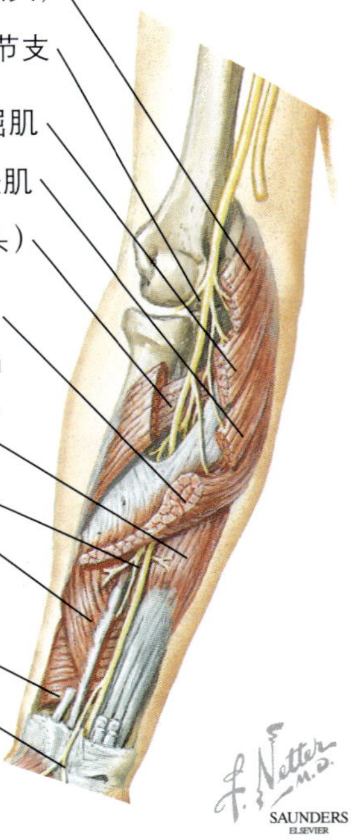

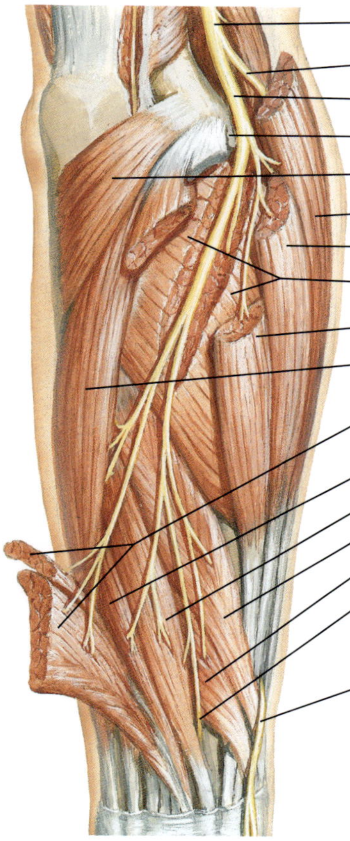

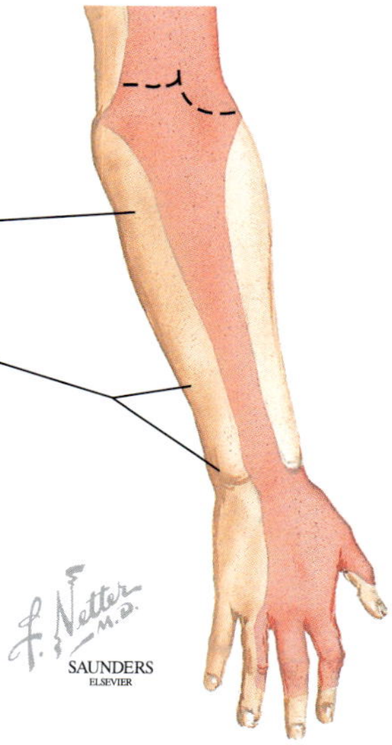

锁 骨 下

后束

5. **桡神经**(C5-T1):分为 2 支,浅支为感觉支,深支为运动支,后者穿过旋后肌变为骨间后神经
   - 感觉:前臂后方:经前臂后皮神经
   - 运动:Mobile Wad (3):桡神经(深支)绕过桡骨进入前臂后间室,穿过桡管*变为骨间后神经
     - <u>浅层伸肌</u>
     - 肱桡肌[BR]
     - 桡侧腕长伸肌[ECRL]
     - 桡侧腕短伸肌[ECRB]
     - <u>前臂后间室: 骨间后神经[PIN]</u>
     - 存在多个潜在受压部位:
       - 1. 桡骨头的纤维组织;2. Henry 索;3. Frohse 腱弓;4. 旋后肌远端;5. 桡侧腕短伸肌
     - <u>浅层伸肌</u>
     - 尺侧腕伸肌[ECU]
     - 小指伸肌[EDM]
     - 指总伸肌[EDC]
     - <u>深层伸肌</u>
     - 旋后肌
     - 拇长展肌[APL]
     - 拇长伸肌[EPL]
     - 拇短伸肌[EPB]
     - 示指固有伸肌[EIP]

* 潜在的受压部位

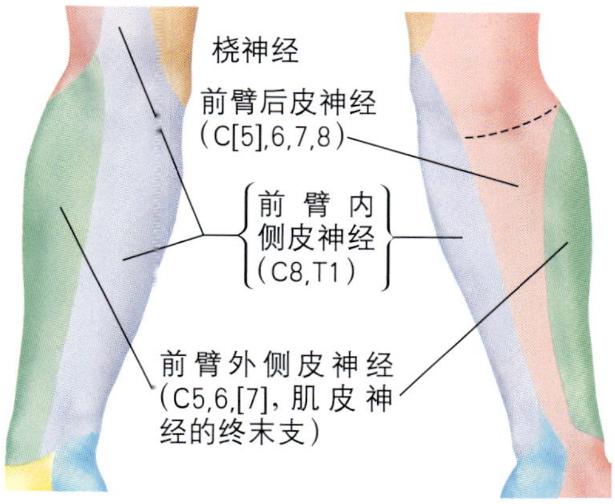

动脉

动脉	走行	分支
桡动脉	旋前圆肌表面，肱桡肌下方	桡返动脉肌支(Henry 索)
尺动脉	指深屈肌上方，指浅屈肌下方	尺返动脉前支 尺返动脉后支 骨间总动脉 　骨间前动脉 　骨间后动脉 　骨间返动脉 肌支
肘部的动脉交通参见第 3 章		

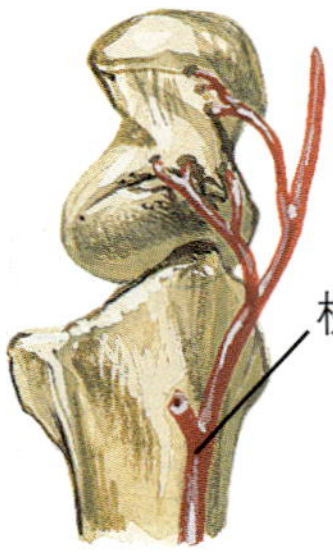

舟骨的血运来自近极和远极

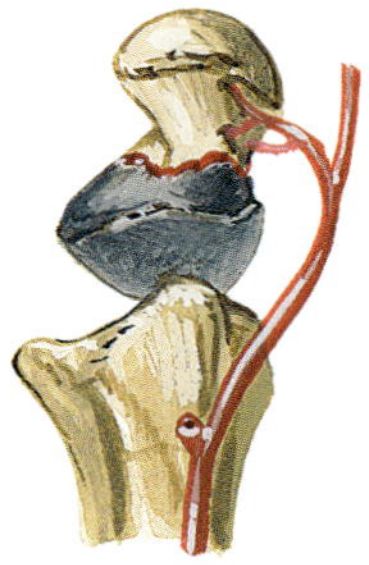

绝大多数情况下，舟骨的血运仅来自远极。舟骨腰部骨折可致近极缺血坏死

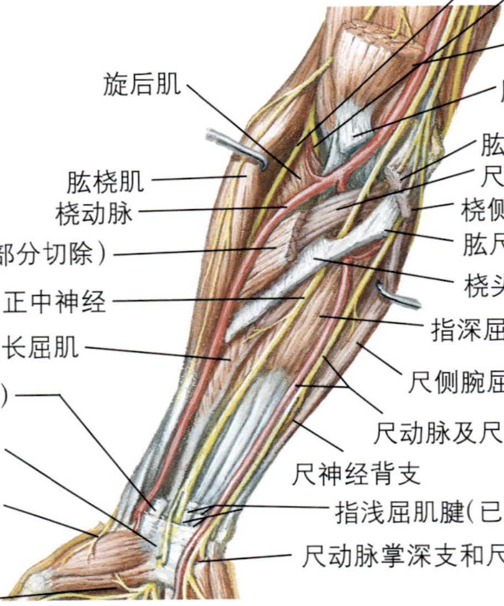

动脉	走行	分支	备注
桡动脉	掌侧：尺侧腕屈肌外侧 背侧：位于拇长伸肌及拇长展肌／拇短伸肌之间	分为 3 支	位于鼻烟窝内
		腕掌支	位于屈肌腱深层
		腕背支	位于伸肌腱深层
		掌浅支	与尺动脉交通构成掌浅弓
		掌深弓	桡动脉的终末支
尺动脉	位于腕横韧带表面，豌豆骨外侧	分为 4 支	
		腕掌支	位于指浅屈肌深层
		腕背支	位于伸肌腱深层
		掌深支	与桡动脉交通构成掌深弓
		掌浅弓	尺动脉的终末支
Allen 征	1. 同时阻断腕关节两侧的尺动脉和桡动脉 2. 嘱患者握拳 3. 放松一侧动脉 4. 重复检查另一侧动脉		放松一侧动脉后手掌灌注良好(变红)提示掌动脉弓及侧支循环良好

类风湿关节炎

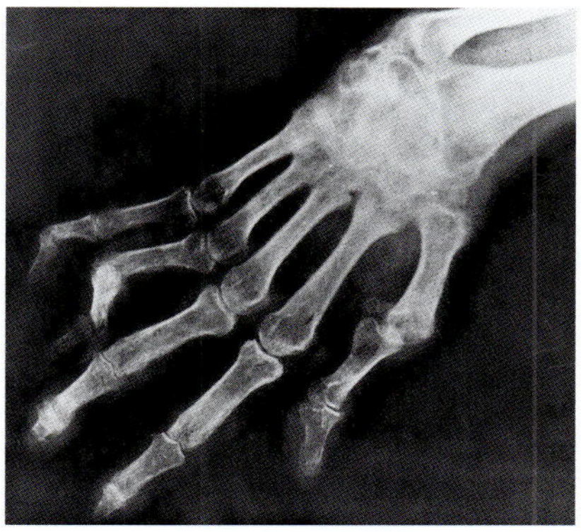

X 线片显示近端指间关节软骨变薄，腕掌关节侵蚀，骨质疏松及手指畸形

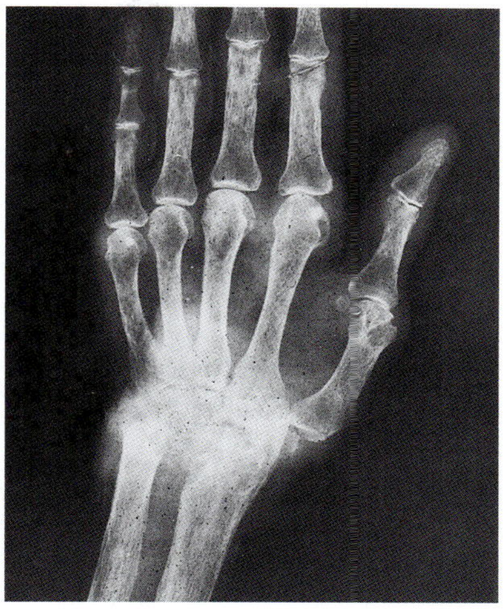

同一患者 14 年后的表现。腕掌关节及尺骨头完全侵蚀

描　述	病史和体格检查	检查／所见	治　疗
关节炎			
骨关节炎／退行性关节病			
• “磨损及撕裂”：关节软骨丢失 • 1° 或 2°（如创伤） • 见于舟月进行性塌陷（SLAC）	Hx：老年，女性，疼痛（活动时加重） PE：肿胀，活动范围下降	X 线：骨关节炎表现，骨赘、关节间隙丢失、骨硬化	1. 非甾体抗炎药，夹板，皮质激素注射 2. 关节融合（缓解疼痛）
DeQuervain 病			
• 第 1 背侧间室（拇长展肌／拇短伸肌）缩窄性腱鞘炎	Hx：打网球或高尔夫的经历。疼痛、肿胀 PE：Finkelstein 征（＋）	X 线：可见肌腱钙化 实验室检查：尿酸（排除痛风）	1. 夹板，非甾体抗炎药 2. 手术切除
类风湿关节炎			
• 全身炎症性疾病，影响滑膜，破坏关节 • 腕关节是常见受累部位 • 合并腱鞘炎或腕管综合征	Hx：疼痛，僵硬（晨起加重） PE：全关节肿胀；活动范围下降；掌指关节尺偏	X 线：手部系列片：关节破坏及侵蚀 实验室检查：RF、ANA、WBC、ESR、尿酸	1. 内科治疗，夹板制动关节 2. 滑膜切除（单关节） 3. 肌腱转移或修复 4. 关节融合或关节置换
不稳定			
舟月进行性塌陷（SLAC）			
• 退行性变继发的不稳定（舟月韧带破裂或舟骨骨折／脱位）	Hx／PE：慢性疼痛，久远的创伤病史	X 线：桡舟骨关节炎（也可累及头月关节，桡月关节少见）	1. 舟骨切除，头月关节融合 2. 近排腕骨切除或融合
舟月分离（静态／动态）			
• 舟月/桡侧副韧带撕裂：月骨背侧移位[DISI] • 月三角韧带撕裂：月骨掌侧移位[VISI：]	Hx：摔伤史（伸腕旋后损伤），腕关节疼痛 PE：Waston 征（＋）	X 线：舟月间隙 >3mm：Terry Thomas 征（＋）；握拳时舟月间隙增宽	早期：闭合复位，夹板／石膏。如为完全撕裂，可修复韧带 晚期：舟骨小大多角骨融合，腕骨切除或腕关节融合

疾病：神经卡压

DeQuervain 病

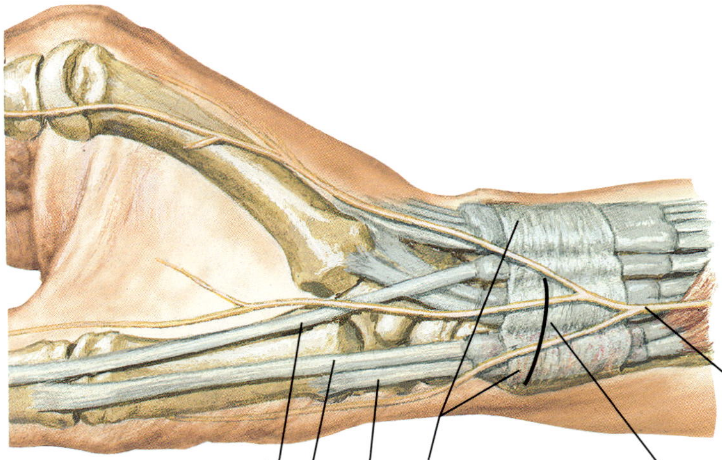

沿拇长展肌及拇短伸肌走行至伸肌支持带第 1 间室，作横切口，解剖出桡神经浅支（感觉支）及腱鞘

描 述	病史和体格检查	检查/所见	治 疗
骨间前神经(AIN)综合征			
• 骨间前神经的受压部位： 1. 旋前圆肌 2. 指浅屈肌 3. 尺侧腕屈肌	Hx：无感觉障碍 PE：拇指活动范围降低，无 OK 征（Kilon-Nevin 征[+]）	X 线：排除其他疾病	1. 保守治疗 2. 如无效，可手术松解
腕管综合征(CTS)			
• 正中神经在腕管内受压 • 最常见的神经卡压综合征 • 可合并代谢性疾病（如糖尿病、酗酒、妊娠、甲状腺疾病）	Hx：反复活动，夜间痛，麻木，笨拙 PE：鱼际肌萎缩，Tinel 征及 Phalen 征（+）	X 线：排除其他疾病 EMG/NCS：确定病变部位	1. 调整活动方式 2. 夹板、非甾体抗炎药、皮质激素注射 3. 腕管松解（避免损伤掌支）
骨间后神经(PIN)综合征			
• 骨间后神经的受压部位： 1. 旋后肌（近端边缘最常见） 2. Frohse 腱弓 3. Henry 索 4. 纤维束带 5. 桡侧腕短伸肌	Hx：± 疼痛 PE：无感觉障碍。垂腕，腕指关节伸直受限	X 线：排除其他疾病 EMG/NCS：确定病变部位	1. 观察。可自行缓解 2. 症状持续可手术减压
旋前肌综合征			
• 正中神经的受压部位： 1. 旋前圆肌 2. Struther 韧带 3. 腱膜纤维 4. 指深屈肌	Hx：前臂疼痛，活动后加重 PE：鱼际肌无力，Tinel 征及 Phalen 征（－）	X 线：排除其他疾病 EMG/NCS：确定病变部位	1. 非甾体抗炎药，休息，夹板 2. 3~4 个月后手术松解
桡管综合征			
• 桡神经在桡管处受压	Hx：前臂外侧疼痛 PE：无感觉运动异常	X 线：排除其他疾病	1. 排除肱骨外上髁炎 2. 调整活动方式，夹板 3. 手术探查/松解
尺管综合征			
• 尺神经在 Guyon 管处受压 • 可与创伤有关	Hx：疼痛，麻木、手内在肌萎缩 PE：腕部尺神经 Tinel 征	X 线：无提示 EMG/NCS：确定病变部位	1. 调整活动方式，休息，制动 2. 手术减压

腕部腱鞘囊肿

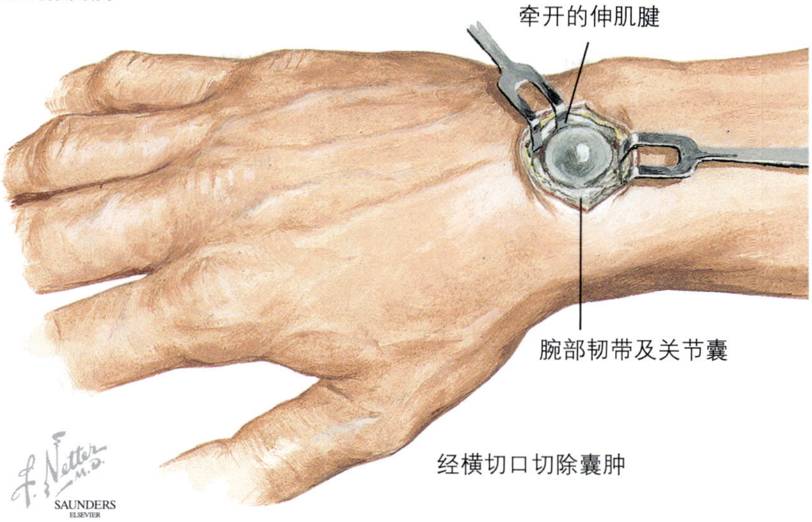

Kienböck 病

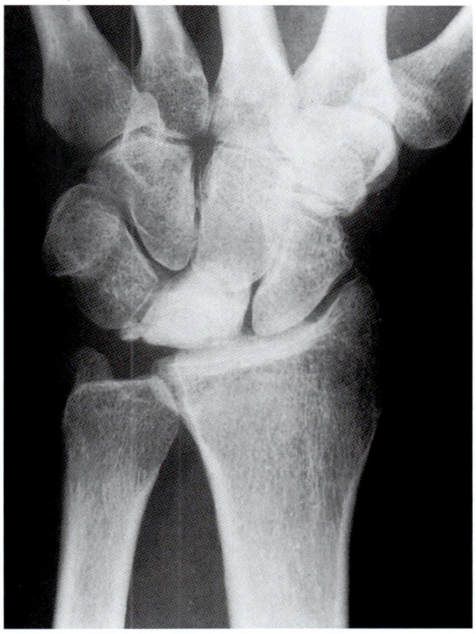

平片显示特征性的月骨硬化

描 述	病史和体格检查	检查/所见	治 疗
腱鞘囊肿			
• 囊内多为粘液/关节液 • 与关节相通 • 最常见的腕部肿物 1. 背侧(舟月关节) 2. 掌侧(舟三角关节)	Hx/PE: 圆形,或大或小的透光性肿物,± 疼痛	X 线: 腕关节系列片,腱鞘囊肿无特征表现	1. 无症状: 复发 2. 有症状: 穿刺抽液或手术切除(应追踪至基底,否则易复发)
Kienböck 病			
• 月骨坏死 • 腕部创伤或尺骨短缩 • 分为 4 期	Hx: 疼痛,肿胀,僵硬 PE: 握力下降	X 线: 月骨不透 X 线 骨扫描/MRI: 确定诊断	Ⅰ期: 非甾体抗炎药,夹板 Ⅱ/Ⅲ期: 腕关节平整术或关节融合 Ⅳ期: 近排腕骨切除或融合

前臂后方入路

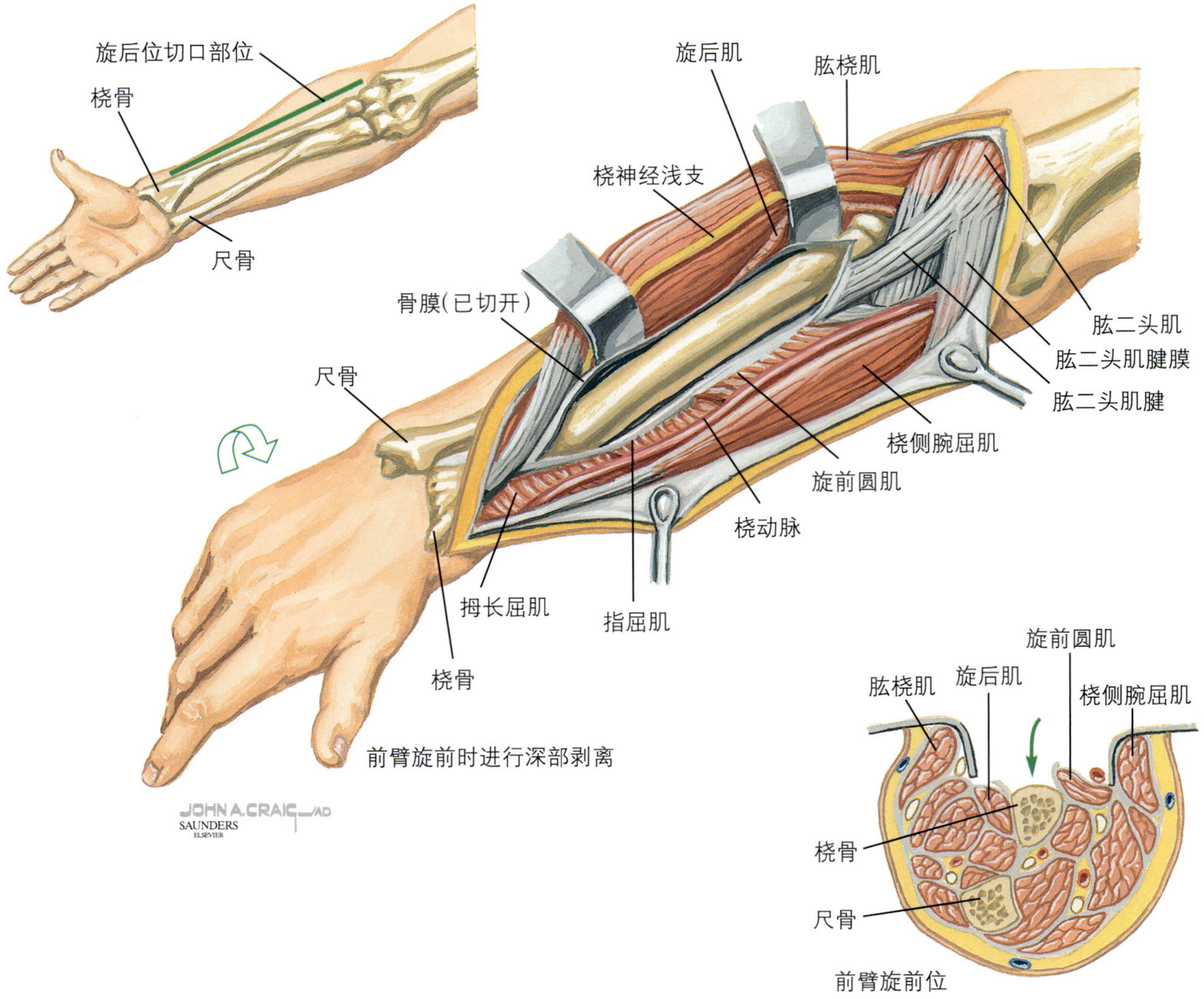

用 途	神经界面	危险	备 注
前臂：前方入路(Henry 入路)			
1. 骨折切开复位内固定 2. 截骨术 3. 活检及骨肿瘤	远端 1. 肱桡肌[桡神经] 2. 桡侧腕屈肌[正中神经] 近端 1. 肱桡肌[桡神经] 2. 旋前圆肌[正中神经]	1. 骨间后神经 2. 桡神经浅支 3. 桡动脉	1. 需要结扎桡返动脉(Henry 索)及静脉 2. 如未结扎血管，出血可造成筋膜室综合征和／或 Volkmann 挛缩 3. 切断皮下神经可形成神经瘤
腕部：背侧入路			
1. 腕关节融合 2. 腕关节稳定 3. 骨折切开复位内固定 4. 腕骨切除	1. 第 3 背侧间室[拇长伸肌] 2. 第 4 背侧间室[指总伸肌，示指固有伸肌]	桡神经(浅支)	1. 切开伸肌支持带，保留皮下脂肪垫内皮神经完整 2. 切断皮下神经可形成神经瘤
腕部：掌侧入路			
1. 腕管减压 2. 掌侧骨折切开复位内固定 3. 月骨脱位 4. 肌腱断裂	无	1. 正中神经 • 掌皮支 • 运动返支 2. 掌动脉弓	1. 向桡侧牵开掌长肌腱及拇长屈肌腱，向尺侧牵开指浅屈肌腱及指深屈肌腱 2. 仔细切除腕横韧带，避免损伤正中神经

腕关节背侧入路

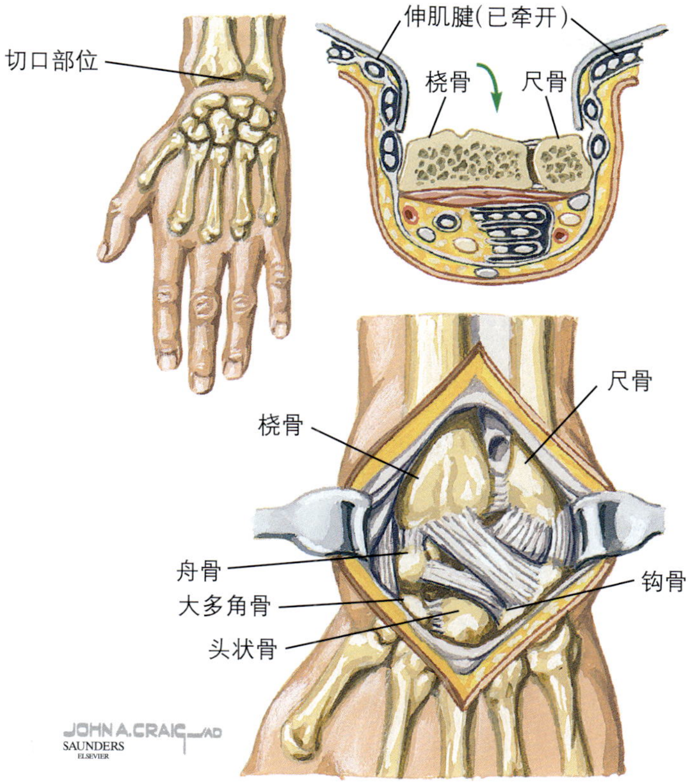

腕关节掌侧入路

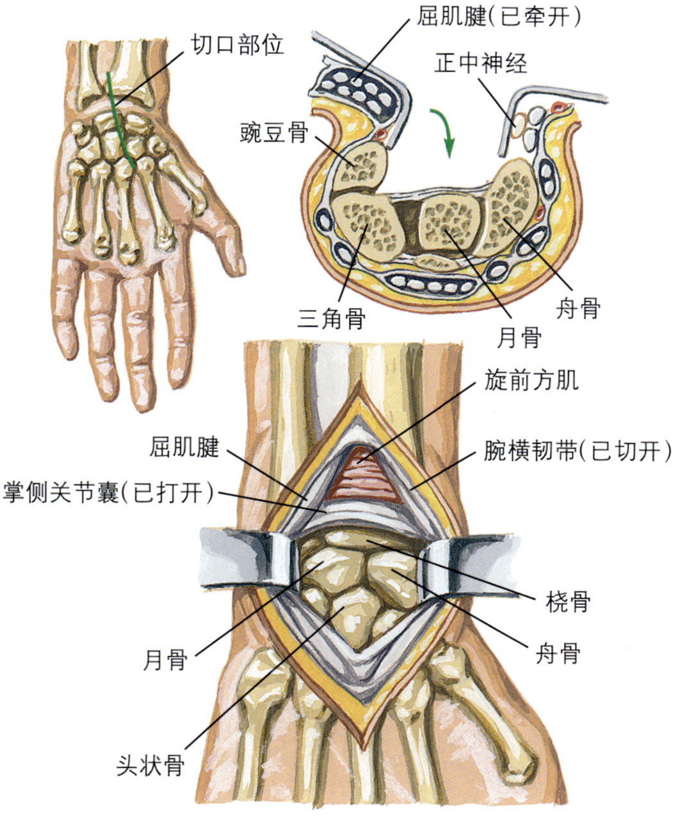

前臂及手部筋膜室综合征的手术切口

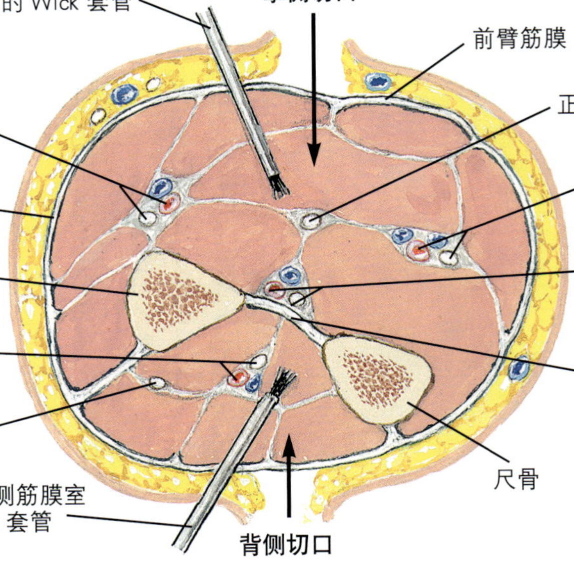

前臂中段的手术切口

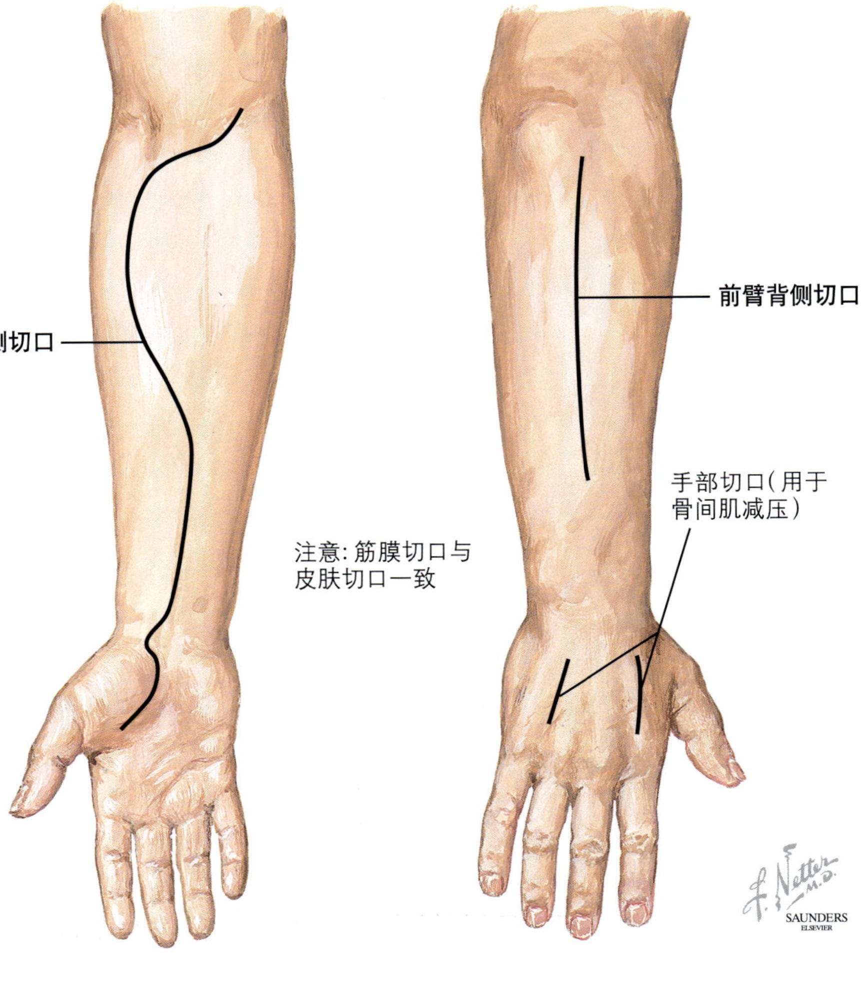

第5章

手 部

目 录

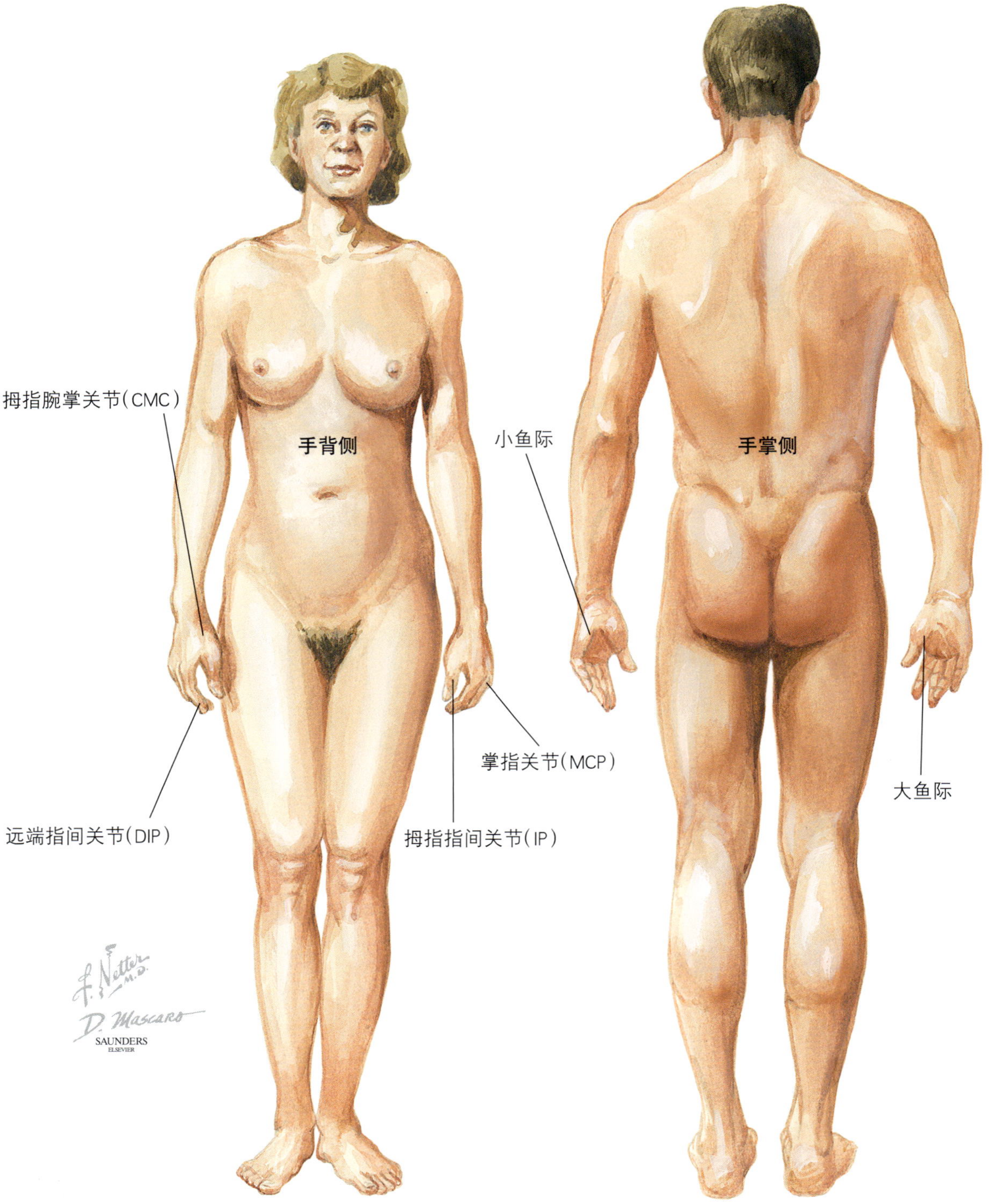
拇指腕掌关节(CMC)
手背侧
小鱼际
手掌侧
掌指关节(MCP)
大鱼际
远端指间关节(DIP)
拇指指间关节(IP)
F. Netter M.D.
D. Mascaro
SAUNDERS
ELSEVIER

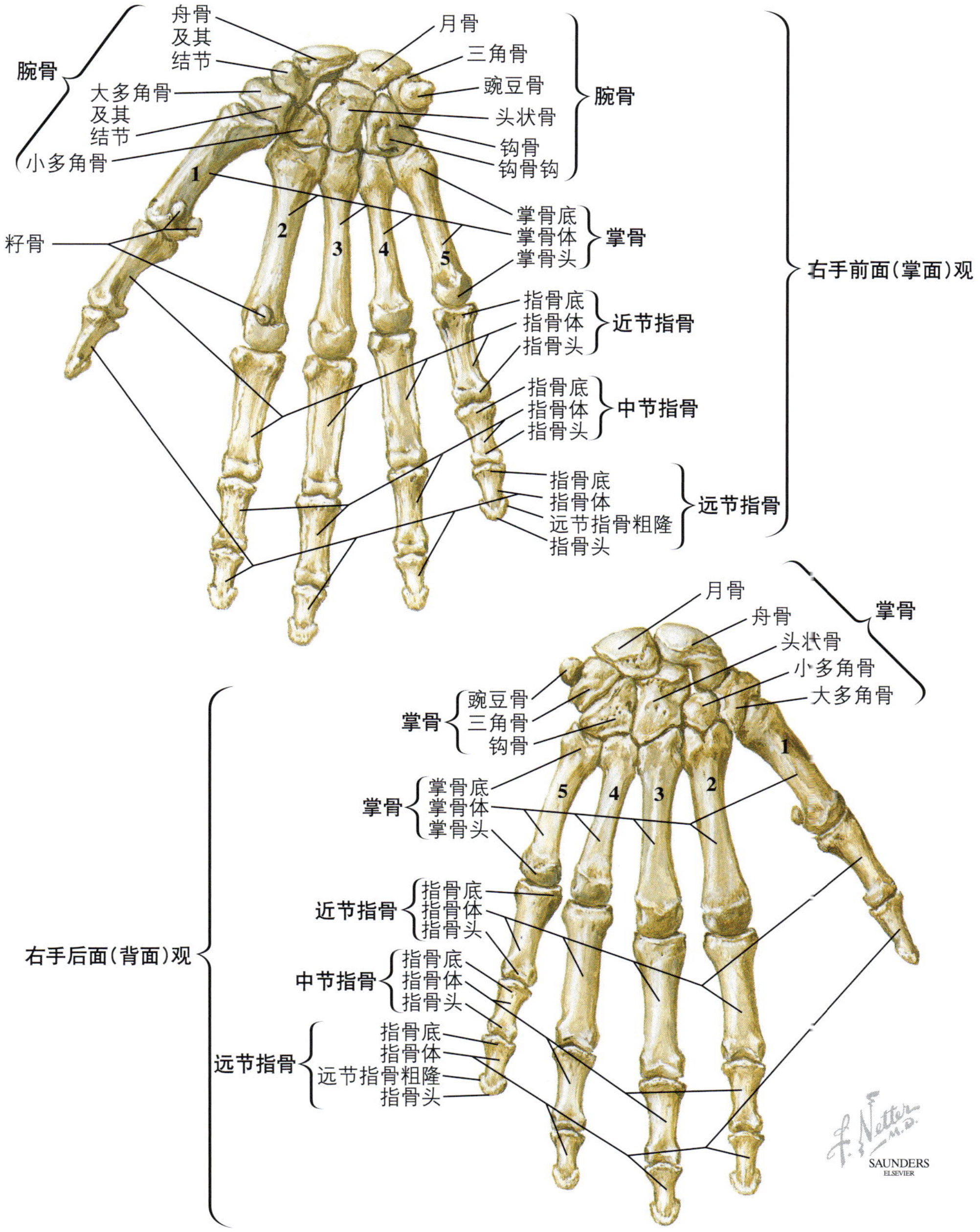

特征	骨化		融合	备注
		掌骨		
• 横截面呈三角形:为掌侧肌提供2处附着点 • 第1掌骨基底呈马鞍形:增加活动范围	原发:体部 骨骺	胚胎期第9周 2岁	18岁	• 由拇指至小指依次命名为第1~5掌骨 • 每块骨的头部仅有一个骨骺。第1掌骨的骨骺位于基底部
		指骨		
• 掌侧面更平坦 • 粗隆部及嵴部是肌肉附着点	原发:体部 骨骺	胚胎期第8周 2~3岁	14~18岁	• 除拇指外,每指均有三节指骨 • 每块指骨仅有一个骨骺

掌骨骨折

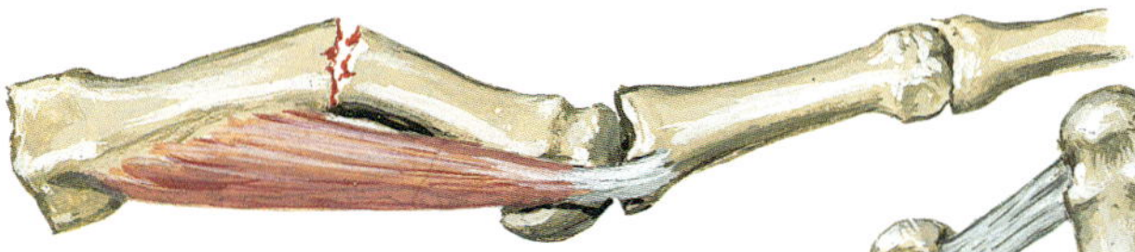

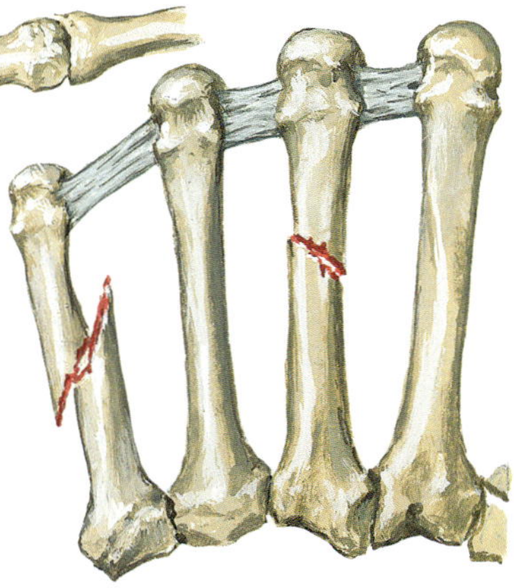

掌骨干横形骨折常因骨间肌的牵拉而向背侧成角

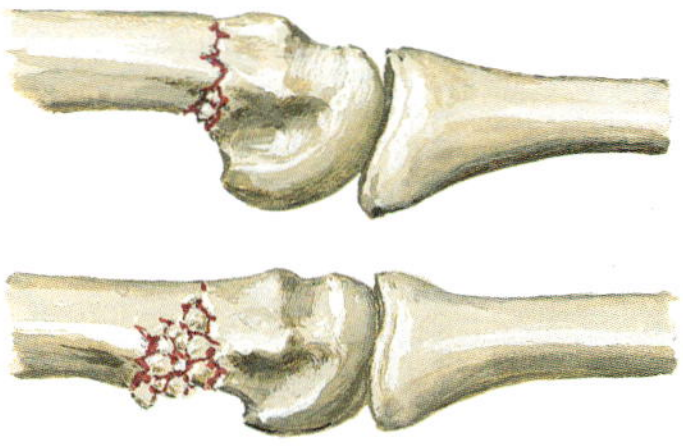

掌骨颈骨折的掌侧皮质大多粉碎，导致复位后明显不稳，需要穿针固定

掌骨干的稳定性主要由掌骨深横韧带来维持，故斜形骨折常导致掌骨短缩及旋转，尤其是第 4、5 掌骨

第 1 掌骨基底骨折

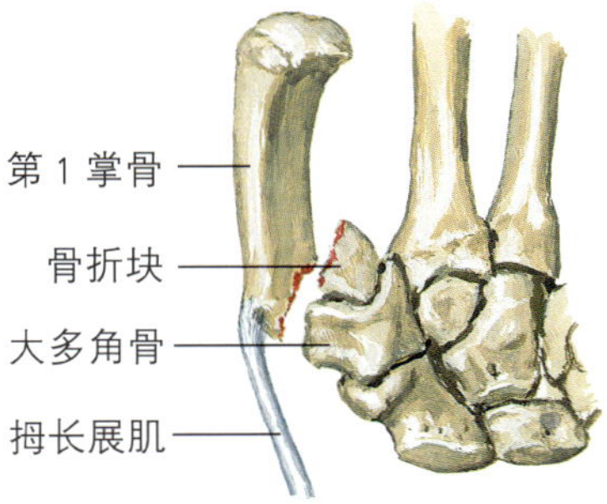

Ⅰ型（Bennett 骨折）。关节内骨折合并第 1 掌骨向近端及内侧移位。三角形剪切骨块

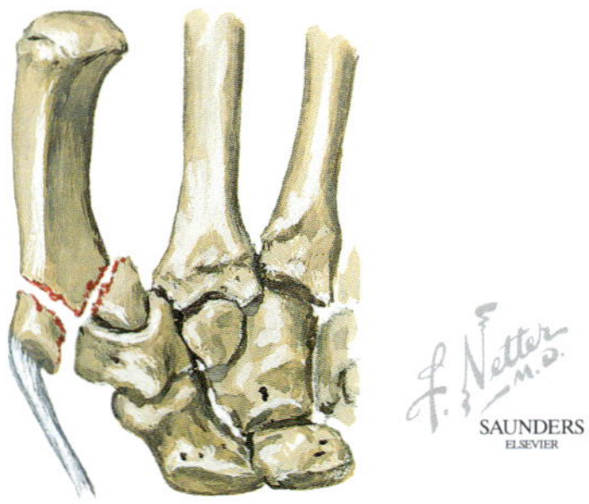

Ⅱ型（Rolando 骨折）。关节内骨折，骨折线呈 Y 形

描 述	评 估	分 型	治 疗
掌骨骨折			
• 常见于成年人 • 第 5 掌骨最常见（掌骨颈骨折，拳击手骨折） • 第 1 掌骨基底骨折-Bennett 骨折及 Rolando 骨折：移位的关节内骨折 • 第 4、5 掌骨可耐受成角畸形，第 2、3 掌骨不能耐受成角	Hx：创伤史。肿胀、疼痛、畸形 PE：症状，压痛，旋转畸形（±），短缩（±），活动范围下降 XR：正侧位及斜位	根据部位： • 掌骨头骨折 • 掌骨颈骨折（最常见） • 掌骨干骨折（横形、螺旋形、斜形） • 基底骨折（Bennett 骨折、Rolando 骨折、婴儿 Bennett 骨折 - 第 5 掌骨基底骨折）	无移位骨折：尺侧夹板制动 4 周，随后活动度锻炼 严重成角或短缩：经皮穿针或切开复位内固定 移位骨折或关节内骨折：复位后穿针固定；不稳定骨折：切开复位内固定
并发症：旋转畸形及抓握异常（畸形愈合）			
指骨骨折			
• 儿童 > 成人 • 远节指骨最常见 • 早期活动度锻炼对功能非常重要 • 关节面不平不能接受 • 关节内骨折应严密随访	Hx：创伤。肿胀、肿胀、畸形 PE：肿胀、压痛、旋转畸形（±），短缩（±）。活动范围下降，2 点辨别觉减退，毛细血管灌注 XR：正侧位及斜位	描述性 / 部位： • 关节内 / 关节外 • 移位 / 无移位 • 开放 / 闭合 • 横形 / 斜形 • 基底、骨干、颈部、髁部	关节外骨折： 无移位骨折：绷带和 / 或夹板 移位骨折：复位，夹板 不稳定骨折：穿针或切开复位内固定 使用夹板时掌指关节应屈曲，指间关节应伸直 关节内骨折：切开复位内固定 必要时修复甲床
并发症：旋转畸形（畸形愈合）；活动度下降；退行性关节病			

后面(背面)观

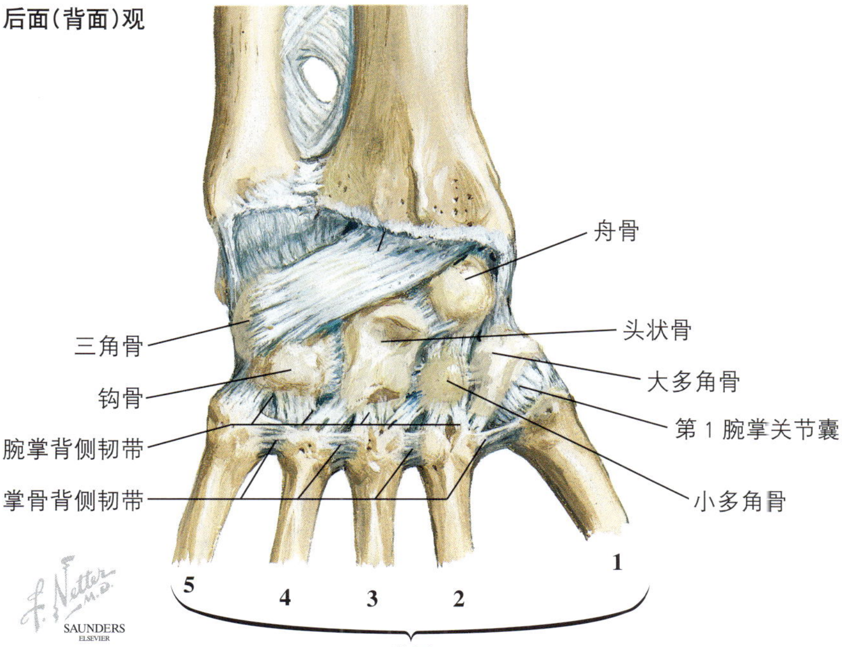

关节	类型	韧带	附着点	注释
腕掌关节				
拇指	马鞍形关节	关节囊		高活动性;关节炎的好发部位
		腕掌背侧、掌侧、桡侧关节	大多角骨至掌骨	
其他诸指	滑动关节	关节囊		
		腕掌背侧、掌侧韧带	腕骨至掌骨	背侧最强大
		腕掌骨间韧带		
掌指关节				
	椭圆形关节	关节囊	掌骨至近节指骨	
		2 条侧副韧带(桡侧及尺侧)	掌骨至近节指骨	伸直时松弛,屈曲时拉紧
		掌侧韧带(掌板)	掌骨至近节指骨	石膏固定于屈曲位,否则韧带将短缩
		掌骨深横韧带		拇指的尺侧副韧带 • 稳定装置 • 损伤导致“猎场看守人”拇
指间关节				
	铰链关节	关节囊		
		2 条侧副韧带	相邻指骨	斜形
		掌侧韧带(掌板)	相邻指骨	避免过伸

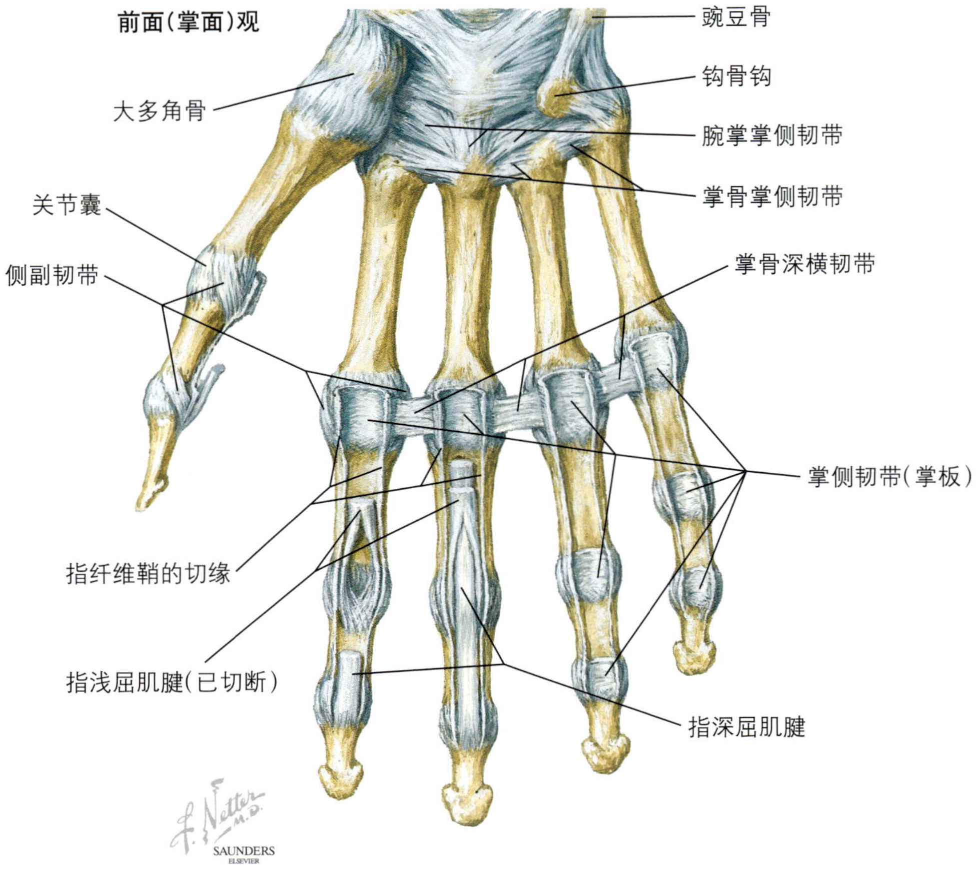
前面(掌面)观
豌豆骨
钩骨钩
大多角骨
腕掌掌侧韧带
掌骨掌侧韧带
关节囊
侧副韧带
掌骨深横韧带
掌侧韧带(掌板)
指纤维鞘的切缘
指浅屈肌腱(已切断)
指深屈肌腱
SAUNDERS
ELSEVIER

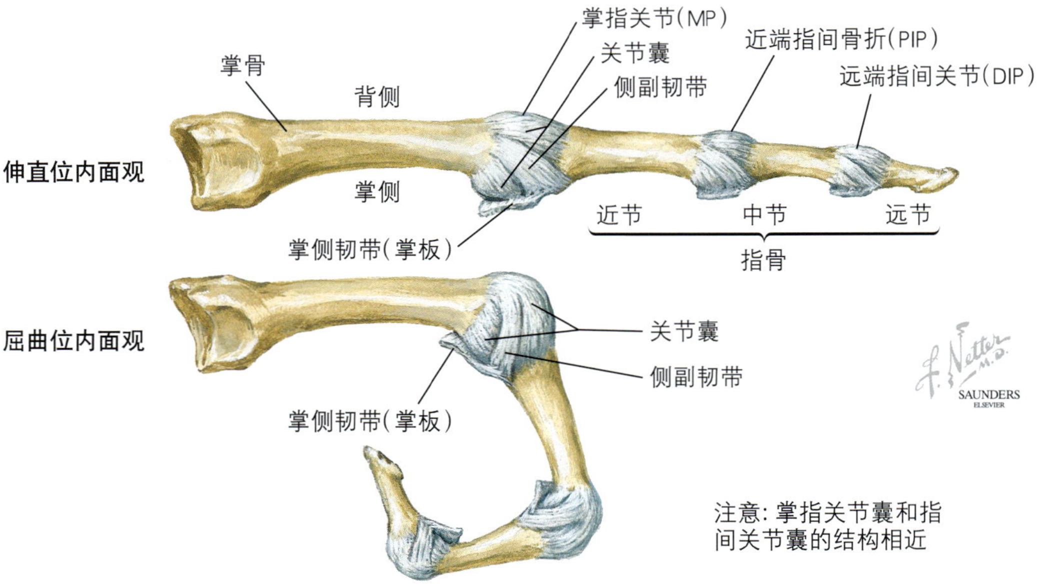
掌指关节(MP)
关节囊
侧副韧带
近端指间骨折(PIP)
远端指间关节(DIP)
掌骨
背侧
伸直位内面观
掌侧
近节
中节
远节
指骨
掌侧韧带(掌板)
屈曲位内面观
关节囊
侧副韧带
掌侧韧带(掌板)
SAUNDERS
ELSEVIER
注意:掌指关节囊和指
间关节囊的结构相近

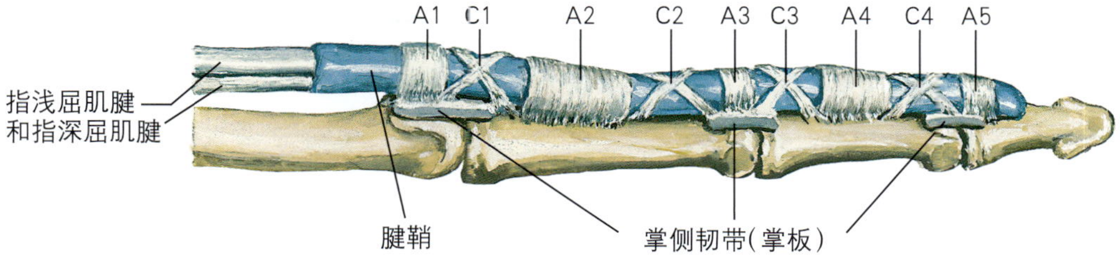

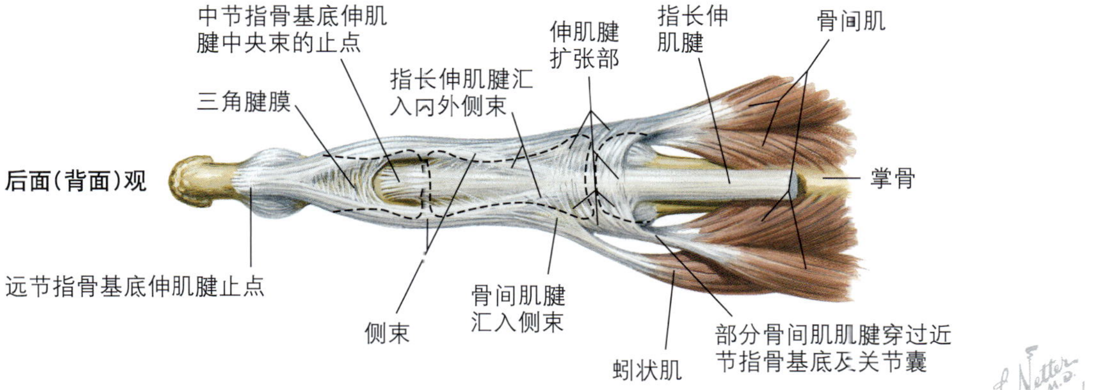

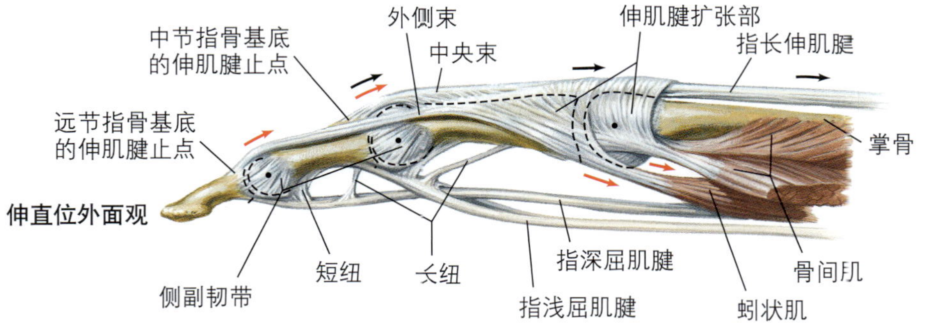

结构	特　征	备　注
屈肌腱鞘	纤维骨性管道，内衬滑膜 保护、润滑、滋养肌腱 腱鞘内：肌腱的血运来自腱纽	滑车(5个环状滑车，3个交叉滑车)是腱鞘的增厚部位。A2和A4的作用最重要。A1、A3、A5覆盖关节。A1常造成扳机症状 潜在的感染部位：Kanavel征多阳性(参见"疾病"部分)
内在腱器	矢状束	指总伸肌附着并伸直掌指关节
	中央腱	指总伸肌附着并伸直近端指间关节：损伤导致纽孔样畸形
	外侧束	蚓状肌附着并伸直近端指间关节
	掌板(横向纤维)	指深屈肌附着并屈曲近端指间关节
	斜形支持带韧带	骨间肌附着并屈曲掌指关节
		指总伸肌附着并伸直远端指间关节

其他结构：手部间隙

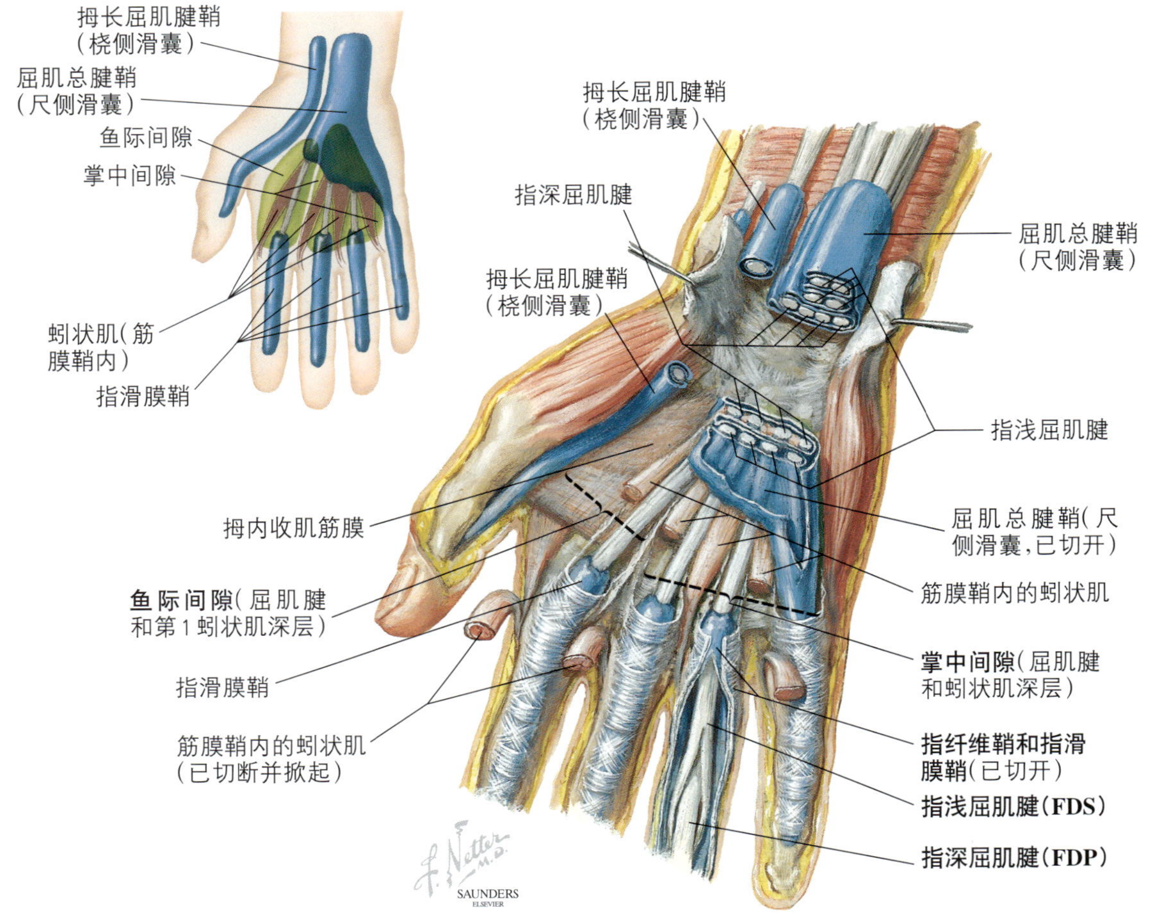

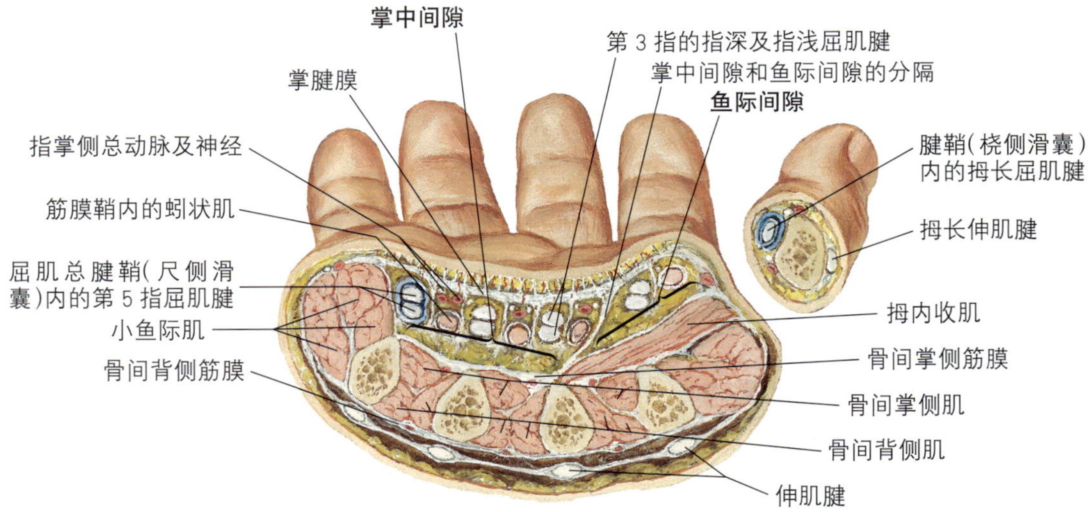

结　构	特　征	备　注
手部间隙		
鱼际间隙	屈肌腱和拇内收肌之间	潜在间隙：潜在的感染部位
掌中间隙	屈肌腱鞘和掌骨之间	潜在间隙：潜在的感染部位
桡侧滑囊	拇长屈肌腱鞘向近端延伸	感染可向近端播散
尺侧滑囊	与小指的指深、指浅屈肌腱鞘相连	屈肌腱鞘的感染可向近端播散

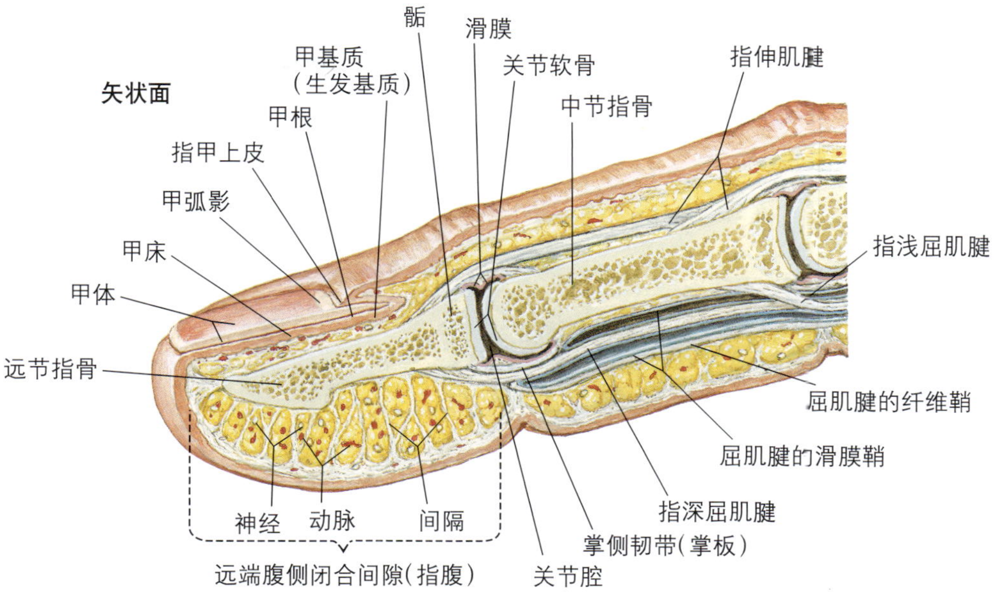

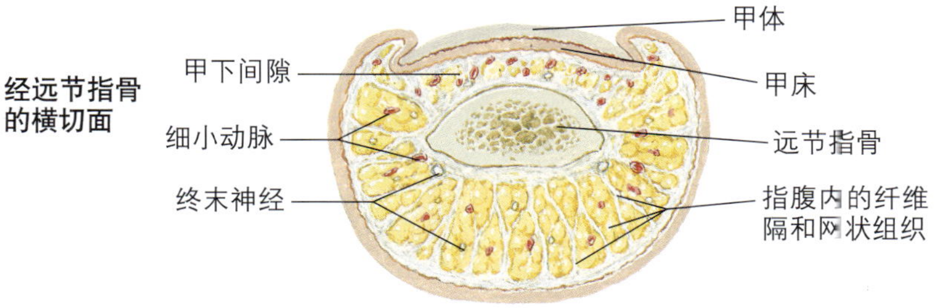

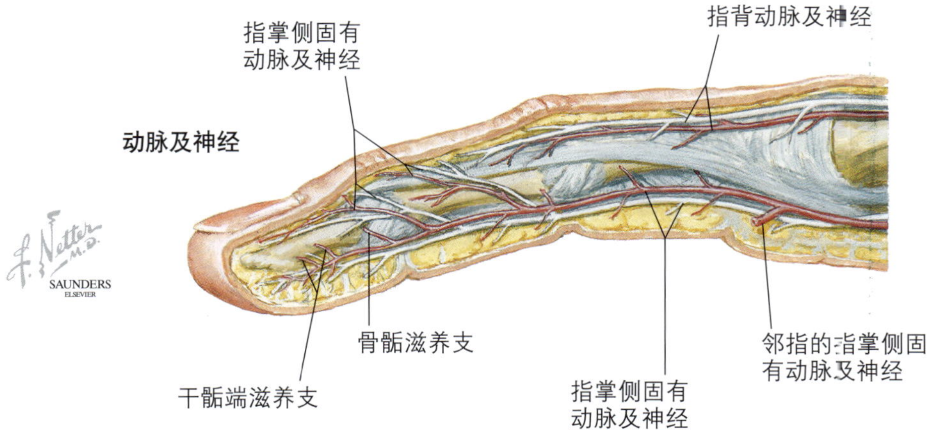

结 构	特 征	备 注
	指尖	
指甲	角化上皮	如完全剥脱，应重新植回，直至新甲生长出来
甲床／甲基质	生发部：至甲弧影，位于指甲上皮下方	指甲的生长部分（每周 1mm）。必须保持完整（必要时修补），以利指甲生长
	角化部：甲弧影以远	损伤后无需修补
指腹	多个间隔，内含神经血管	瘭疽（Felon）是指腹的化脓性感染

屈肌腱损伤的分区

屈肌腱的分区

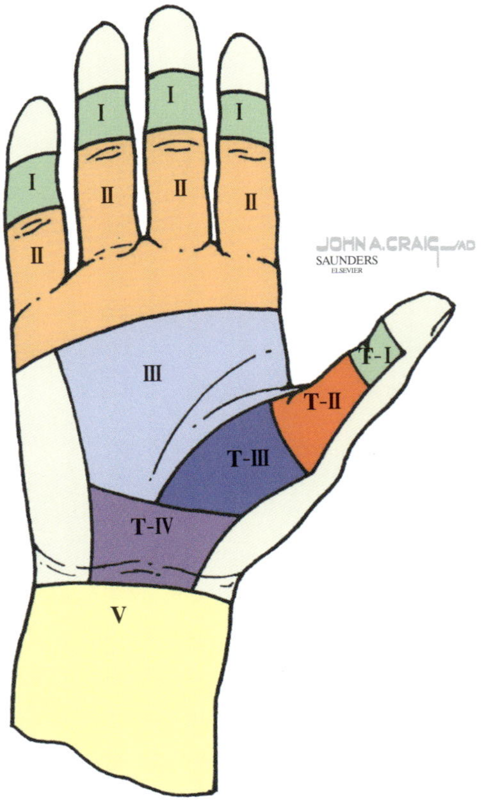

分区	界 限	备 注
Ⅰ区	指浅屈肌止点至指尖	损伤容易修复(如 Jersey 指)
Ⅱ区	掌中骨性纤维通道至指浅屈肌止点	因出现并发症的机会很高,故称为"无人区"。需要通过细致的体格检查获得诊断。有时肌腱损伤可能没有皮肤破口。指深屈肌腱和指浅屈肌腱有时都要修复。必须保留 A2 和 A4 滑车
		Ⅲ~Ⅴ区肌腱损伤应立即修复
Ⅲ区	腕横韧带至纤维骨性通道	多合并正中神经或动脉弓损伤。需要探查并修复所有结构
Ⅳ区	腕横韧带(腕管)	少见的损伤部位。修复时通常要做腕管松解。正中神经损伤风险
Ⅴ区	腕横韧带近端	损伤时需作端端修复
拇指Ⅰ区	拇指指间关节以远	与其他手指相似
拇指Ⅱ区	拇指掌指关节至指间关节	与其他手指相似
拇指Ⅲ区	鱼际隆起	修复时需要延长或移植

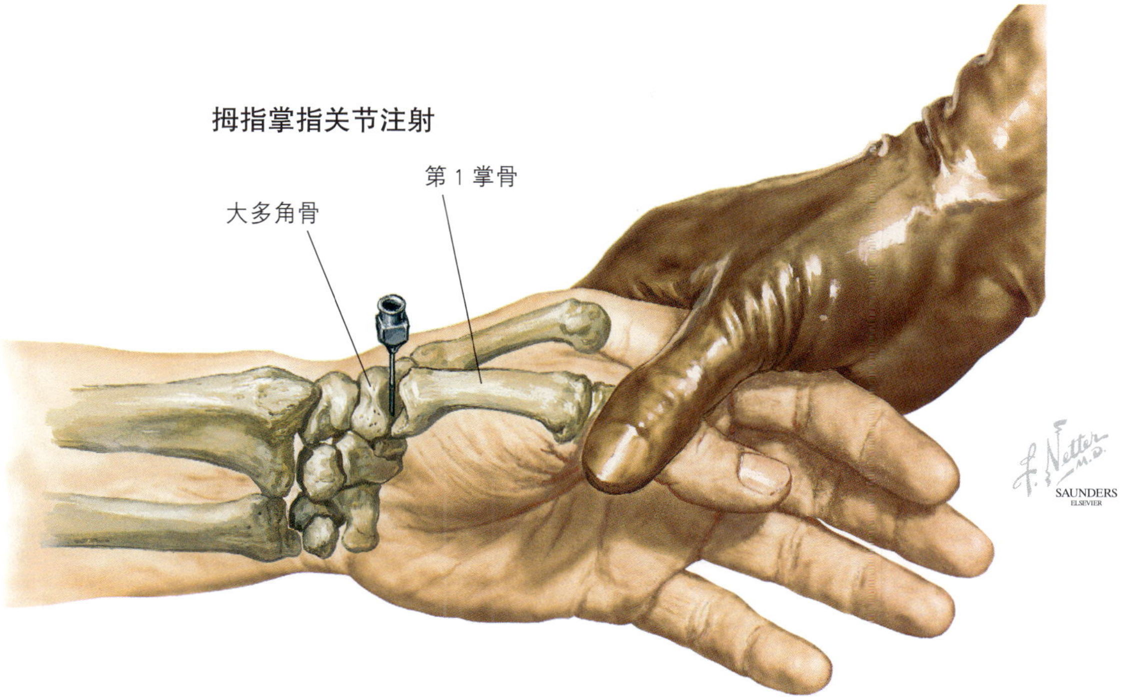

步　骤
拇指腕掌关节注射
1. 询问患者有无过敏史
2. 触诊拇指腕掌关节掌侧面
3. 腕掌关节表面皮肤消毒，铺无菌巾
4. 局部皮肤浸润麻醉
5. 触诊第 1 掌骨基底，轴向牵引拇指并轻度屈曲，以使腕掌关节张开，将 22G 或更细的针头插入关节。回抽，避免针尖刺入血管。向腕掌关节内注射 2~3ml 1∶1 的局麻药／皮质激素混合液（不含肾上腺素）。针头在关节内时，推注应无阻力
6. 覆盖穿刺点
屈肌腱鞘封闭
1. 询问患者有无过敏史
2. 触诊远端掌横纹处的屈肌腱鞘
3. 局部皮肤消毒铺巾
4. 在远端掌横纹水平将一 22G 针头刺入屈肌腱鞘。回撤针头，这样针尖恰在肌腱外腱鞘内。注射 2~5ml 局麻药（不含肾上腺素）
5. 覆盖穿刺点
指神经阻滞
1. 手指近端指蹼背侧消毒铺巾
2. 将一 22G 针头分别刺入对应掌骨头的两侧。回抽，避免针尖刺入血管。注射 2~ 5ml 局麻药（不含肾上腺素）。为充分麻醉，手指近端背侧也应实施麻醉
3. 注意！ 不要向相对封闭的手指近端注射过多的局麻药
4. 覆盖穿刺点

病史

“Jersey 指”

指深屈肌腱撕脱

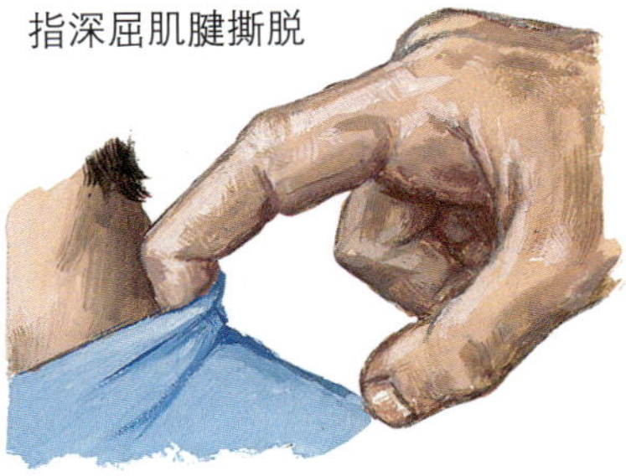

远节指骨屈曲时暴力牵拉所致，如钩住奔跑中橄榄球运动员的运动衫

拳击者骨折

掌骨颈骨折多由握拳时击打掌指关节所致

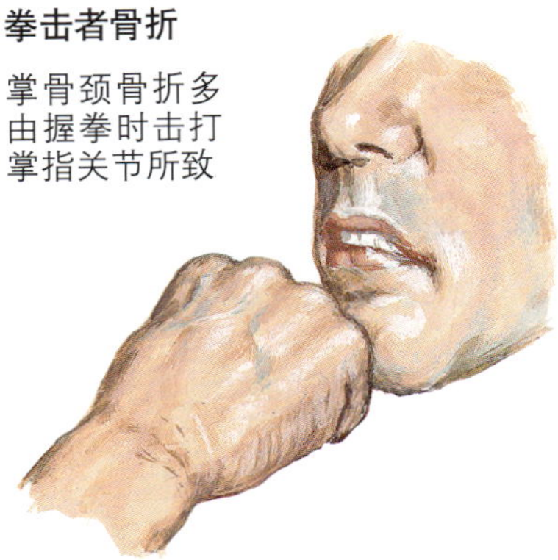

咬 伤

用拳头打击时被牙齿咬穿掌指关节

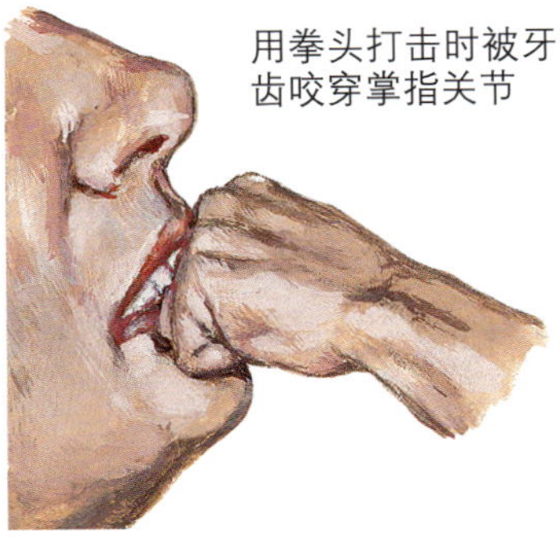

槌 状 指

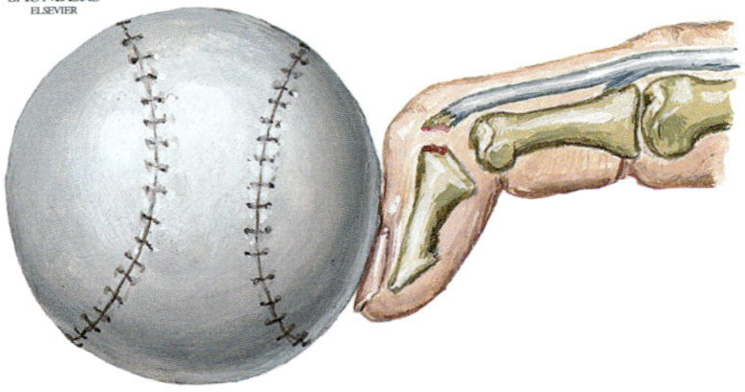

常见原因是直接击打伸直的远节手指，见于棒球、排球等运动

问题	回答	临 床 意 义
1. 用手习惯	右利？左利？	优势侧的手部损伤更常见
2. 年龄	青年	创伤、感染
	中年，老年	关节炎、神经卡压
3. 疼痛		
a. 发生	急性	创伤，感染
	慢性	关节炎
b. 位置	腕掌关节（拇指）	（骨）关节炎通常见于女性
	掌侧（手指）	化脓性腱鞘炎（Kanavel 征阳性）
4. 僵硬	晨僵，伴交锁感	扳机指，类风湿关节炎
5. 肿胀	创伤后	感染（如化脓性腱鞘炎、瘭疽、甲沟炎）
	非创伤	关节病、痛风、肌腱炎
6. 肿块		腱鞘囊肿、Dupuytren 挛缩、巨细胞瘤
7. 创伤	坠落伤，运动损伤	骨折、肌腱撕脱
	肮脏环境下的损伤	感染
8. 活动性	运动、体力劳动	创伤（如骨折、脱位、肌腱断裂）
9. 神经症状	疼痛，麻木，针刺感	神经卡压（如腕管综合征）、胸出口综合征、神经根病变
	无力	神经卡压（多见于腕部或近端）
10. 关节病史	多关节受累	类风湿关节炎、Reiter 综合征等

Dupuytren 挛缩

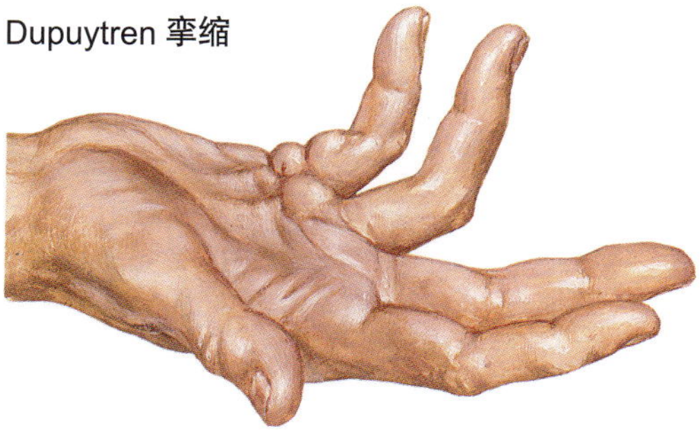

第 4、5 指屈曲挛缩(最常见)。皮肤凹陷或折皱。触诊时受累手指基底处可触及筋膜结节，并呈绳索状向近端延伸

化脓性腱鞘炎
Kanavel 征的四大表现

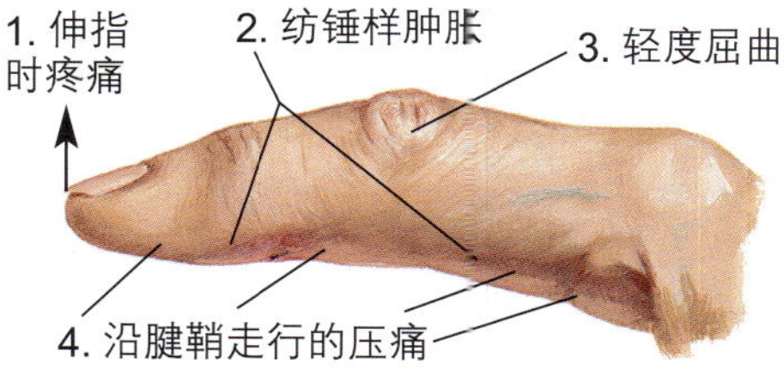

类风湿关节炎

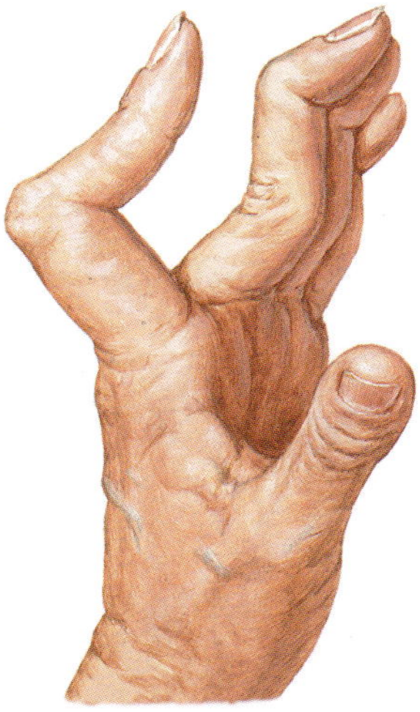

示指的纽孔样畸形，
其他指呈天鹅颈畸形

骨关节炎

Heberden 结节见于示指和中指的远端指间关节。Bouchard 结节见于环指和小指的近端指间关节

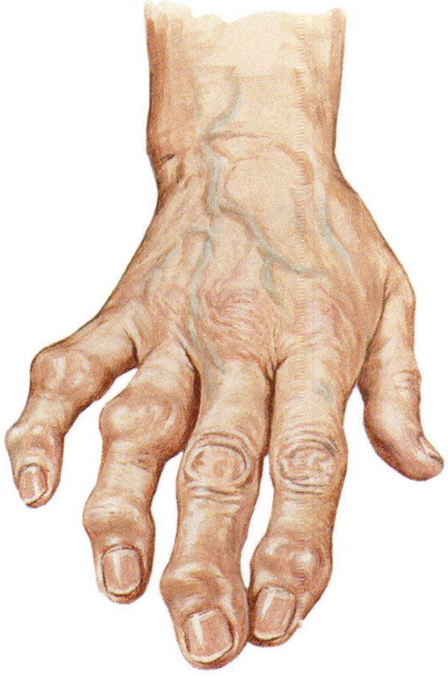

检 查	方 法	临 床 应 用
	视诊	
大体畸形	尺侧偏斜或天鹅颈畸形	类风湿关节炎
	旋转或成角畸形	骨折
手指位置	屈曲	Dupuytren 挛缩、化脓性腱鞘炎
皮肤、毛发、指甲改变	凉、无毛发、匙状甲等	神经血管疾病:Raynaud 病、糖尿病、神经损伤
肿胀	远端指间关节	骨关节炎结节:Heberden 结节(远端指间关节最常见)
	近端指间关节	Bouchard 结节(近端指间关节最常见)
	掌指关节	类风湿关节炎
	纺锤状指	化脓性腱鞘炎
肌肉废用	鱼际隆起	正中神经损伤、腕管综合征、C8/T1 病变、腕掌关节炎
	小鱼际隆起或内在肌	尺神经损伤

体格检查

手指的感染

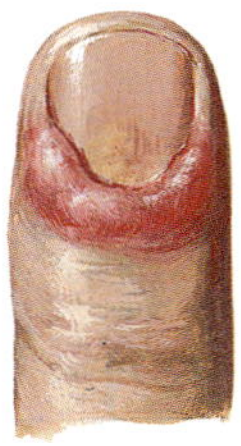

甲沟炎

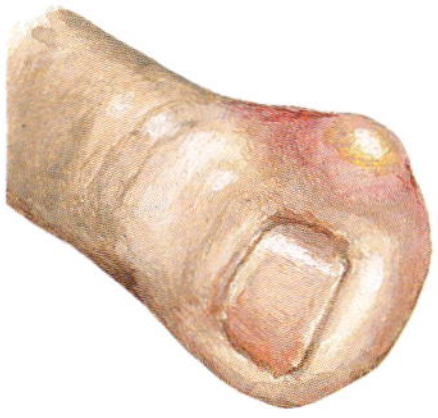

瘭疽

狭窄性腱鞘炎
（扳机指）

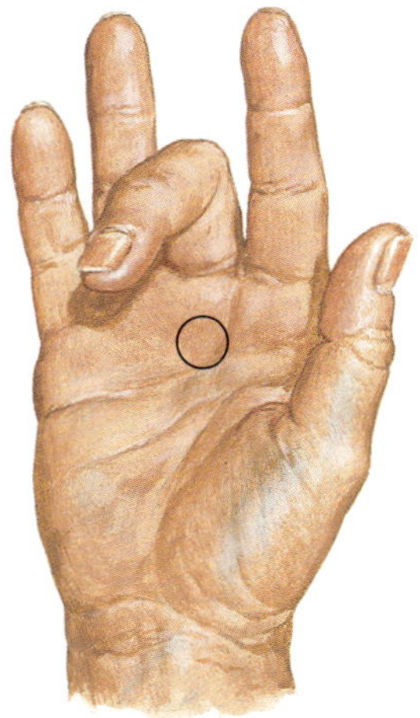

患者不能主动伸直患指。可被动伸直，伸直时伴明显的痛性弹响。圆圈显示压痛点，此处肌腱及腱鞘增大，常可触及

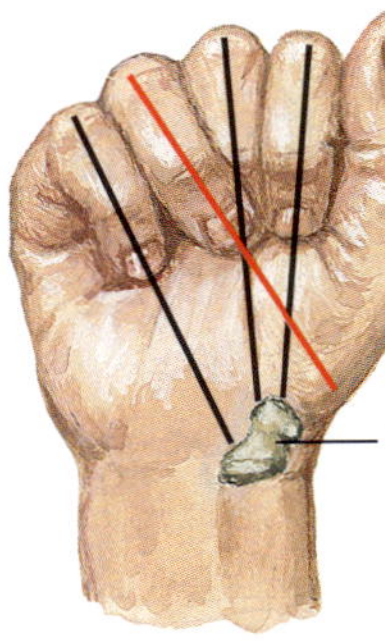

环指旋转移位。握拳时所有手指均应指向舟骨

检 查	方 法	临 床 应 用
	触诊	
皮肤	红、热	感染
	冷、干	神经血管功能障碍
掌骨	沿每一掌骨全长触诊	压痛提示骨折
手指及关节	分别检查每一手指	压痛：骨折、关节炎；肿胀：关节炎
软组织	鱼际及小鱼际隆起	废用提示正中神经或尺神经损伤
	手掌（掌筋膜）	结节：Dupuytren 挛缩；伸手时弹响：扳机指
	屈肌腱：沿手指掌侧	压痛提示化脓性腱鞘炎
	手指侧方	巨细胞瘤
	指尖各面	压痛：甲沟炎或瘭疽
	活动范围	
手指		
掌指关节	屈曲 90°，伸直 0°，内收外展 0°～20°	石膏固定于伸直位可造成屈曲受限（侧副韧带挛缩）
近端指间关节	屈曲 110°，伸直 0°	过伸导致“天鹅颈”畸形
远端指间关节	屈曲 80°，伸直 10°	所有手指完全屈曲时均指向舟骨
拇指		
腕掌关节	外展向桡侧：屈曲 50°，伸直 50°	活动位于手掌平面内
	外展向手掌：外展 70°，内收 0°	活动垂直于手掌平面
掌指关节	手掌平面内：屈曲 50°，伸直 0°	
指间关节	手掌平面内：屈曲 90°，伸直 10°	
对掌	拇指与小指指尖相抵	对掌活动主要依靠腕掌关节

运动检查

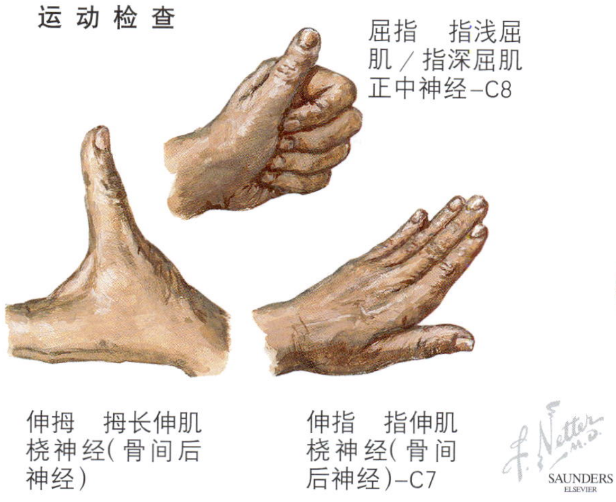

拇指稳定性检查

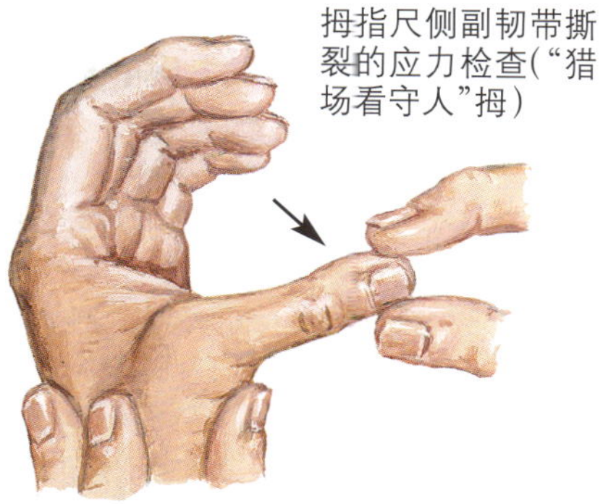

检 查	方 法	临 床 应 用
	神经血管	
感觉	轻触觉、针刺觉、2 点辨别觉	
桡神经（C6）	虎口区	感觉缺失提示神经／神经根病变
正中神经（C6-7）	中指的桡侧缘	感觉缺失提示神经／神经根病变
尺神经（C8）	小指的尺侧缘	感觉缺失提示神经／神经根病变
运动		括弧内的数字代表相应间室
桡神经／骨间后神经（C7）	伸指	无力＝指总伸肌（4）、示指固有伸肌（4）、小指伸肌（5）或神经病变
	拇指外展／伸直	无力＝拇长展肌（1）／拇长伸肌（3）或神经病变
正中神经／骨间前神经（C8）	屈曲近端指间关节	无力＝指浅屈肌或相应神经／神经根病变
	屈曲远端指间关节	无力＝指深屈肌（1/2 的肌肉）或神经病变
	屈曲拇指指间关节	无力＝拇长屈肌或相应神经／神经根病变
运动返支	OK 征	无力＝拇短展肌、对掌肌、拇短屈肌（1/2 的肌肉）或神经病变；腕管综合征
	屈曲掌指关节（示指／中指）	无力＝示指、中指蚓状肌或神经／神经根病变
尺神经（深支，T1）	手指交叉（内收／外展）	无力＝骨间背侧／掌侧肌或神经／神经根病变
	小指外展	无力＝小指屈肌、小指展肌或神经／神经根病变
	屈曲掌指关节（环指／小指）	无力＝环指、小指蚓状肌或神经／神经根病变
反射：Hoffmann 征	刺激远节指骨	仅见于病理情况（各手指屈曲程度不一为阳性），如上运动神经元综合征
脉搏／毛细血管再灌注	Allen 试验	检查尺桡动脉的代偿情况
	Doppler 超声：动脉弓、手指动脉搏动	
	特殊检查	
深屈肌检查	固定近端指间关节，仅屈曲远端指间关节	仅仅不能屈曲远端指间关节提示指深屈肌病变
浅屈肌检查	伸开所有手指，单独屈曲某一手指的近端指间关节	不能屈曲某一手指的近端指间关节提示指浅屈肌病变
Froment 征	用拇指和示指夹住一张纸，随即抽纸	拇指指间关节屈曲，提示拇内收肌或尺神经痉挛
腕掌关节研磨试验	轴向压缩旋转腕掌关节	疼痛提示拇指腕掌和／或掌指关节炎
手指不稳定	固定近端关节，施加内翻或外翻应力	松弛提示侧副韧带损伤
拇指不稳定	固定掌指关节，施压外翻应力	松弛提示尺侧副韧带损伤（猎场看守人拇）
Murphy 征	握拳，观察掌指关节的高度	第 3 掌骨与第 2、4 掌骨平齐（正常情况下，第 3 掌骨略高），提示月骨脱位
Bunnel-Littler 检查	伸直掌指关节，被动屈曲近端指间关节	屈曲近端指间关节时过紧或不稳定，屈曲掌指关节后得到改善提示手内在肌紧张

肌肉

前 面 观

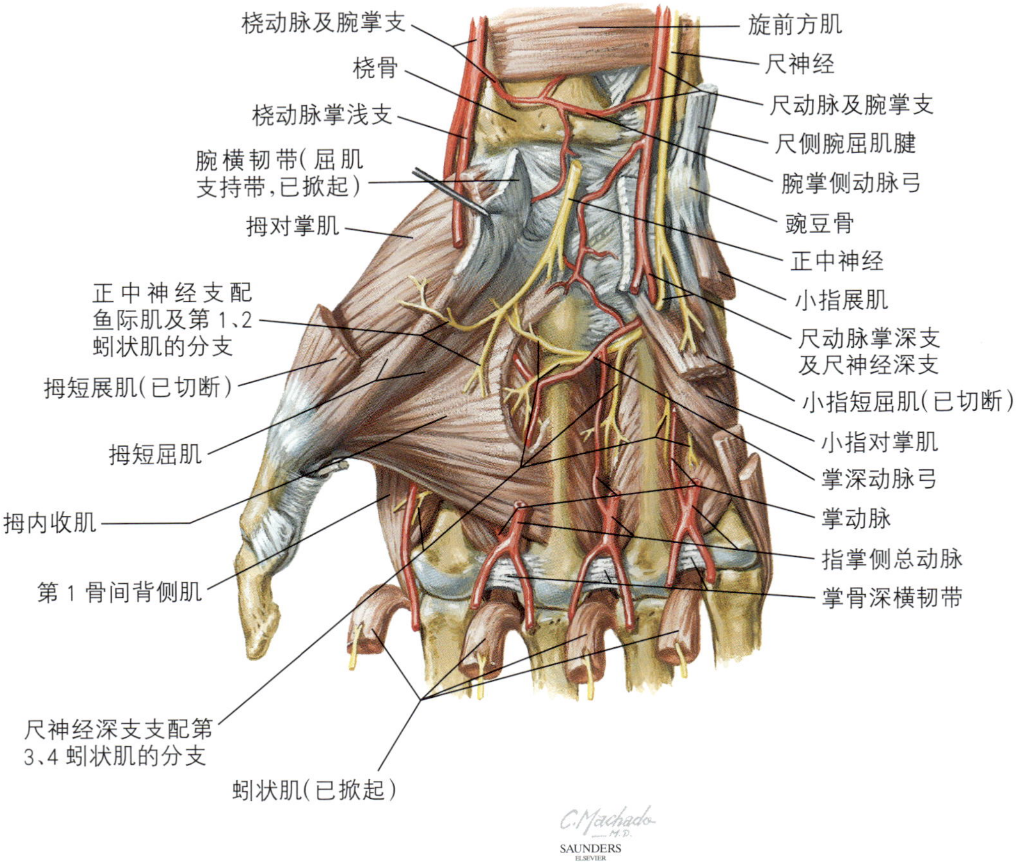

肌肉	起点	止点	神经支配	功能	备注
		大鱼际间室			
拇短展肌[APB]	舟骨、大多角骨	拇指近节指骨外侧	正中神经	拇指外展	可在大鱼际外侧触及
拇短屈肌[FPB]	大多角骨	拇指近节指骨基底	正中神经	拇指掌指关节屈曲	可在大鱼际内侧触及
拇对掌肌	大多角骨	第一掌骨外侧	正中神经	拇指对掌、内旋	对掌是最重要的动作
		收肌间室			
拇内收肌	1. 头骨,第2、3掌骨 2. 第3掌骨	拇指近节指骨基底	尺神经	拇指内收	桡动脉走行于两头之间
		小鱼际间室			
掌短肌	腕横韧带[TCL]	手掌内侧皮肤	尺神经	手部皮肤卷屈	保护尺神经
小指展肌[ADM]	豌豆骨	小指近节指骨基底	尺神经	小指外展	可在外侧触及
小指短屈肌[FDMB]	钩骨,腕横韧带	小指近节指骨基底	尺神经	小指掌指关节屈曲	可在内侧触及
小指对掌肌[ODM]	钩骨,腕横韧带	第5掌骨内侧	尺神经	小指对掌、外旋	位于其他小鱼肌的深层

蚓状肌

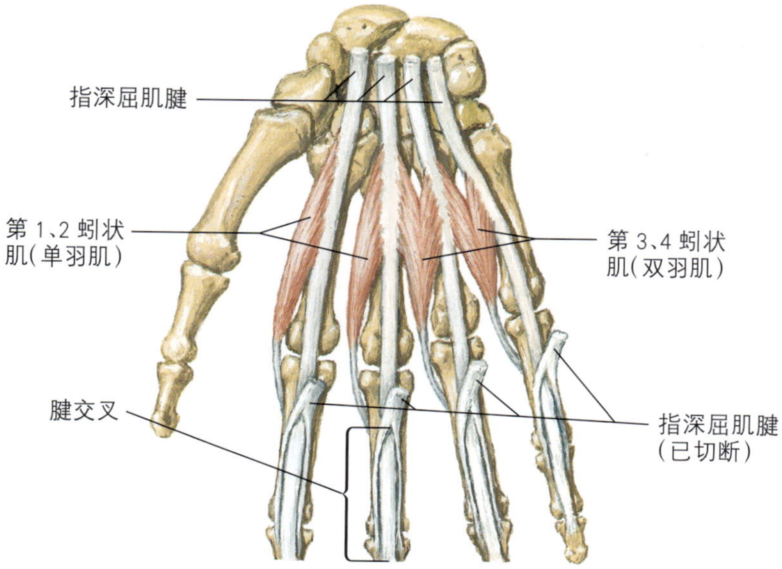

骨间肌

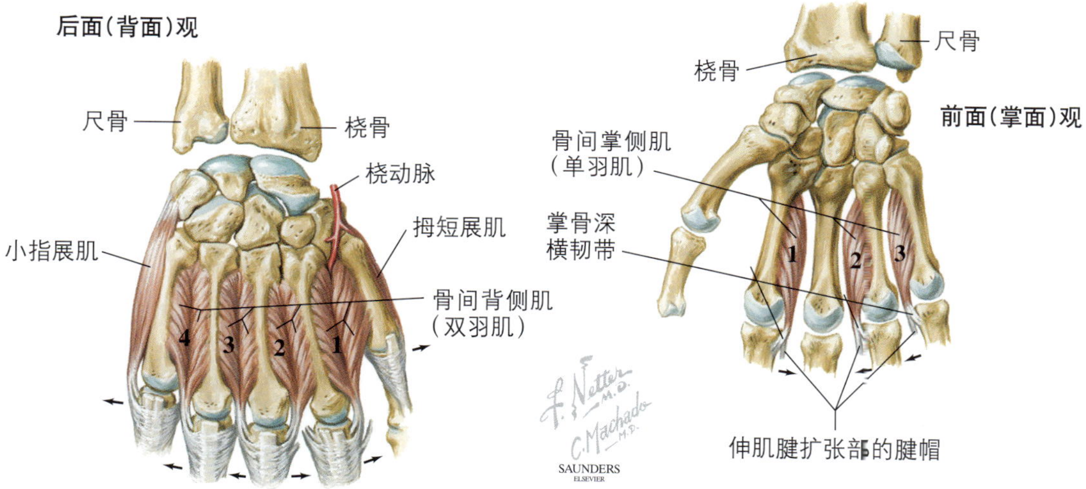

肌肉	起 点	止 点	神经支配	功 能	备 注
内在肌					
第 1、2 蚓状肌	指深屈肌腱,桡侧 2 条	外侧束	正中神经	伸直近端指间关节,屈曲掌指关节	全身仅有的止于其拮抗肌的肌肉
第 3、4 蚓状肌	指深屈肌腱,尺侧 3 条	外侧束	尺神经	伸直近端指间关节,屈曲掌指关节	背侧外展肌[DAB]
骨间背侧肌[DIO]	相邻掌骨	近节指骨及伸肌腱扩张部	尺神经	手指外展	
骨间掌侧肌[VIO]	相邻掌骨	近节指骨及伸肌腱扩张部	尺神经	手指内收	掌侧内收肌[PAD]

神经

手部皮肤的神经支配

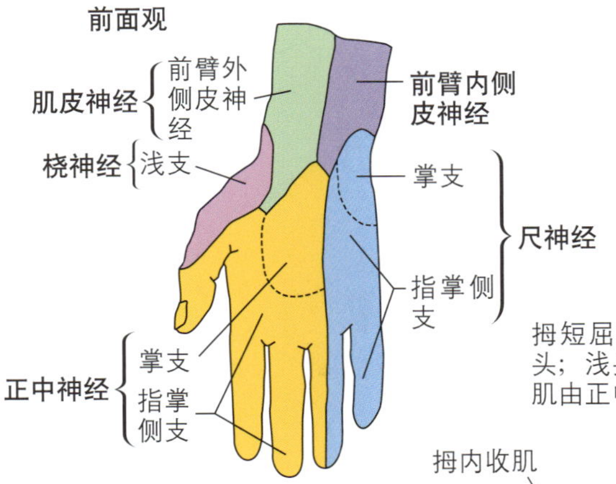

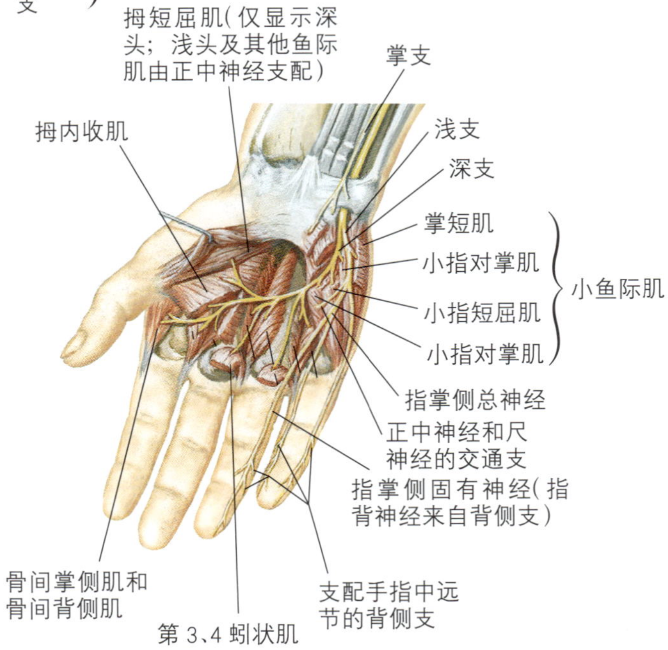

锁骨下

内侧束

1. **尺神经**(C(7)8-T1)：穿过Guyon管，跨过钩骨钩

  感觉：手掌尺侧及尺侧一个半指掌侧

    经掌支、指掌侧支

  手背尺侧及尺侧一个半指背侧

    经背支、指背支、指固有支

  尺神经在小鱼际处分叉

  运动：<u>浅支</u>[豌豆骨外侧]

  掌短肌

  <u>深支</u>[绕过钩骨钩部]

  拇内收肌

  <u>大鱼际肌</u>

    拇短屈肌[FPB]：与正中神经共同支配

  <u>小鱼际肌</u>

    小指展肌[ADM]

    小指短屈肌[FDMB]

    小指对掌肌[ODM]

  <u>内在肌</u>

    骨间背侧肌[DIO]

    骨间掌侧肌[VIO]

    蚓状肌[第3、4蚓状肌]

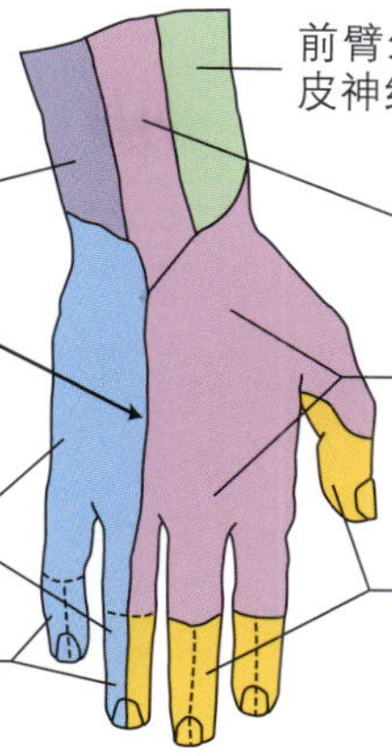

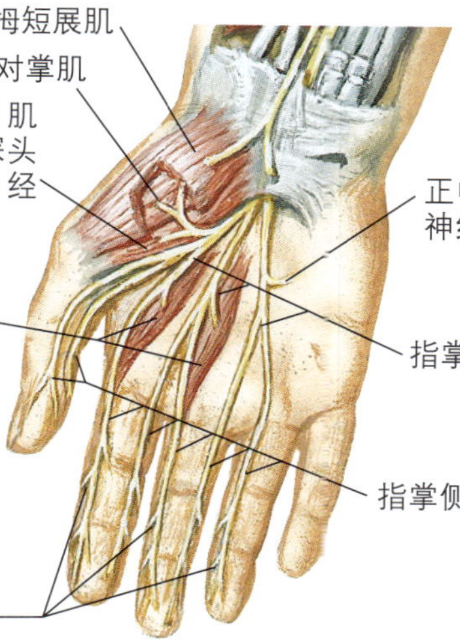

锁 骨 下

中间外侧束

2. **正中神经**(C(5)6-T1):穿过腕管，随后发出皮支(腕管松解手术中易将其损伤)

感觉:**掌皮支**

桡侧3个半指远端背侧:经指掌侧固有支

腕掌关节囊

手掌桡侧及桡侧3个半指掌侧:经掌支及指掌侧支(拇指的感觉支配变异较多)

运动返支(鱼际运动)

运动:通常在进入腕管前已发出运动支

大鱼际肌

拇短展肌[APB]

拇对掌肌

拇短屈肌[FPB]

与尺神经共同支配关节

内在肌

蚓状肌[第1、2蚓状肌]

后束

3. **桡神经**(C5-T1):

感觉:手背桡侧及桡侧3个半指背侧

腕关节囊背侧

运动:无(手部)

动脉

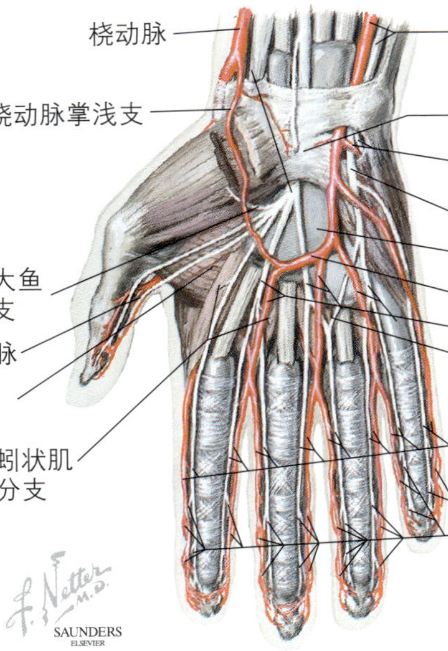

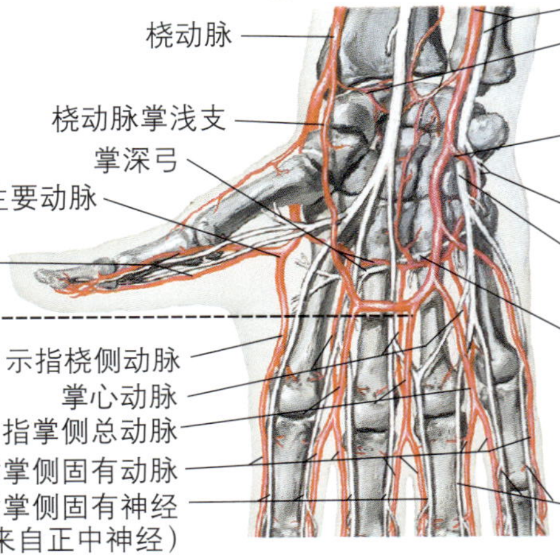

动 脉	走 行	备 注
掌深弓		
穿过拇收肌的两头之间	桡动脉及尺动脉深支的终末支	
	拇主要动脉	位于拇长屈肌下方，沿第1掌骨走行
	示指桡侧动脉	也可发自掌深弓
	拇指固有动脉	
	掌心动脉(3)	汇成指总动脉
掌浅弓		
恰好位于掌腱膜下方	尺动脉及桡动脉浅支的终末支	
	指掌侧总动脉(3)	分叉
	指掌侧固有动脉	沿手指两侧走行
	指掌侧固有动脉	仅沿小指走行

骨关节炎

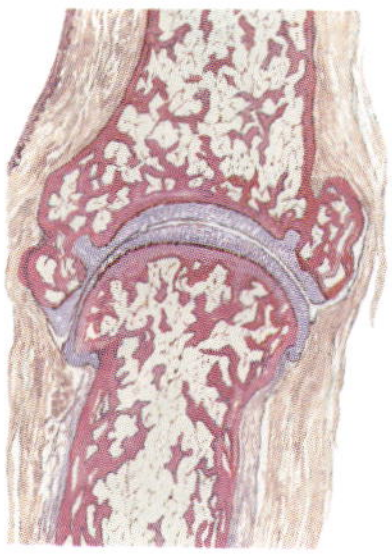

远端指间关节截面显示位于远节指骨边缘的不规则增生的骨性结节(Heberden 结节)。关节软骨侵蚀，关节间隙变窄

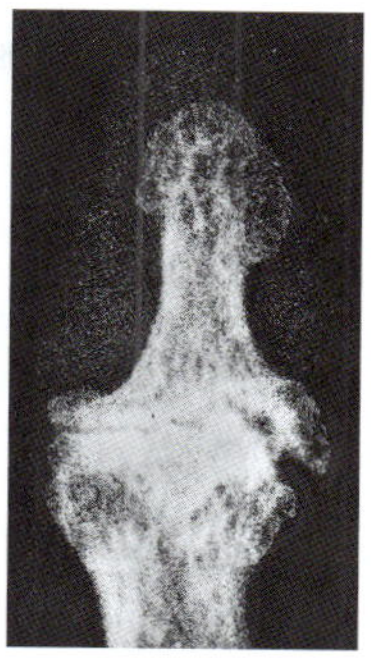

远端指间关节 X 线显示晚期退行性改变。关节软骨破坏，边缘骨赘形成(Heberden 结节)

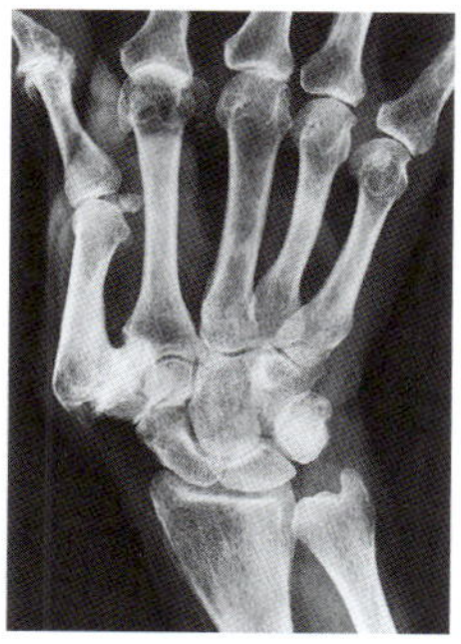

拇指腕掌关节晚期退行性改变

类风湿关节炎

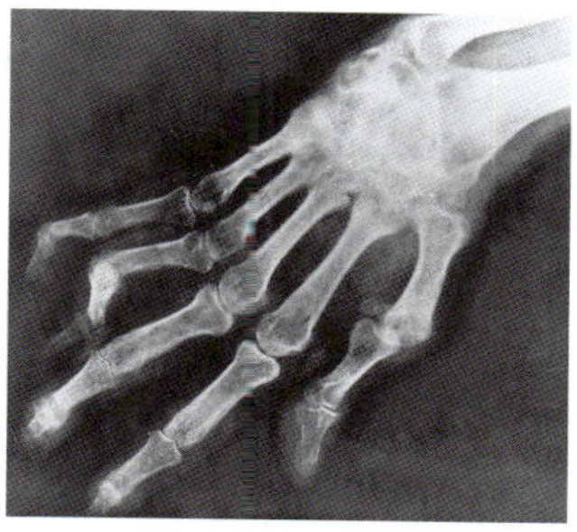

X 线显示近端指间关节软骨变薄，腕骨及腕关节侵蚀，骨质疏松，手指畸形

狭窄性腱鞘炎(扳机指)

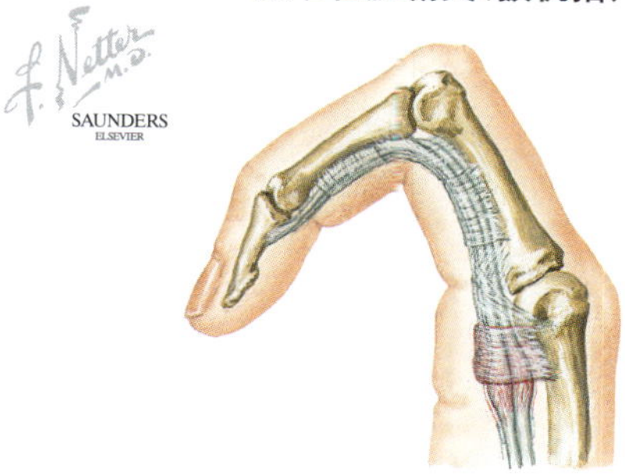

屈肌腱纤维腱鞘(滑车)的炎性增厚及肌腱膨大形成纺锤形结节

描　述	病史和体格检查	检查／所见	治　疗
关节炎：骨关节炎／退行性关节病(DJD)			
• 磨损及撕裂所致关节炎 • 关节软骨丧失 • 远端指间关节最常见[Heberden 结节]。其次是腕掌关节和指间关节[Bouchard 结节]	Hx：老年，女性，疼痛随活动加重 PE:指间关节(DIP 及 PIP)结节；腕掌关节研磨试验	X 线：骨关节炎表现骨赘形成、关节间隙变窄、软骨下骨硬化、软骨下骨囊肿	1. 非甾体抗炎药、夹板、皮质激素注射 2. 远端指间关节：关节融合；腕掌／近端指间关节：关节成形
关节炎：类风湿关节炎			
• 累及滑膜的全身炎症性疾病：破坏关节(掌指关节最常见) • 分为 4 期 • 合并腱鞘炎、腕管综合征	Hx：疼痛，僵硬(晨僵) PE：多关节肿胀；畸形：尺偏(掌指关节)、天鹅颈畸形、钮扣样畸形	X 线：手部系列片：关节破坏 实验室检查：RF、ANA、WBC、ESR、尿酸	I 期：内科治疗及夹板 II 期：滑膜切除(单关节) III／IV 期：肌腱转移或修复、关节融合、关节成形
屈肌腱腱鞘炎：扳机指／扳机拇			
• 屈肌腱滑车的结节导致扳机感(A1 滑车常见) • 见于糖尿病患者	Hx：年龄 40 岁以上；结节有压痛感 PE：疼痛。屈伸时交锁感	X 线：没有必要	1. 皮质激素注射(± 夹板) 2. 松解 A1 滑车(必须保留 A2 滑车)

疾病：韧带损伤

猎场看守人拇

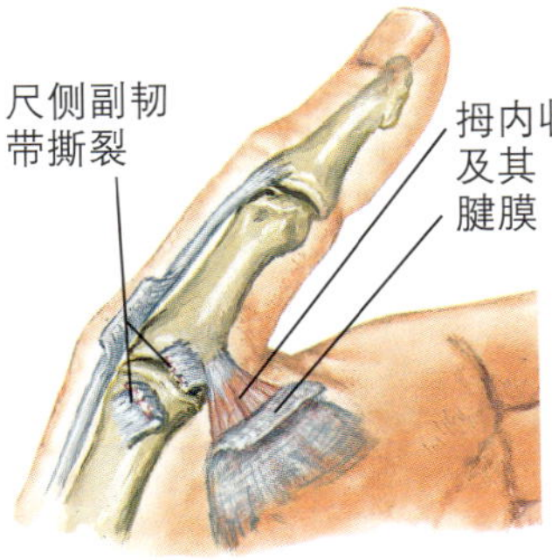

槌 状 指

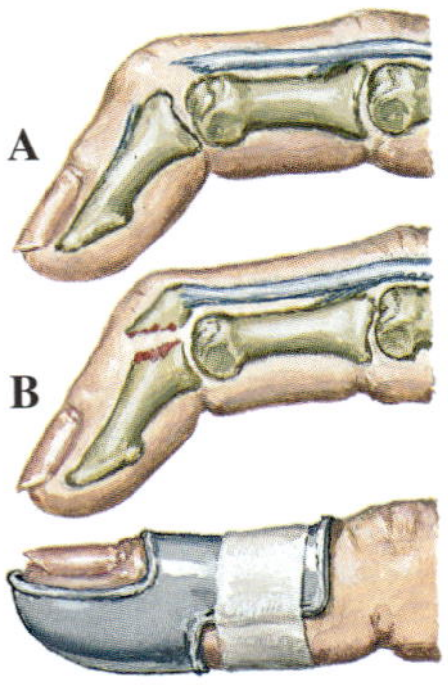

A. 肌腱止点撕脱；
B. 合并撕脱骨块；
C. 上述情况造成主动背伸丧失，产生40°~45°屈曲畸形

槌状指的夹板制动

Jersey 指

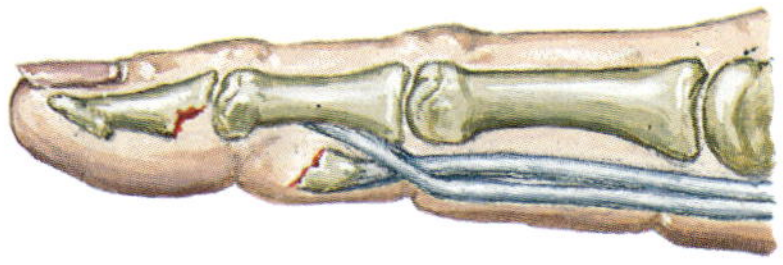

指深屈肌腱直接自远节指骨撕裂，或合并或大或小的撕脱骨块

描 述	病史和体格检查	检查／所见	治 疗
中央腱损伤：钮孔样畸形			
• 伸肌腱（腱帽）在近端指间关节处撕裂，侧束滑向掌侧，屈曲近端指间关节 • 见于类风湿关节炎	Hx：手部创伤 PE：近端指间关节屈曲，无法主要伸直，远端指间关节伸直	X 线：手部系列片：正常	1. 夹板维持近端指间关节于伸直位，远端指间关节自由 2. 重建腱帽及中央束 3. 严重损伤：关节融合或关节成形
屈肌腱损伤：Jersey 指			
• 用力伸直时伸肌腱撕脱 • 见于橄榄球运动；类风湿关节炎最常见；指深屈肌＞指浅屈肌	Hx：伸指时损伤，± 疼痛 PE：指深屈肌腱：Profundus 检查（＋）； 指浅屈肌腱：Sublimus 检查（＋）	X 线：排除骨折（± 撕脱骨折）	1. 一期修复 2. 老年患者：远端指间关节融合
槌状指			
• 伸肌腱在末节手指处撕裂 • 指深屈肌腱丧失功能，远端指间关节屈曲	Hx：轻微创伤 PE：远端指间关节无法伸直，肿胀疼痛较轻	X 线：± 撕脱骨折	1. 持续夹板固定 8 周（仅固定远端指间关节） 2. 合并大的撕脱骨块：修复
天鹅颈畸形			
• 指浅屈肌撕裂／掌板损伤 • 侧束向背侧半脱位，近端指间关节过伸，远端指间关节屈曲	Hx：创伤、类风湿关节炎、痉挛 PE：近端指间关节过伸，远端指间关节屈曲	X 线：手部系列片	1. 早期：夹板 2. 晚期：手术修复（个体化）
拇指尺侧副韧带：猎场看守人拇			
• 尺侧副韧带撕裂 • 机制：用力桡偏 • 常见于滑雪杆损伤	Hx：创伤。疼痛及肿胀 PE：拇指尺侧不稳定合并桡偏或外展	X 线：± 撕脱骨折 应力像显示损伤	1. 不完全损伤：夹板制动 2~4 周 2. 完全损伤：手术修复（治疗 Stener 病变）

瘭 疽

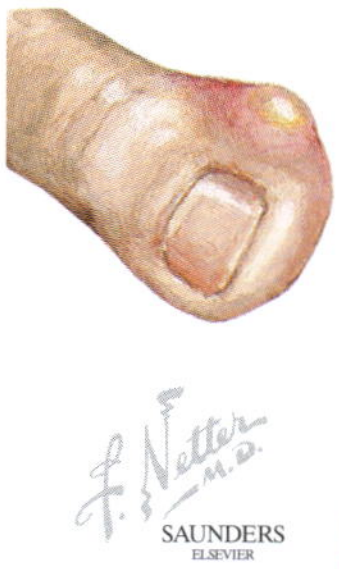

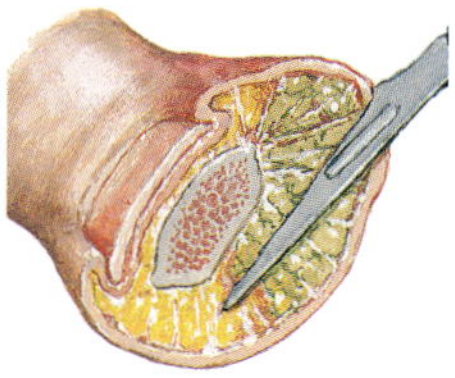

横截面显示
指腹的分隔

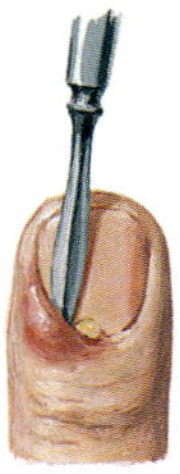

自指甲表面
抬起甲上皮

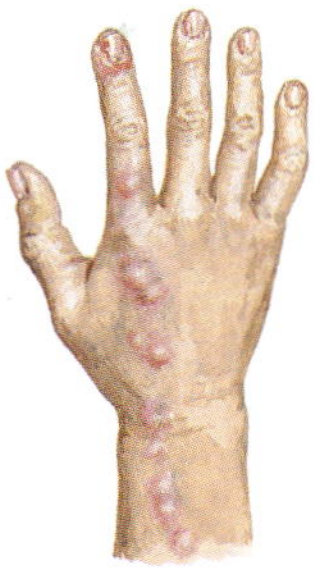

孢子丝菌病(sporotrichosis)。最初为小结节，播散至手部、腕部、前臂(甚至全身)

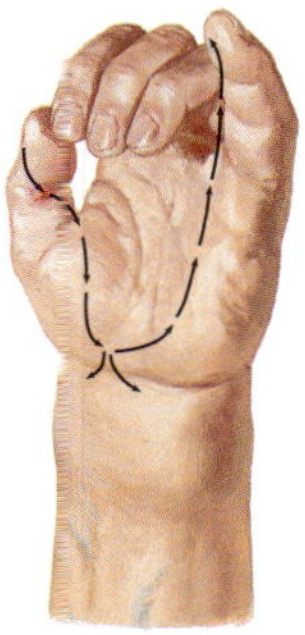

马蹄形脓肿。拇指处的脓肿来自桡侧及尺侧滑囊，以及小指腱鞘，同时合并Parona腱下间隙撕裂

描 述	病史和体格检查	检查/所见	治 疗
		咬伤：人咬伤/动物咬伤	
• 常见于优势侧手 • 典型机制：握拳争斗 • 人咬伤：多种细菌感染(包括啮蚀艾肯氏) • 动物咬伤：出血败血性巴斯德菌	Hx：割伤或贯通伤；掌指关节背侧最常见 PE：红肿，引流渗出(+)，红线，如肌腱撕裂，伸直受限	X线：排除骨折 实验室检查：需氧/厌氧培养，WBC [如怀疑动物患有狂犬病，应及时和健康保健医生联系]	1. 彻底清创引流，必要时行破伤风免疫接种 2. 静脉应用抗生素 动物咬伤：舒他西林 人咬伤：克拉维酸+阿莫西林 3. 不要闭合伤口，任其引流
		深部间隙感染	
• 来自手掌刺伤或由手指播散而来(±马蹄形肿胀)	Hx/PE：红肿，波动感、压痛	X线：通常正常	1. 切开引流，打开间隙 2. 静脉应用抗生素
		瘭疽	
• 指腹的深部感染或脓肿 • 金黄色葡萄球菌最常见	Hx/PE：红肿、波动感、疼痛	X线：通常正常	1. 切开引流，打开间隙 2. 静脉应用抗生素
		甲沟炎	
• 甲床感染(最常见的手指感染) • 金黄色葡萄球菌最常见	Hx/PE：红肿、疼痛，常可见脓性分泌物	X线：通常正常	1. 浸泡或口服抗生素 2. 清创引流，必要时拔甲
		化脓性腱鞘炎	
• 屈肌腱鞘感染 • 通常来自贯通伤 • 可播散至手掌，形成马蹄形脓肿	Hx：穿透伤口 PE：Kanavel 征 1. 屈曲位 2. 被动伸直时疼痛 3. 纺锤形肿胀 4. 屈肌腱鞘压痛	X线：可见异物或皮下积气	1. 轻度(早期)：静脉抗生素，24小时内复查 2. 绝大多数：切开引流(及静脉抗生素) 无针对粘连及坏死的治疗
		孢子丝菌病	
• 淋巴感染	Hx/PE：褪色或发红	X线：无	碘化钾溶液外用

深部间隙感染

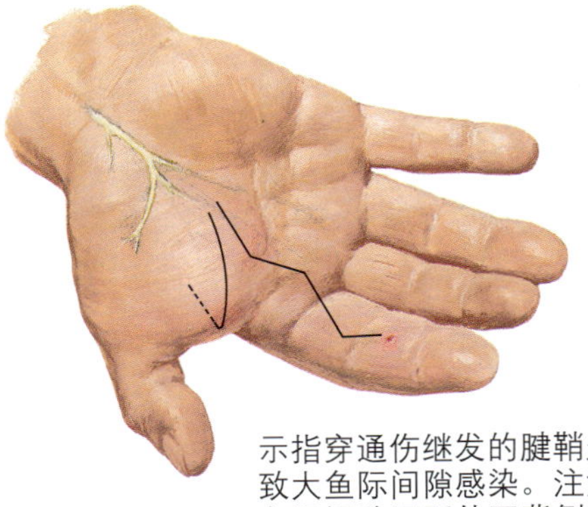

示指穿通伤继发的腱鞘炎导致大鱼际间隙感染。注意！鱼际间隙还延伸至背侧的拇内收肌。虚线提示切口部位

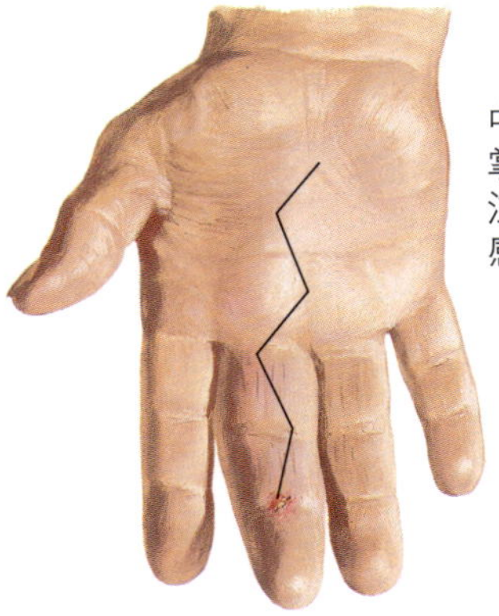

中指腱鞘炎继发掌中间隙感染。注意远端横纹处感染的穿通伤口

描述	病史和体格检查	检查 / 所见	治疗
Dupuytren 病			
• 筋膜的增生（长束） • 北欧人后裔 • 多合并糖尿病、麻疯病	Hx：40 岁以上男性 PE：结节，无压痛，手指屈曲（环指最常见，小指次之）	X 线：无必要	1. 尚无经过证实的保守疗法 2. 筋膜切除
内生软骨瘤			
• 最常见的原发骨肿瘤 • 多见于近节指骨	Hx：病理性骨折后出现疼痛	X 线：溶骨表现	刮除植骨
皮下囊肿			
• 上皮细胞没入深层组织	Hx：创伤及穿通伤 PE：无痛性肿块，通常位于手指，不透亮	X 线：正常	切除（切除所有上皮细胞，否则易复发）
腱鞘囊肿			
• 囊肿（来自关节囊或肌腱）内包含粘液	Hx / PE：差别较大。实性肿块（屈肌腱掌指关节处）最常见	X 线：正常	如有症状，可穿刺抽液，但易复发
巨细胞肿瘤（纤维黄瘤）			
• 来自腱鞘 • 手部第 2 常见的肿物	Hx / PE：紧张，无痛的肿物，通常位于手指掌侧（环指、中指）	X 线：正侧位：正常 排除感染（常见原因）	切除，易复发
恶性肿瘤			
• 最常见的原发肿瘤：鳞状细胞 • 最常见的转移瘤：肺癌	Hx / PE：肿块，通常位于手背侧	X 线：正常	切除
粘液囊肿			
• 远端指间关节背侧的囊肿 • 与远端指间关节骨关节炎有关	Hx：女性，老年患者 PE：远端指间关节背侧肿块，± 疼痛	X 线：骨关节炎和 / 或远端指间关节骨赘形成	切除；切除骨赘或关节清理

手指的掌侧入路

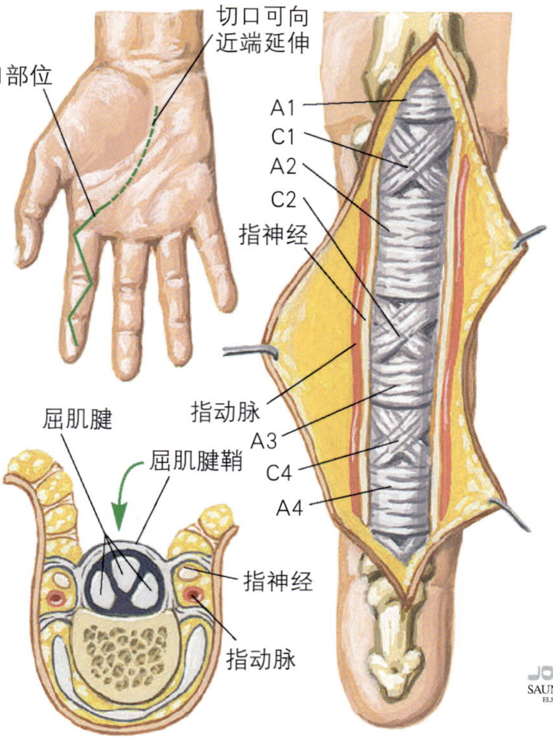

手指的中间外侧入路

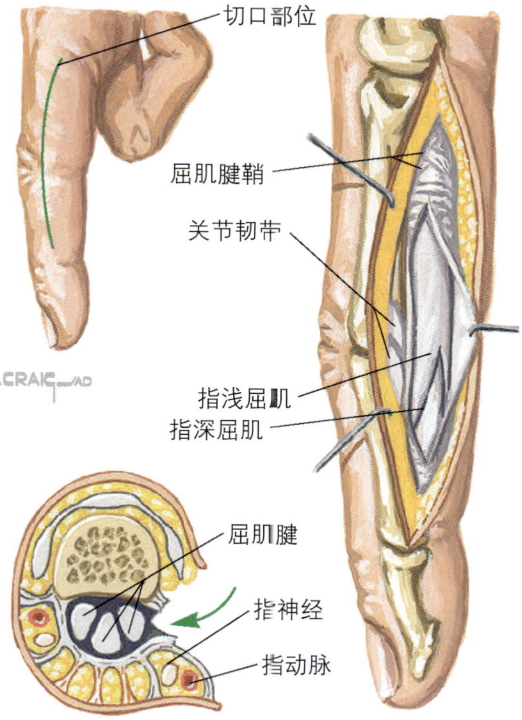

用　途	神经界面	危　险	备　注
		手指：掌侧入路	
1. 屈肌腱(修复／探查) 2. 指神经 3. 软组织松解 4. 感染引流	无	1. 指动脉 2. 指神经	1. 采用成 90° 的“Z”形切口 2. 神经血管束位于腱鞘侧方
		手指：中间外侧入路	
指骨骨折	无	1. 指动脉 2. 指神经	软组织菲薄，如不注意，会切开关节囊

第6章

骨盆

目 录

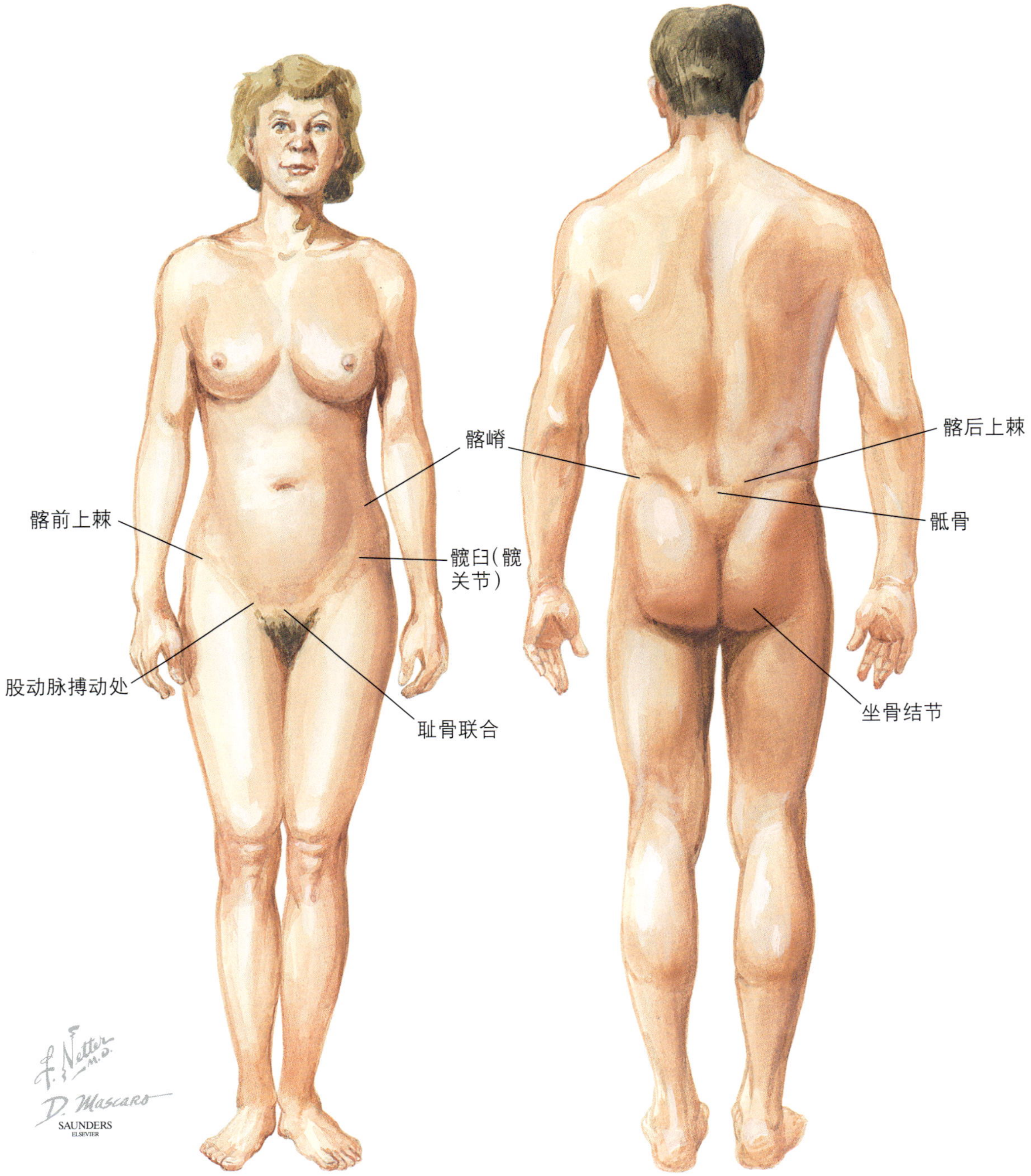

髂嵴
髂后上棘
髂前上棘
骶骨
髋臼（髋关节）
股动脉搏动处
耻骨联合
坐骨结节
F. Netter M.D.
D. Mascaro
SAUNDERS
ELSEVIER

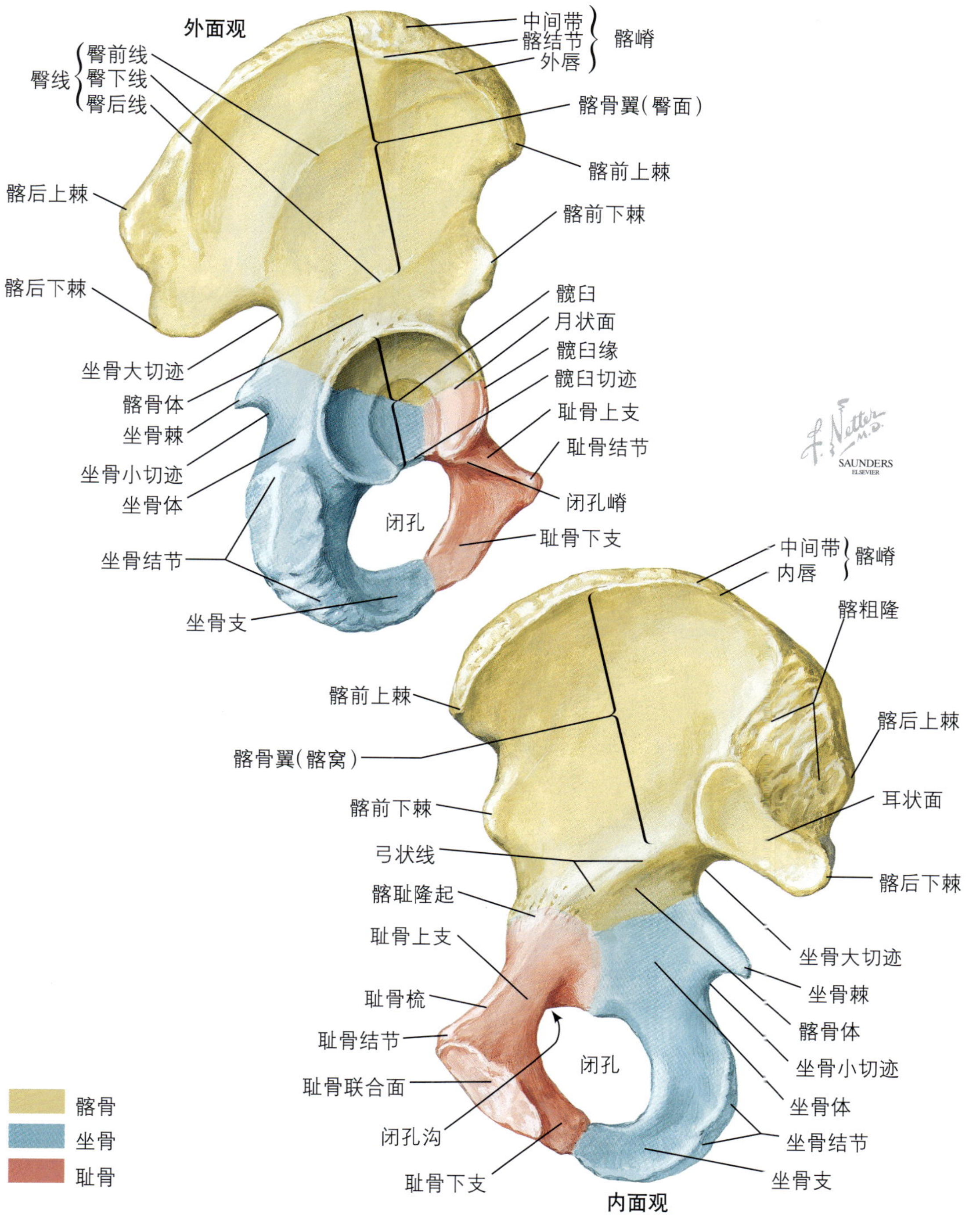

特征	骨化		融合	备注
		髋骨(无名骨)		
• 一整块骨:由3块骨经髋臼Y形软骨融合而成 1. 髂骨:体部及翼部 2. 坐骨:体部及坐骨支 3. 耻骨:体部及上下支 • 骨盆由左右两块髋骨构成 • 髋臼:前倾并外倾(约45°)	原发(每块骨均有一个原发骨化中心)	2~6个月	髋臼:15岁	• 髂骨翼及耻骨上支是薄弱区 • 髂前上棘:缝匠肌致髂前上棘撕脱骨折 • 髂前下棘:股直肌致髂前下棘撕脱骨折 • 髂嵴骨化用于判断骨骼发育成熟度(R sser 分期)
	继发: 髂嵴 髋臼 坐骨结节 髂前下棘	15岁	全部融合: 20岁	• 髂嵴瘀伤提示髋部病变
		骶骨		
参见第1章				

解剖标志及其他结构

结构	附着点/相关结构	备注
髂前上棘(ASIS)	缝匠肌 腹股沟韧带 腹横肌及腹内斜肌	• 股外侧皮神经(LFCN)跨过髂前上棘并在此受压(大腿外侧麻木)
髂前下棘(AIIS)	股直肌 阔筋膜张肌 髂腹沟韧带	• 股直肌可自髂前下棘撕脱
髂后上棘(PSIS)	骶髂后韧带 皮肤下陷是其定位标志	• 良好的植骨取材部位
弓状线	耻骨肌	• 强大,负重区
臀线	包括3条线:臀前线、臀下线、臀后线	• 臀部的不同起点
股骨大转子	参见《肌肉:起止点》部分	• 大转子滑囊炎时压痛
股骨小转子	髂肌 腰肌	
坐骨结节	参见《肌肉:起止点》部分 骶结节韧带	• 过度摩擦导致滑囊炎
坐骨棘	盆底肌和肛提肌的附着点 骶棘韧带	
髋臼前柱(髂耻柱)	包括: 1. 耻骨支 2. 髋臼前方 3. 髂翼前方	• 多种骨折类型累及前柱
髋臼后柱(髂坐柱)	包括: 1. 坐骨结节 2. 髋臼后方 3. 坐骨切迹	• 多种骨折类型累及后柱
坐骨小切迹	短外旋肌群由此穿出: 闭孔外肌 闭孔内肌	
坐骨大切迹	由此穿出的结构包括: 臀上神经 臀上动脉 梨状肌 阴部神经(P) 阴部下动脉 闭孔内肌神经(O) 股后皮神经(P) 坐骨神经(S) 臀下神经(I) 臀下动脉 股方肌神经(Q)	• 梨状肌是参照点 • 臀上神经血管自梨状肌上方穿出 • 通过助记符"POPS IQ"记忆自梨状肌下方穿出的重要结构(由内向外)

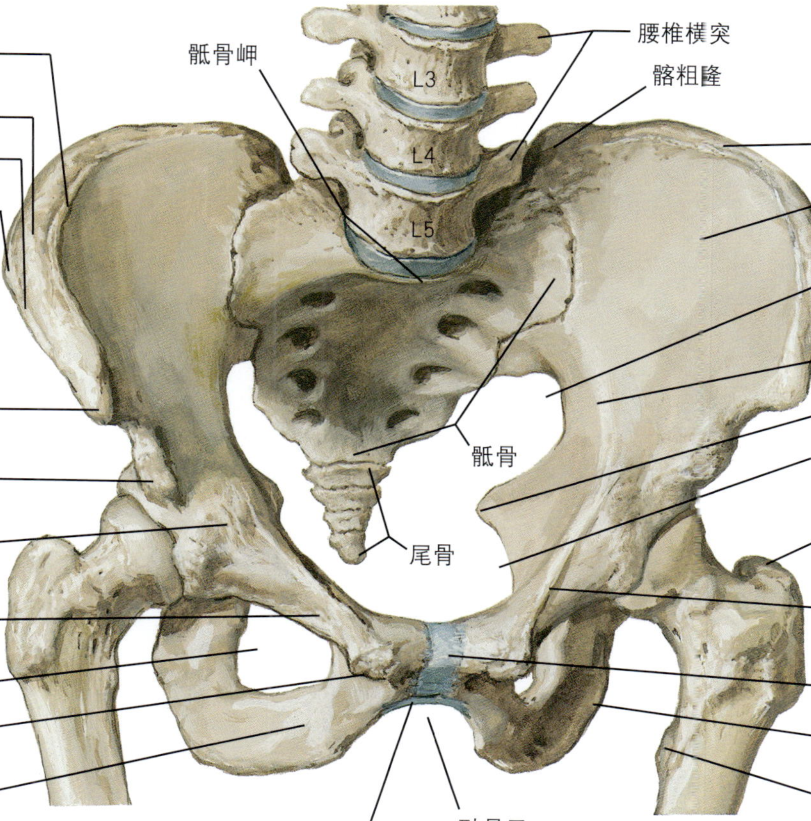
髂嵴
内唇
中间带
外唇
髂结节
骶骨岬
L3
L4
L5
腰椎横突
髂粗隆
髂嵴
髂骨翼
坐骨大切迹
弓状线
坐骨棘
坐骨小切迹
股骨大转子
耻骨梳
耻骨联合
坐骨结节
股骨小转子
髂前上棘
髂前下棘
髂耻隆起
耻骨上支
闭孔
耻骨结节
耻骨下支
骶骨
尾骨
耻骨下韧带
耻骨弓
F. Netter M.D.
SAUNDERS
ELSEVIER

骨盆骨折的分型(Young-Burgess 分型)

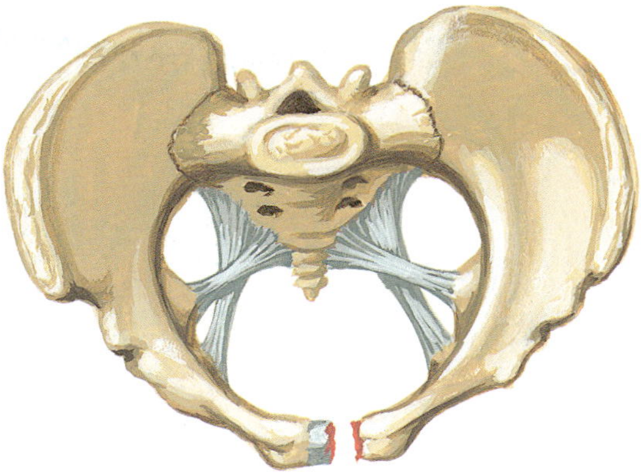

前后方压缩
Ⅰ型(APC-Ⅰ)

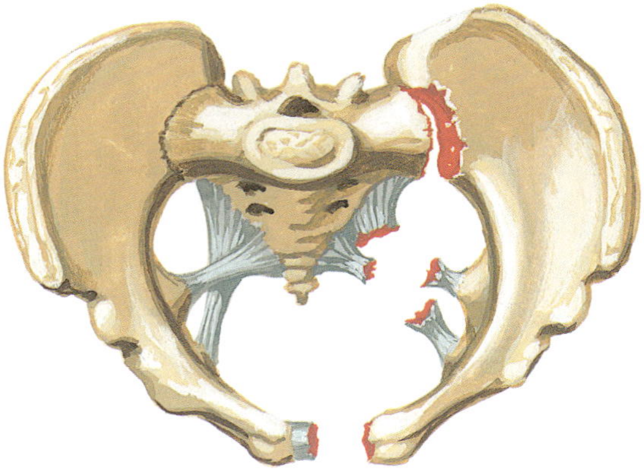

前后方压缩
Ⅱ型(APC-Ⅱ)

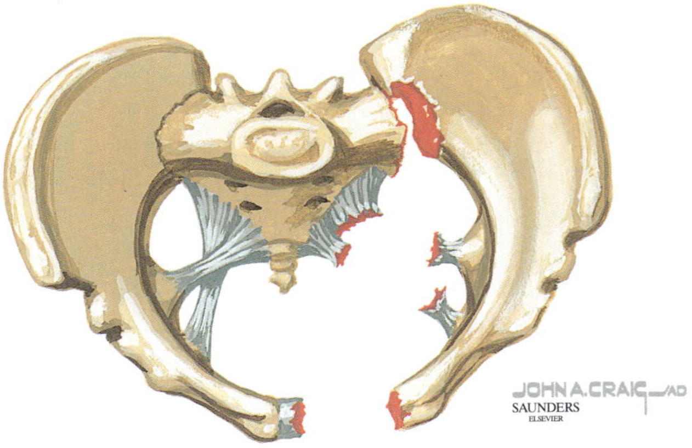

前后方压缩
Ⅲ型(APC-Ⅲ)

描　述	评　估	分　型	治　疗
骨盆骨折			
• 损伤机制 1:高能损伤(交通伤);侧方受力往往高于前后受力 • 常合并其他损伤(多为致命性损伤) • 骨盆开放骨折合并消化道及泌尿生殖系损伤:死亡率 50% • 后方的骶髂韧带是骨盆的主要稳定结构 • 损伤机制 2:轻微损伤(骨质疏松患者跌倒):稳定的单支骨折 • 损伤机制 3:稳定的撕脱骨折 - 髂前上棘(缝匠肌) - 髂前下棘(股直肌) - 坐骨(腘绳肌)	Hx:创伤史。肿胀,疼痛,畸形 PE:按创伤 ABC 步骤检查。注意有无下肢短缩,± 直肠/阴道/尿道出血。完善的神经血管检查:腹股沟及下肢的动脉搏动,有无神经功能障碍及直肠张力障碍,检查球海绵体反射 XR:正侧位、入口位,出口位,Judet 像 CT:扫描整个骨盆 动脉造影:用于大出血	Young-Burgess 分型: • 前后方压缩(APC): Ⅰ. 耻骨 1~2 支 <2.5cm 的分离骨折 Ⅱ. 骨折分离 >2.5cm,稳定骨折 Ⅲ. 耻骨联合及骶髂关节完全破裂,不稳定骨折 • 侧方压缩(LC): Ⅰ. 骶骨压缩合并耻骨支骨折 Ⅱ. 耻骨支骨折,后方骶髂韧带撕裂,稳定 Ⅲ. LC-Ⅰ 合并 APC-Ⅲ • 垂直剪切:骨盆前后方均损伤(移位):垂直不稳定	• 首先治疗威胁生命的损伤(创伤 ABC) • 利用外固定控制骨盆出血(± 血管栓塞) • 合并消化道损伤时行结肠造瘘(避免败血症) • 稳定骨折(单支骨折,撕脱骨折,APC 或 LC-Ⅰ 型):保守治疗,卧床休息,减少活动 • 不稳定骨折:外固定,根据需要采取切开复位内固定 • 早期活动有助于恢复
并发症:相关损伤(特别是 APC-Ⅲ 型)依次为:消化道、泌尿生殖系、血管损伤/大出血;神经损伤;长期住院的相关风险(感染、DVT);残留畸形和/或疼痛(下腰部或骶髂关节);下肢不等长			

骨盆骨折的分型(Young-Burgess 分型)

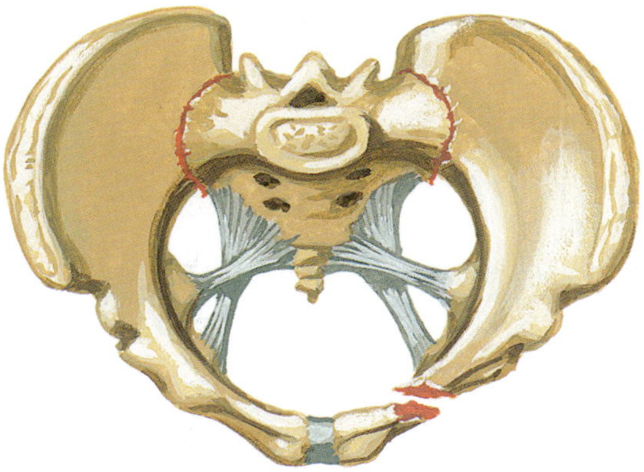
侧方压缩
I 型(LC- I)

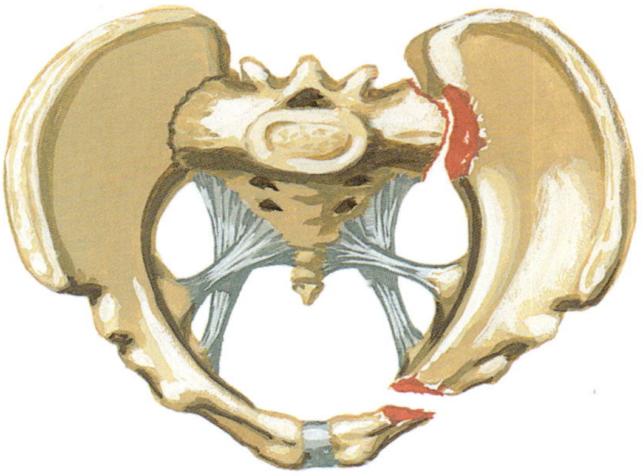
侧方压缩
II 型(LC- II)

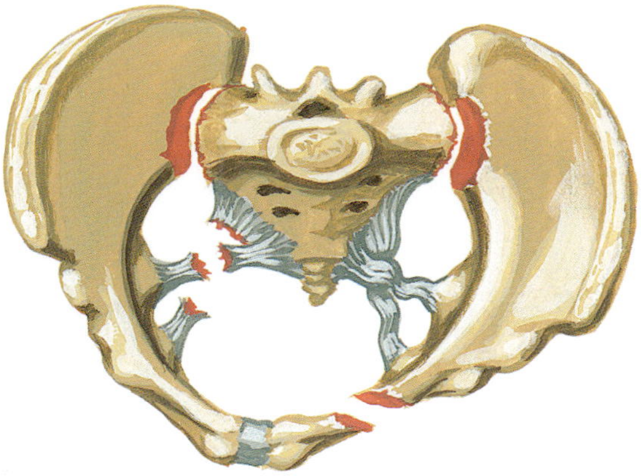
侧方压缩
III 型(LC- III)

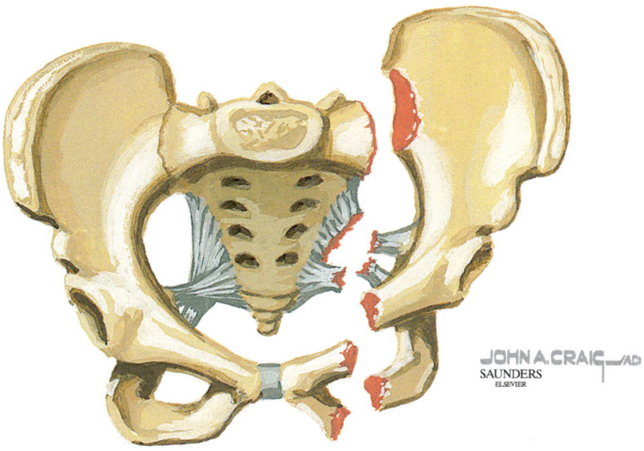

垂直剪切型

髋臼骨折的 Judet-Letournel 分型

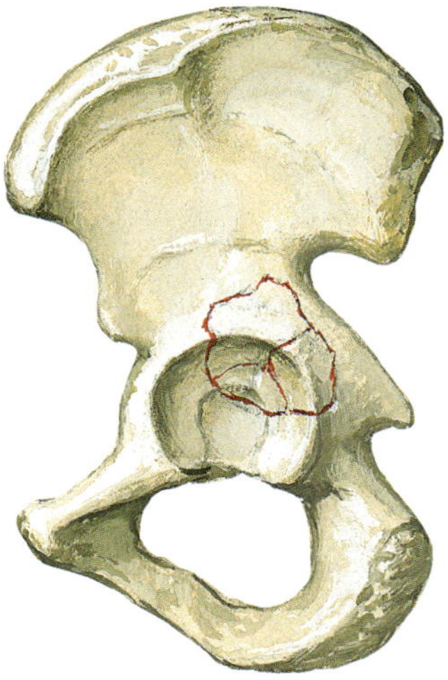

I 型：后壁骨折
采用接骨板及拉力螺钉固定

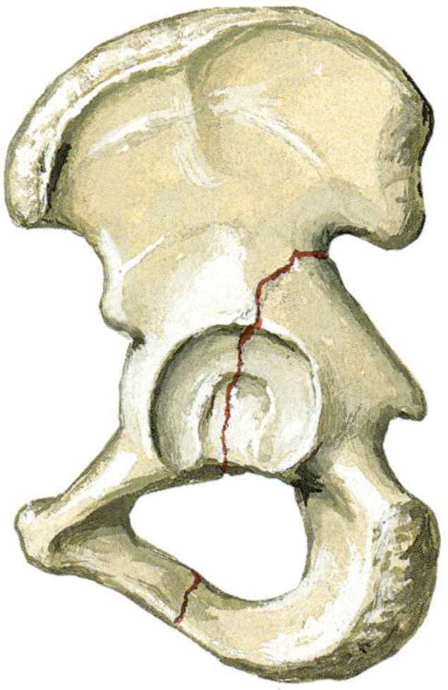

II 型：后柱骨折
采用接骨板及拉力螺钉固定

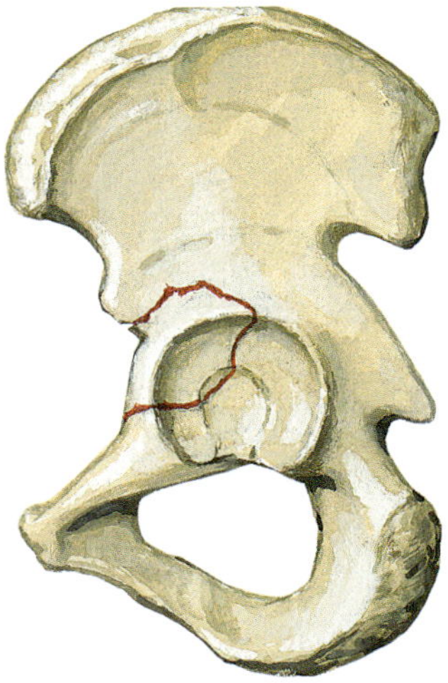

III 型：前壁楔形骨折
采用拉力螺钉固定

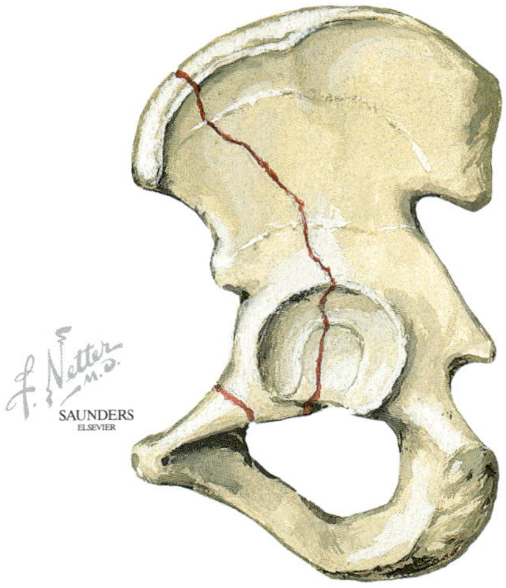

IV 型：前柱骨折
采用接骨板及长螺钉固定

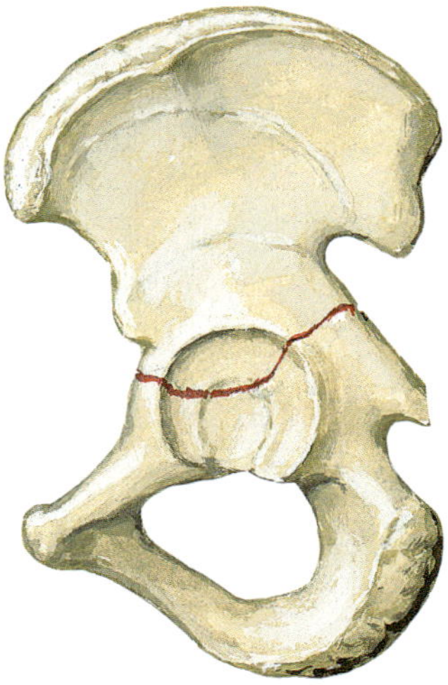

V 型：横形骨折
采用接骨板及拉力螺钉固定

描 述	评 估	分 型	治 疗
髋臼骨折			
• 少见，多见于青年 • 高能量或暴力损伤，股骨头撞击髋臼 • 常合并髋关节脱位 • 常合并消化道、泌尿生殖系、血管损伤	Hx：创伤史（如仪表盘损伤）。疼痛；畸形 PE：下肢短缩旋转；远端神经血管功能大多完好 XR：骨盆正位，内斜位/外斜位（Judet 像）：可显示骨折部位 CT：显示骨折类型及游离骨块	Judet-Letournel 分型 I 型：后壁骨折 II 型：后柱骨折 III 型：前壁楔形骨折 IV 型：前柱骨折 V 型：横形骨折 VI 型：后壁及后壁骨折 VII 型：横形及后柱骨折 VIII 型：T 形骨折 IX 型：前柱及后半横形骨折 X 型：双柱骨折	• 患侧牵引 • 无移位，无关节脱位的稳定骨折：保守治疗 • 移位，关节脱位或不稳定骨折：切开复位内固定 • 小剂量放疗（600rad）：预防异位骨化
并发症：骨关节炎；需要全髋关节置换；神经损伤（坐骨神经），异位骨化，骨坏死			

髋臼骨折的 Judet-Letournel 分型

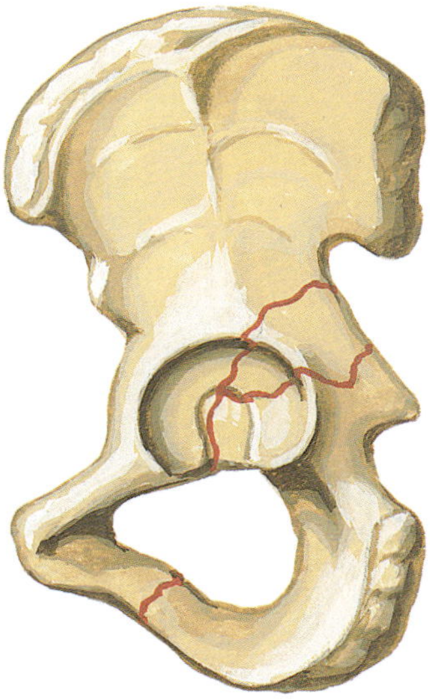

Ⅵ型：后柱 / 后壁骨折

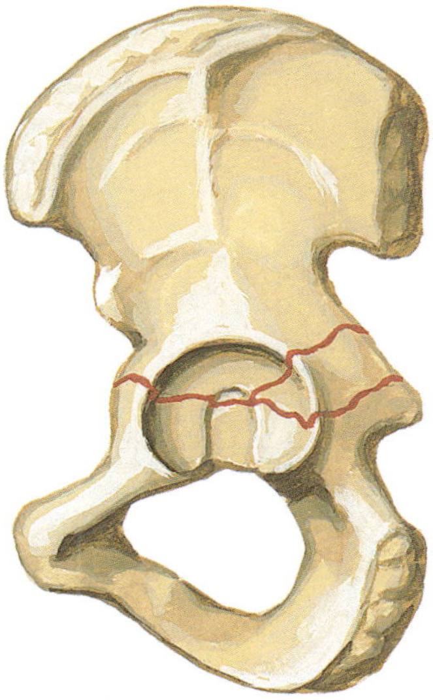

Ⅶ型：横形 / 后壁骨折

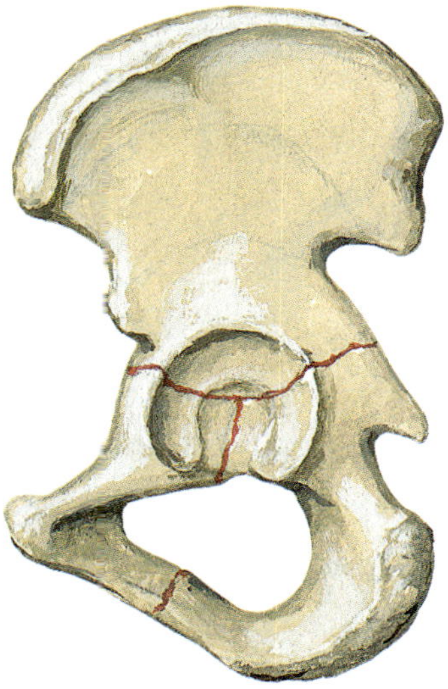

Ⅷ型：T 形骨折
采用接骨板及拉力螺钉固定

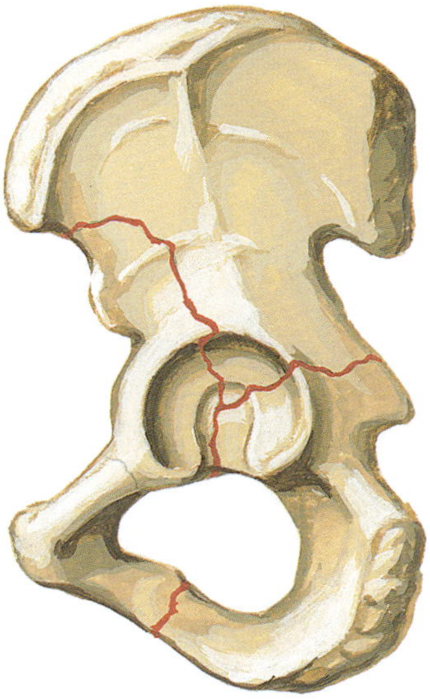

Ⅸ型：前柱 / 后半横形骨折

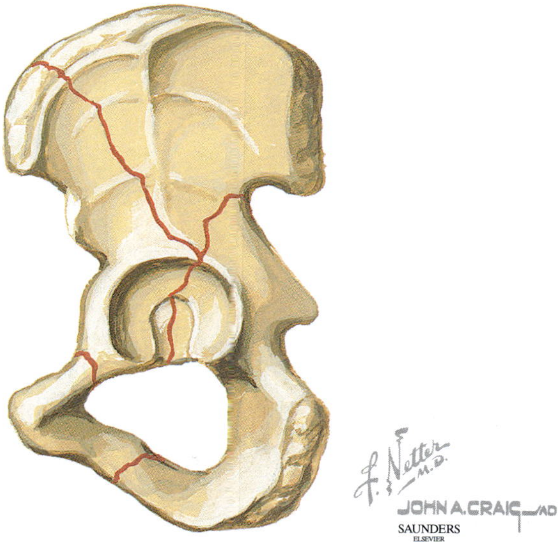

Ⅹ型：双柱骨折

正中矢状面观

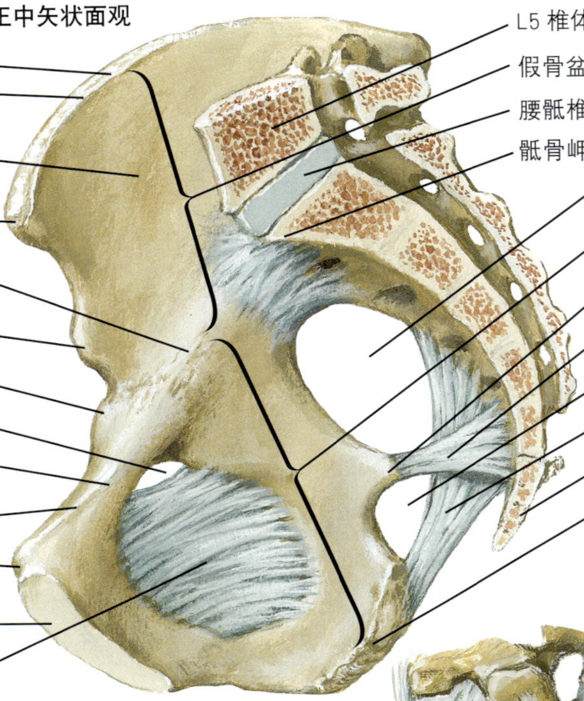

侧面观

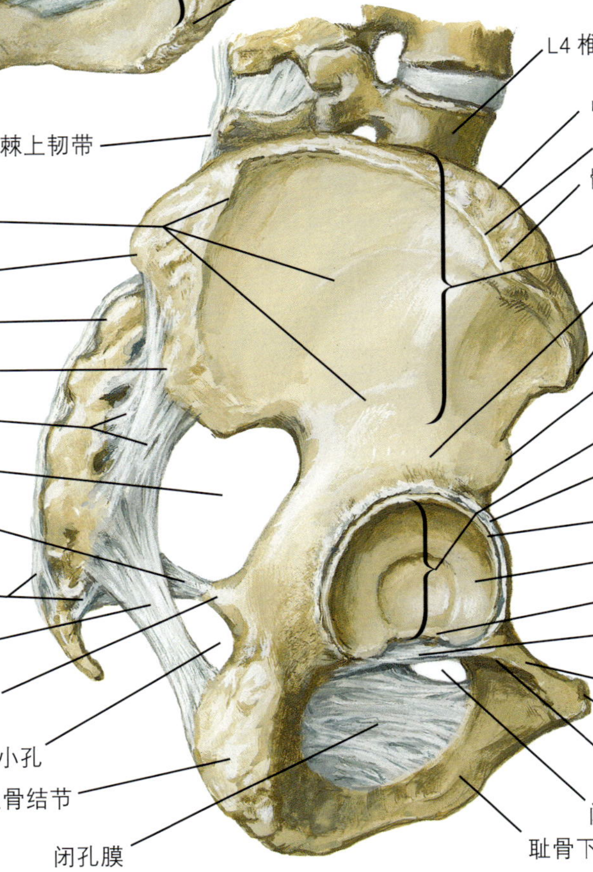

韧带	附着点	备注
骶髂韧带		
骶髂后韧带(长韧带及短韧带)	骶骨至髂骨 短韧带:水平方向 长韧带:垂直方向	骶髂韧带中最坚强的部分:稳定的关键 短韧带:抵抗旋转 长韧带:抵抗垂直剪切 断裂:旋转/垂直不稳定
骶髂前韧带	骶骨至髂骨(水平方向)	旋转稳定作用
骨间韧带	骶骨至髂粗隆	强大

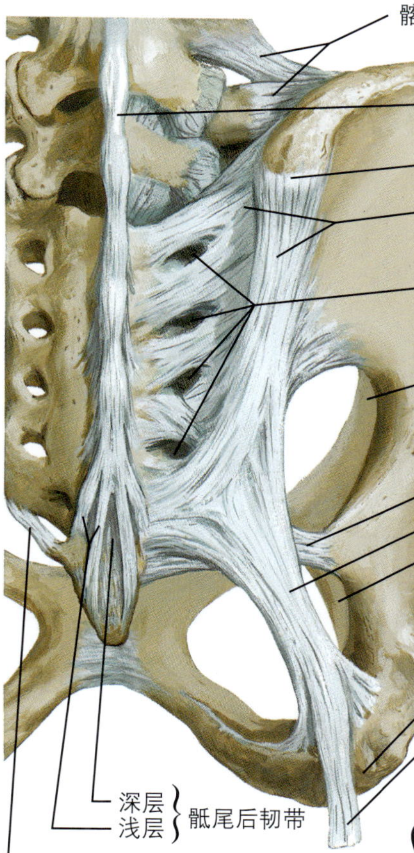

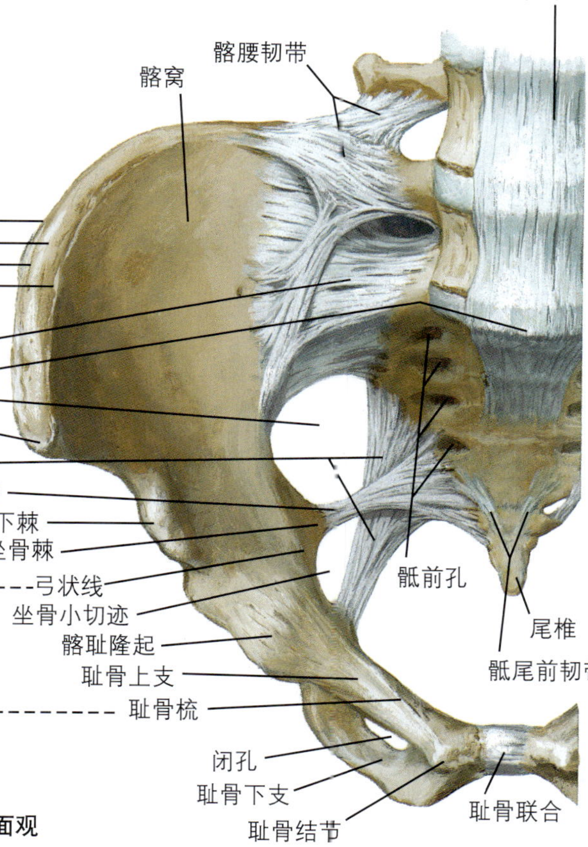

韧 带	附着点	备 注
耻骨联合		
耻骨上韧带	双侧耻骨上面	两侧半骨盆间存在纤维软骨盘
耻骨弓状韧带	双侧耻骨下面	
其他韧带		
骶棘韧带	骶骨前方至坐骨棘	划分坐骨大孔和坐骨小孔
骶结节韧带	骶骨前方至坐骨结节	坐骨小孔下缘，提供垂直稳定性
髂腰韧带	L5 横突至髂嵴	可导致撕脱骨折
腰骶韧带	L5 横突至髂骨翼	垂直稳定性

病史和体格检查

问　题	回　答	临床意义
1. 年龄	青年	强直性脊柱炎(HLA-B27 +)
	中年,老年	活动性下降
2. 疼痛		
a. 发生	急性	创伤:骨折,扭伤
	慢性	全身炎症性疾病
b. 特征	深在,无特异性	骶髂关节病变
	放射痛	至同侧大腿或臀部:骶髂关节损伤
c. 发作	起床卧床/上下楼梯	骶髂关节病变
	内收下肢	耻骨联合病变
3. 其他疾病史	妊娠	骶髂关节韧带松弛导致疼痛
4. 创伤史	臀部着地,扭伤	骶髂关节损伤
	高速伤:交通伤,坠落伤	骨折
5. 活动/工作	扭伤,单腿站立	骶髂关节病变
6. 神经症状	疼痛,麻木,针刺感	脊柱病变,骶髂关节病变
7. 关节病史	多关节受累	类风湿关节炎、Reiter 综合征、强直性脊柱炎等疾病累及骶髂关节

骨盆的查体

触诊

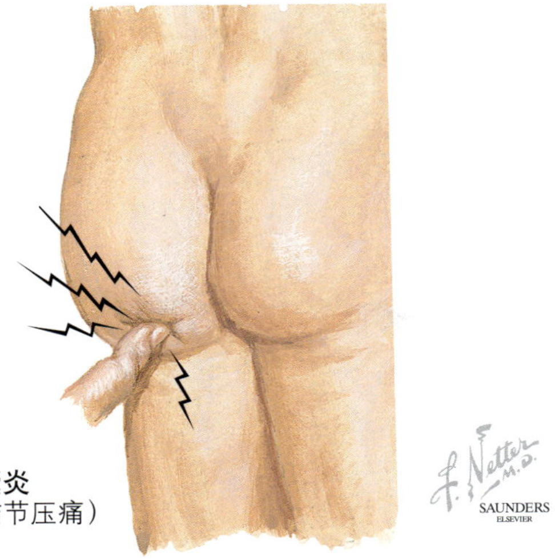

坐骨结节滑囊炎
(深部疼痛及坐骨结节压痛)

查体/观察	方　法	临床应用
视诊		
皮肤	脱色,伤口	
髂前上棘	水平(同一平面内)	位于不同平面:下肢不等长,骶骨倾斜
腰椎曲度	腰前凸增大	屈曲挛缩
	腰前凸减小	椎旁肌痉挛
触诊		
骨性结构	站立位:髂前上棘,耻骨结节,髂结节,髂后上棘	双侧不等:骨盆倾斜,下肢不等长
	卧位:髂嵴,坐骨结节	肿块:臀部神经瘤
软组织	腹股沟韧带	膨出的肿块:疝
	股动脉搏动;淋巴结	脉搏消失:血管损伤;触及淋巴结:感染
	肌群	每组肌群都应双侧对称
活动范围		
前屈	站立位:向前弯腰	髂后上棘应轻度上提(对称)
后伸	站立位:向后伸腰	髂后上棘应轻度下降(对称)
屈髋	站立位:用膝抵胸	髂后上棘应下降,但骶髂关节活动不良时反而升高;坐骨结节应向外移,但骶髂关节活动减少时反而上提

直腿抬高试验

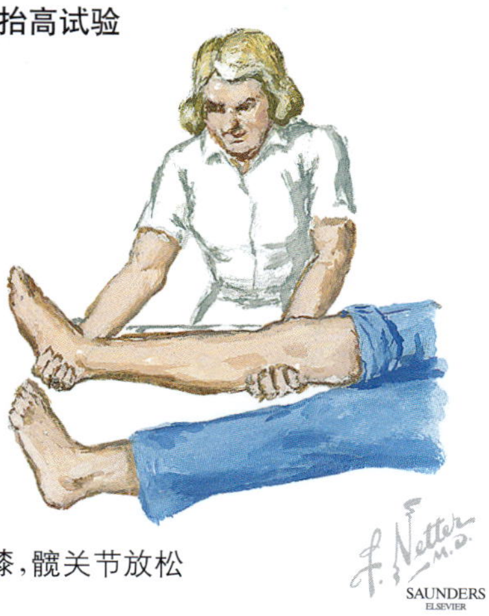

伸膝，髋关节放松

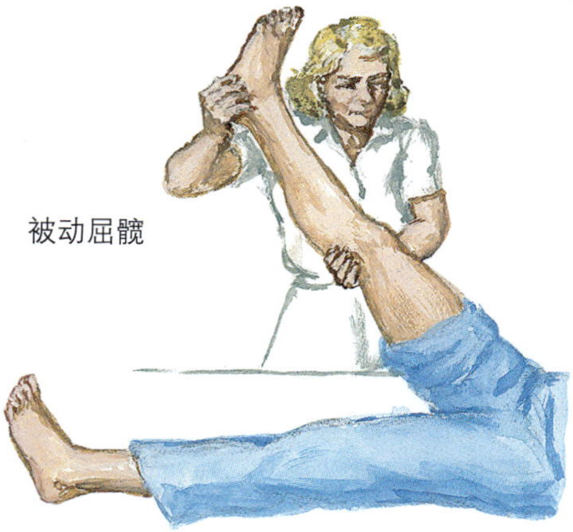

被动屈髋

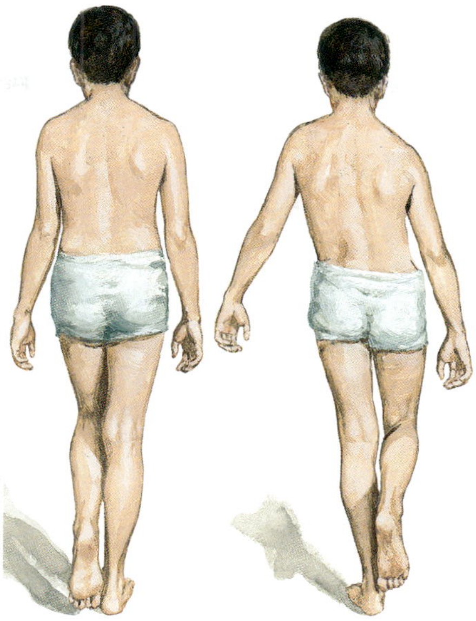

Trendelenburg 征
左图中患者右侧为健髋，Trendelenburg 征阴性。右图中左侧患髋，Trendelenburg 征阳性。患侧负重时，健髋下垂，提示左侧臀中肌无力，躯干偏向左侧以降低作用于患髋的作用力，以此维持平衡

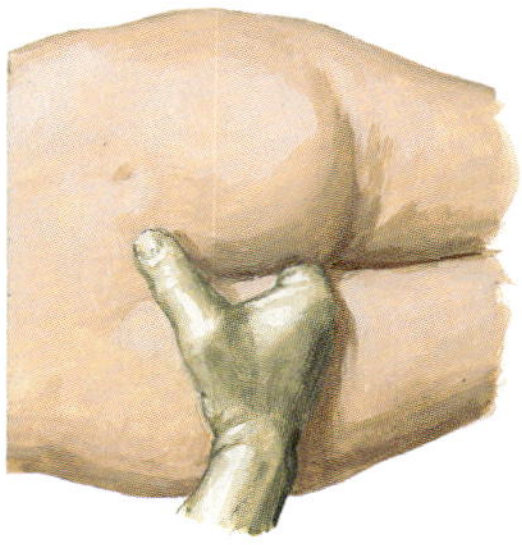

直肠功能检查
括约肌功能及肛周感觉检查对所有脊髓损伤患者都极为重要。带上手套后，将手指插入直肠，嘱患者缩肛，感觉有无括约肌收缩。直肠内大量出血提示骨盆骨折与结肠相通

查体／观察	方法	临床应用
	骶髂关节	
感觉		
髂腹下神经(L1)	耻骨上，臀部及大腿外侧	感觉缺失提示神经／神经根病变
髂腹股沟神经(L1)	腹股沟区	感觉缺失提示神经／神经根病变(如腹外肌卡压)
生殖股神经(L1-2)	阴囊或阴阜	感觉缺失提示神经／神经根病变(如感觉异常性股痛)
股外侧皮神经(L2-3)	髋部及大腿外侧	感觉缺失提示神经／神经根病变
阴部神经	会阴部	感觉缺失提示神经／神经根病变
运动		
股神经(L2-4)	屈髋	无力＝髂腰肌或神经／神经根病变
臀下神经	外旋	无力＝臀大肌或神经／神经根病变
股方肌神经	外旋	
闭孔内肌神经		
梨状肌神经		无力＝短旋肌或神经／神经根病变
臀上神经	外展	无力＝臀中肌／臀小肌，阔筋膜张肌或相应神经／神经根病变
反射	球海绵体反射	将手指插入直肠，捏挤或牵拉阴茎(Foley 尿管)，括约肌应收缩
脉搏	股动脉搏动	
	特殊检查	
直腿抬高试验	仰卧位：伸膝屈髋	疼痛放射至下肢：髓核突出合并神经根病
骶髂关节应力试验	按压髂前上棘，髂嵴，骶骨	骶髂关节疼痛提示骶髂韧带损伤
Trendelenburg 征	站立位：抬起一条腿(屈髋)	屈曲侧：骨盆应上提；骨盆下坠提示内收肌或臀中肌功能障碍
Patrick 检查	屈曲外展外旋髋关节，随后进一步外展	阳性标准是出现疼痛或一侧无法像另一侧一样外展：骶髂关节病变
股痛	按压髂前上棘内侧	复制出疼痛、烧灼感或麻木：股外侧皮神经卡压
直肠／阴道检查	创伤后应高度警惕	大量出血提示骨折与相邻脏器相通

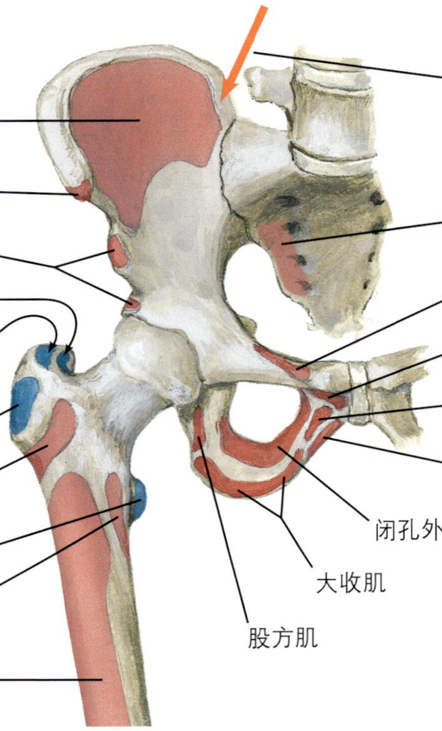

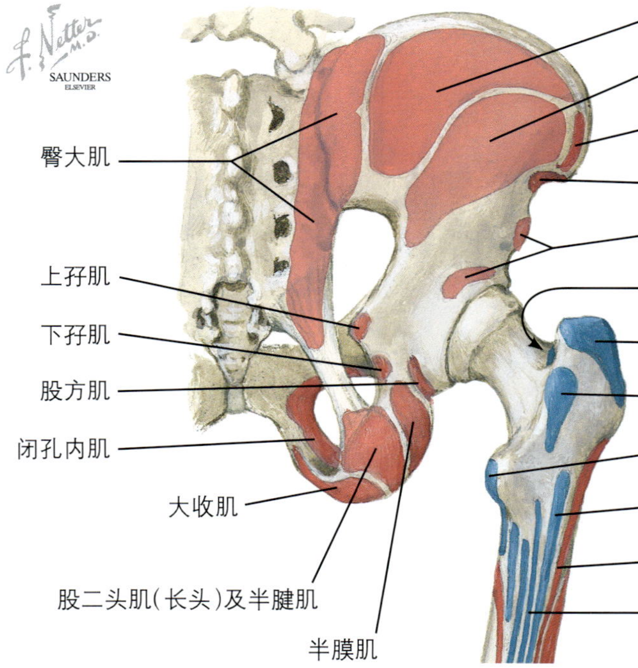

耻骨支（面）	大转子	坐骨结节	粗线／股骨后方
耻骨支（耻骨线／上）	梨状肌（前）	下孖肌	大收肌
大收肌（下）	闭孔内肌（前）	股方肌	长收肌
长收肌（前）	上孖肌	半膜肌	短收肌
短收肌（下）	臀中肌（后）	半腱肌	股二头肌
股薄肌（下）	臀小肌（前）	股二头肌（长头）	耻骨肌
腰小肌（上）		大收肌	臀大肌
			股外侧肌
			股内侧肌

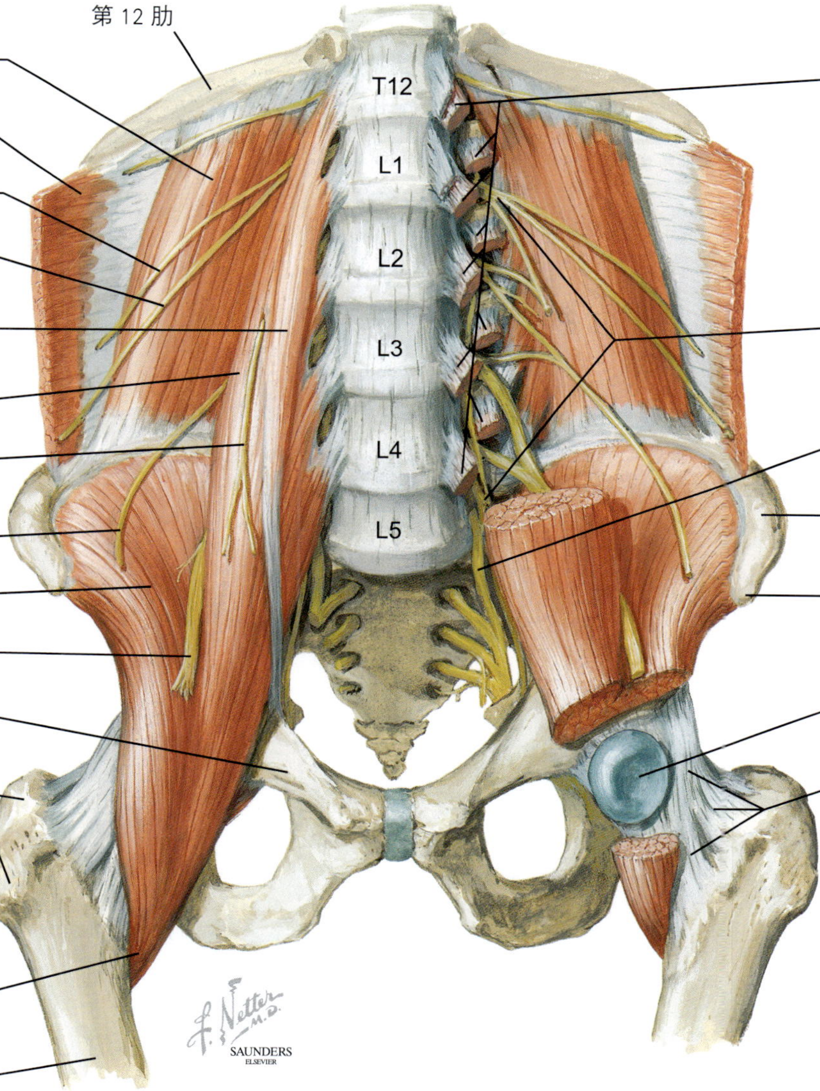

肌肉	起点	止点	神经支配	功 能	备 注
			屈髋肌		
前方					
腰肌	T12-L5 椎体	小转子	股神经	屈髋	覆盖腰丛
髂肌	髂窝	小转子	股神经	屈髋	覆盖在髂窝前方
			髋外展肌		
阔筋膜张肌	髂嵴,髂前上棘	髂胫束	臀上神经	外展,屈曲,内旋大腿	髋关节前方入路所经的结构

臀肌

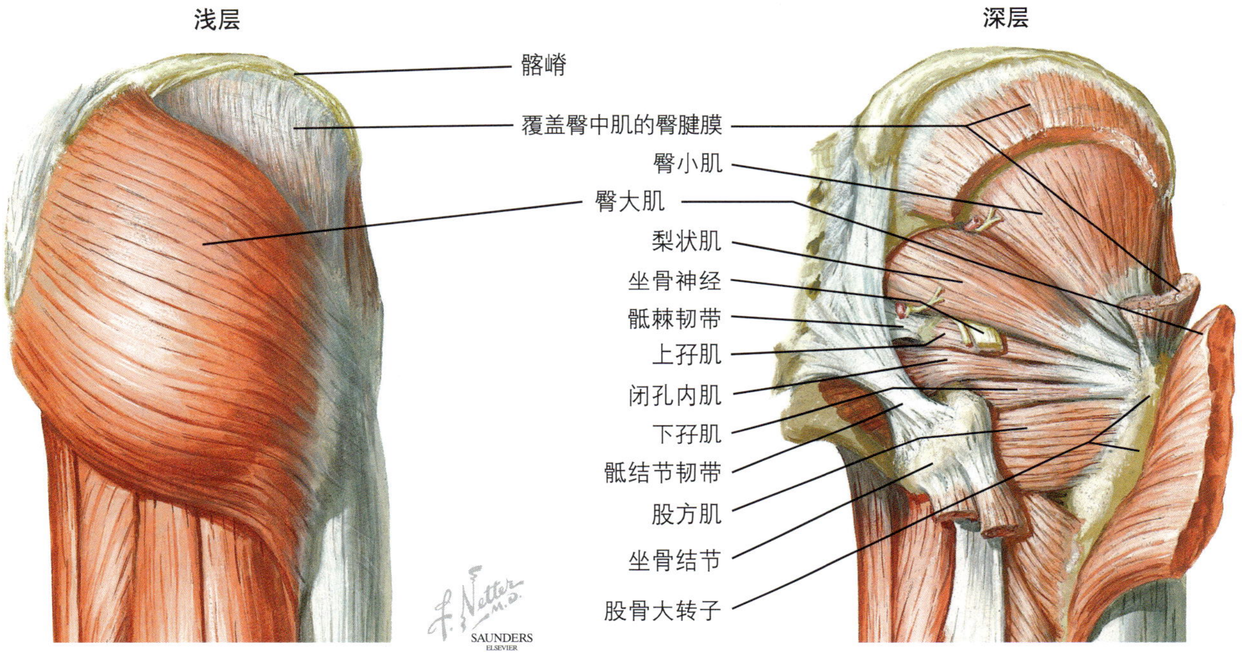

肌肉	起点	止点	神经支配	功能	备 注
髋外展肌					
臀中肌	髂骨，臀前线和臀后线之间	股骨大转子	臀上神经	外展(内旋)大腿	臀中肌无力导致 Tendelenburg 步态
臀小肌	髂骨，臀前线和臀后线之间	大转子前方	臀上神经	外展(内旋)大腿	与臀中肌协同作用
髋外旋肌					
臀大肌	髂骨，骶骨背侧	股骨臀肌粗隆，髂胫束	臀下神经	伸髋，外旋大腿	髋关节后方入路时需松解其止点
短旋肌群					
梨状肌	骶骨前方	大转子上方	梨状肌神经	外旋大腿	常作为解剖标志
闭孔外肌	坐骨耻骨支，闭孔膜	转子窝	闭孔神经	外旋大腿	肌肉实际位于大腿内侧
闭孔内肌	坐骨耻骨支，闭孔膜	大转子内侧	闭孔内肌神经	外旋外展大腿	肌肉拐过一直角
上孖肌	坐骨棘	大转子内侧	闭孔内肌神经	外旋大腿	协同闭孔内肌
下孖肌	坐骨结节	大转子内侧	股方肌神经	外旋大腿	协同闭孔内肌
股方肌	坐骨结节	转子间嵴	股方肌神经	外旋大腿	与旋股内侧动脉升支相伴行

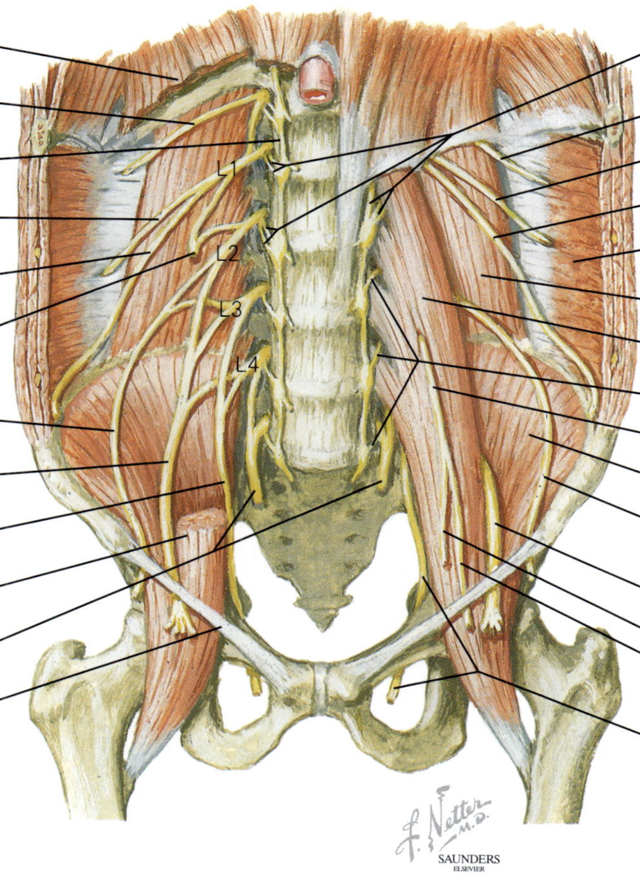

腰 丛

前股	后股
1. **肋下神经**(T12): 感觉:剑突下区 运动:无 2. **髂腹下神经**(L1): 感觉:耻骨上区 臀部后外侧 运动:腹横肌 腹内斜肌 3. **髂腹股沟神经**(L1): 感觉:腹股沟区 运动:无 4. **生殖股神经**(L1-2):穿过腰肌,位于其前内侧 感觉:阴囊或阴阜 运动:睾提肌 5. **闭孔神经**(L2-4):穿过闭孔管,分为前后股。在髋臼横韧带后方插入牵开器可造成神经损伤 感觉:大腿内下方(经闭孔神经皮支) 运动:腹外斜肌 闭孔外肌(后股) 6. **副闭孔神经**(L2-4):不恒定 感觉:无 运动:腰肌	7. **股外侧皮神经**[LFCN](L2-3):跨过髂前上棘,可在此处受压 感觉:无(骨盆区) 运动:无 8. **股神经**(L2-4):位于腰大肌和髂肌之间 感觉:无(骨盆区) 运动:腰肌 髂肌 耻骨肌

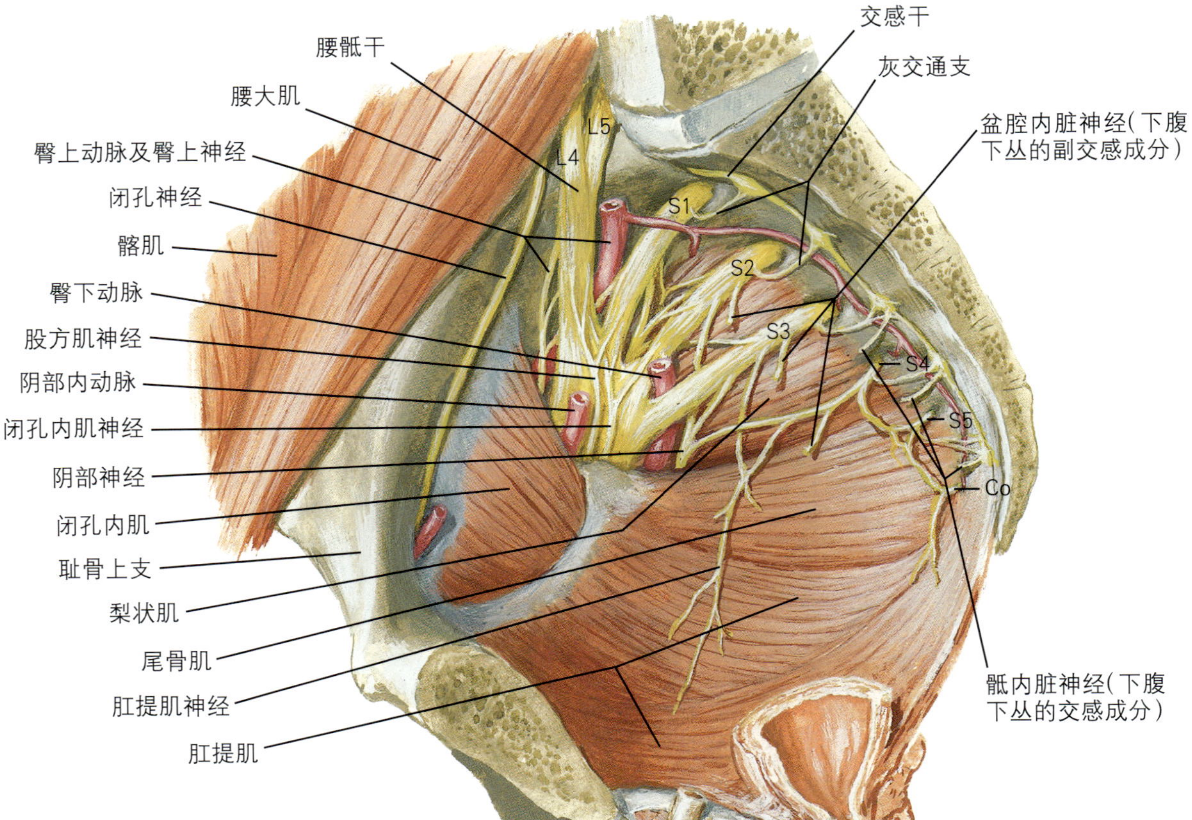

半骨盆前内面观

骶 丛

前股

9. **股方肌神经**(L4-S1):
   感觉: 无
   运动: 股方肌
   　　　下孖肌
10. **闭孔内肌神经**(L5-S2): 穿过坐骨大孔
   感觉: 无
   运动: 闭孔内肌
   　　　上孖肌
11. **阴部神经**(S2-4): 穿出坐骨大孔,随后返回坐骨小孔
   感觉: 会阴部 - 经会阴神经[阴囊/阴唇支]
   　　　　　　 - 经直肠下神经
   　　　　　　 - 经阴茎/阴蒂背神经
   运动: 球海绵体肌: 会阴神经
   　　　尿道括约肌: 会阴神经
   　　　泌尿生殖膈: 会阴神经
   　　　肛门外括约肌: 直肠下神经
12. **尾神经**(S3-4):
   感觉: 无
   运动: 尾骨肌
   　　　肛提肌

后股

13. **臀上神经**(L4-S1):
   感觉: 无
   运动: 臀中肌
   　　　臀小肌
   　　　阔筋膜张肌
14. **臀下神经**(L5-S2):
   感觉: 无
   运动: 臀大肌
15. **梨状肌神经**(S2):
   感觉: 无
   运动: 梨状肌

其他神经

16. **臀神经**(L5-S2): 腰骶丛背支的分支。植骨时可造成损伤
   感觉: 臀部皮肤
   运动: 无

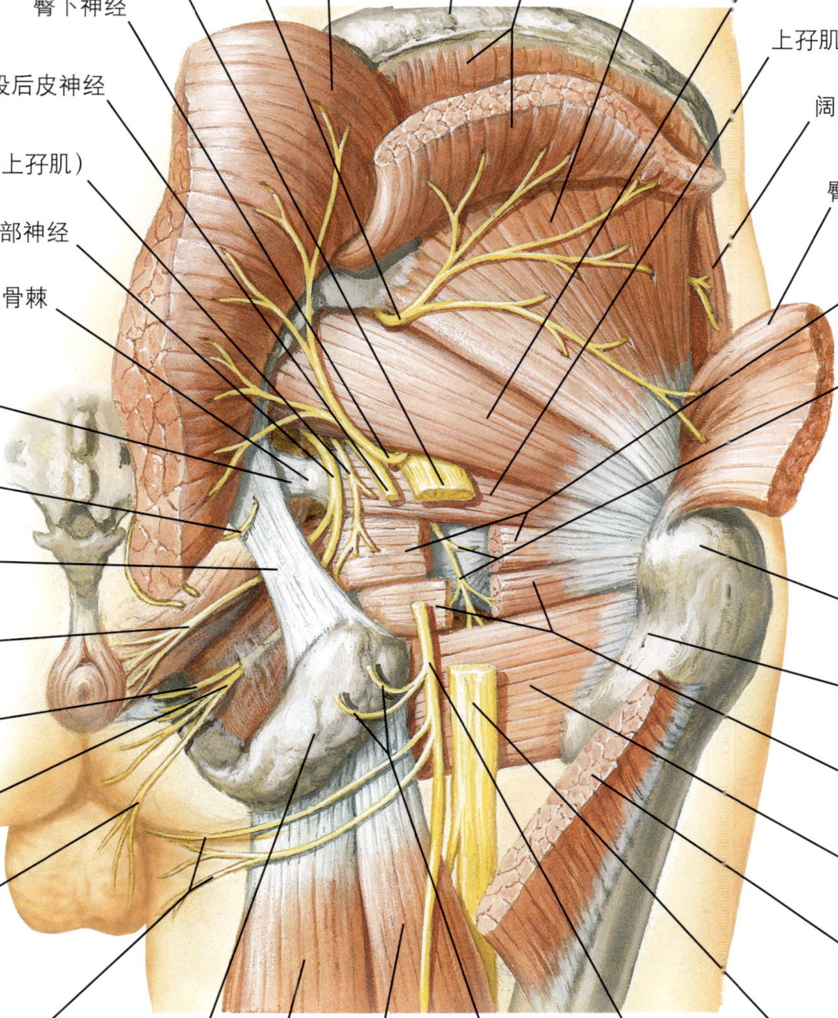
髂嵴
臀大肌(已切断)
臀中肌(已切断)
臀上神经
臀小肌
坐骨神经
梨状肌
臀下神经
上孖肌
股后皮神经
阔筋膜张肌
闭孔内肌神经(还支配上孖肌)
臀中肌(已切断)
阴部神经
闭孔内肌
坐骨棘
股方肌神经
(还支配下孖肌)
的髋关节支
骶棘韧带
皮神经穿支
骶结节韧带
股骨大转子
直肠下神经
转子间嵴
阴茎/阴蒂背神经
下孖肌
会阴神经
股方肌
阴囊/阴唇后神经
臀大肌(已切断)
股后皮神经的会阴支
坐骨神经
坐骨结节
股后皮神经
半腱肌
臀下神经
股二头肌(长头,覆盖半膜肌)
F. Netter M.D.
SAUNDERS
ELSEVIER

动脉

左旁正中切面，外面观

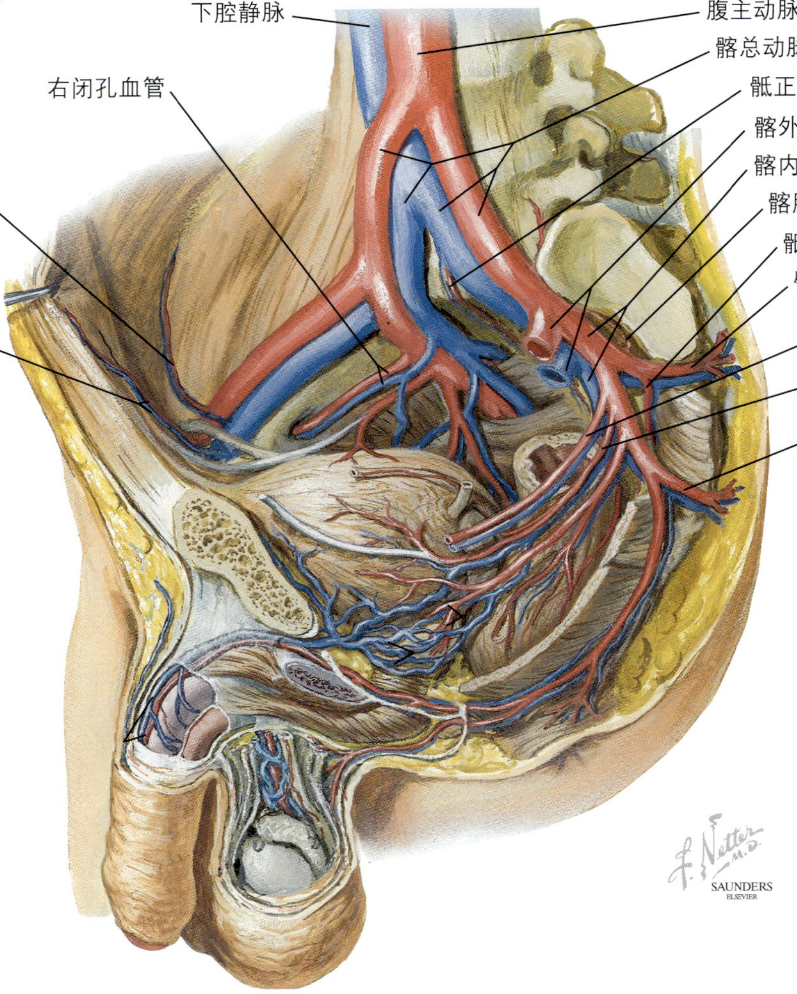

动 脉	走 行	备 注
	主动脉	
沿椎体及前纵韧带前方	髂总动脉(L4 水平)	成对血管:后支供应脊髓、脊膜和椎旁肌
	腰动脉(4 对)	
	骶正中动脉	非成对血管
	第 5 腰动脉(1 对)	与骶外侧动脉构成吻合支
	髂总动脉	
位于脊柱及骶骨前方	在 S1 水平分为髂内及髂外血管	
	髂内动脉	
位于输尿管下方，靠近骶髂关节，在坐骨大孔缘处发出分支	供应大部分的骨盆及盆腔脏器	
	前股	
	闭孔动脉	与闭孔神经伴行至闭孔
	髋臼动脉(髋部圆韧带的动脉)	股骨头的血供的一小部分
	臀下动脉	供应臀肌
	多条内脏支*	
	后股	
	臀上动脉	供应臀肌
	髂腰动脉	供应髂腰肌及髂肌
	骶外侧动脉	供应骶神经根、脊膜及覆盖骶骨的肌肉
	髂外动脉	
位于覆盖耻骨支的腹股沟韧带下方，腰肌上方	对骨盆的供应较少	
	旋髂深动脉	
	腹壁下动脉	
	股动脉(腹股沟韧带以下)	全髋关节置换术中存在损伤风险

*髂内动脉的其他分支包括：脐动脉、阴道/膀胱下动脉，子宫动脉，直肠中动脉，阴部下动脉

第7章

大腿/髋关节

目录

大体解剖

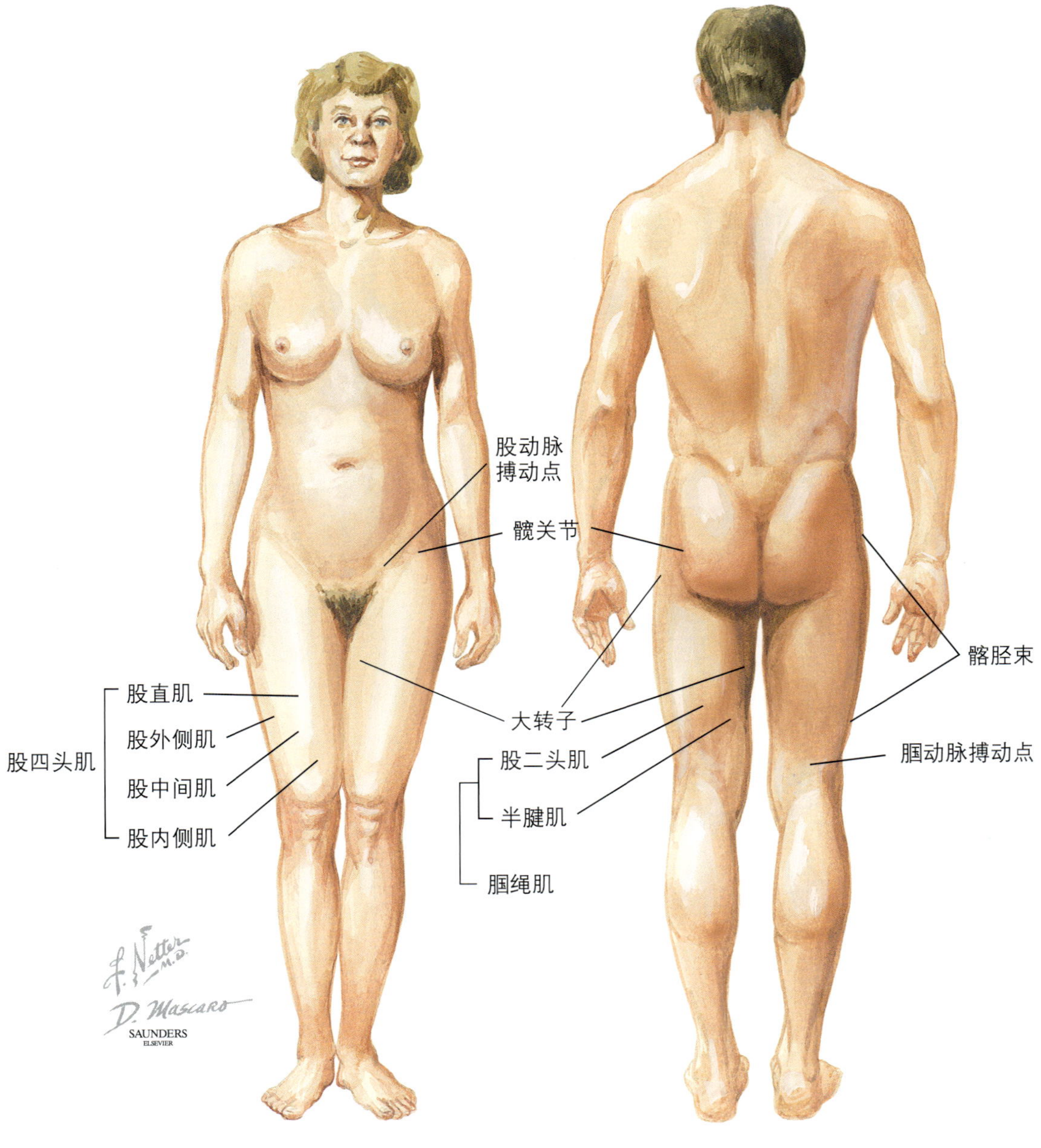
股动脉
搏动点
髋关节
股直肌
股外侧肌
股四头肌
股中间肌
股内侧肌
大转子
股二头肌
半腱肌
腘绳肌
髂胫束
腘动脉搏动点
F. Netter M.D.
D. Mascaro
SAUNDERS
ELSEVIER

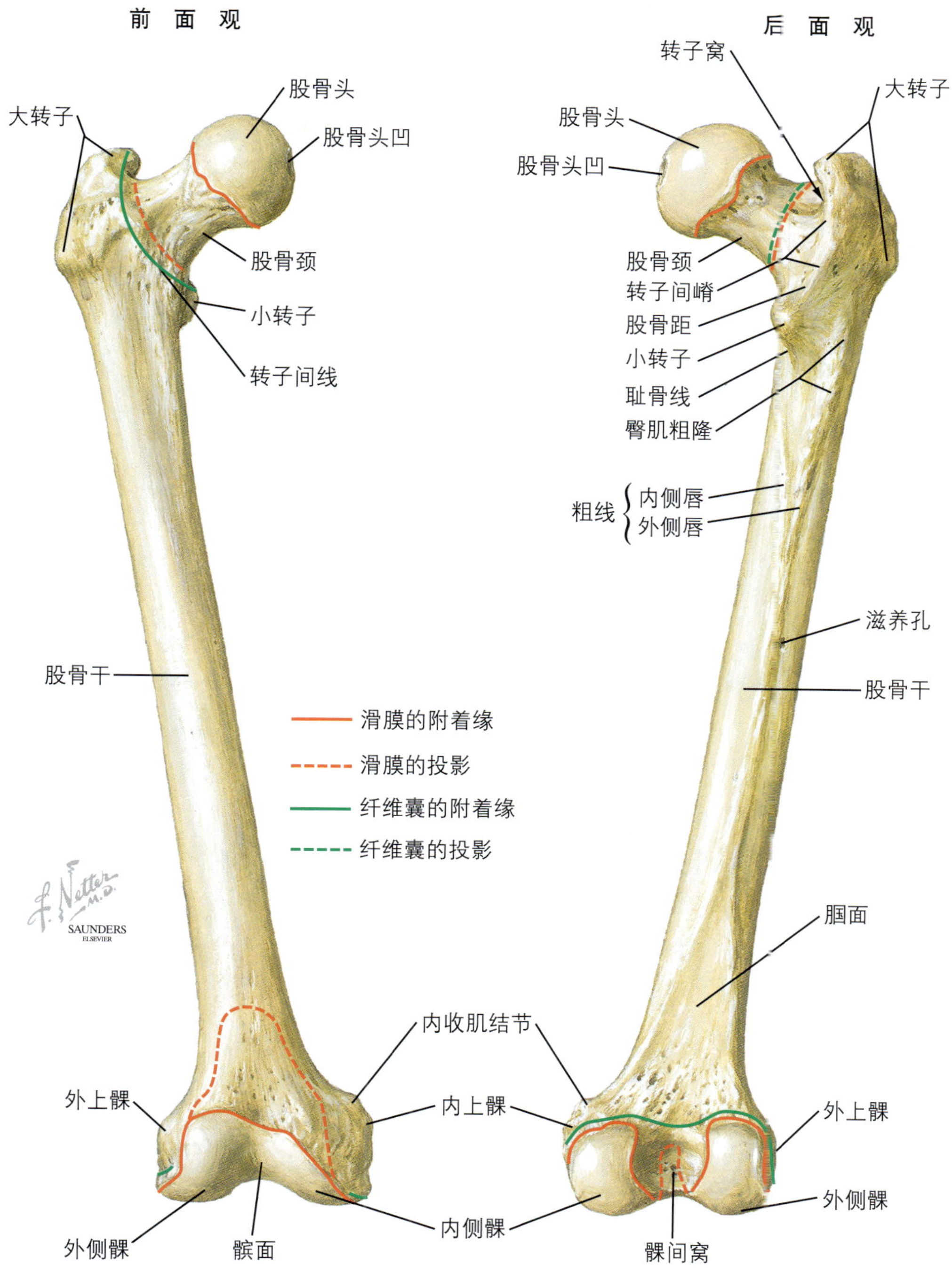

特 征	骨 化		融 合	备 注
	股骨			
• 长骨特征 • 近端：股骨头、颈、大小转子 • 股骨颈：骨小梁分为张力组及压力组 • 远端：内外髁 外侧髁：偏前偏近端 内侧髁：较大，偏后偏远端 • 股骨前倾：12°～14° • 颈干角：126°	原发：干部 继发： 1. 远端骨骺 2. 股骨头 3. 大转子 4. 小转子	胚胎期第 7～8 周 出生 1 岁 4～5 岁 10 岁	16～18 岁 19 岁 18 岁 16 岁 16 岁	• 骨的血运： 股骨头颈：旋股内/外动脉（股深动脉） 股骨干：滋养动脉（股深动脉） • 股骨头颈部血管纤细 骨折脱位后缺血坏死风险较大 • 股骨颈的强度随年龄增长而减弱：易发生骨折 • 解剖轴：沿股骨干 • 机械轴：股骨头至髁间窝

骨小梁结构与生理应力的关系

Wolff 定律。骨结构的自身调整，使其形态和质量能够最好地适应外源应力（即形态和质量适应于功能）

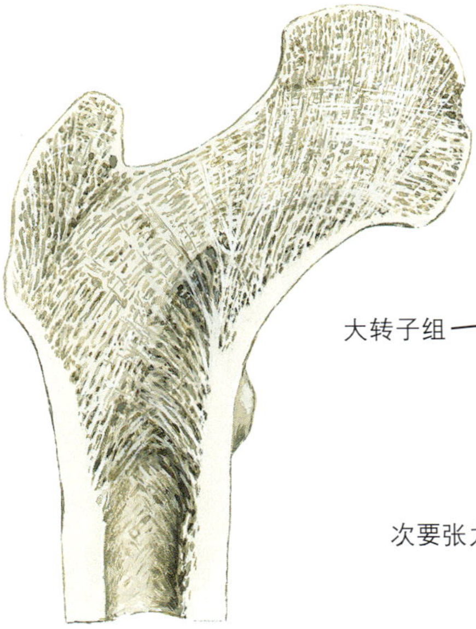

股骨近端的骨小梁结构

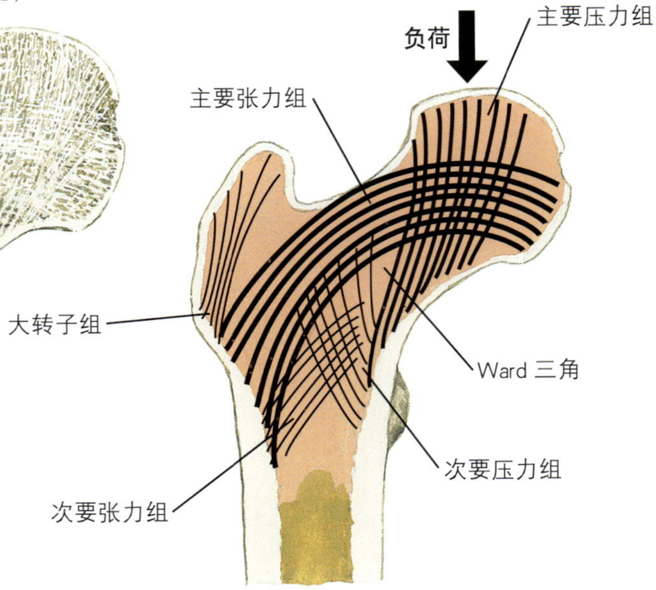

负重过程中的主要骨小梁结构

大腿/髋关节创伤

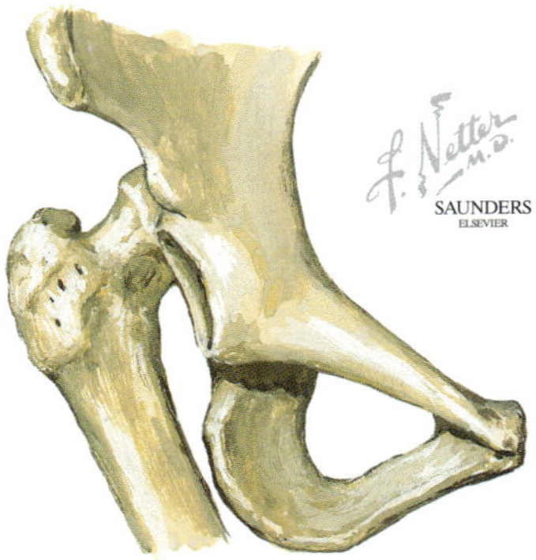

正面观。脱位的股骨头位于髋臼后上方，股骨内收内旋，髋关节屈曲。后脱位可损伤坐骨神经

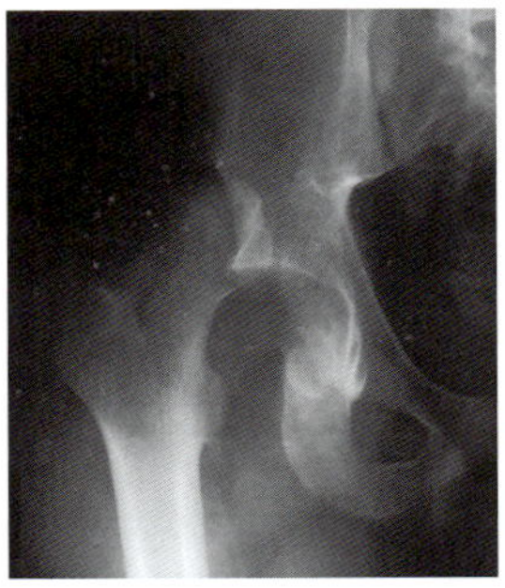

正位片。显示后脱位

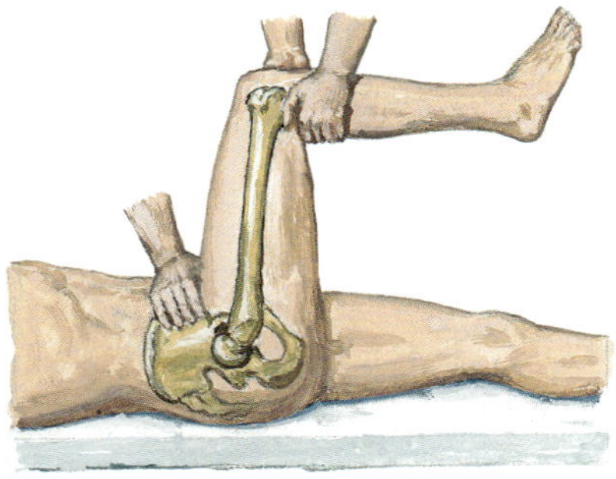

Allis 法。患者仰卧于检查床上，可予麻醉或镇静。检查者维持患侧屈膝屈髋，同时对远端施加牵引，使股骨头复位至髋臼内。轻轻旋转有助于复位。助手通过按压髂骨前上棘固定骨盆

描　述	检　查	分　型	治　疗
髋关节脱位			
• 高能损伤（交通伤 - 仪表盘损伤；高处坠落） • 骨科急诊 • 可合并多种损伤和/或骨折（股骨头/颈） • 后脱位最常见（85%）	Hx：创伤史。剧烈疼痛，无法活动髋膝关节 PE：大腿位置 后脱位：内收，屈曲，内旋 前脱位：外展，屈曲，外旋 疼痛：活动时明显 全面检查神经血管功能 XR：骨盆正位/蛙式位；股骨/膝关节系列 CT：排除骨折或碎骨块	后脱位（Thompson 分型） • 单纯脱位，无后方骨块 • 单纯脱位，后方骨块较大 • 后方骨折块粉碎 • 髋臼骨折 • 股骨头骨折 前脱位（Epstein 分型） • Ⅰ.（A、B、C）向上脱位 • Ⅱ.（A、B、C）向下脱位 A. 无合并骨折 B. 股骨头骨折 C. 髋臼骨折	• 早期复位非常重要，随后复查 X 线片并重复神经系统检查 • 后脱位： Ⅰ：闭合复位及外展枕 Ⅱ~Ⅴ：闭合复位（难以复位时可切开），骨折块可切开复位内固定或直接切除 • 前脱位：闭合复位，必要时切开复位内固定
并发症：早期复位后骨缺血坏死的风险降低；坐骨神经损伤（后脱位）；股动静脉及股神经损伤（前脱位）；不稳定/再脱位；骨关节炎；异位骨化			

股骨颈骨折

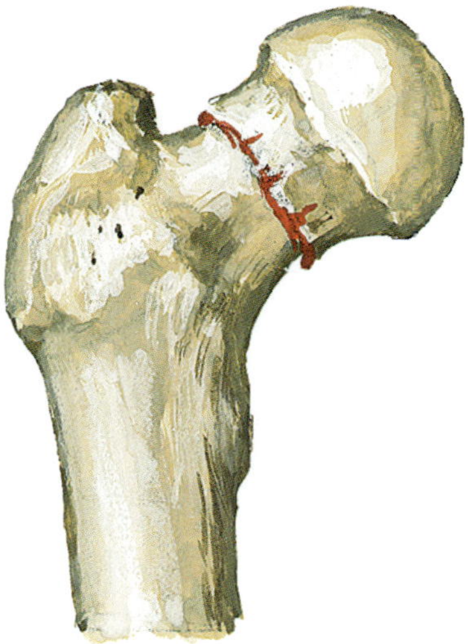

I 型。嵌插骨折

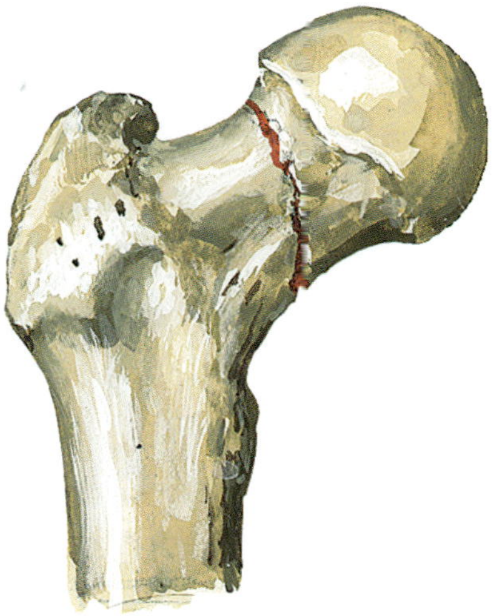

II 型。无移位骨折

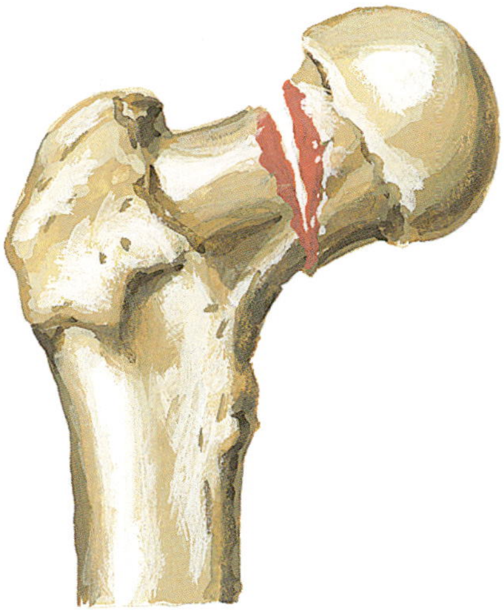

III 型。部分移位骨折

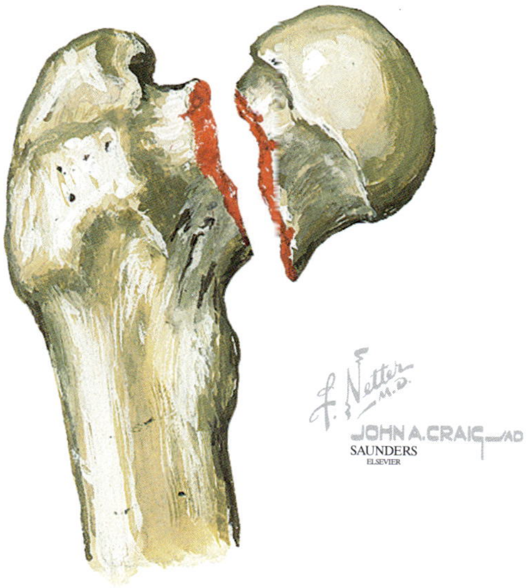

IV 型。移位骨折。垂直骨折线提示预后大多不佳

描　述	检　查	分　型	治　疗
股骨颈骨折			
• 损伤机制: 1. 老年人: 摔伤最为常见 2. 年轻人: 高速交通伤 • 关节囊内骨折 • 常合并骨质疏松 • 多由内科疾病引起(如晕厥) • 死亡率及合并症率较高(25%)	Hx: 摔伤史。疼痛, 无法负重或行走 PE: 下肢短缩, 外展外旋畸形, 转动下肢时疼痛加重 XR: 骨盆正位(± 内旋位), 髋关节侧位 MRI: 有症状但 X 线阴性	Garden 分型(4 型): I. 不完全骨折, 外翻嵌插 II. 完全骨折, 无移位 III. 完全骨折, 部分移位(内翻) IV. 完全骨折, 完全移位	• 早期复位非常重要 • 所有骨折: 闭合(切开)复位, 随后内固定 青年: 3 根平行螺钉 老年: 半髋关节置换 • 稳定的 I 型骨折, 因无移位风险, 无需手术切开复位内固定即可愈合
并发症: 骨缺血坏死依骨折类型(移位程度)而增加; 晚期出现节段性塌陷; 不愈合; 内固定失败			

股骨转子间骨折

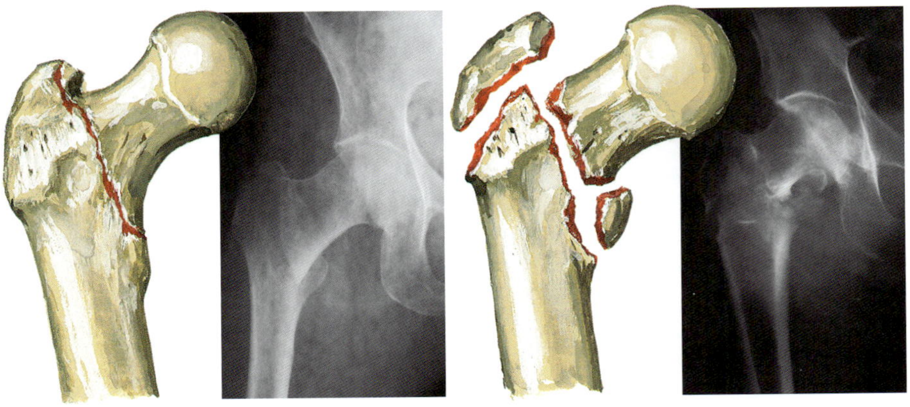

Ⅰ. 无移位骨折　　　Ⅱ. 粉碎移位骨折

股骨干骨折

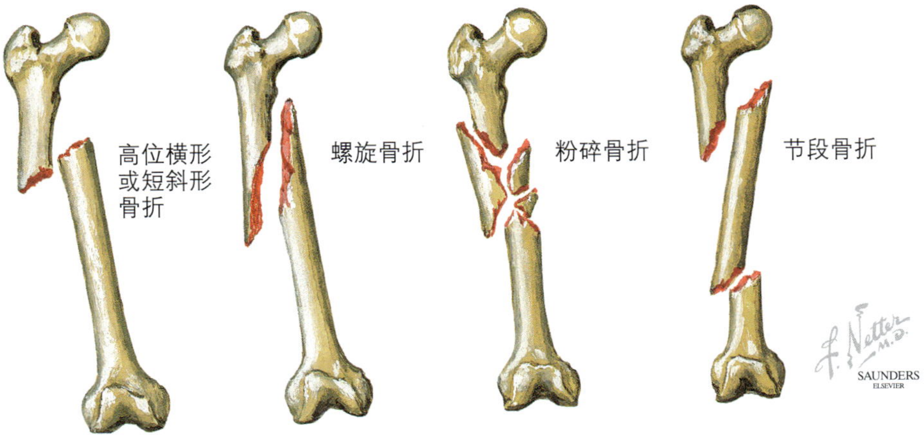

描　述	检　查	分　型	治　疗
股骨转子间骨折			
• 摔伤，高龄女性更常见 • 合并骨质疏松 • 骨折沿股骨转子线或在其下方 • 关节囊外骨折 • 血管条件稳定 • 恰当固定后多可愈合	Hx：摔伤史。疼痛，无法负重或行走 PE：下肢短缩，外展外旋畸形，转动下肢时疼痛加重 XR：骨盆正位(± 内旋位)，髋关节侧位 MRI：有症状但 X 线阴性	Evans 分型(根据复位后的稳定程度)： Ⅰ型：稳定骨折 Ⅱ型：不稳定骨折	• 极少采用非手术治疗 • 手术治疗主要采用滑动加压螺钉及滑动接骨板 • 早期活动，部分负重
并发症：不愈合／畸形愈合；内固定失败或复位丢失；感染。死亡率：骨折后最初 6 个月为 15% ~25%			
股骨转子下骨折			
• 损伤机制： 1. 高龄患者：摔伤 2. 年轻患者：创伤 • 发生在小转子以下(5cm 以内) • 病理骨折多发生在此 • 血管纤细，愈合能力差	Hx：创伤或摔伤史。疼痛，肿胀 PE：肿胀、压痛 ± 下肢短缩 XR：正侧位	Seinsheimer 分型(5 型)： Ⅰ型：无移位或轻度移位骨折 Ⅱ型：移位骨折，2 部骨折 Ⅲ型：移位骨折，3 部骨折 Ⅳ型：粉碎骨折(超过 4 部) Ⅴ型：转子下／转子间骨折	• 非手术治疗：牵引、髋人字支具 6~8 周(较少采用) • 手术治疗：交锁髓内钉、加压螺钉、Zickel 钉，± 植骨
并发症：不愈合／畸形愈合；内固定失败或复位丢失；内固定取出后再骨折			

股骨远端骨折

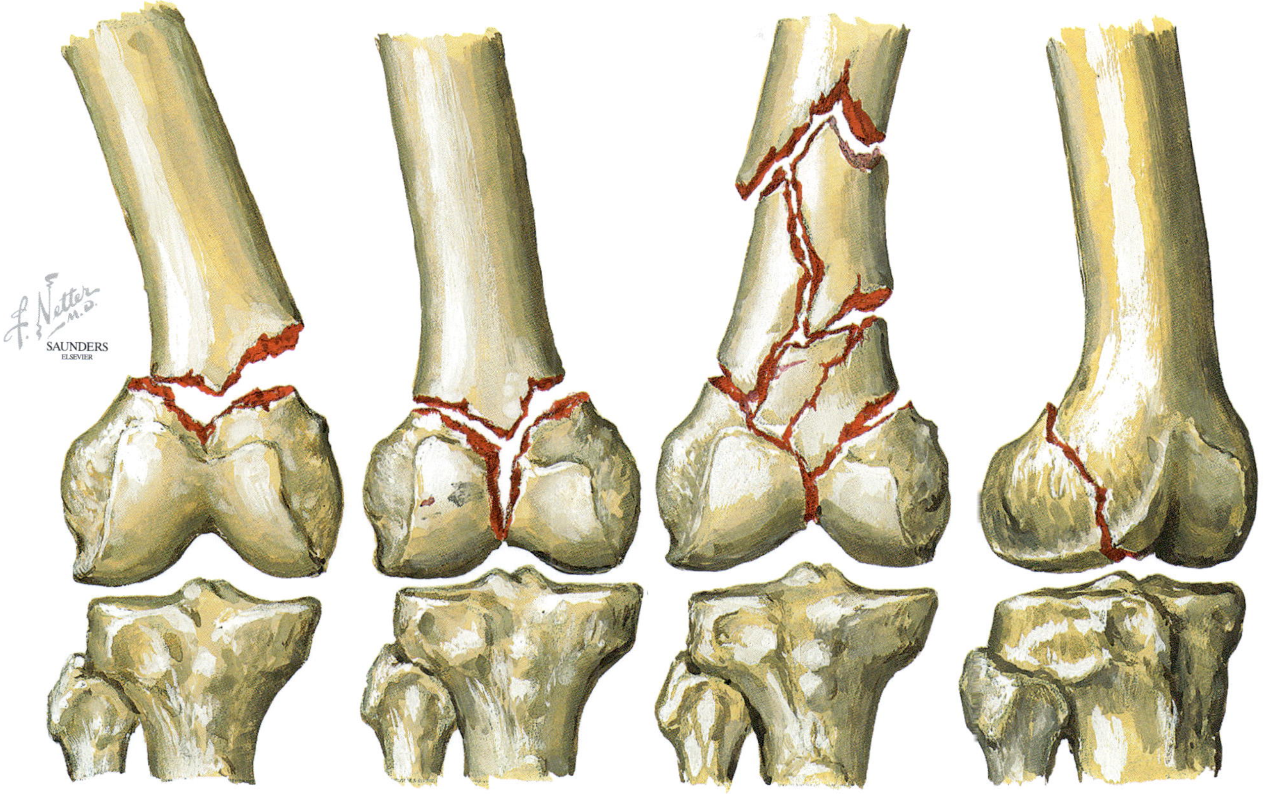

髁上横形骨折　　髁间骨折(T 形或 Y 形)　　粉碎骨折，延伸至股骨干　　单髁骨折

描　述	检　查	分　型	治　疗
股骨干骨折			
• 骨科急诊 • 高能量损伤 • 多合并其他(严重)损伤 • 可造成大量潜在失血 • 搬运患者时应行牵引	Hx: 创伤史; 疼痛，肿胀，畸形 PE: 畸形，± 开放伤口及软组织损伤，检查远端动脉搏动 XR: 大腿正侧位，膝关节创伤系列	Winquist / Hansen 分型(4 型): 稳定骨折 Ⅰ型: 无粉碎或轻度粉碎骨折 Ⅱ型: 粉碎骨折，皮质接触面积 >50% 不稳定骨折 Ⅲ型: 粉碎骨折，皮质接触面积为 50% Ⅳ型: 完全粉碎，皮质无接触	• 任何开放骨折均应充分冲洗 • 手术治疗: 交锁髓内钉(闭合穿钉) • 早期扶拐活动
并发症: 神经血管损伤和 / 或出血性休克; 不愈合 / 畸形愈合; 内固定失败或复位丢失; 膝关节损伤(5%)			
股骨远端骨折			
• 损伤机制: 直接击打 • 干骺端或骨骺 • 股四头肌或腓肠肌牵拉骨折块移位 • 恢复关节面对重建膝关节的正常活动及功能非常重要	Hx: 创伤史。无法负重，疼痛，肿胀 PE: 关节肿胀，压痛，全面检查神经系统功能 XR: 踝关节创伤系列 CT: 更好地显示骨折形态 血管造影: 无脉	关节外骨折 　髁上骨折 关节内骨折 　髁间骨折(T 型、Y 型) 　髁骨折	• 关节血肿穿刺 • 无移位 / 关节外骨折: 复位，制动(较少采用的方法) • 移位 / 关节内骨折: 切开复位内固定，接骨板、螺钉、髓内钉 • 早期活动
并发症: 骨关节炎和 / 或疼痛; 活动度下降; 不愈合 / 畸形愈合; 不稳定			

关节

前 面 观

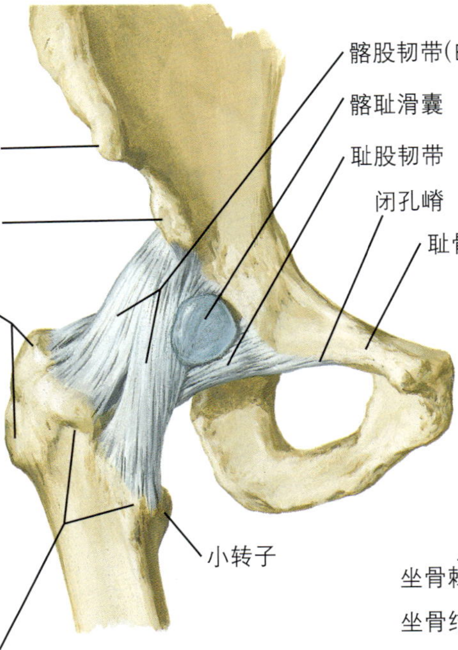

后 面 观

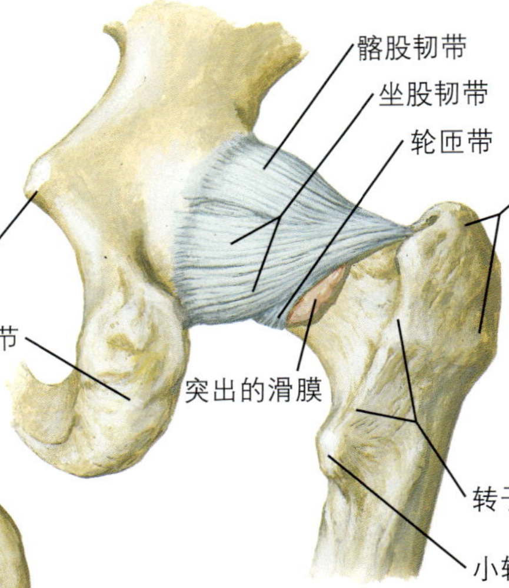

侧面观(关节已打开)

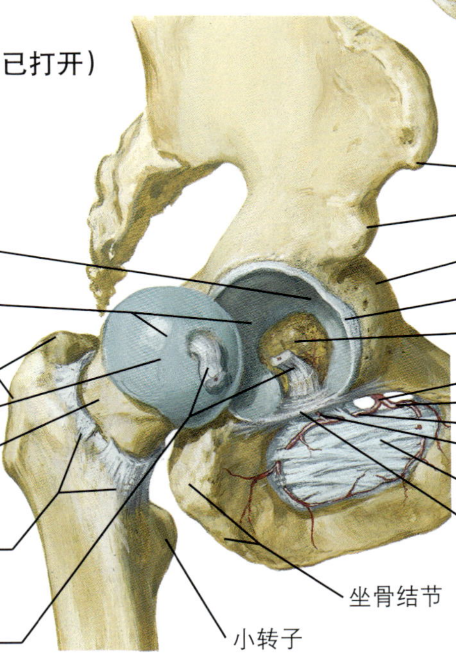

韧 带	附 着 点	备 注
髋关节		
髋臼横韧带	髋臼前下缘至后下缘	使髋臼呈杯状
髋臼唇	髋臼缘	加深髋臼,提高稳定性
关节囊	髋臼缘至股骨颈	
耻股韧带(前/下)	股骨颈至耻骨上支	覆盖股骨颈
髂股韧带(前)(Bigelow Y形韧带)	髂前下棘至转子间线	最强大,最具支持力
坐股韧带(后)	髋臼后缘至转子间嵴	仅部分覆盖股骨颈后方(薄弱)
轮匝带(后)		
圆韧带	股骨头窝至髋臼窝	韧带内走行有动脉

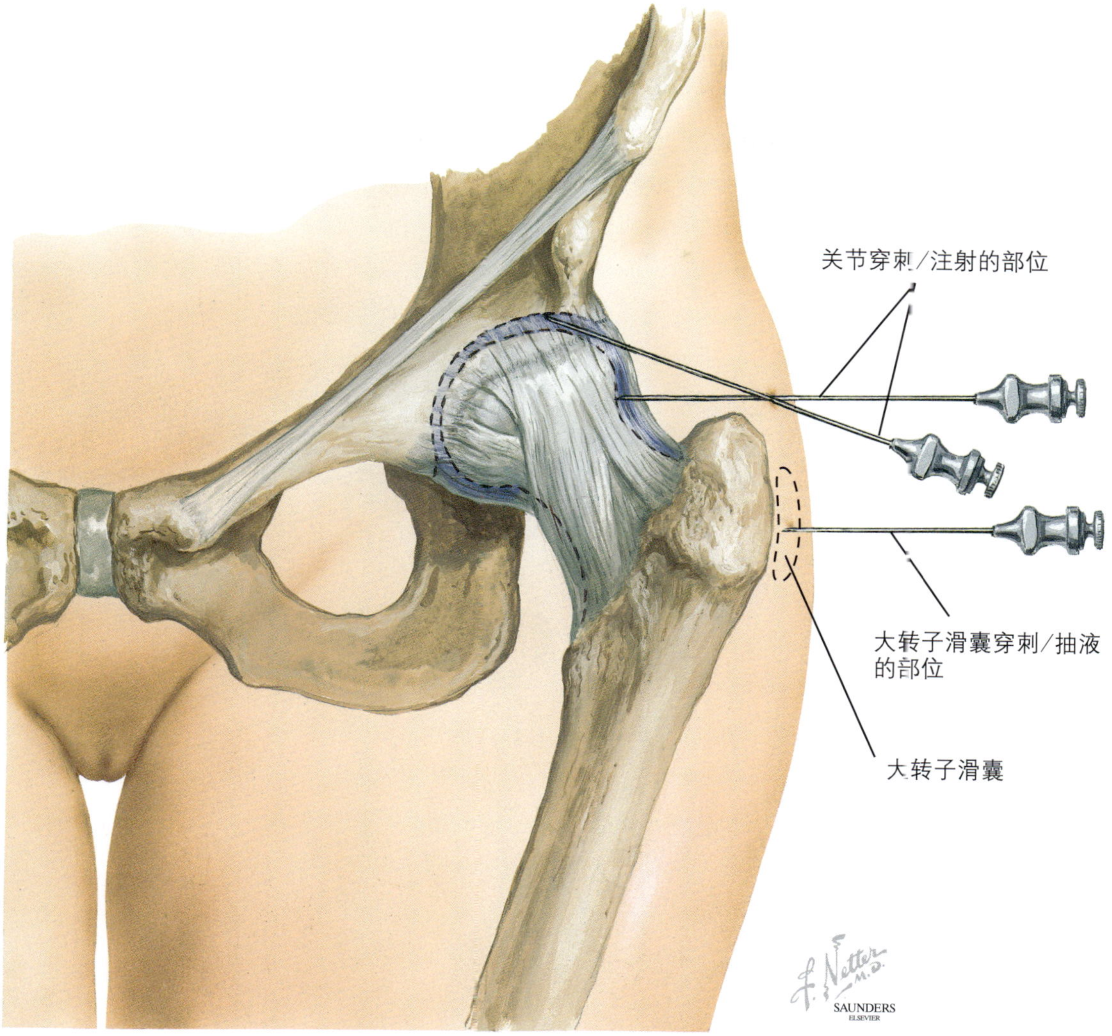

步　骤

髋关节穿刺/注射

1. 询问患者有无过敏史
2. 患者仰卧，触诊大转子
3. 穿刺点周围皮肤消毒，铺无菌巾
4. 局部皮肤浸润麻醉
5. **前方入路**：穿刺点位于经髂前上棘的垂直线与经大转子顶点的水平线的交点。经此点将 20G 穿刺针向上并轻度向内穿刺
   侧方入路：将 20G 穿刺针自大转子顶点上方偏内侧刺入直至骨面（穿刺针应在延伸至股骨颈的关节囊内）
   向关节内注射（或回抽）局麻药或局麻药/皮质激素混合液（穿刺针在关节内时，关节液应能顺畅流出）
6. 覆盖穿刺点

大转子滑囊穿刺/注射

1. 询问患者有无过敏史
2. 患者取健侧卧位，触诊大转子
3. 大腿侧方消毒铺巾
4. 局部皮肤浸润麻醉
5. 在压痛最明显处刺入 20G 穿刺针直至骨。回撤 1~2mm，此时针尖刚好离开骨并位于滑囊内。回抽，避免针尖刺入血管
   向滑囊内注射 10ml 局麻药或 4:1 的局麻药/皮质激素混合液
6. 覆盖穿刺点

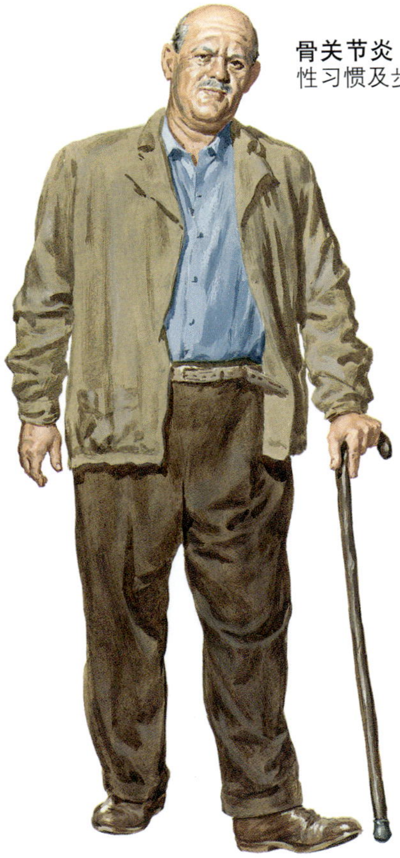

骨关节炎 特征性习惯及步态

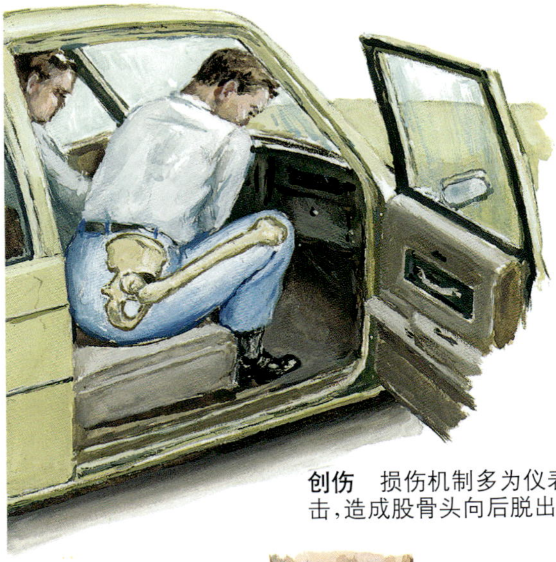

创伤 损伤机制多为仪表盘撞击，造成股骨头向后脱出髋臼

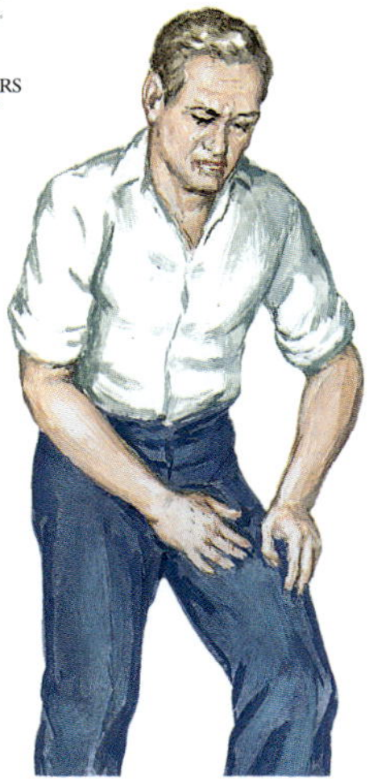

股外侧皮神经(LFCN)卡压 大腿外侧麻木及感觉异常

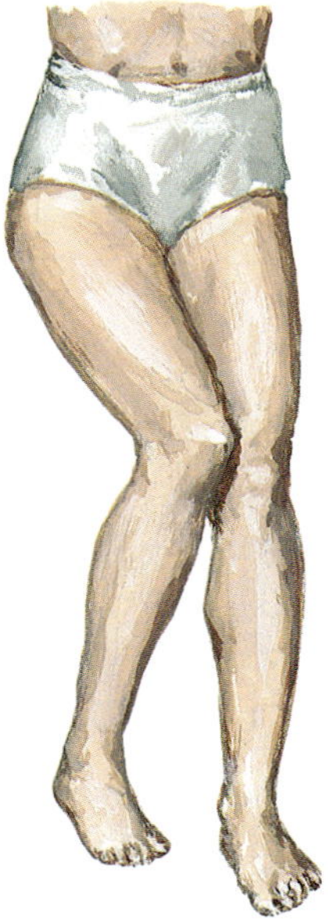

典型畸形 患肢内收内旋并屈髋屈膝，患侧膝关节靠在健侧

问题	回答	临床意义
1. 年龄	青年	创伤，发育性疾病
	中年，老年	关节炎(炎症期)，股骨颈骨折
2. 疼痛		
a. 发生	急性	创伤，感染
	慢性	关节炎(炎症期)
b. 位置	髋外侧或大腿外侧	滑囊炎，股外侧皮神经卡压，弹响髋
	臀部 / 大腿后方	脊柱病变
	腹股沟 / 大腿内侧	髋关节或髋臼病变(极少为脊柱或骨盆疾病)
	大腿前方	股骨近端
c. 时间	行走 / 活动	髋关节病变(非脊柱或骨盆疾病)
	夜间痛	肿瘤，感染
3. 弹响	行走时弹响	弹响髋综合征，游离体，关节炎，滑膜炎
4. 辅助行走	手杖，拐杖，助行器	需要使用提示疼痛及病变严重
5. 活动耐受情况	行走距离及活动中止	行走距离缩短或几乎无法活动提示病变严重
6. 创伤史	坠落伤，交通伤	骨折，脱位，滑囊炎
7. 活动性 / 职业	反复使用	股骨应力骨折
8. 神经症状	疼痛，麻木，针刺感	股外侧皮神经卡压，脊柱疾病
9. 关节病史	多关节受累	系统性炎症性疾病

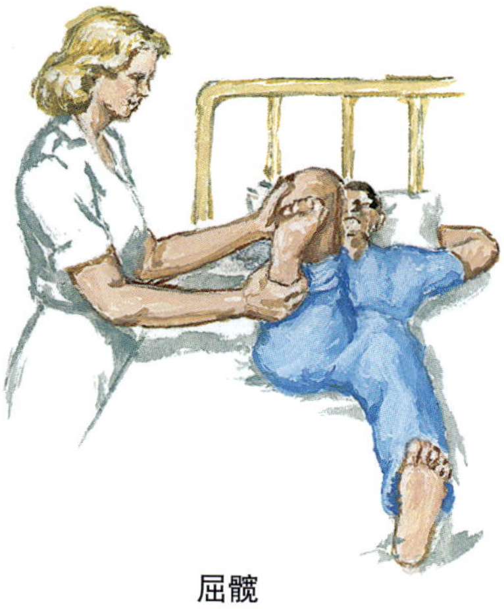

屈髋

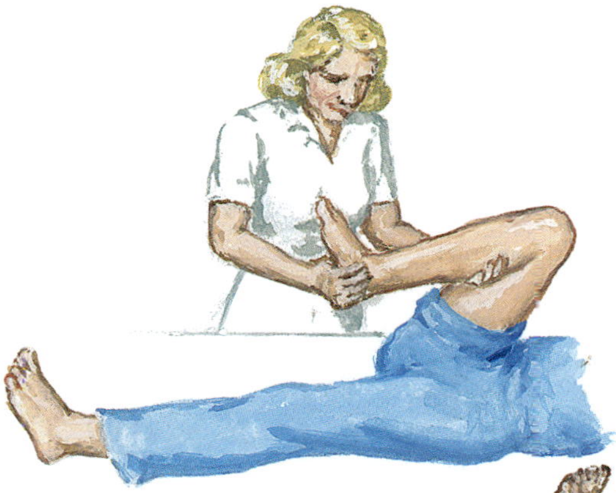

抬起小腿，屈膝，将小腿尽可能压向患者头侧，正常情况下不会引起疼痛

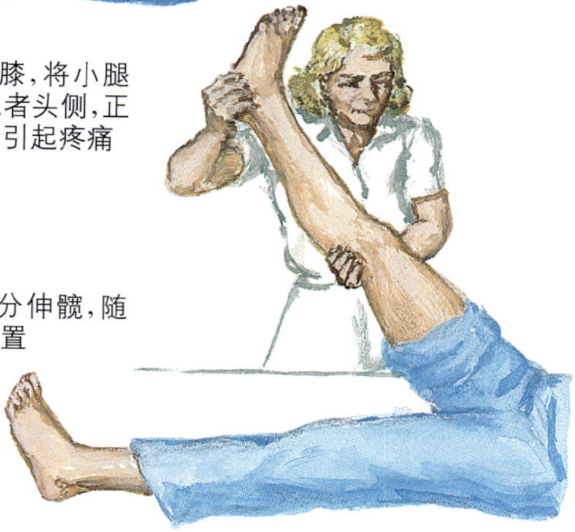

被动伸膝，部分伸髋，随后回到初始位置

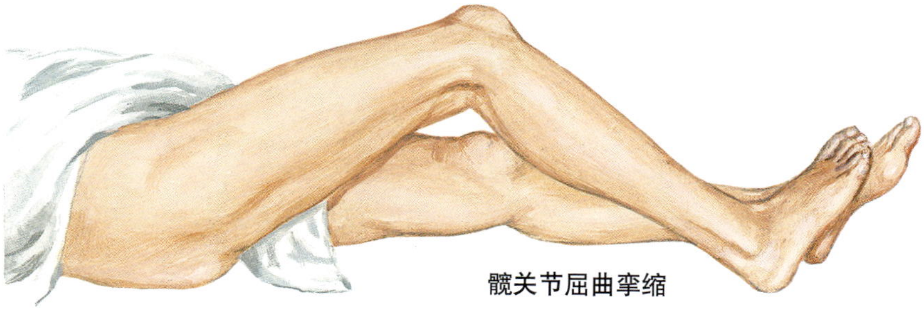

髋关节屈曲挛缩

检　查	方　法	临 床 意 义
	视诊	
皮肤	脱色，伤口	创伤
	大体畸形	骨折，脱位
步态	静止期 60%，摇摆期 40%	正常步态：双静止期（双足触地）：20%
疼痛步态	静止期缩短	膝、髋、踝、中足、足趾疼痛
Trendelenburg 步态	侧方摇摆（负重侧）	臀中肌无力，髋部疾病（骨关节炎、缺血坏死）
蹒跚步态	后方摇摆（伸髋）	臀大肌无力
踏步步态	髋膝屈曲加大	足下垂，胫前肌无力
扁平足	推地无力	踇强直，腓肠肌/比目鱼肌无力
足间距变宽	双足分开 >10cm	神经/小脑疾病
步距缩小	低于以往正常水平	疼痛，老年，其他病变
	触诊	
骨性结构	大转子/滑囊	疼痛/滑囊触痛：感染/滑囊炎，臀中肌腱炎
软组织	坐骨神经	疼痛：椎间盘突出，梨状肌痉挛
	肌群	检查双侧肌群并对比

体格检查

外展受限检查法 患者放松地仰卧在检查床上。轻轻被动外展下肢，判断运动弧的范围

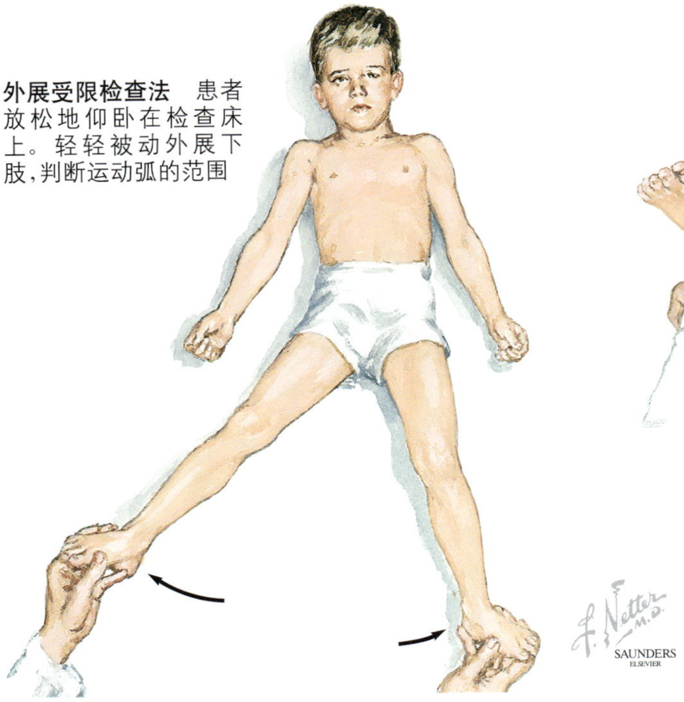

内旋受限检查法 左髋内旋受限。检查髋关节内旋受限时患者最好俯卧，这样可以检出任何受限且便于测量

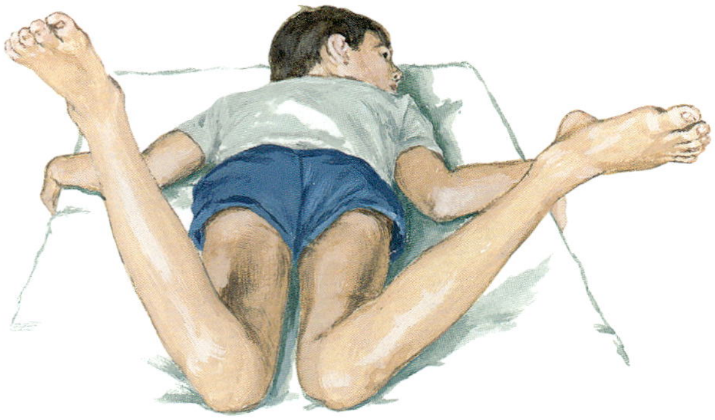

检 查	方 法	临 床 意 义
	活动范围	
屈曲	仰卧位，膝关节抵胸	正常: 130°
	Thomas 征: 见后文	排除屈曲挛缩
伸展	俯卧位: 将下肢抬离检查床面	正常: 20°
外展 / 内收	仰卧位: 小腿向外 / 向内	正常: 外展 40°，内收 30°
内旋 / 外旋	坐位: 足向外 / 向内	正常: 内旋 30°，外旋 50°
	俯卧位: 屈膝，内旋 / 外旋小腿	正常: 内旋 30°，外旋 50°
	神经血管	
感觉		
生殖股神经(L1-2)	大腿近端前内侧	感觉缺失提示神经 / 神经根病变
闭孔神经(L2-4)	大腿内下方	感觉缺失提示神经 / 神经根病变
股外侧皮神经(L2-3)	大腿外侧	感觉缺失提示神经 / 神经根病变
股神经(L2-4)	大腿前内侧	感觉缺失提示神经 / 神经根病变
股后皮神经(S1-3)	大腿后方	感觉缺失提示神经 / 神经根病变
运动		
闭孔神经(L2-4)	内收大腿	无力＝内收肌群或神经 / 神经根病变
臀上神经(L5)	外展大腿	无力＝臀中肌或神经 / 神经根病变
股神经(L2-4)	屈髋	无力＝髂腰肌或相应神经 / 神经根病变
	伸膝	无力＝股四头肌或相应神经 / 神经根病变
臀下神经(L5-S2)	伸髋	无力＝臀大肌或神经 / 神经根病变
坐骨神经		
胫神经组分(L4-S3)	屈膝	无力＝股二头肌长头或神经 / 神经根病变
腓神经组分(L4-S2)	屈膝	无力＝股二头肌短头或神经 / 神经根病变
反射	无	
脉搏	股动脉	

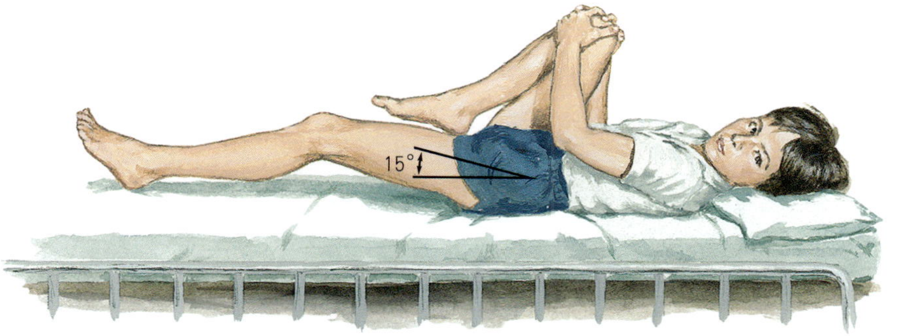

Thomas 征 仰卧位判断有无髋关节屈曲挛缩。屈曲健髋直至腰部变平紧贴检查床。此时患髋无法完全伸直。记录屈曲角度。屈曲 15° 是 Legg-Calvé-Perthes 病的典型表现

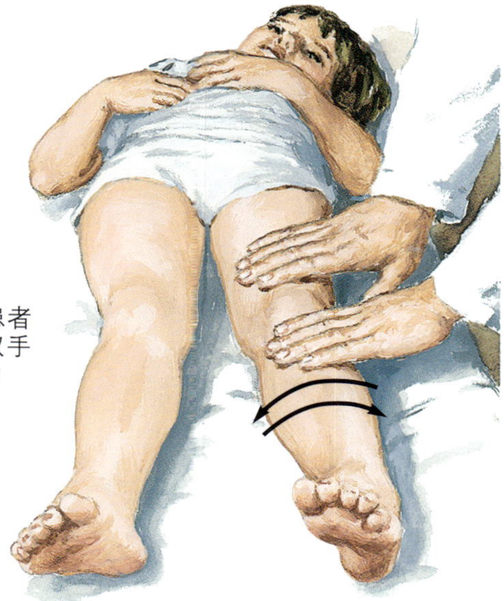

滚动试验 检查有无肌肉痉挛。患者放松地仰卧在检查床上，检查者双手轻轻内旋/外旋下肢，检查有无阻力

检查	方法	临床意义
特殊检查		
Thomas 征	仰卧位，一膝抵胸	对侧大腿抬离床面，该侧髋关节屈曲挛缩
Ober 征	健侧卧位：患者屈髋外展	随后内收患髋，停留在外展位提示髂胫束综合征
梨状肌检查法	健侧卧位：患髋内收	髋关节 / 骨盆疼痛提示梨状肌紧张（压迫坐骨神经）
下肢不等长检查法	测量髂前上棘至内踝	测量结果相差超过 1cm 为阳性
90-90 直腿抬高试验	屈膝屈髋 90°，随后伸膝	尽量伸膝后，膝关节屈曲仍超过 20°：腘绳肌紧张
Ely 检查法	俯卧位：被动屈膝	屈膝的同时屈髋：股直肌紧张
滚动试验	仰卧位，伸髋：内旋 / 外旋	髋关节炎时持续疼痛
Patrick 检查法（FABER）	髋关节屈曲外展外旋（Flex，ABduct，ER），随后进一步外旋	阳性为出现疼痛或下肢无法同健侧一样外旋，提示髋关节或骶髂关节病变
Meralgia 检查法	按压髂前上棘内侧	诱发疼痛，烧灼感，麻木：股外侧皮神经卡压
Ortolani（儿科）检查法	屈髋 90°，外展髋关节	弹响提示髋关节脱位并已复位
Barlow（儿科）检查法	屈髋 90°，向后方用力	弹响提示髋关节现已脱位，立即用 Ortolani 法复位
Galeazzi 征（儿科）	仰卧位：屈髋屈膝	膝关节不等高：1. 髋关节脱位；2. 股骨不等长

Ortolani（复位）检查法　患儿放松地仰卧在硬板床上，屈髋屈膝 90°，同时检查双髋。检查者抓住患儿的大腿，并用中指抵住大转子，使股骨头由脱位位置变为正对髋臼。同时轻轻外展大腿，将股骨头复位至髋臼内。检查者可通过手感获得阳性发现，有时也可听到弹响

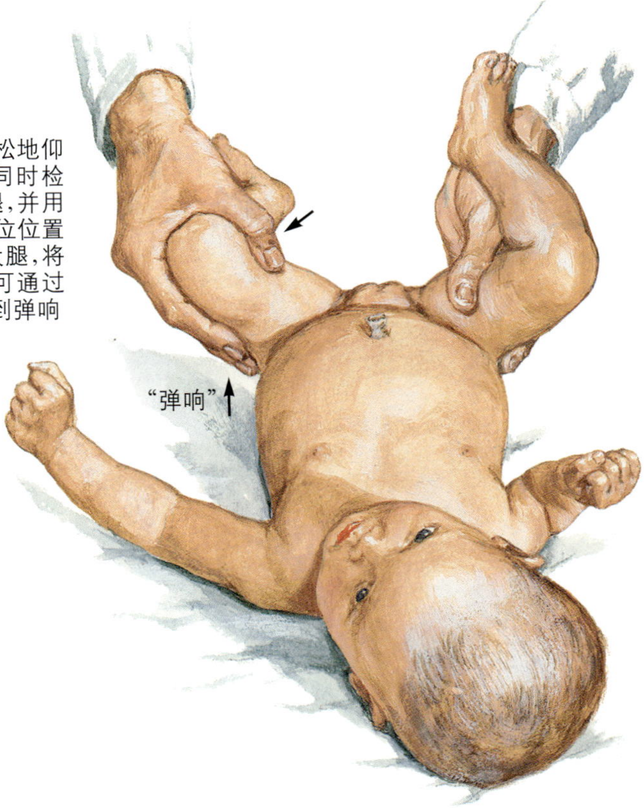

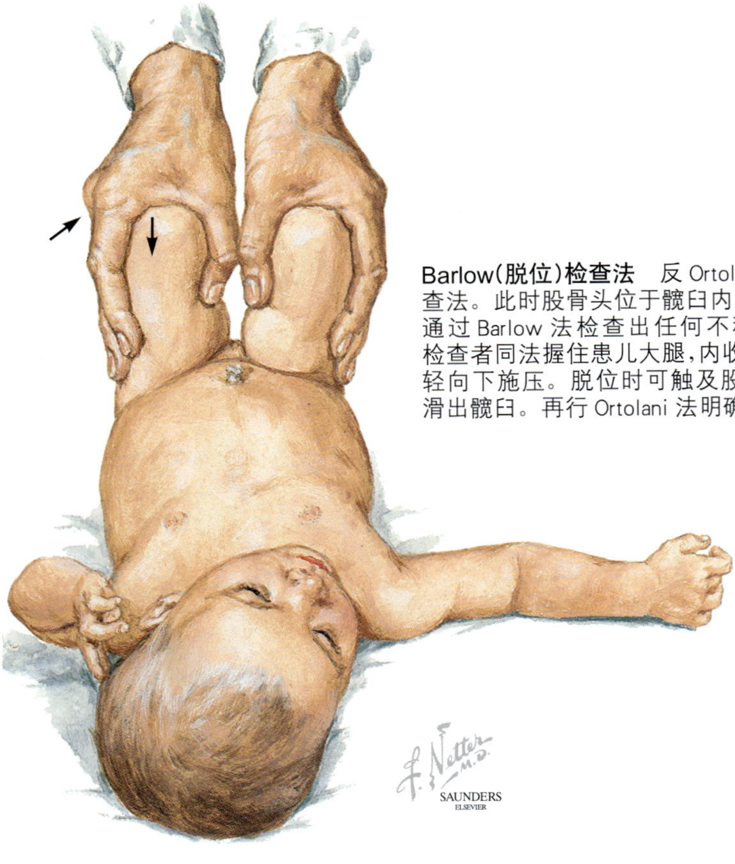

Barlow（脱位）检查法　反 Ortolani 检查法。此时股骨头位于髋臼内，希望通过 Barlow 法检查出任何不稳定。检查者同法握住患儿大腿，内收并轻轻向下施压。脱位时可触及股骨头滑出髋臼。再行 Ortolani 法明确诊断

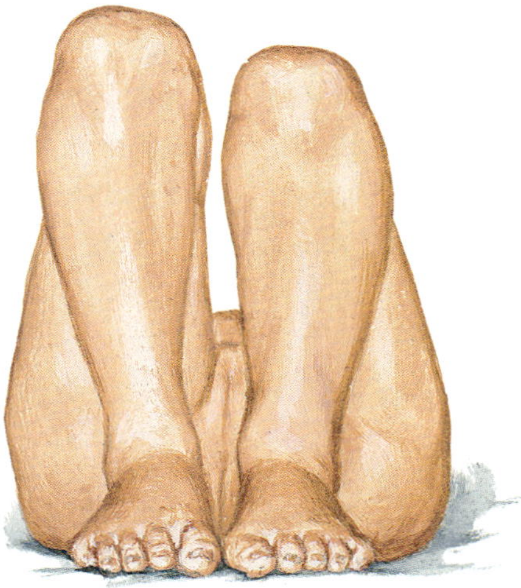

Allis 征（Galeazzi 征）　屈髋屈膝，患侧膝关节低，提示股骨头后脱位

后 面 观

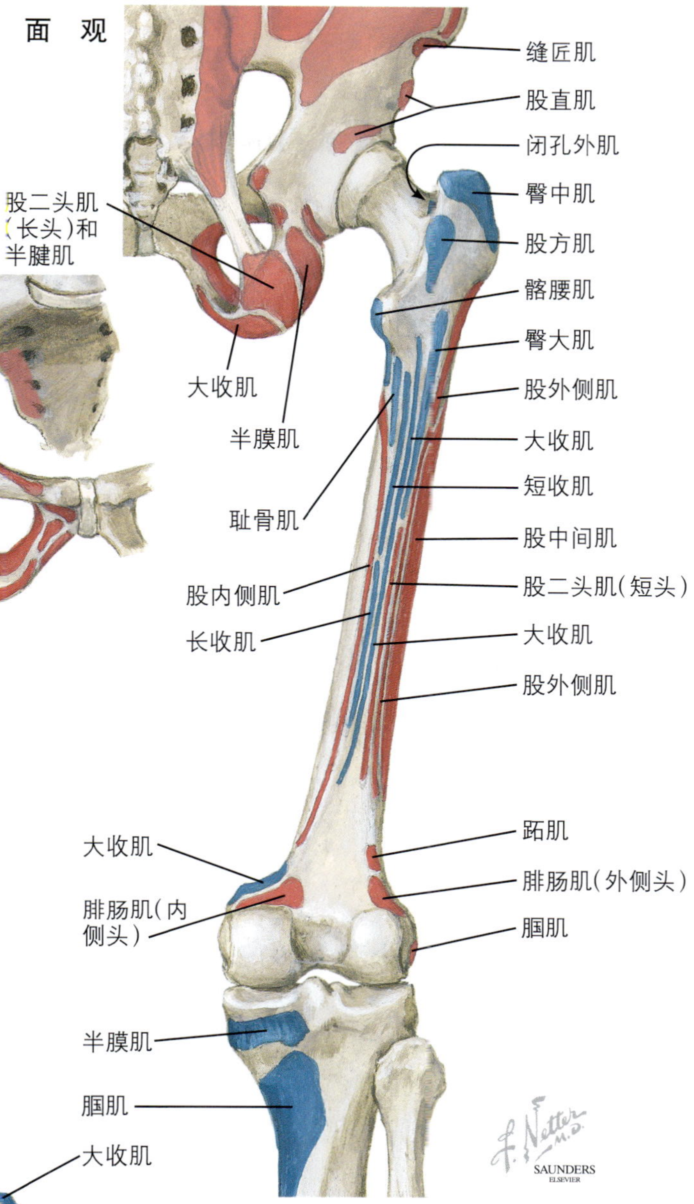

注意：股骨后面粗线附近的肌肉起止区远比图示宽大

前 面 观

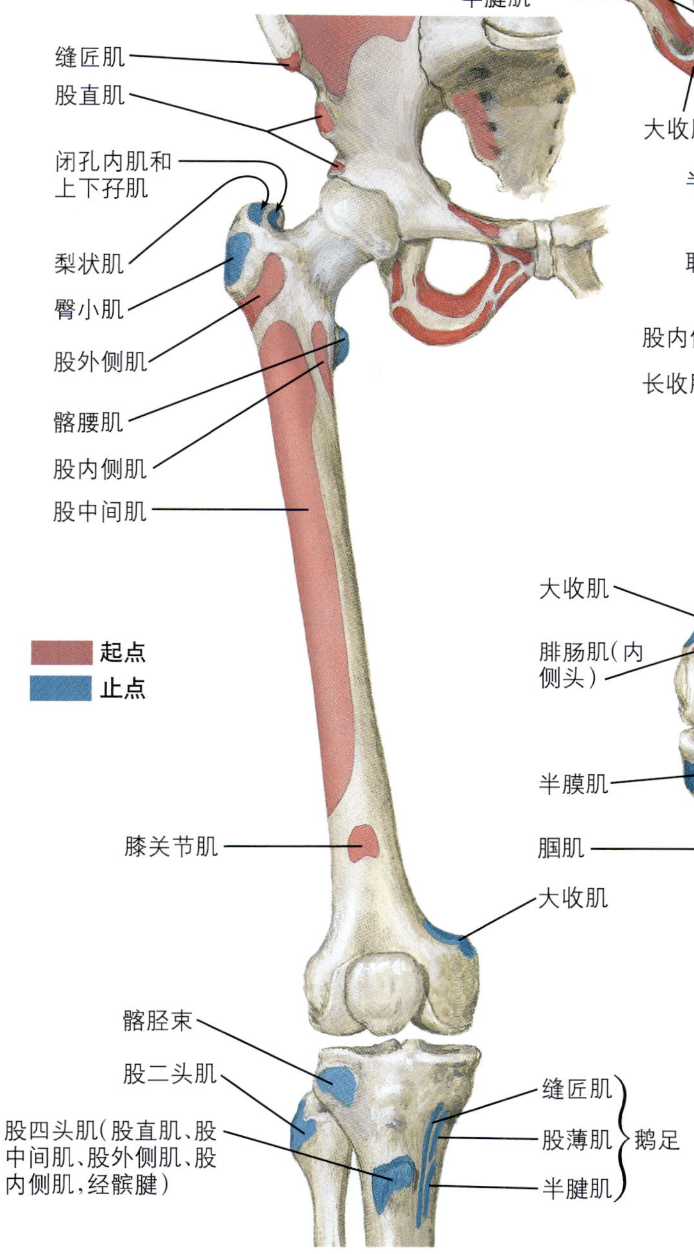

耻骨支[1]	大转子	坐骨结节	粗线/股骨后方
耻骨肌（耻骨线/上） 大收肌（下） 长收肌（前） 短收肌（下） 股薄肌（下） 腰小肌（上）	梨状肌（前） 闭孔内肌（前） 上孖肌 臀中肌（后） 臀小肌（前）	下孖肌 股方肌 半膜肌 半腱肌 股二头肌（长头） 大收肌	大收肌 长收肌 短收肌 股二头肌 耻骨肌 臀大肌 股外侧肌 股内侧肌

[1]括弧内为耻骨支的各个面。

浅层肌肉

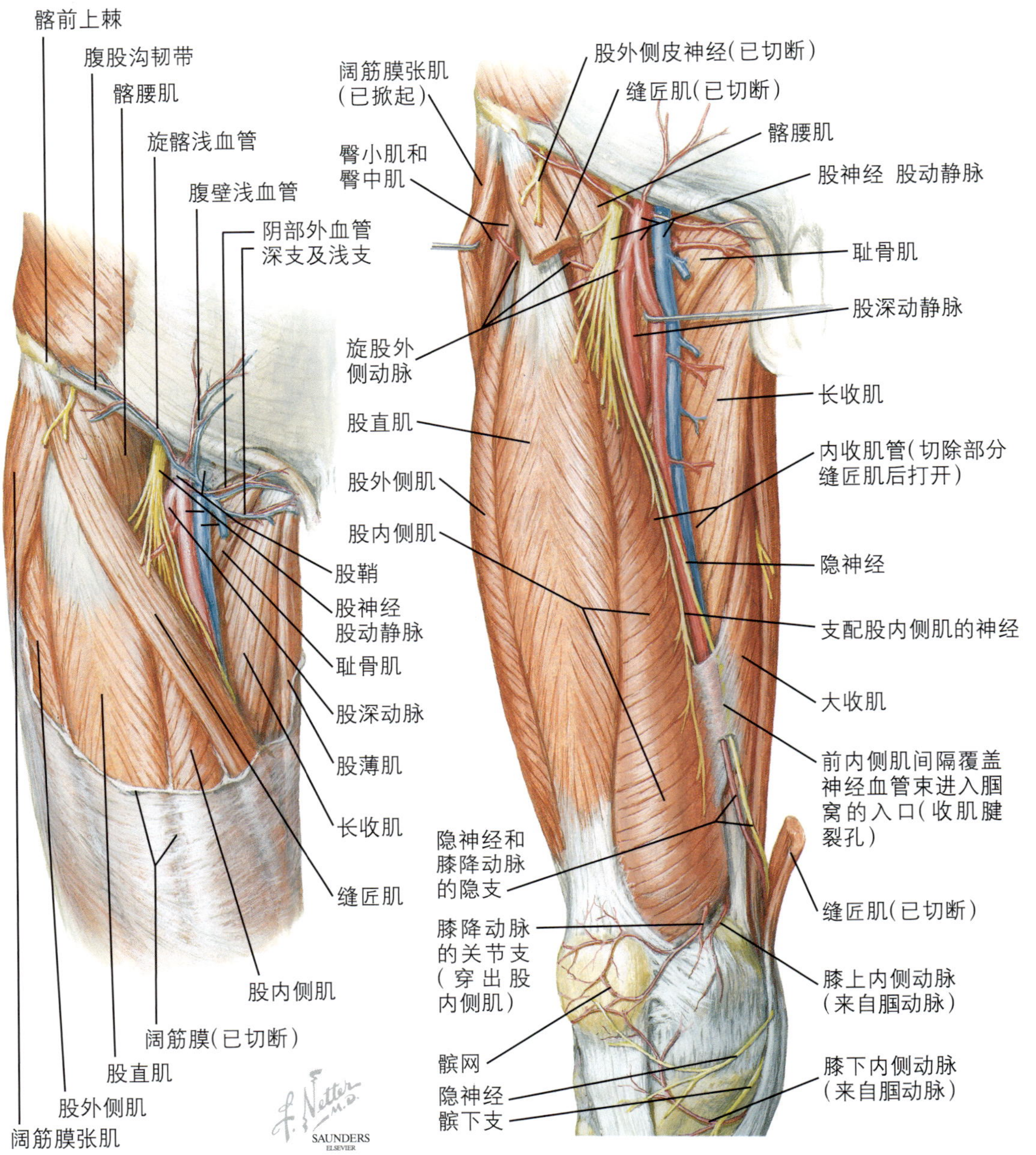

肌肉	起点	止点	神经支配	功　能	备　注
膝关节肌	股骨干远端前面	关节囊	股神经	伸膝时向上其他关节囊	可加入股中间肌
缝匠肌	髂前上棘	胫骨近端内侧(鹅足)	股神经	屈曲外旋髋关节	可自髂前上棘撕脱(骨折)
股四头肌					
股直肌	髂前下棘，髋臼上缘	髌骨 / 胫骨结节	股神经	屈髋伸膝	可自髂前下棘撕脱(骨折)
伸膝装置					
股外侧肌	大转子，外侧粗线	髌骨外侧，胫骨结节	股神经	伸膝	斜行纤维可影响 Q 角
股中间肌	股骨干近端	髌骨，胫骨结节	股神经	伸膝	覆盖膝关节肌
股内侧肌	转子间线，内侧粗线	髌骨内侧，胫骨结节	股神经	伸膝	多种髌股关节疾病时无力

深层肌肉

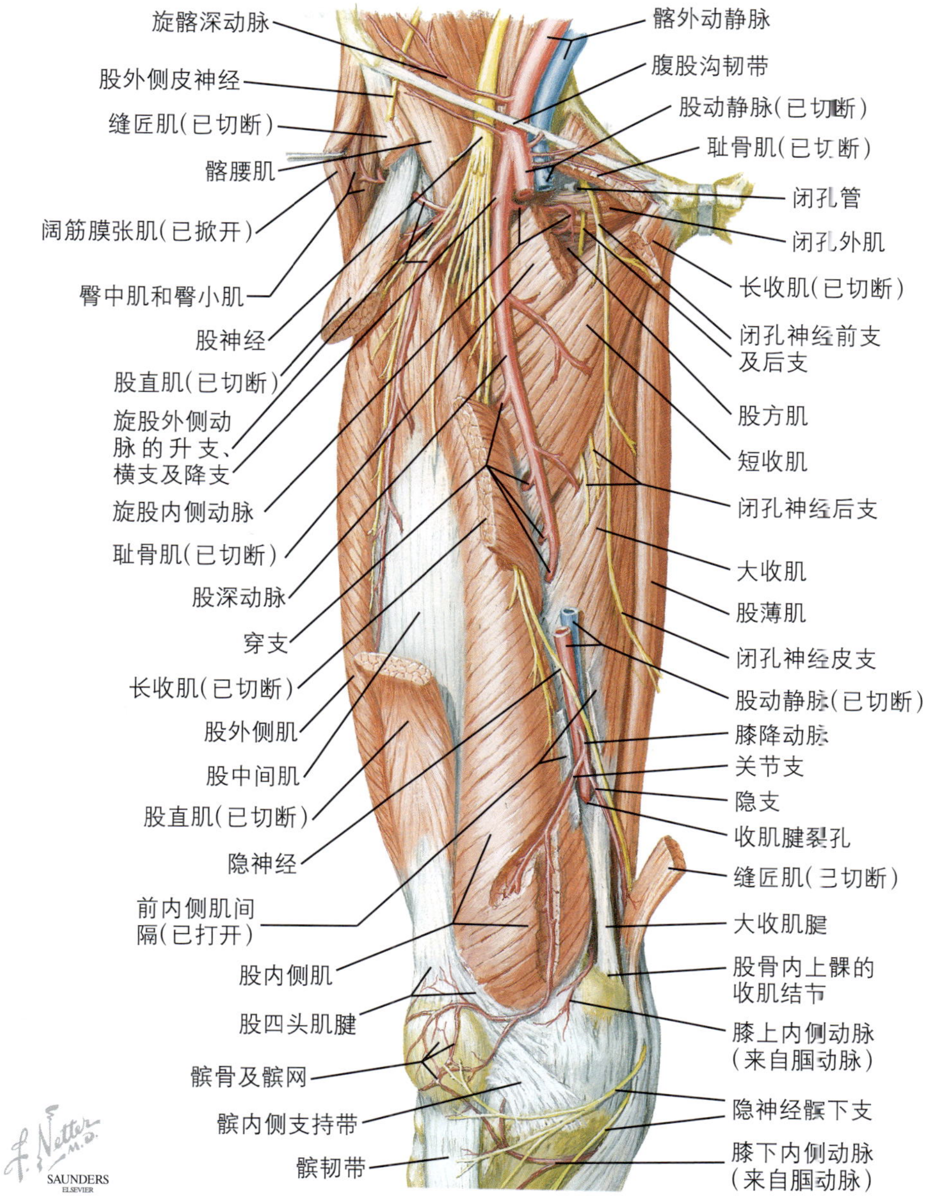

肌肉	起点	止点	神经支配	功能	备注
闭孔外肌	坐骨耻骨支，闭孔膜	转子窝	闭孔神经	外旋股骨	肌腱位于股骨颈后方
			髋内收肌		
长收肌	耻骨体(下)	粗线(中 1/3)	闭孔神经	内收股骨	肌腱可发生骨化
短收肌	耻骨体及耻骨下支	耻骨线，粗线上部	闭孔神经	内收股骨	位于耻骨肌深层
大收肌	坐骨支及坐骨结节	粗线，收肌结节	闭孔神经/坐骨神经	内收/屈伸股骨	分为 2 部分：各自有不同的止点及神经支配
股薄肌	耻骨体及耻骨下支	胫骨近端内侧(鹅足)	闭孔神经	内收(屈曲)大腿，内旋小腿	用于韧带重建(ACL)
			屈髋肌		
耻骨肌	耻骨的耻骨线	股骨的耻骨线	股神经	屈曲内收股骨	股三角底的一部分

肌肉：后方肌群（腘绳肌）

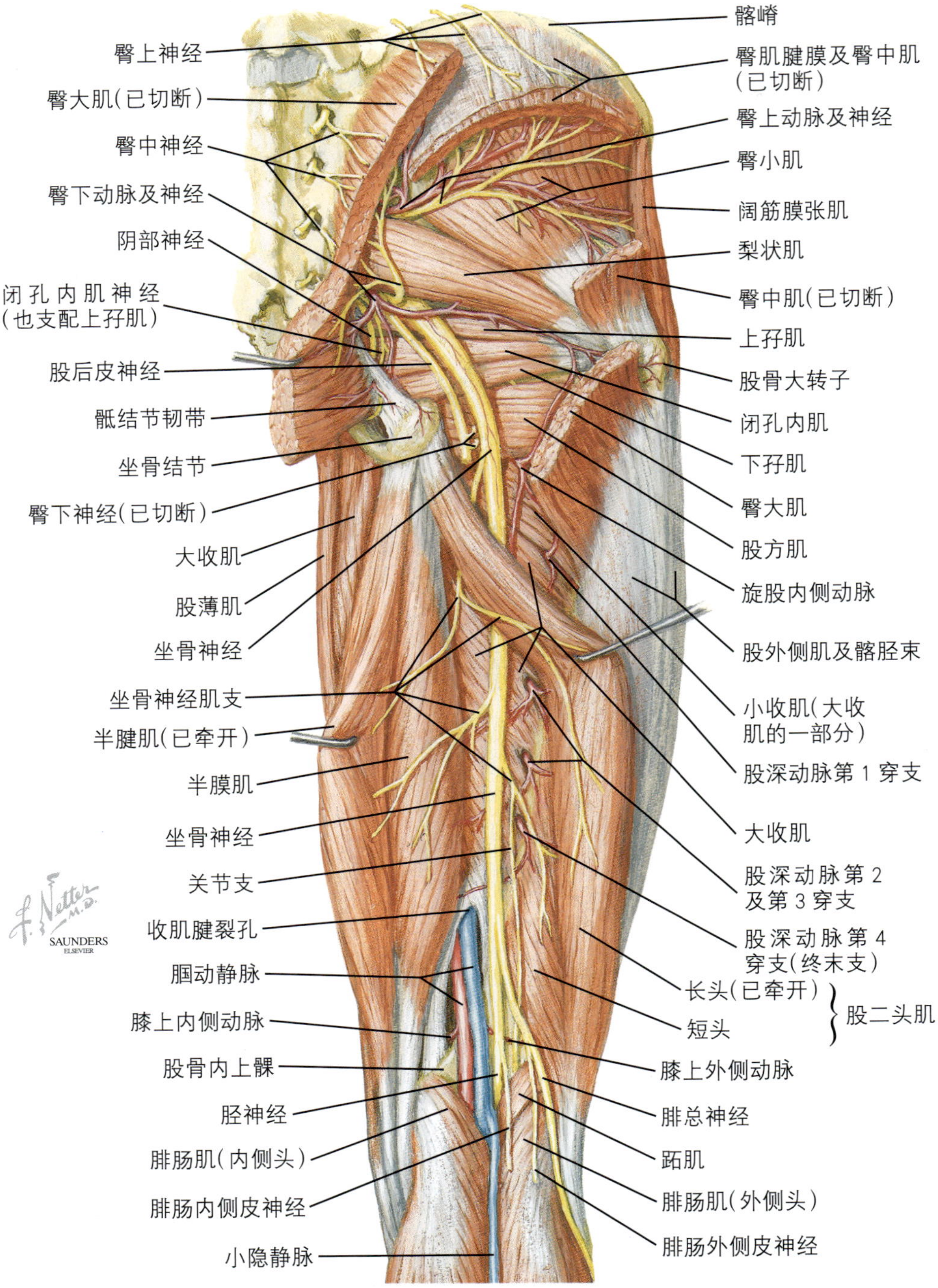

肌肉	起点	止点	神经支配	功　能	备　注
半腱肌	坐骨结节	胫骨近端内侧（鹅足）	坐骨神经（胫神经）	伸大腿，屈小腿	用于韧带重建（ACL）
半膜肌	坐骨结节	胫骨内髁后方	坐骨神经（胫神经）	伸大腿，屈小腿	内侧入路的边缘
股二头肌：长头	坐骨结节	腓骨头	坐骨神经（胫神经）	伸大腿，屈小腿	覆盖坐骨神经
股二头肌：短头	粗线，髁上线	腓骨，胫骨外侧	坐骨神经（腓神经）	伸大腿，屈小腿	与长头共用止点腱

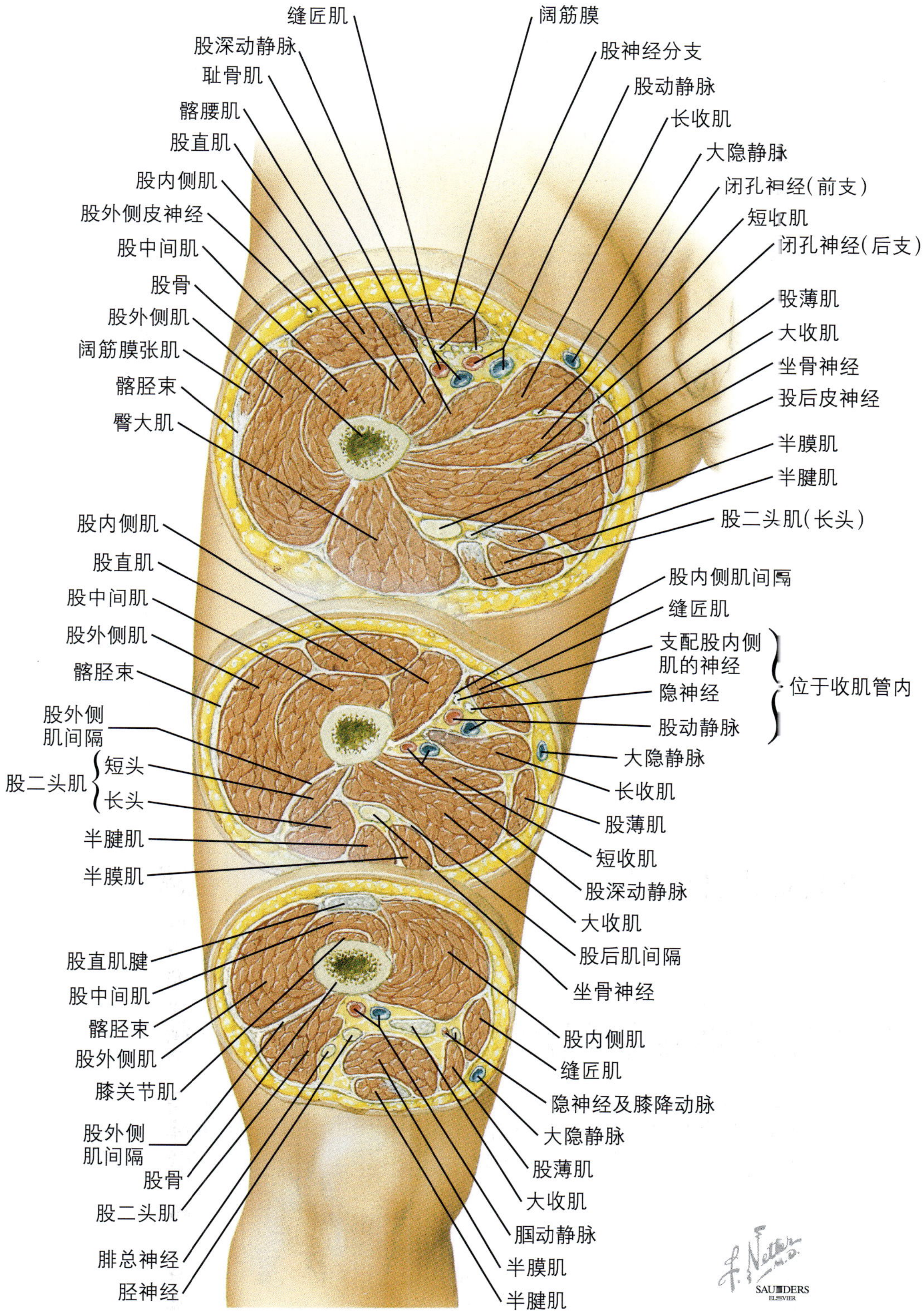
缝匠肌
股深动静脉
耻骨肌
髂腰肌
股直肌
股内侧肌
股外侧皮神经
股中间肌
股骨
股外侧肌
阔筋膜张肌
髂胫束
臀大肌
阔筋膜
股神经分支
股动静脉
长收肌
大隐静脉
闭孔神经(前支)
短收肌
闭孔神经(后支)
股薄肌
大收肌
坐骨神经
股后皮神经
半膜肌
半腱肌
股二头肌(长头)
股内侧肌
股直肌
股中间肌
股外侧肌
髂胫束
股外侧
肌间隔
股二头肌
短头
长头
半腱肌
半膜肌
股内侧肌间隔
缝匠肌
支配股内侧
肌的神经
隐神经
股动静脉
位于收肌管内
大隐静脉
长收肌
股薄肌
短收肌
股深动静脉
大收肌
股后肌间隔
坐骨神经
股直肌腱
股中间肌
髂胫束
股外侧肌
膝关节肌
股外侧
肌间隔
股骨
股二头肌
腓总神经
胫神经
股内侧肌
缝匠肌
隐神经及膝降动脉
大隐静脉
股薄肌
大收肌
腘动静脉
半膜肌
半腱肌
F. Netter M.D.
SAUNDERS
ELSEVIER

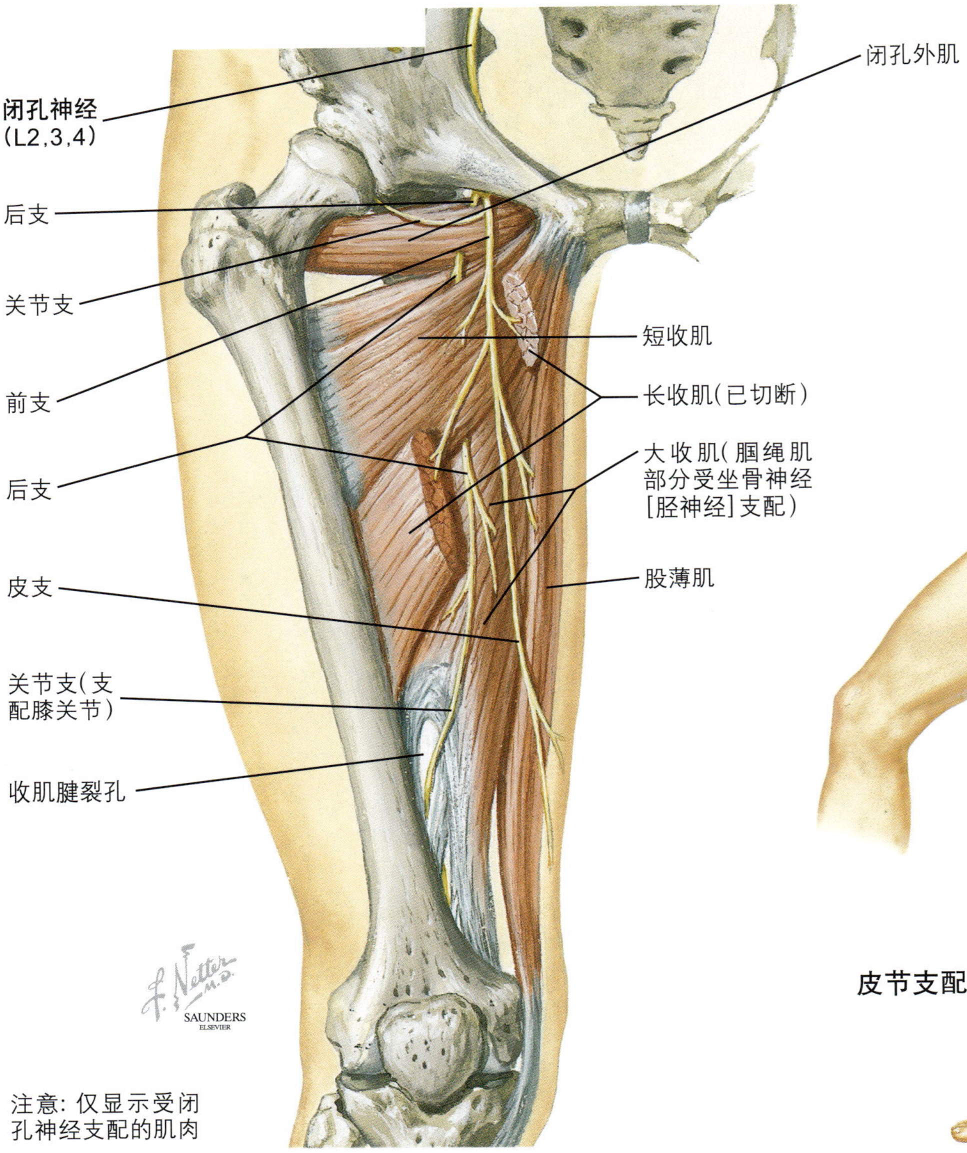

注意:仅显示受闭孔神经支配的肌肉

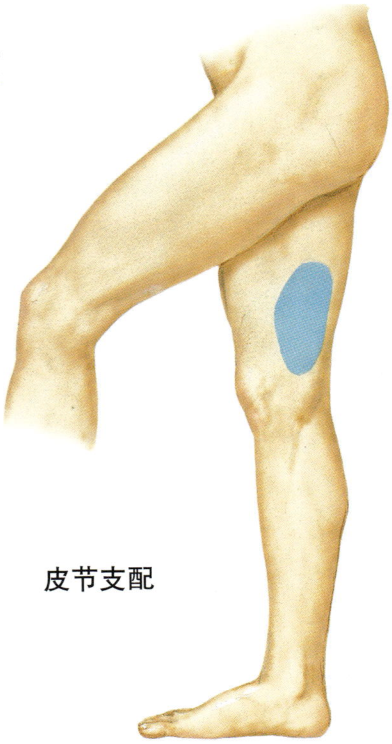

皮节支配

腰 丛

前股

1. 生殖股神经(L1-2):穿过腰肌,位于前内侧面
   - 感觉:大腿前内侧
   - 运动:无(大腿部分)
2. 闭孔神经(L2-4):穿过闭孔管,分为前股及后股。牵开器放置在髋臼横韧带后方时,可损伤闭孔神经
   - 感觉:大腿内下方:经闭孔神经皮支
   - 运动:股薄肌:(前股)
     - 长收肌:(前股)
     - 短收肌:(前/后股)
     - 大收肌:(后股)

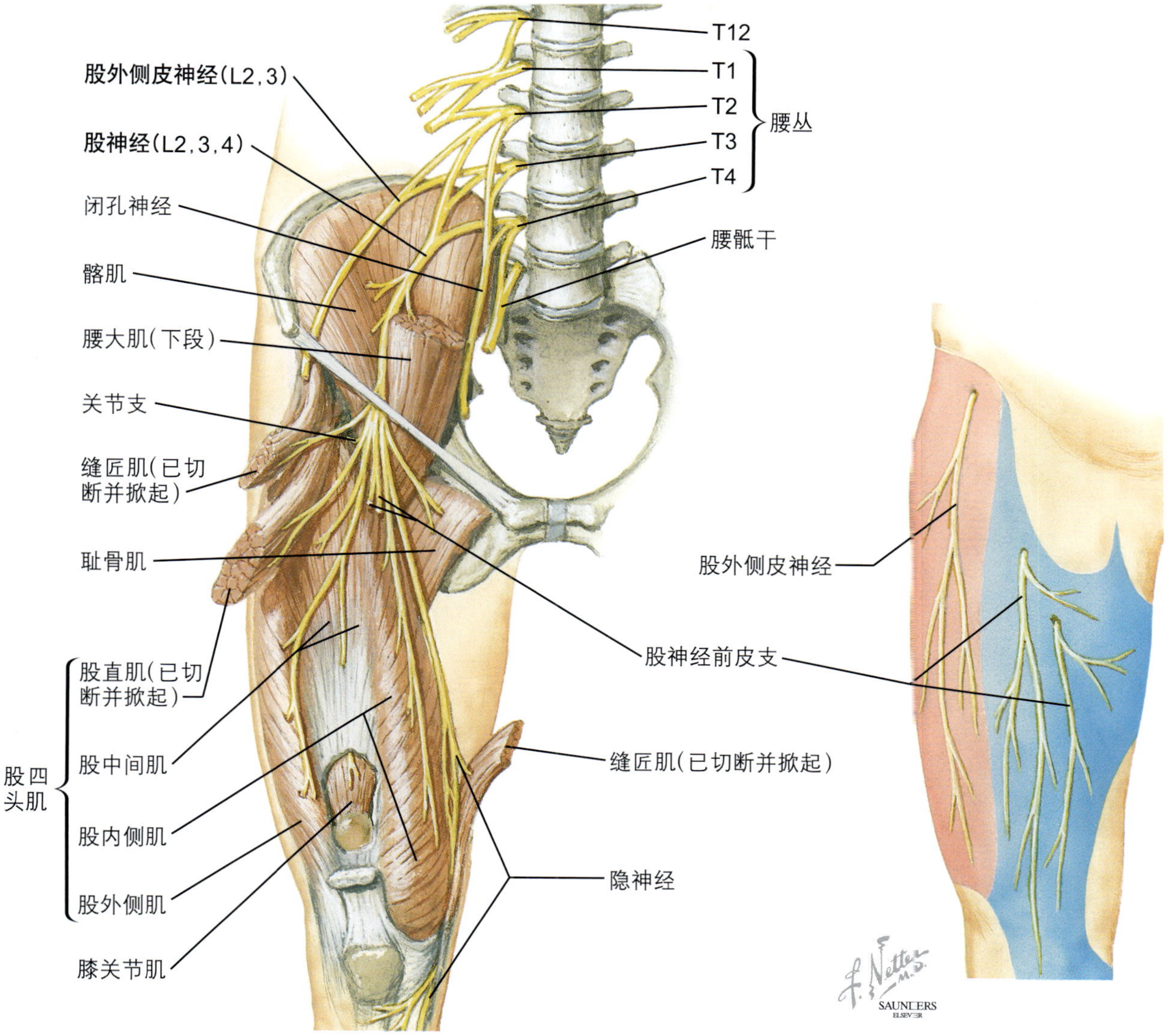

腰丛

后股

3. 股外侧皮神经[LFCN](L2-3): 跨过髂前上棘,可在此处受压
   感觉: 大腿外侧
   运动: 无
4. 股神经(L2-4): 走行于腰大肌和髂肌之间; 在股三角处发出隐神经支,后者沿缝匠肌走行
   感觉: 大腿前内侧: 经前 / 中间皮支
   运动: 腰肌
   缝匠肌
   膝关节肌
   <u>股四头肌</u>
   - 股直肌
   - 股外侧肌
   - 股中间肌
   - 股内侧肌

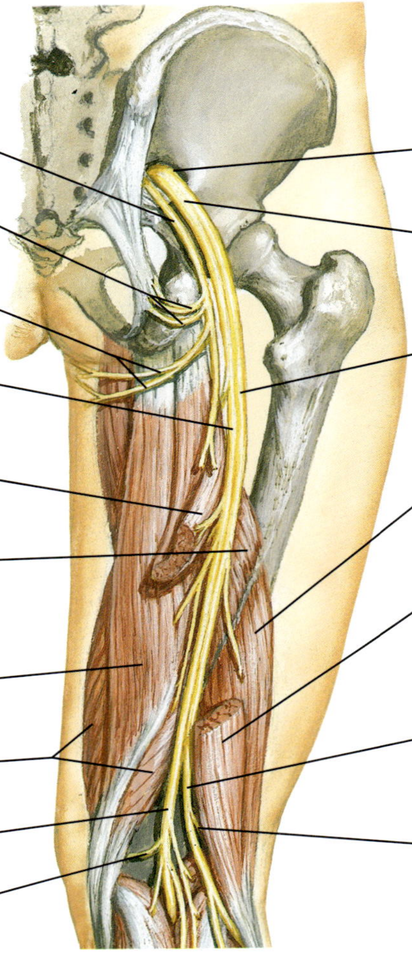

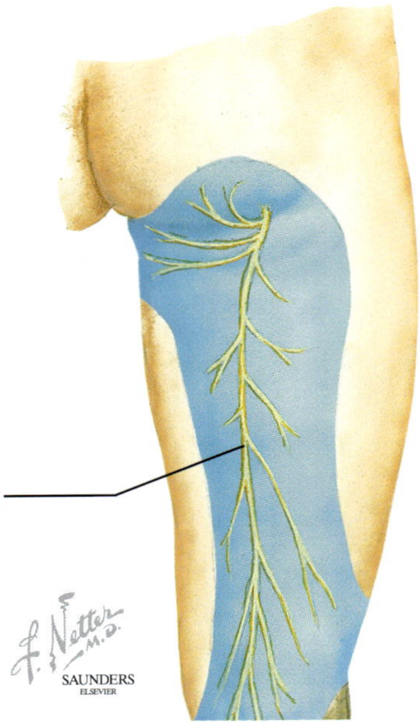

骶　　丛
前股
5. 胫神经(L4–S3): 在大腿后侧下行(坐骨神经) 感觉: 无(大腿部分) 运动: 大腿后方 股二头肌[长头] 半腱肌 半膜肌
后股
6. 腓总神经(L4-S2): 在大腿后侧下行(坐骨神经) 感觉: 无(大腿部分) 运动: 股二头肌[短头] 7. 股后皮神经[PFCN](S1-3) 感觉: 大腿后方 运动: 无

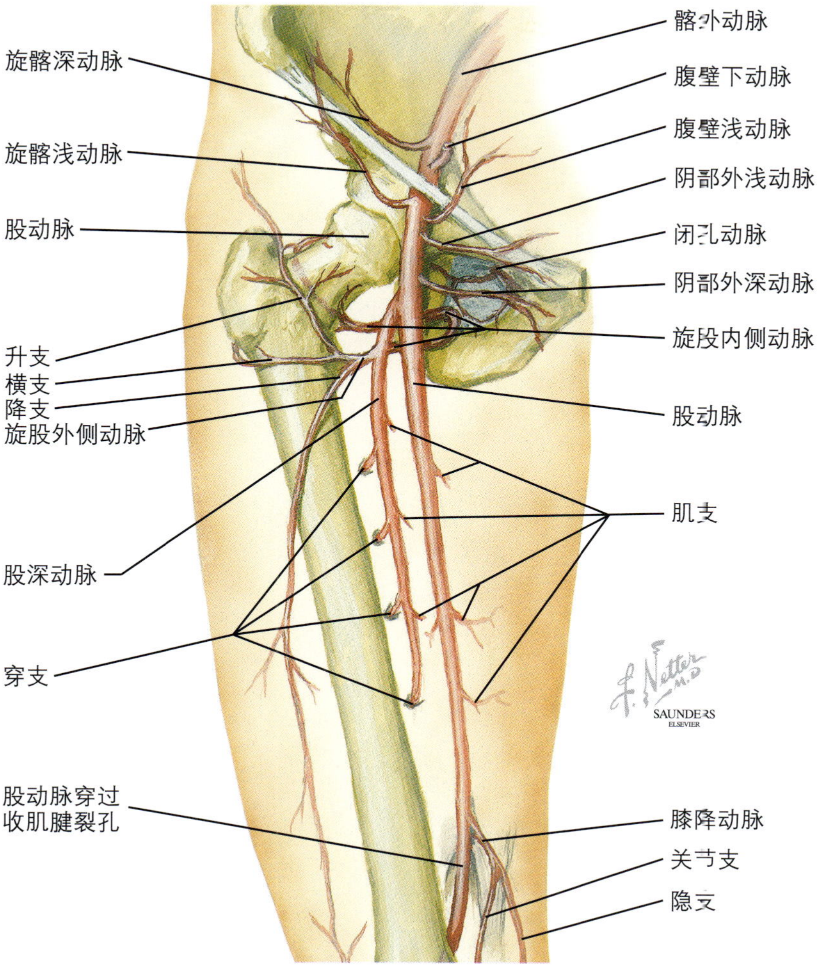

动　脉	分　支	备　注
闭孔动脉	前支及后支	穿过闭孔
股动脉(主要指股浅动脉[SFA])	在股三角处,走行于大腿内侧的股内侧肌和长收肌之间;至闭孔管处,穿过收肌腱裂孔;在膝关节后方变为腘动脉	
	旋髂浅动脉	
	腹壁浅动脉	
	阴部外浅动脉	
	阴部外深动脉	
	股深动脉	见后文
	膝降动脉	吻合支,供应膝关节
	关节支	
	隐支	
股深动脉	旋股内侧动脉	供应股骨颈
	旋股外侧动脉	供应股骨颈
	升支	构成股骨颈处的吻合网
	横支	参与股骨颈处的吻合网
	降支	参与股骨颈处的吻合网
	穿支/肌支	供应股骨干及大腿肌肉

股骨颈的动脉

前 面 观

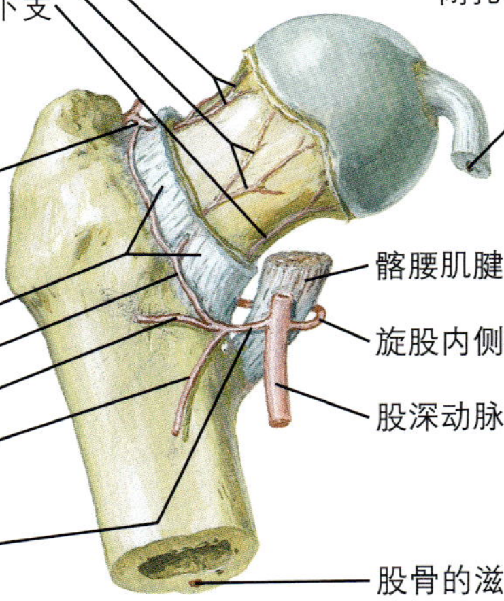

后 面 观

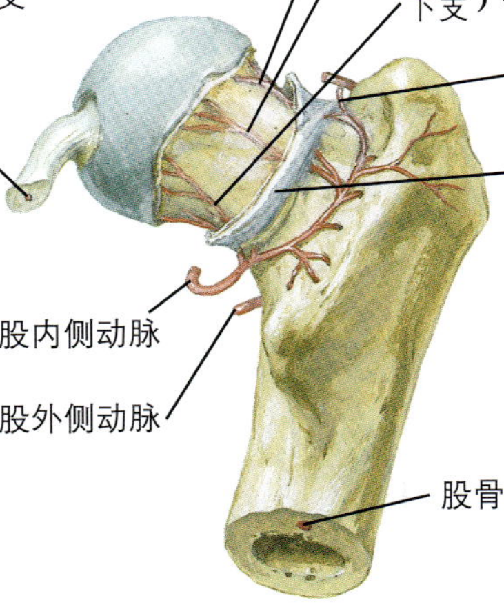

冠 状 面

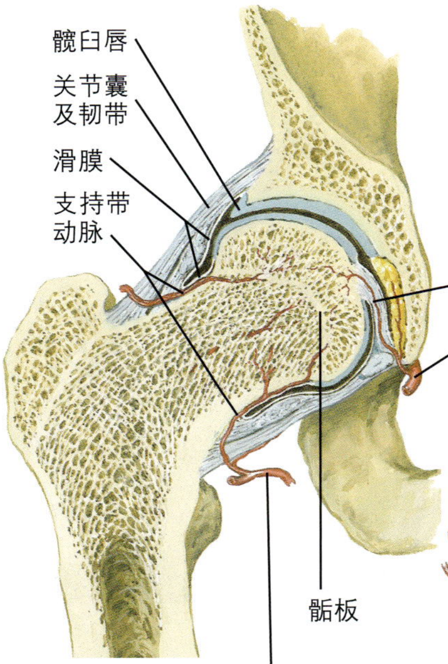

原位前面观

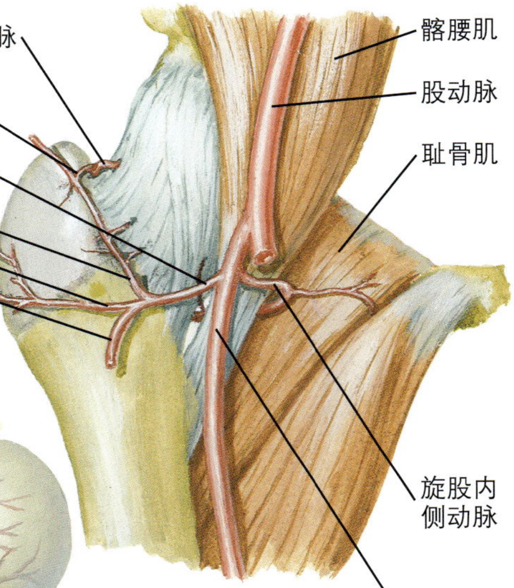

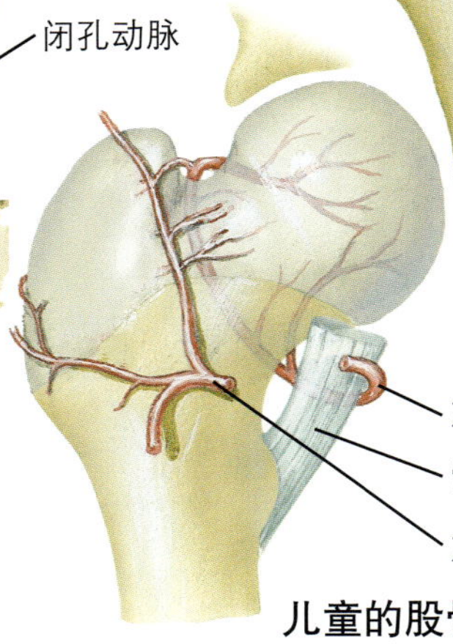

儿童的股骨：前面观

动 脉	走 行	备 注
闭孔动脉：股骨头凹动脉（圆韧带动脉）	经股骨头圆韧带进入股骨头	对股骨头的血供相对较少
股深动脉	股神经在股三角处的分支	供应大腿前面及后面
旋股内侧动脉	走行于髂腰肌和耻骨肌之间，股骨颈后方	吻合网：供应后方
升支	行走于股方肌前方	后方入路时可损伤该动脉
旋股外侧动脉	走行于缝匠肌和股直肌之间	在股骨颈关节囊外形成吻合支
升支	至股骨大转子前方	吻合网：供应前方
颈支	关节囊外吻合支	穿过关节囊
支持带动脉	关节囊内分支：走行于股骨颈，在股骨头基底处进入骨	股骨头的血运主要来自后方（损伤造成缺血坏死）
横支	分布于侧方	对吻合网的作用不大
降支	走行于股直肌下方	对吻合网的作用不大
臀下 / 臀上动脉	少数分支参与股骨颈的吻合网	

描　述	病史和体格检查	检查 / 所见	治　疗
炎症性关节炎			
• 宿主免疫反应导致滑膜炎 • 类风湿关节炎、红斑狼疮、血清阴性脊柱关节病、痛风等	Hx: 疼痛，僵硬，其他关节受累 PE: 避痛步态，活动范围降低（特别是内旋）	X 线: 正侧位及蛙式侧位 实验室检查: RF、ESR、CRP、ANA、CBC、尿酸，结晶体，细菌培养	1. 物理治疗，非甾体抗炎药 2. 拐杖或手杖 3. 滑膜切除（早期） 4. 全髋关节置换（晚期）
骨关节炎			
• 关节软骨缺失或破坏 • 病因: 发育性、创伤性、感染性、代谢性、特发性	Hx: 慢性髋部或腹股沟区疼痛，随时间加重，活动后加重 PE: 活动范围下降（首先表现为内旋受限），转腿试验(+)，屈曲挛缩及避痛步态(±)	X 线: 正侧位 1. 关节间隙变窄 2. 骨赘形成 3. 软骨下骨硬化 4. 骨囊肿	1. 非甾体抗炎药，物理治疗 2. 关节注射，调整活动方式 3. 截骨术（年轻患者） 4. 关节融合（年轻患者） 5. 全髋关节置换（老年患者）
股外侧皮神经卡压			
• 神经卡压发生在髂前上棘附近 • 多与活动（伸髋）或穿衣（腰带）有关	Hx: 大腿外侧疼痛 / 烧灼感 PE: 大腿外侧感觉减退，股痛（+）	X 线: 髋关节正侧位，排除其他疾病	1. 去除压迫因素 2. 手术松解（极少采用）
骨坏死（缺血坏死[AVN]）			
• 股骨头坏死（小梁骨） • 与血运中断有关 • 可合并创伤、酗酒、使用皮质激素、类风湿关节炎 • Ficat 分型: 根据症状、X 线表现及骨扫描结果分为 4 期	Hx: 隐匿出现的髋部疼痛 PE: 有塌陷: 内旋 / 外旋时疼痛 无塌陷: 内旋 / 外旋时不适感	X 线: 正位 / 蛙式侧位: 股骨头硬化 MRI: 双线征（T2 像）	早期: 髓心减压或带血管蒂的腓骨移植 晚期或出现塌陷: 全髋关节置换
弹响髋			
• 髂胫束(ITB)滑过大转子或髂腰肌腱滑过耻骨隆突时出现弹响 • 女性常见（骨盆宽）	Hx: 行走（伸髋）时髋部弹响，极少疼痛 PE: 屈髋内收，随后外展: 出现弹响	X 线: 骨盆正位，髋关节正侧位: 大多正常，排除其他疾病	1. 易复发 2. 避免活动，物理治疗 3. 急性滑囊炎时注射皮质激素 4. 极少手术治疗
大转子滑囊炎			
• 股骨大转子或臀肌表面滑囊的炎症	Hx: 髋部外侧疼痛。无法患侧入睡 PE: 股骨大转子压痛点	X 线: 骨盆正位，髋关节正侧位: 排除骨赘、骨关节炎、肌腱钙化	1. 非甾体抗炎药 2. 物理治疗 3. 注射皮质激素

股外侧皮神经

神经卡压在腹股沟韧带下

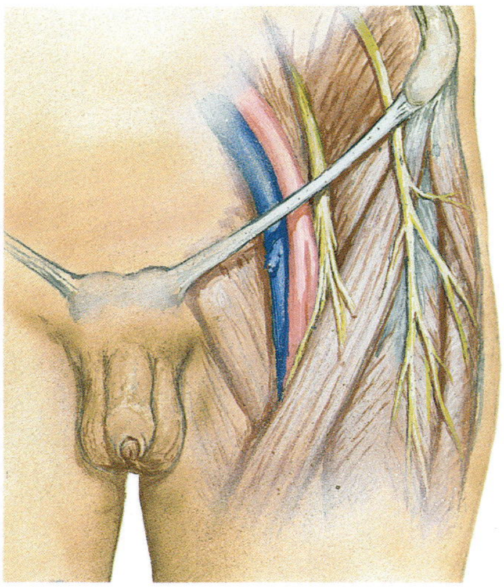

炎症性关节炎

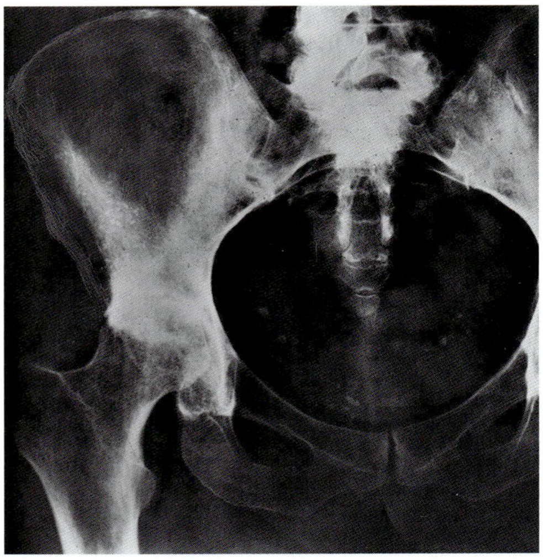

累及髋关节。关节软骨变薄，股骨头变扁内移

骨关节炎

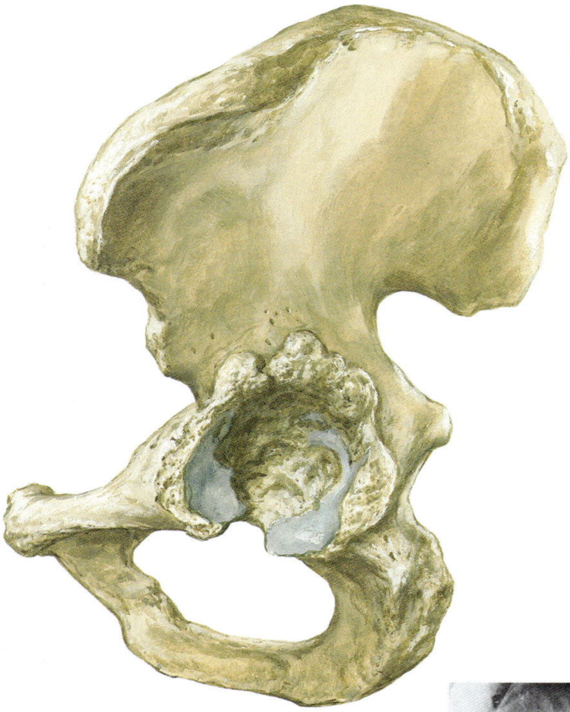

髋臼重度退变

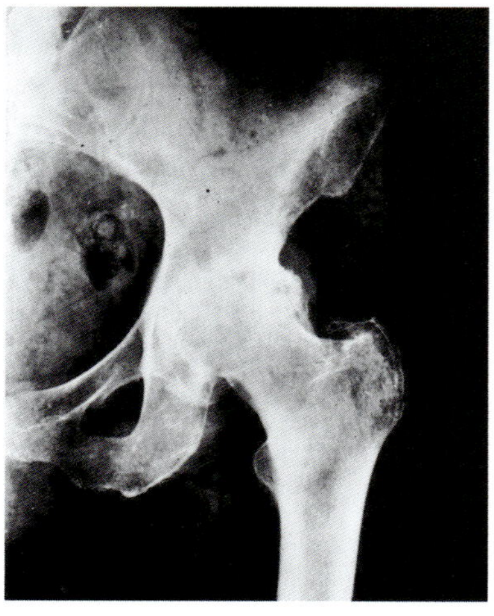

髋关节平片显示关节软骨退变，病变髋臼边缘出现骨赘等继发改变

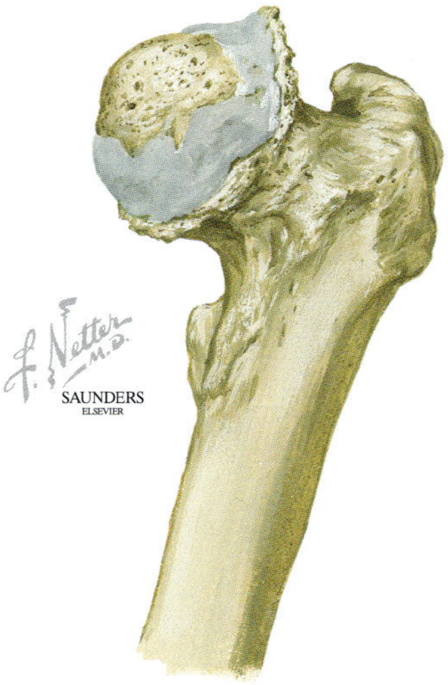

股骨头软骨侵蚀并伴畸形

全髋关节置换要点

一般信息

- 内植物类型：骨水泥型、非骨水泥型（压配及微孔骨长入）、混合型
  - ✓ "超级金属"：钴铬钛合金（股骨柄及股骨头）
  - ✓ 髋臼杯：超高分子量聚乙烯
  - ✓ 微孔骨长入：最佳微孔径为 200 ~ 400 μm
  - ✓ 骨水泥型通常用于老年患者，非骨水泥型用于年轻患者
- 骨水泥：聚甲基丙烯酸甲酯（PMMA）
- 股骨头最佳直径：26 ~ 28mm

适应证

1. 髋关节炎：常见病因包括骨关节炎、类风湿关节炎、股骨头缺血坏死
- 绝大多数患者主诉疼痛，随时间加重（睡觉时减轻），行走能力下降
- 应有影像学上的关节炎证据
- 最好为老年患者（只需一次置换）

骨关节炎	类风湿关节炎
1. 关节间隙变窄	1. 关节间隙变窄
2. 硬化	2. 关节周围骨质疏松
3. 软骨下骨囊肿	3. 关节侵蚀
4. 骨赘形成	4. 关节强直

2. 保守治疗失败：调整活动方式，减肥，矫形器，物理治疗 / 肌力锻炼，非甾体抗炎药，行走辅助装置（拐杖 [用于健侧]、助行器），关节内注射等
3. 其他：骨折、肿瘤、发育性疾病（髋臼发育不良 [DDH]）

禁忌证

- 年轻活跃的患者（可能需要多次翻修）
- 内科情况不稳定（如严重的心肺疾病）
- 神经性关节病变
- 存在任何感染

其他治疗选择

- 考虑要点：年龄，活动性，整体健康状况
- 截骨术：股骨 / 骨盆截骨；美国不常采用
- 关节融合术：适用于年轻患者 / 体力劳动者，单侧病变，无其他关节疾病（如脊柱、膝关节）。融合时维持轻度屈髋

手术步骤

- 通常采用后方入路或外侧入路
- 股骨假体应放置在外翻位（绝对不能内翻）
- 髋臼杯外展 45°

并发症

- 内固定失败
  1. 假体松动（骨水泥假体并发症中占第 1 位）
  2. 内翻畸形
  3. 内植物断裂（患者因素：年轻、活跃、体重大导致假体磨损）
- 术后髋部及大腿疼痛（非骨水泥假体并发症中占第 1 位）
- 深静脉血栓形成（DVT）/ 肺栓塞（PE）：术后应抗凝（肝素 / 华法林）
- 感染：常常导致假体取出（葡萄球菌占第 1 位）
- 脱位：后脱位最常见（外展枕有利于预防脱位）
- 前 / 上象限螺钉损伤髂外动脉 / 股动静脉
- 前 / 下象限螺钉损伤闭孔神经、闭孔动静脉。螺钉最好向后放置
- 牵开器造成神经损伤（坐骨神经大腿段）：足下垂
- 异位骨化：单次预防性放疗有助于避免异位骨化
- 骨溶解：巨噬细胞反应；原因是聚乙烯假体磨损及磨屑

全髋关节置换

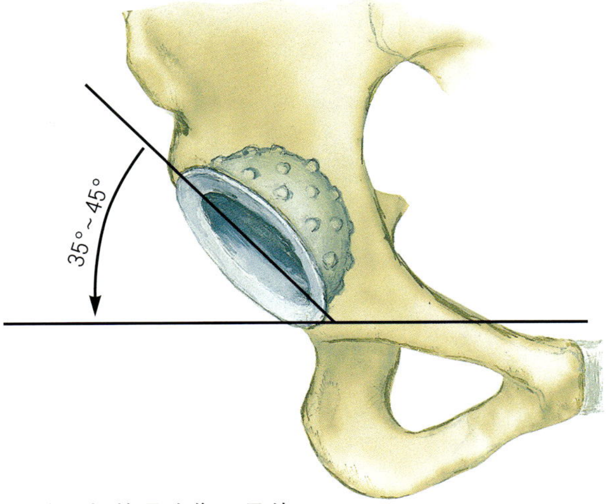

髋臼杯的最终位置是外展 35°~45°；前倾 15°

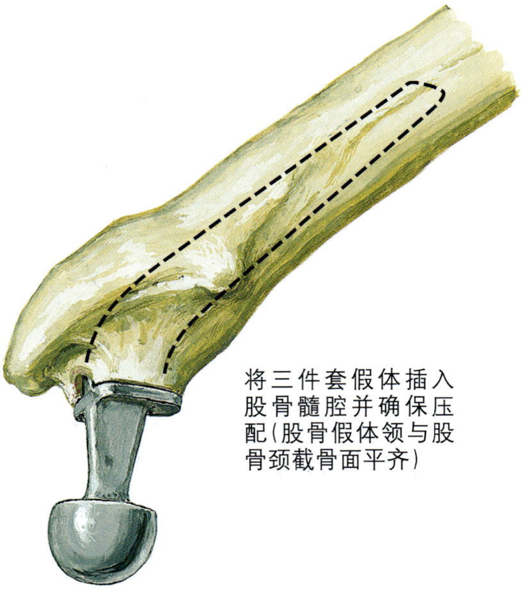

将三件套假体插入股骨髓腔并确保压配（股骨假体领与股骨颈截骨面平齐）

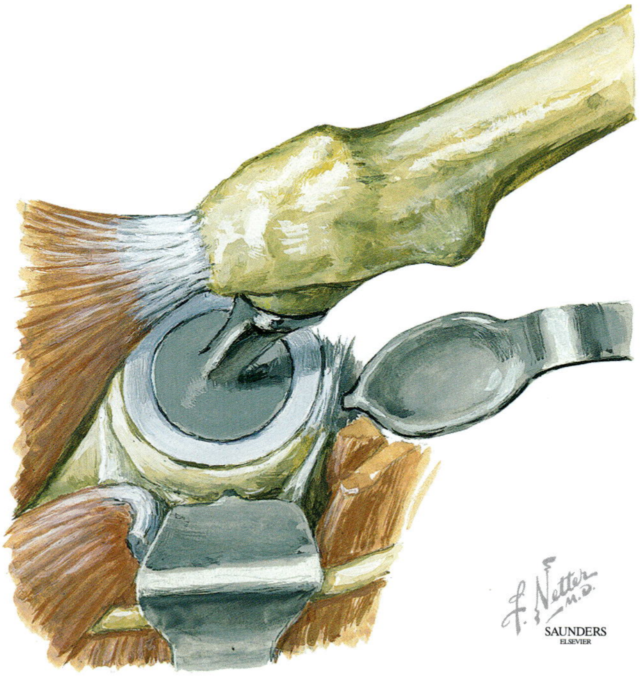

髋关节假体复位

股骨内扭转

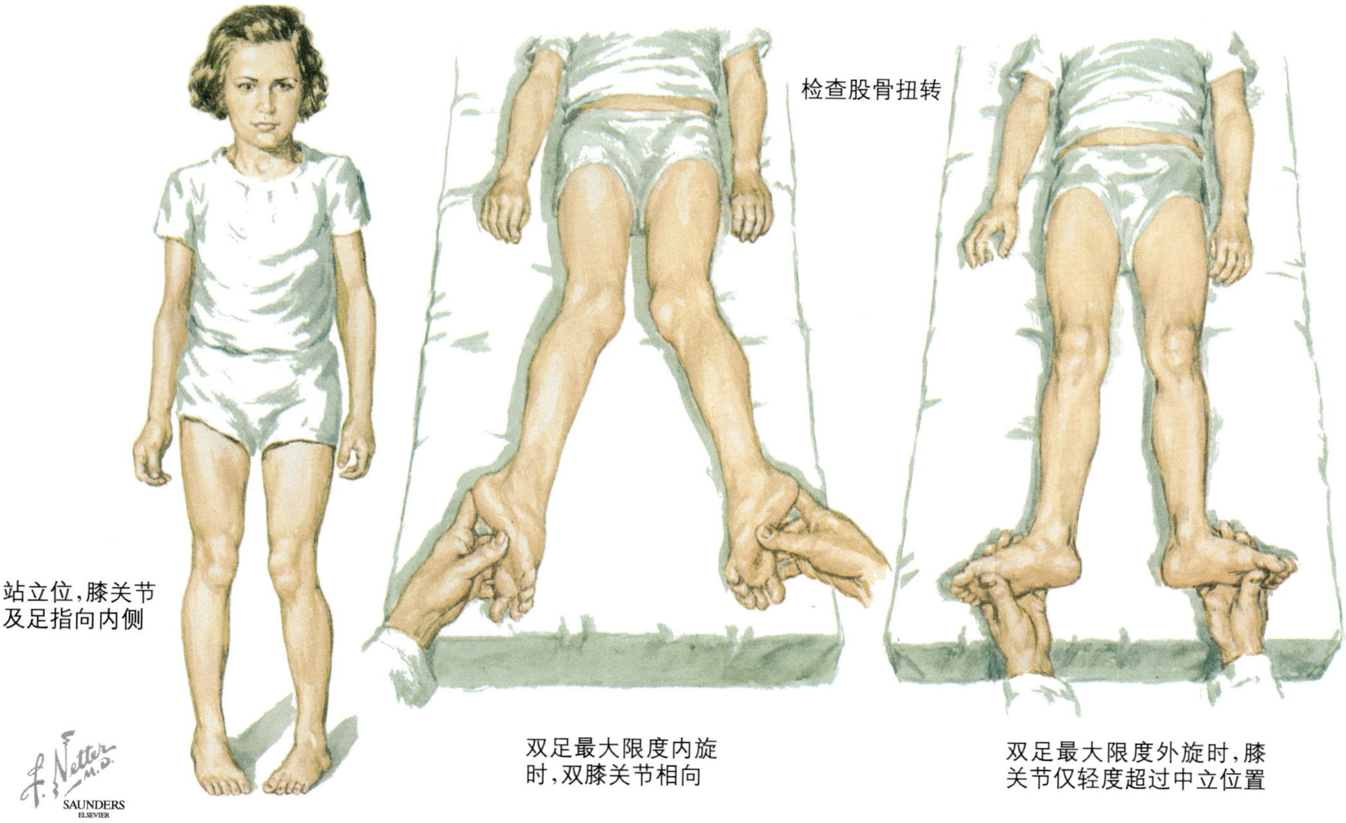

描 述	检 查	治疗 /备注
髋臼发育不良		
• 1. 关节囊/韧带松弛，或 2. 髋臼顶异常：髋关节不能正确发育 • 相关因素：女性多见，臀位分娩，家族史，宫内病变 • 早期诊治非常重要(<3 月龄) • 诊断延误预后较差	Hx：双胞胎，其他危险因素；常被家长忽略 PE：Barlow（脱位)征(+)，Ortalani（复位）征(+)，Galeazzi 检查(+)，外展受限 X 线：适用于较大的患儿 超声：物理检查无法确诊	• 目的：维持股骨头在髋臼内(恢复同心性) 1. Pavlik 固定带(<3 月龄) 2. 闭合复位及石膏固定(6~18 月龄) 3. 截骨术(>18 月龄) • 复位后拍片非常重要 并发症： 骨坏死(股骨头)
股骨前倾		
• 股骨内旋，股骨前倾并未降低 • 趾朝内的首要原因	Hx：常见于 3~6 岁 PE：股骨内旋(内旋 >65°)，髌骨向内，趾朝内步态	1. 大多数自发缓解 2. 10 岁后仍存在畸形：出于美观考虑可行去旋转截骨

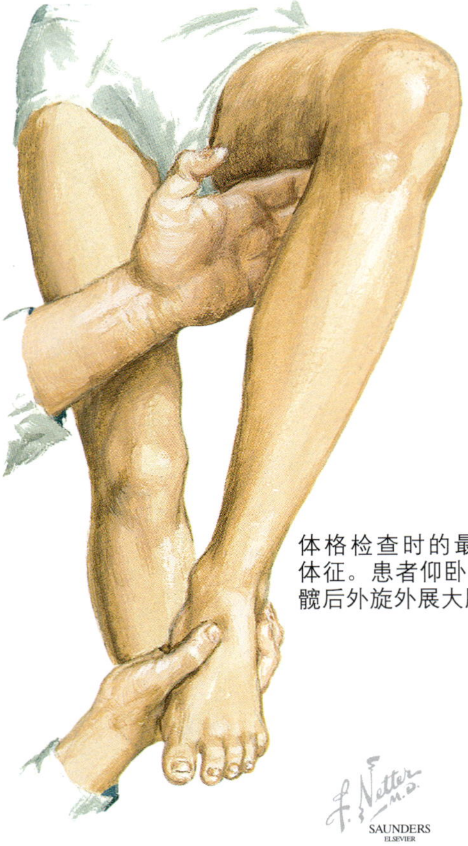

体格检查时的最佳体征。患者仰卧，屈髋后外旋外展大腿

股骨头骨骺滑脱

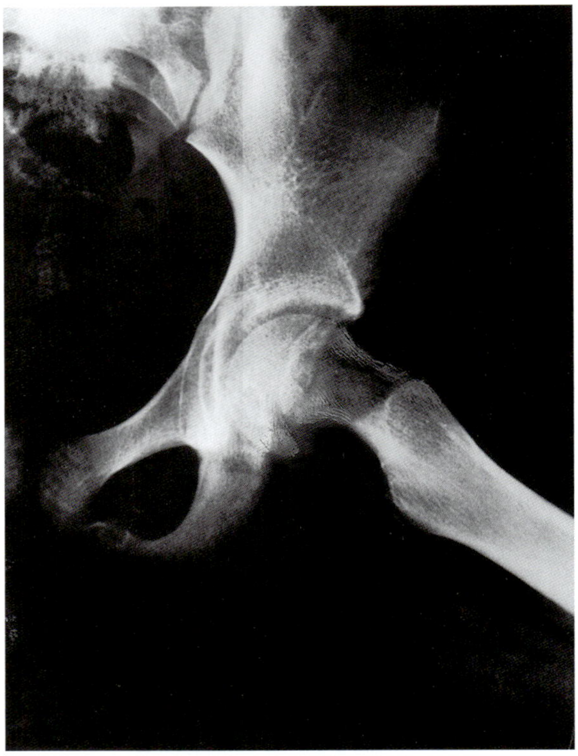

蛙式位对股骨头骨骺滑脱的显示更为清楚，如怀疑此病，应拍蛙式位片

描　述	检　查	治疗 / 备注
Legg-Calve-Perthes 病		
• 股骨头骨坏死 • 特发性，血管因素所致（高凝状态 / 血流淤滞） • 相关因素：家族史，臀位分娩 • Catteral 分型：分为 4 期 • 预后差：9 岁以上或股骨头大面积受累	Hx：男性（男女比 4:1），通常 4～8 岁发病，单侧大腿或膝关节疼痛及跛行 PE：外展受限，体格检查无压痛点 X 线：骨盆正位，蛙式侧位（股骨头密度具有诊断价值；新月征：软骨下骨折）	必须恢复股骨头的血运 根据分期： <5 岁：观察、非甾体抗炎药 5~8 岁：维持同心包容性（外展支具或截骨术） >9 岁：手术治疗大多失败（成年后需行全髋关节置换）
股骨头骨骺滑脱（SCFE）		
• 股骨近端骨骺滑向股骨头后方的髋臼内 • 肥胖的青少年 • 早期诊断是治疗的关键	Hx：11～14 岁，大多肥胖，缓慢起病，髋部、大腿、膝关节疼痛，± 跛行 PE：活动范围降低（特别是内旋及外展） X 线：骨盆正位，蛙式侧位	不要尝试复位 1. 避免负重 2. 经皮穿针固定 并发症：骨坏死、软骨溶解、骨关节炎、活动范围降低

髋关节后方入路（Southern 入路）

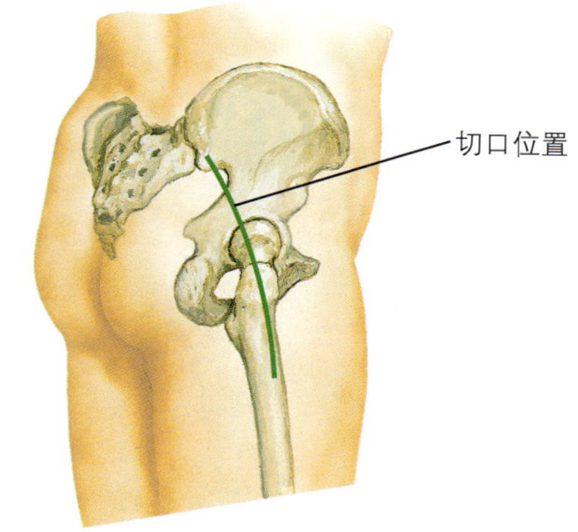

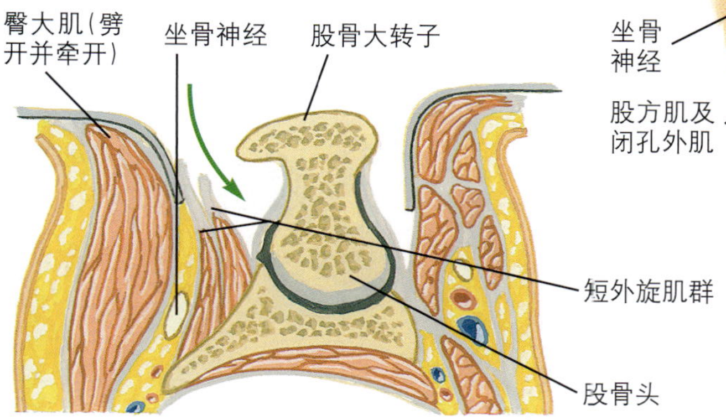

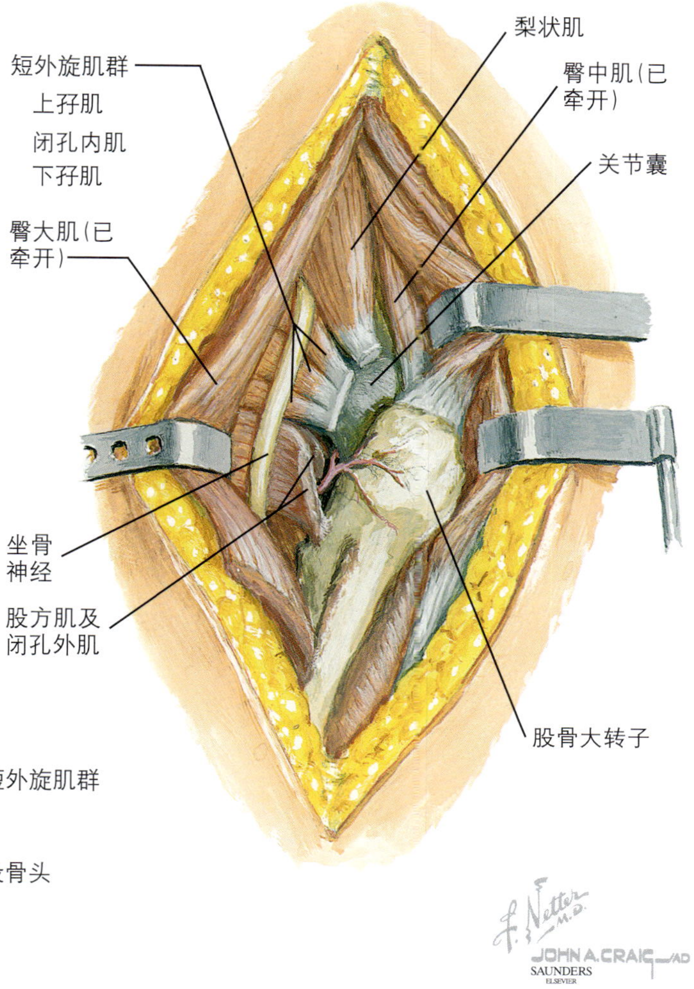

用　途	神经界面	危　险	备　注
髋关节后方入路（Moore/Southern 入路）			
1. 全髋关节置换 2. 关节成形 3. 髋臼后方骨折切开复位内固定 4. 髋关节后脱位	劈开臀大肌（臀下神经）	1. 坐骨神经 2. 臀下动脉	1. 注意臀上/臀下动脉 2. 牵开短外旋肌群以显露关节囊
髋关节外侧入路（Harding 入路）			
全髋关节置换（不用于翻修术）	劈开臀中肌（臀上神经）	1. 臀上动脉 2. 股神经 3. 股动静脉	1. 无需大转子截骨，术后可早期活动 2. 与后方入路相比，显露有限，不适用于全髋关节翻修
大腿外侧入路			
1. 骨折 2. 肿瘤	劈开股外侧肌（及股中间肌）[股神经]	1. 旋股外侧动脉的分支 2. 膝上外侧动脉	1. 切口可大可小，切口沿股骨大转子及外髁连线 2. 如切口过分靠近近端或远端，会遇到动脉，此时应予结扎

髋关节外侧入路(经转子入路)

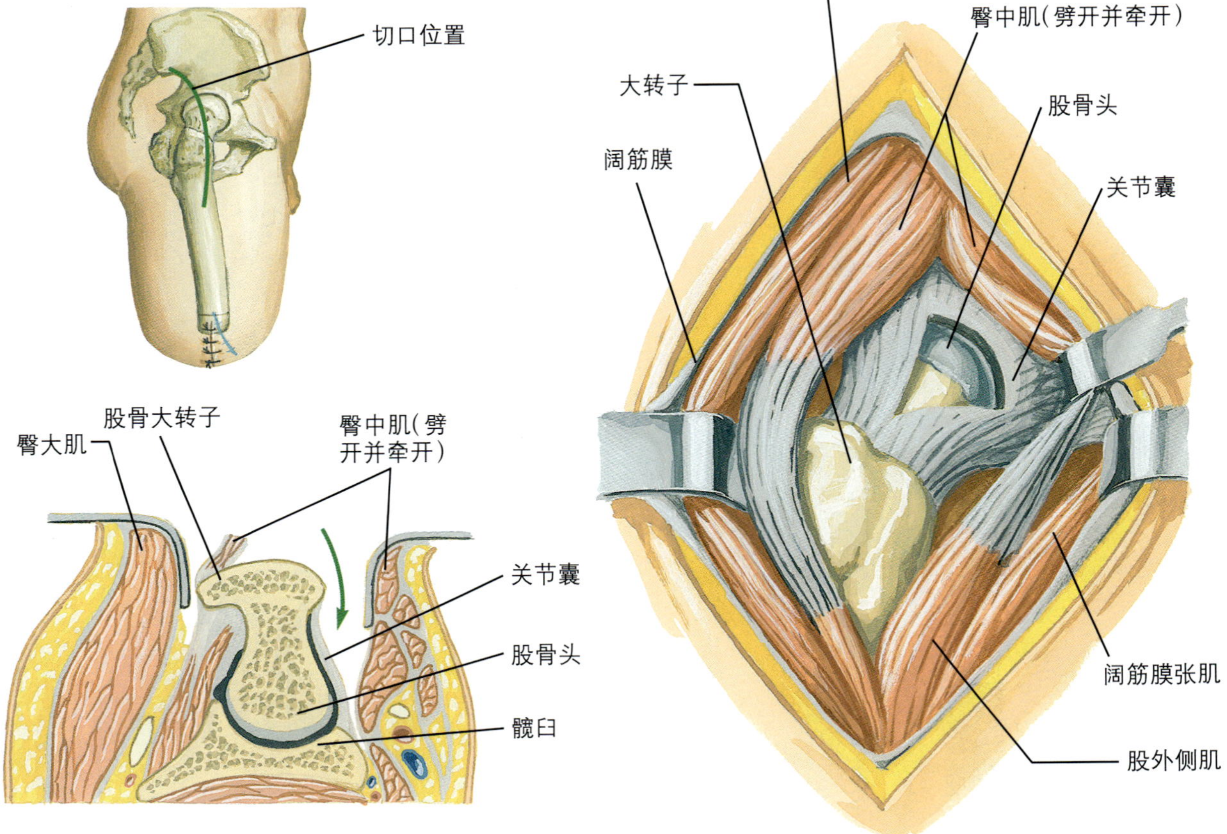

大腿外侧入路

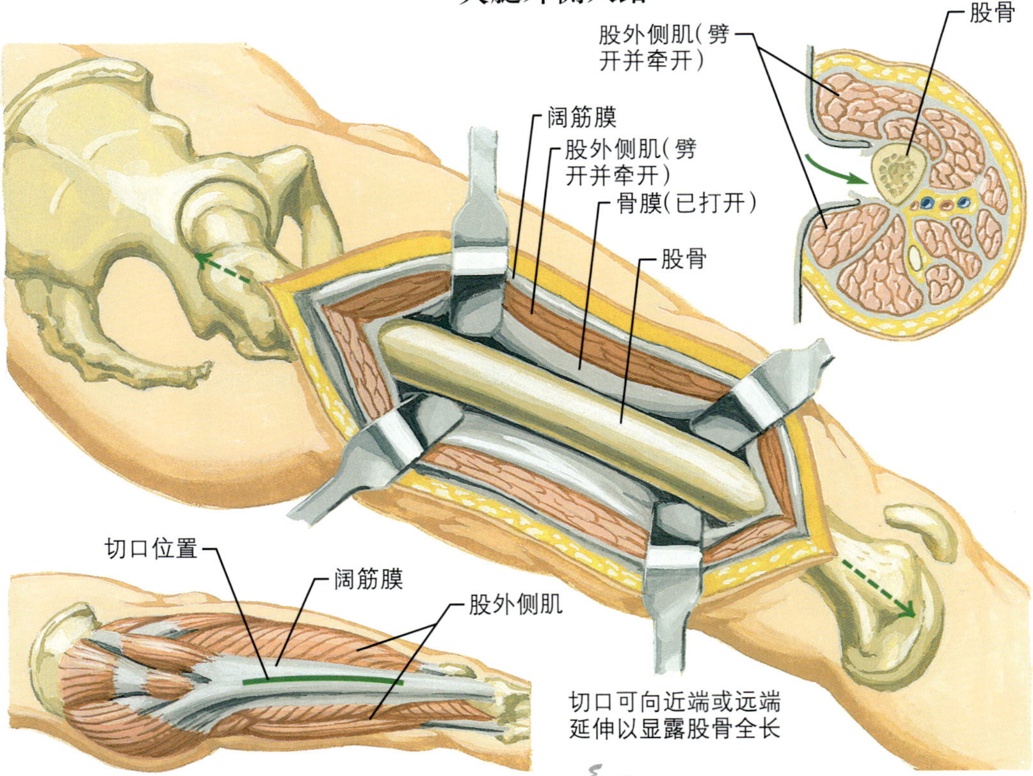

F. Netter M.D.
JOHN A.CRAIG MD
SAUNDERS
ELSEVIER

第8章

小腿/膝关节

目 录

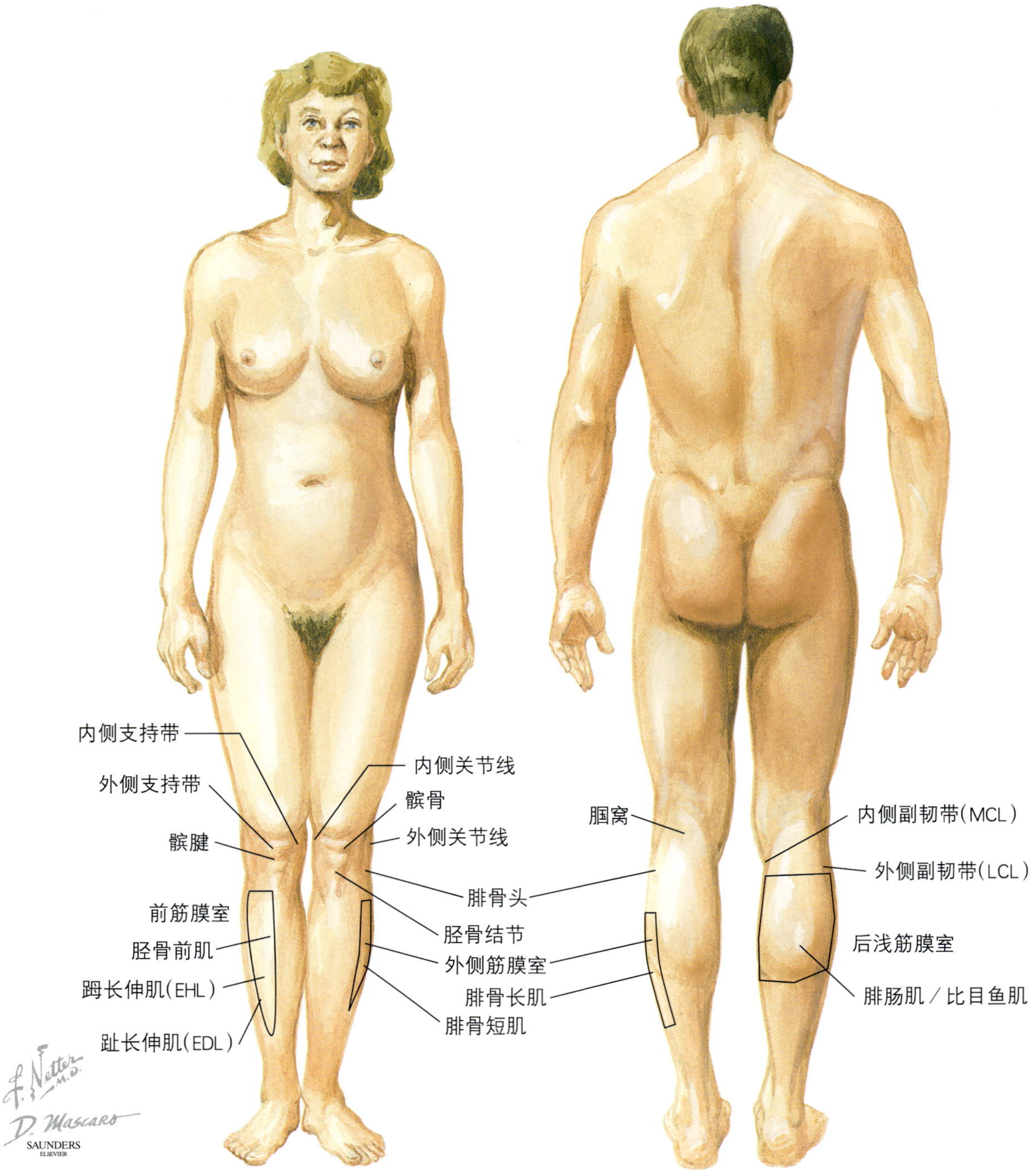

内侧支持带
外侧支持带
髌腱
前筋膜室
胫骨前肌
踇长伸肌(EHL)
趾长伸肌(EDL)
内侧关节线
髌骨
外侧关节线
腓骨头
胫骨结节
外侧筋膜室
腓骨长肌
腓骨短肌
腘窝
内侧副韧带(MCL)
外侧副韧带(LCL)
后浅筋膜室
腓肠肌/比目鱼肌
SAUNDERS
ELSEVIER

右小腿骨

前面观　　后面观

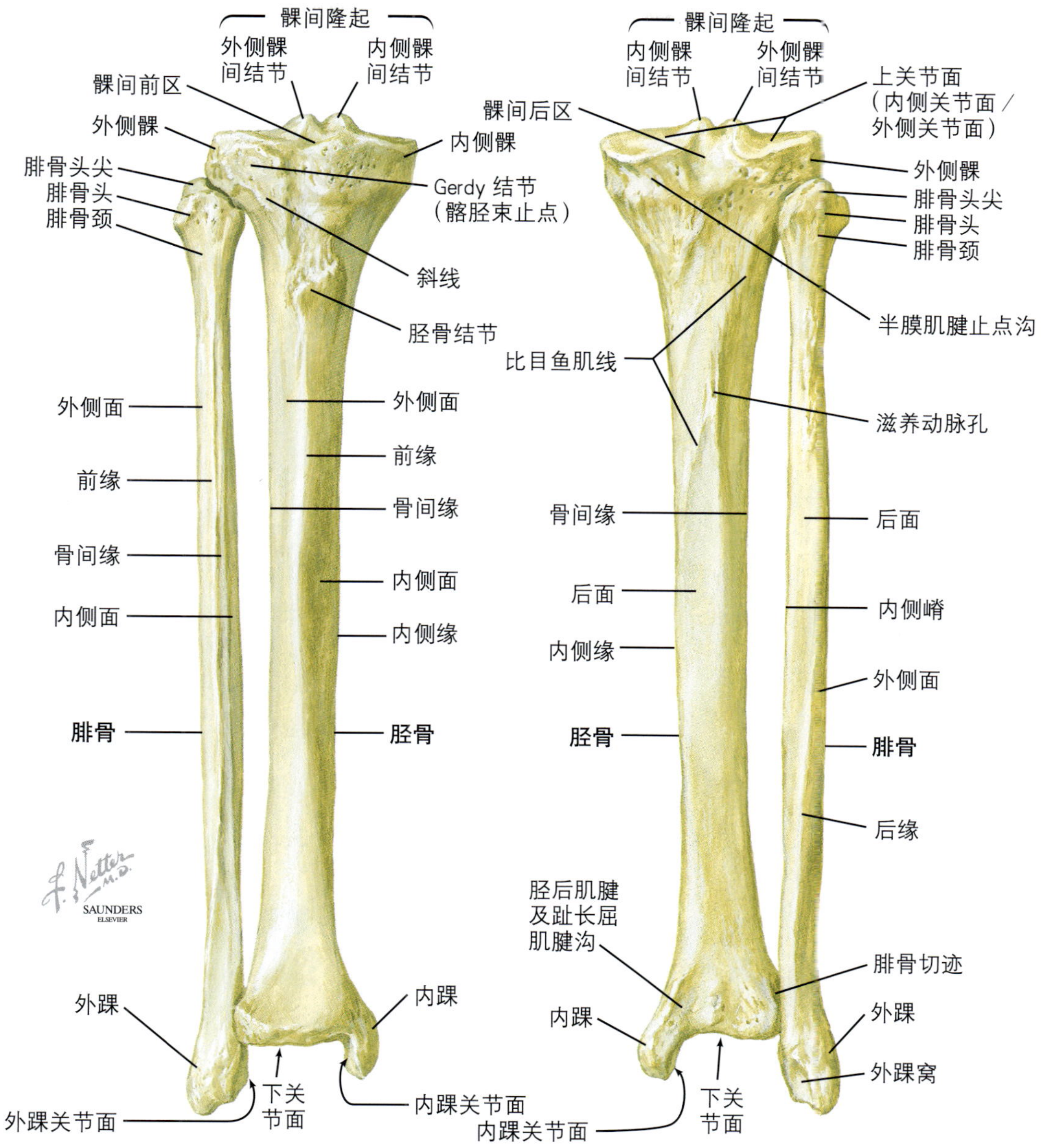

特　征	骨　化		融合	备　注
胫骨				
• 长骨特征 • 近端(平台)宽大,与股骨髁形成关节 • 远端呈杯状,与距骨形成关节 • 远端延伸为内踝 • 髂胫束止于 Gerdy 结节	原发:体部 继发: 1. 近端骨骺 2. 远端骨骺 3. 胫骨结节	胚胎期第 7 周 9 个月 1 岁	18 岁 18 ～ 20 岁	• 胫骨结节的骨化部位可误认为骨折 • 胫骨结节骨骺炎(股四头肌牵拉):Osgood Schlatter 病 • 小腿的主要负重骨
腓骨				
• 长骨特征 • 远端(外踝)构成踝关节外侧壁	原发:体部 继发: 1. 近端骨骺 2. 远端骨骺	胚胎期第 8 周 1 ～ 3 岁 4 岁	20 岁 18 ～ 22 岁	• 腓总神经绕过腓骨颈部,此处骨折易发生腓总神经损伤(足下垂) • 用于平片定位

骨

上面观

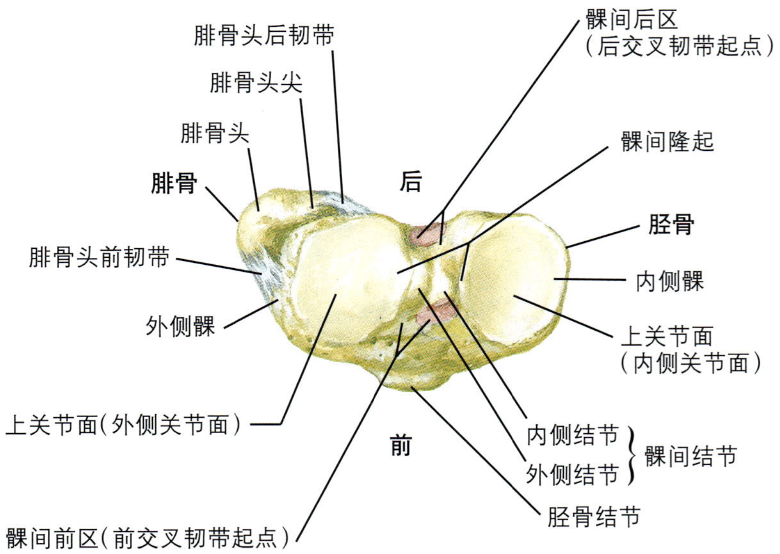

横截面

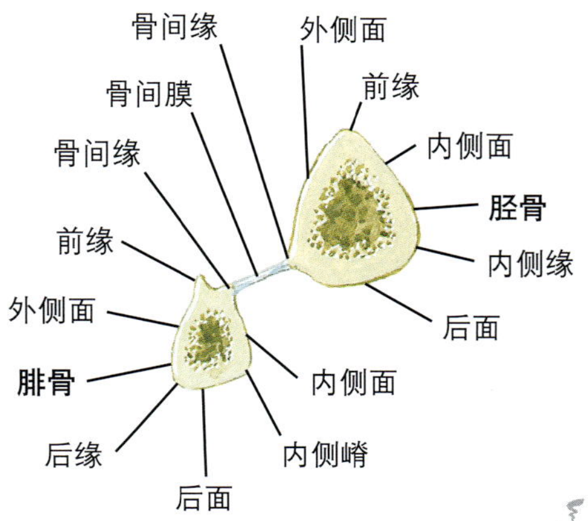

下面观

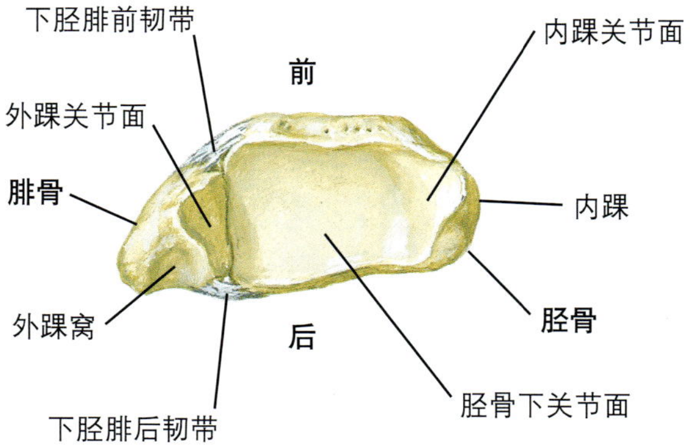

特 征	骨 化		融合	备 注
髌骨				
• 全身最大的籽骨 • 两个关节面(外侧关节面较大) • 横截面呈三角形 • 关节面厚(承担负重)	原发(单中心)	3 岁	11 ~ 13 岁	• 融合失败:二分髌骨(可误认为骨折) • 功能:1. 增强股四头肌力量 2. 保护膝关节

髌骨骨折

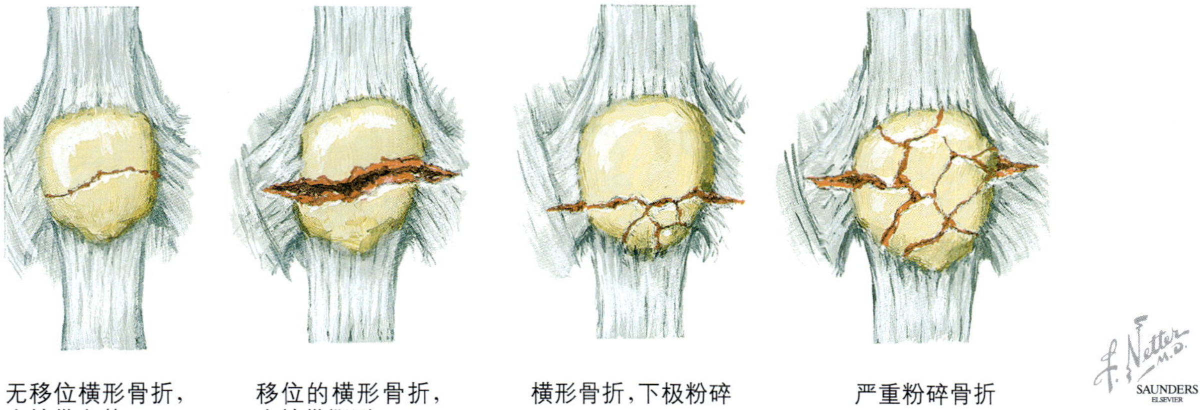

无移位横形骨折，支持带完整　　移位的横形骨折，支持带撕裂　　横形骨折，下极粉碎　　严重粉碎骨折

描述	检查	分型	治疗
髌骨骨折			
• 损伤机制：直接暴力／间接暴力（如坠落伤、仪表盘损伤、踢伤） • 绝大多数骨折因股四头肌及髌腱的牵拉而发生移位 • 完整的支持带可限制骨折移位 • 勿与二分髌骨相混淆	Hx：创伤史。疼痛，无法伸膝，肿胀 PE：关节积液。压痛，± 触及缺损。不能伸膝 XR：膝关节创伤系列 CT：多无必要	描述性及按部位分型： • 无移位骨折 • 横形骨折 • 垂直骨折 • 星形骨折 • 上极／下极骨折 • 粉碎骨折	• 无移位或粉碎骨折：管型石膏 6 周 • 移位骨折（>2 ~ 3mm）：切开复位内固定（张力带）恢复关节面 • 严重粉碎骨折：可能需要切除髌骨
并发症：骨关节炎和／或疼痛，活动度和／或肌力下降；骨坏死；再骨折			
胫骨平台骨折			
• 损伤机制：直接撞击（如交通伤） • 关节内骨折 • 恢复关节面非常重要 • 常发生在外侧平台 • 干骺端损伤：骨压缩导致功能性骨缺损 • 合并韧带损伤	Hx：创伤史。无法负重。疼痛，肿胀 PE：关节积液，压痛。全面检查神经血管功能 XR：膝关节创伤系列 CT：更好地显示骨折形态 血管造影：无脉	Schatzker 分型（6 型）： Ⅰ. 外侧平台劈裂 Ⅱ. 外侧劈裂／压缩 Ⅲ. 外侧平台压缩 Ⅳ. 内侧平台劈裂 Ⅴ. 双侧平台骨折 Ⅵ. 累及干骺端	• 关节血肿穿刺 • 无移位骨折（6mm）：石膏制动，6 周后活动范围锻炼，3 个月后开始负重 • 移位／不稳定骨折：切开复位，接骨板／螺钉内固定 ± 植骨 • 早期活动，2 个月时开始负重
并发症：筋膜室综合征；内固定失败或复位丢失；骨关节炎；腘动脉或神经损伤			
膝关节脱位			
• 罕见，骨科急症 • 常为高能量损伤 • 韧带及其他软组织断裂 • 往往合并骨折及神经血管损伤 • 严密随访对获得良好预后极为重要	Hx：创伤史。疼痛，不稳定直至无法负重 PE：关节积液，畸形，疼痛，± 远端脉搏消失及腓神经功能障碍 XR：正侧位片 血管造影：远端无脉 MRI：韧带损伤	根据脱位方向： 前脱位 后脱位 外侧脱位 内侧脱位 旋转脱位：前内侧或前外侧	• 早期复位非常重要。复位后复查神经血管功能及 X 线片 • 制动（石膏）：6 ~ 8 周（无韧带撕裂） • 切开复位：难以闭合复位，合并血管损伤（预防性筋膜切开），视需要早期修复韧带
并发症：神经血管损伤：腘动脉、腓神经损伤；活动度下降；不稳定			

胫骨平台骨折

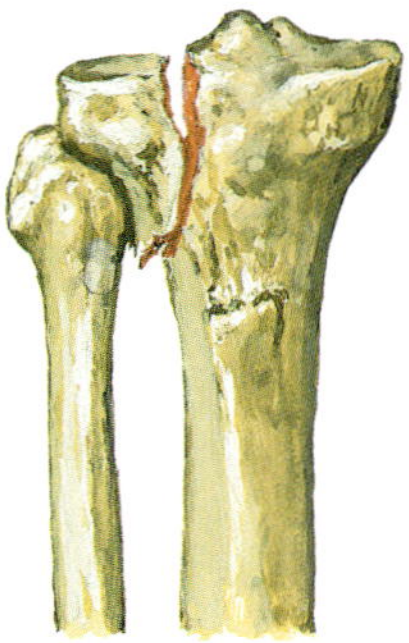

Ⅰ. 外侧平台劈裂骨折

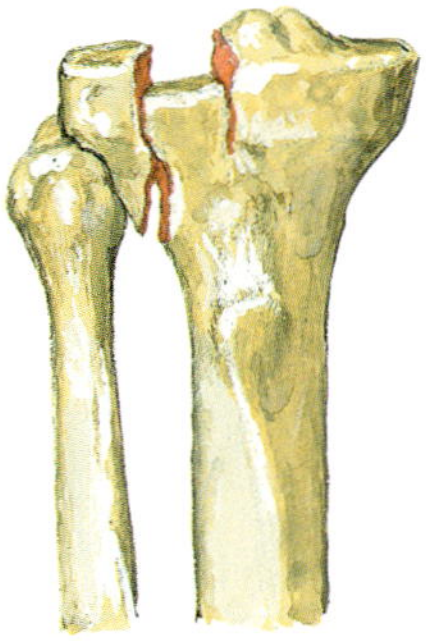

Ⅱ. 外侧髁劈裂合并胫骨外侧平台压缩

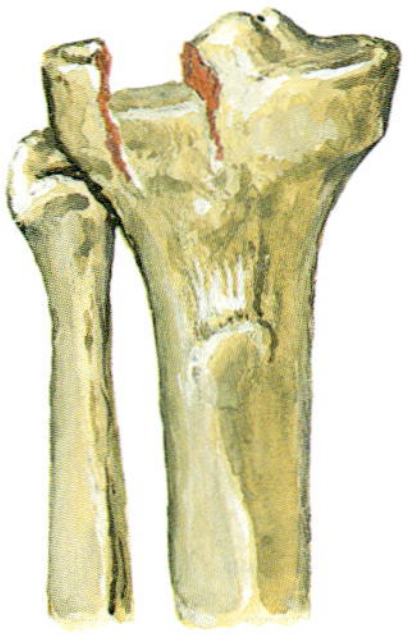

Ⅲ. 胫骨外侧平台压缩骨折而无劈裂

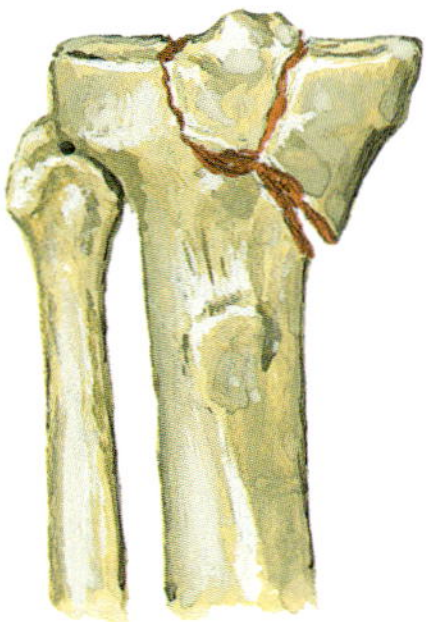

Ⅳ. 胫骨内侧平台劈裂粉碎骨折合并胫骨髁间嵴骨折

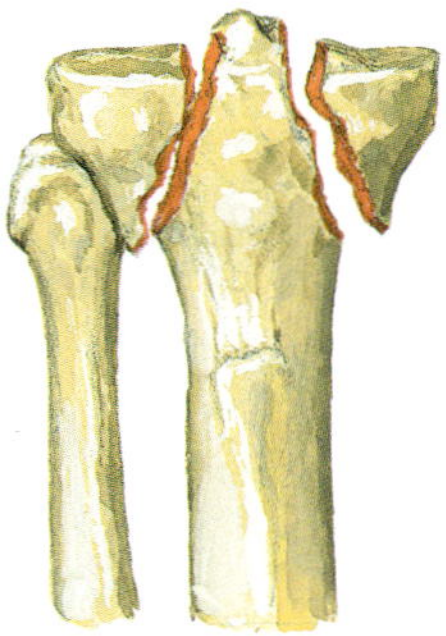

Ⅴ. 双髁骨折，双侧胫骨平台变宽

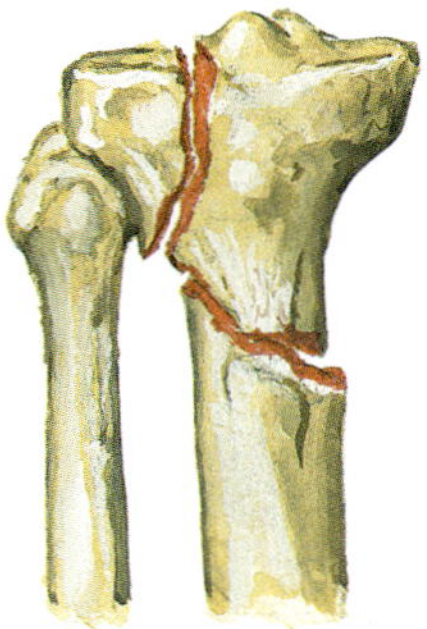

Ⅵ. 胫骨外侧平台骨折合并骨干/干骺端交界处分离

膝关节脱位

脱位类型

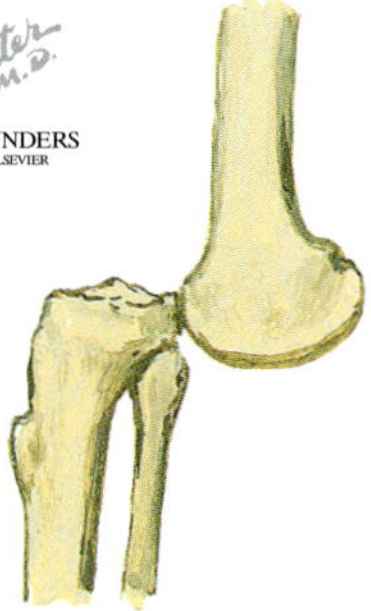

前脱位

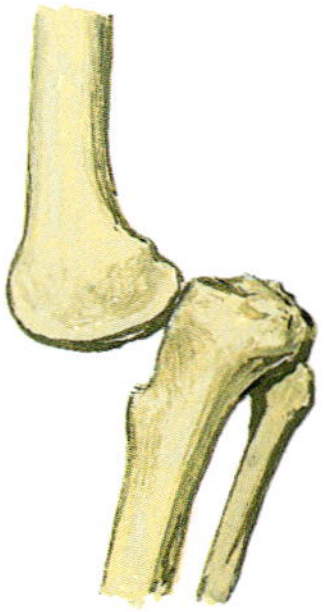

后脱位

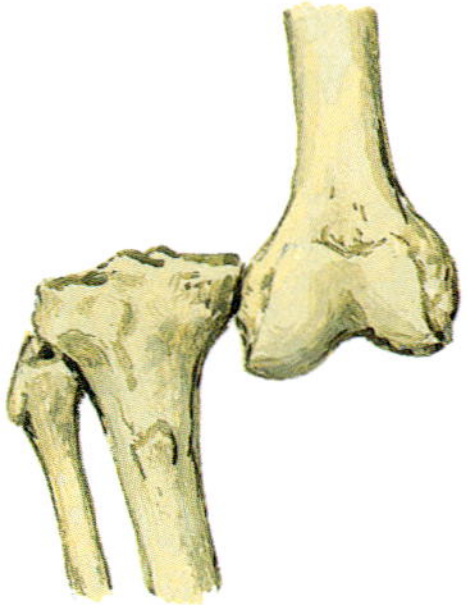

外侧脱位

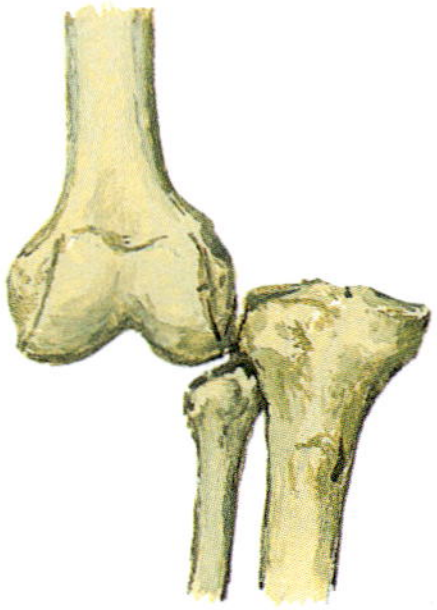

内侧脱位

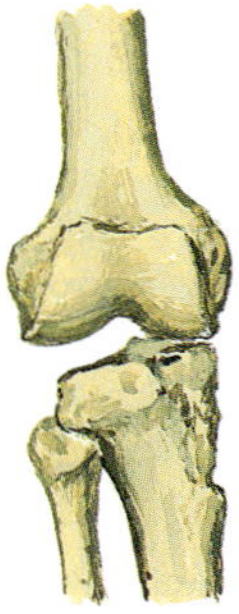

旋转脱位

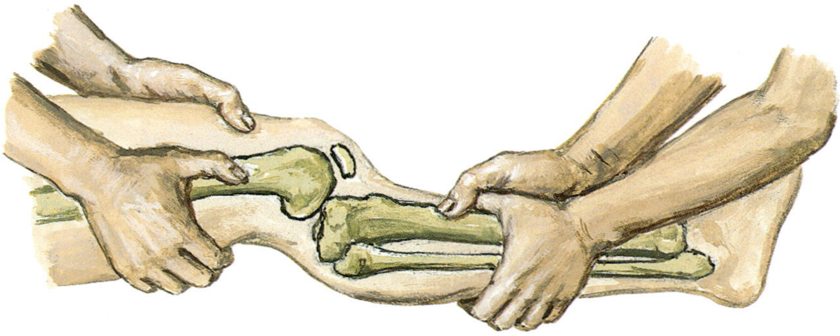

立即复位非常重要。通常经手法牵引±脱位的骨性突出处加压即可轻松复位

胫骨干骨折

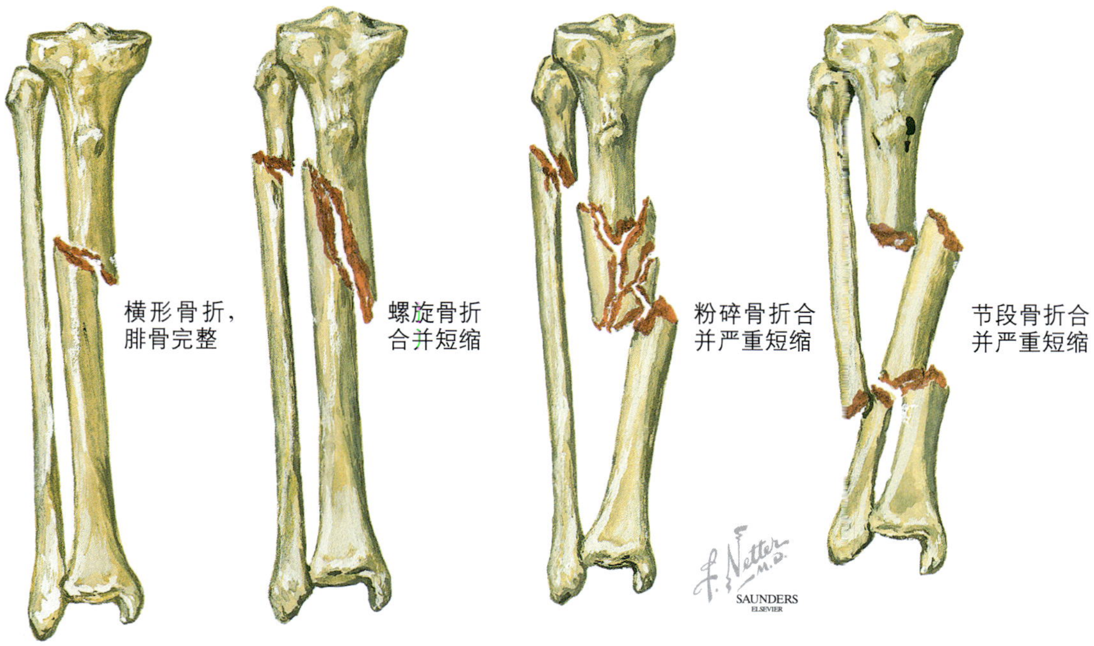

描述	检查	分型	治疗
胫骨干骨折			
• 常见的长骨骨折 • 年轻成人 • 多为胫腓骨双骨折或胫骨骨折脱位等复合损伤 • 动脉血运纤细：易发生不愈合 • 残留的成角畸形不超过 5% 即可接受	Hx：创伤史；不能负重、疼痛、肿胀 PE：肿胀，畸形，± 筋膜室压痛，开放伤口。触诊动脉搏动 XR：正侧位，膝踝关节系列片 血管造影：远端无脉	描述性分型： 骨折位置 移位/粉碎 骨折形态：横形/螺旋形/斜形 旋转/成角畸形	• 稳定的无移位或轻度移位的闭合损伤：长腿石膏 4～6 周，随后换为短腿石膏 • 不稳定的移位或粉碎骨折：切开复位内固定（髓内钉）；严重开放骨折：外固定
并发症：不愈合/畸形愈合：特别是中远端 1/3 骨折；筋膜室综合征；活动度降低；内固定失败；神经血管损伤；交感反射性萎缩（RSD）			
Maisonneuve 骨折			
• 胫腓韧带联合完全撕裂，伴腓骨近端骨折/脱位 各种类型的踝关节骨折及三角韧带撕裂 • 不稳定骨折	Hx：创伤史。踝关节疼痛 ± 膝关节疼痛 PE：踝关节疼痛，肿胀，± 膝关节体征 XR：踝关节骨折均应拍摄膝关节系列片		• 复位下胫腓韧带联合，螺钉固定
并发症：踝关节不稳定；踝关节炎			
胫骨远端 Pilon 骨折			
• 关节内骨折：通过远端关节面/负重面 • 常为粉碎骨折 • 合并软组织损伤 • 关节面修复是难点及重点 • 愈合缓慢	Hx：创伤史。疼痛，肿胀，无法负重 PE：关节肿胀，压痛，全面检查神经血管功能 XR：正侧位片（斜位片） CT：需要，更好地显示关节面骨折	Ruedi-Allgower 分型（3 型）： Ⅰ. 无移位或轻度移位骨折 Ⅱ. 移位骨折：关节面不连续 Ⅲ. 关节面粉碎骨折	• 无移位骨折：长腿石膏/避免负重 6 周 • 移位/粉碎骨折：切开复位内固定，接骨板/螺钉 ± 植骨 • 严重粉碎骨折：外固定
并发症：创伤性关节炎（粉碎骨折的发生率为 100%）；活动度降低；畸形愈合/不愈合			

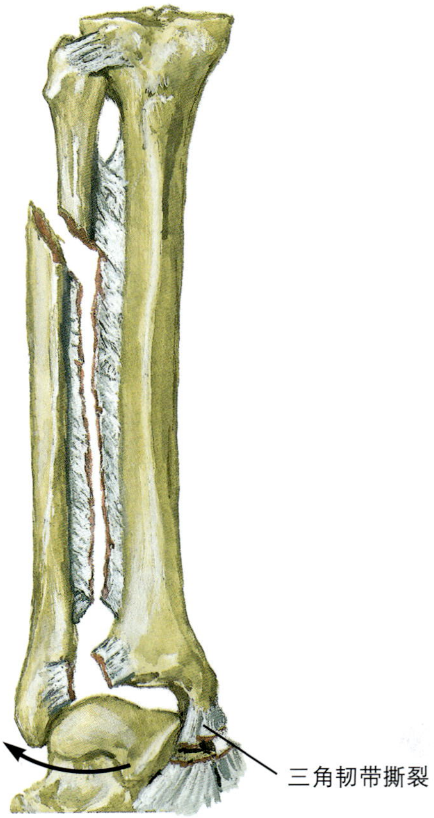

Maisonneuve 骨折
因距骨外旋及应力传递造成下胫腓韧带联合完全撕裂，以及腓骨近端高位骨折。骨间膜纵向撕裂。治疗采用长的横向螺钉固定。平片上易漏诊此类骨折

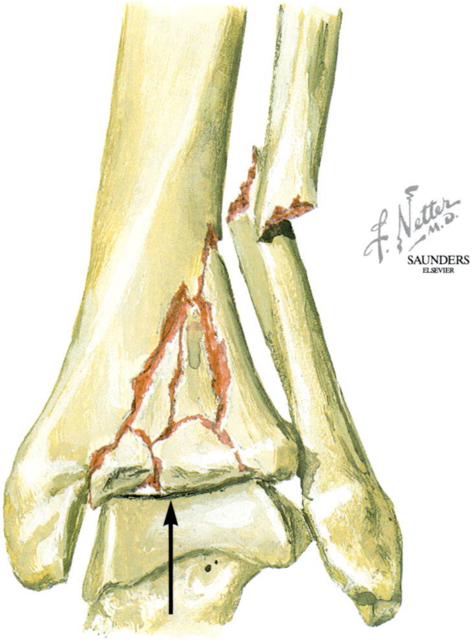

Pilon 骨折
常见原因是踝关节的应力，如高处坠落时足跟着地（踝关节通常背屈），造成胫骨关节面骨折及压缩，同时合并踝关节骨折及腓骨骨折

右膝关节: 屈曲位前面观

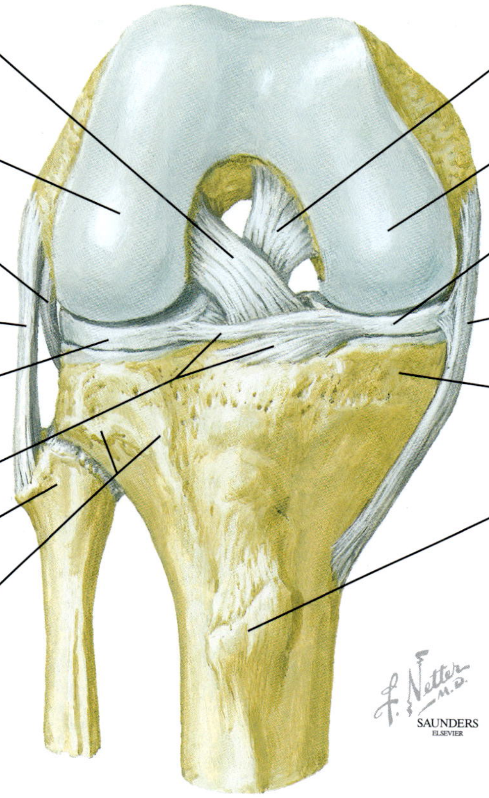

支持结构	附着点	备注
胫股关节		
前方结构		
髌股关节	参见第 212 页	
前交叉韧带(ACL)	胫骨髁间隆起至股骨外侧髁内面	防止向前移位;屈曲时拉紧;损伤时必须修复
半月板横韧带	半月板前方	支持稳定半月板
内侧结构		
内侧半月板	股骨髁和胫骨平台之间	比外侧半月板偏 C 形
关节囊(Ⅲ)	支持关节	支持作用较小
内侧副韧带(MCL)	内上髁至胫骨(或半月板)	浅层(Ⅱ)及深层(Ⅲ)
冠状韧带	半月板至胫骨外侧	稳定半月板
半膜肌膜	止于胫骨后髁	
鹅足肌腱(Ⅰ)	胫骨内髁	止点可发生肌腱炎
外侧结构		
外侧半月板	股骨髁和胫骨平台之间	比内侧半月板偏圆形
腘肌腱	胫骨近端	关节内肌腱
关节囊(Ⅲ)	围绕关节	支持作用较小
腘弓状韧带	股骨外侧髁后外侧至腓骨头	覆盖腘肌腱
腓韧带(Ⅲ)	至腓骨	
外侧副韧带(LCL,Ⅲ)	股骨外侧髁至腓骨头	防止内翻成角
二头肌腱(Ⅰ)	止于 Gerdy 结节和腓骨头	
髂胫束(ITB,Ⅰ)	胫骨外髁	挛缩时可发生髂胫束综合征
后方结构		
关节囊(Ⅲ)	围绕关节囊	支持作用较小
Humphrey 韧带	外侧半月板后方至股骨内侧髁	后交叉韧带前方
后交叉韧带(PCL)	胫骨沟至股骨内侧髁前方	防止向后移位
Wrisberg 韧带	外侧半月板后方至股骨内侧髁	后交叉韧带后方
腘斜韧带	半膜肌至股骨外侧髁	来自半膜肌
腓肠肌/跖肌腱	起点:股骨内外侧髁后方	两头均起自膝关节上方

膝关节

右膝关节：伸直位

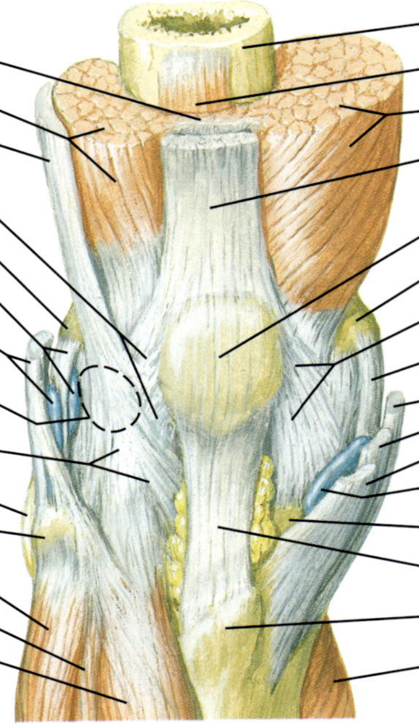

髁间窝

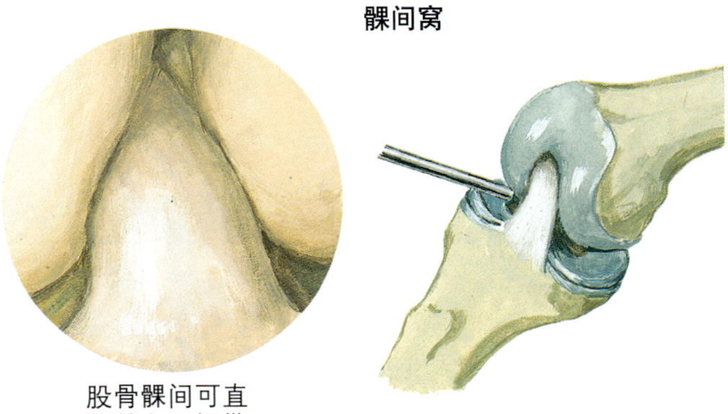

股骨髁间可直视前交叉韧带

内面观

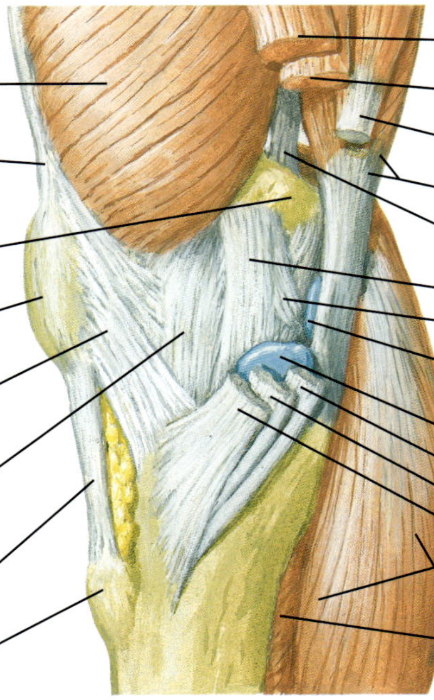

F. Netter M.D.
SAUNDERS
ELSEVIER

前内侧间室

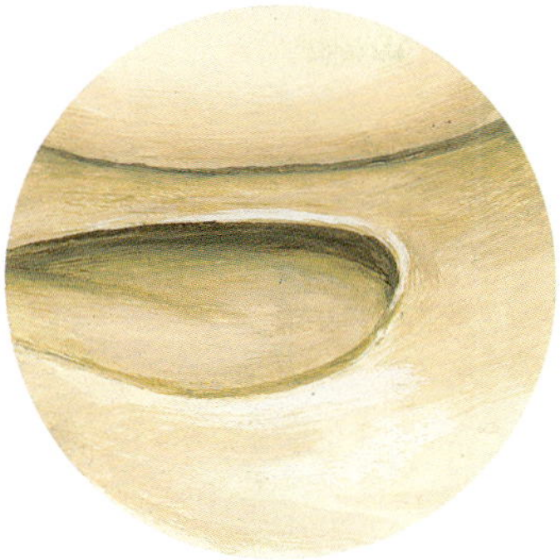

内侧半月板位于股骨内侧髁下方。外翻应力下，半月板离开股骨内侧髁，便于关节镜下观察

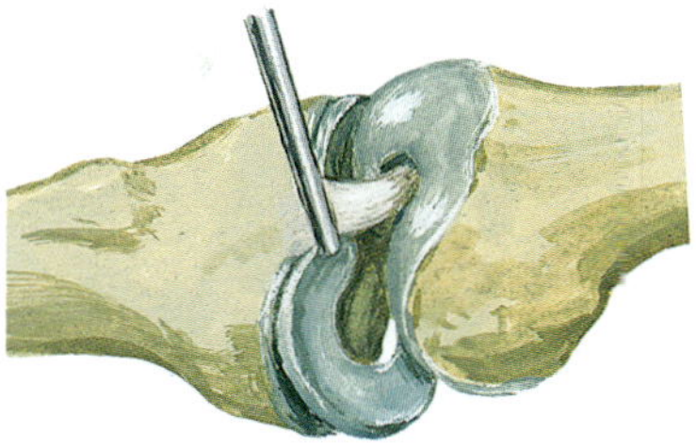

外面观

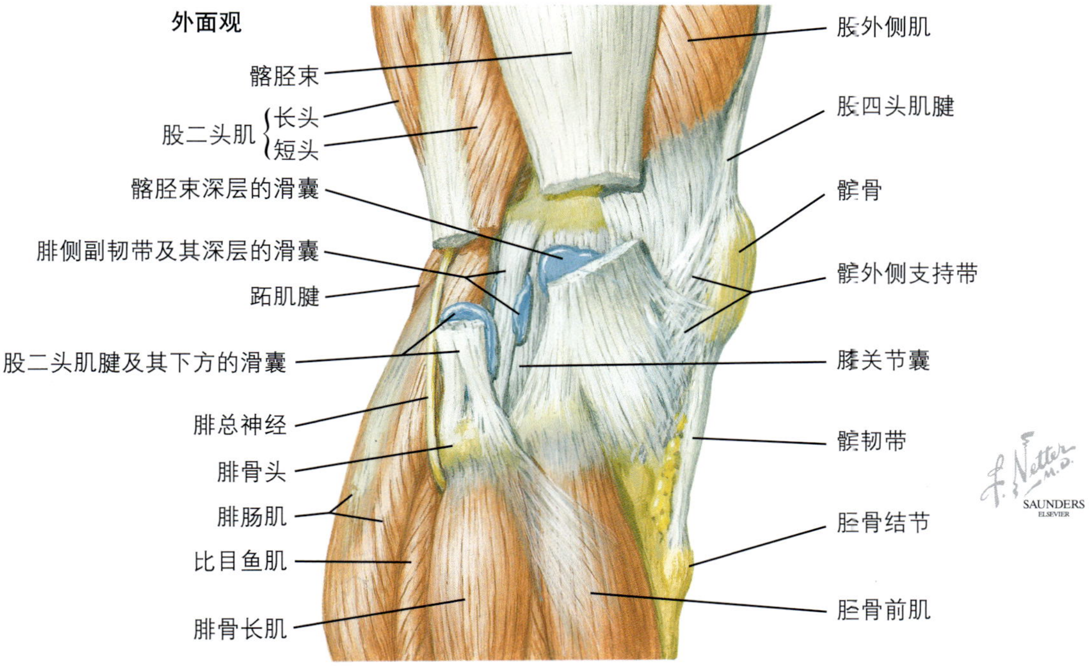

前外侧间室

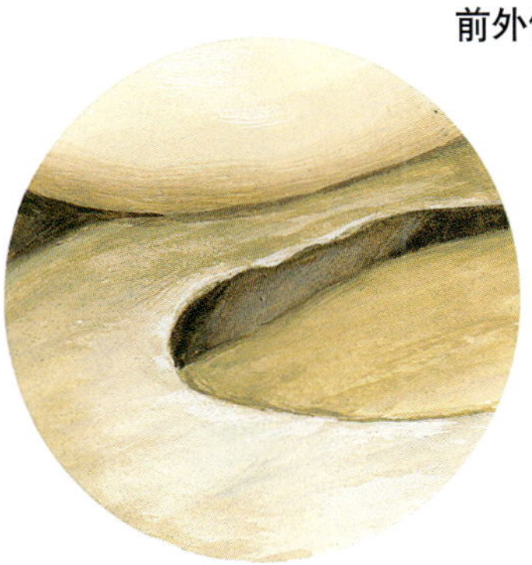

外侧半月板位于股骨外侧髁下方。内翻应力下，半月板离开股骨外侧髁，便于关节镜下观察

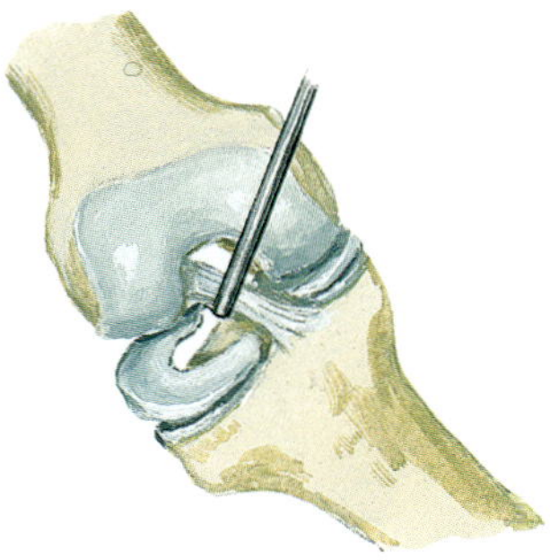

后外侧间室

膝关节

右膝关节：伸直位后面观

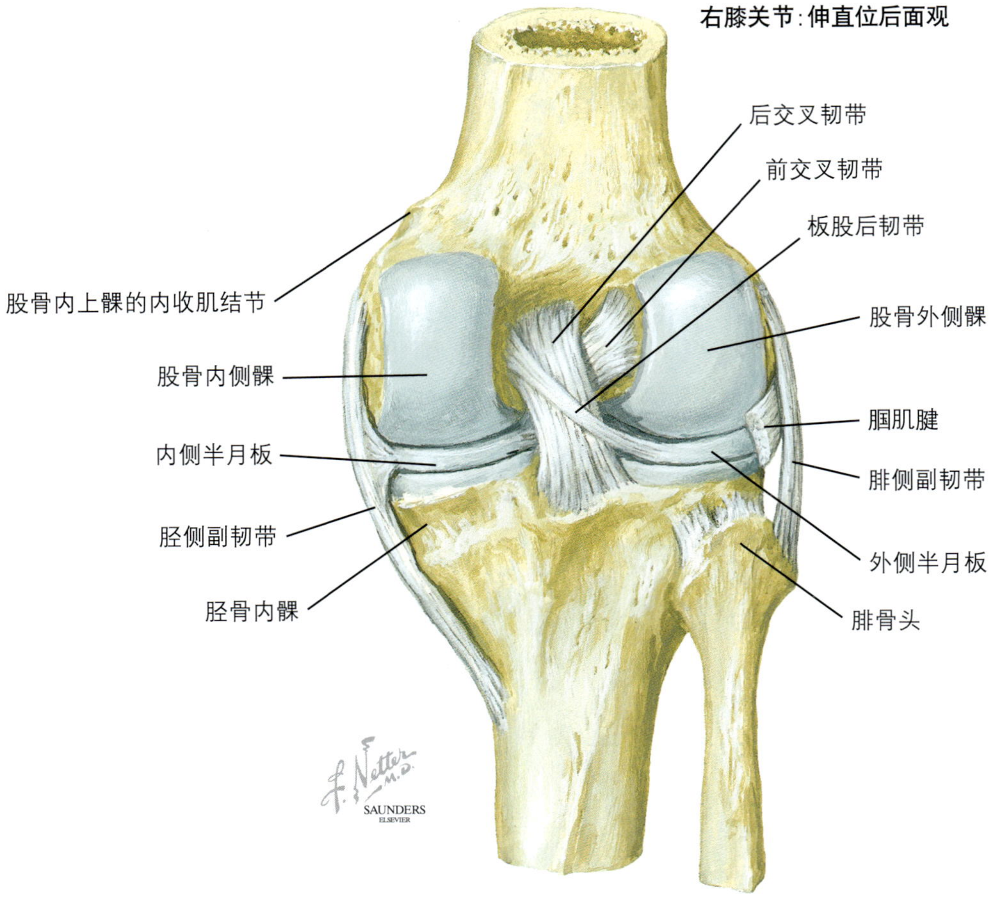

后内侧间室

后外侧间室

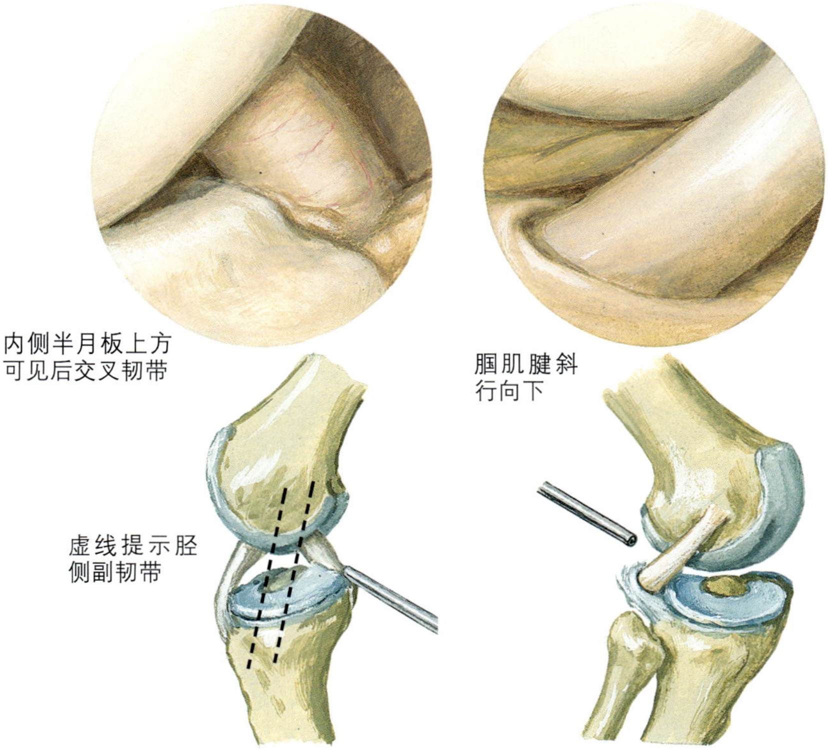

下面观

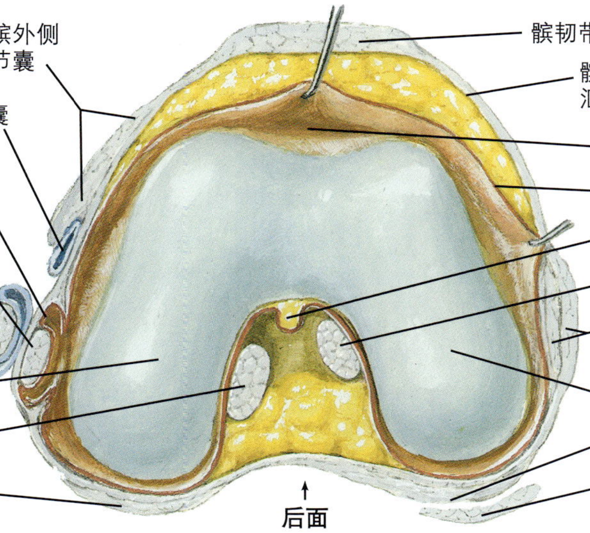

F. Netter M.D.
SAUNDERS
ELSEVIER

上面观

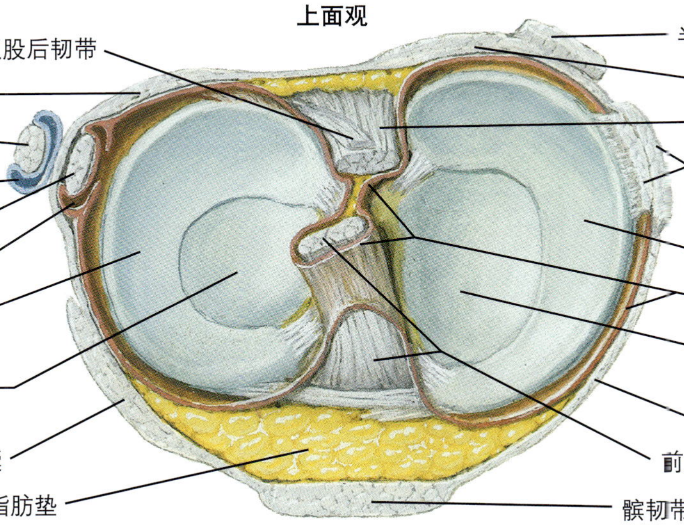

膝关节

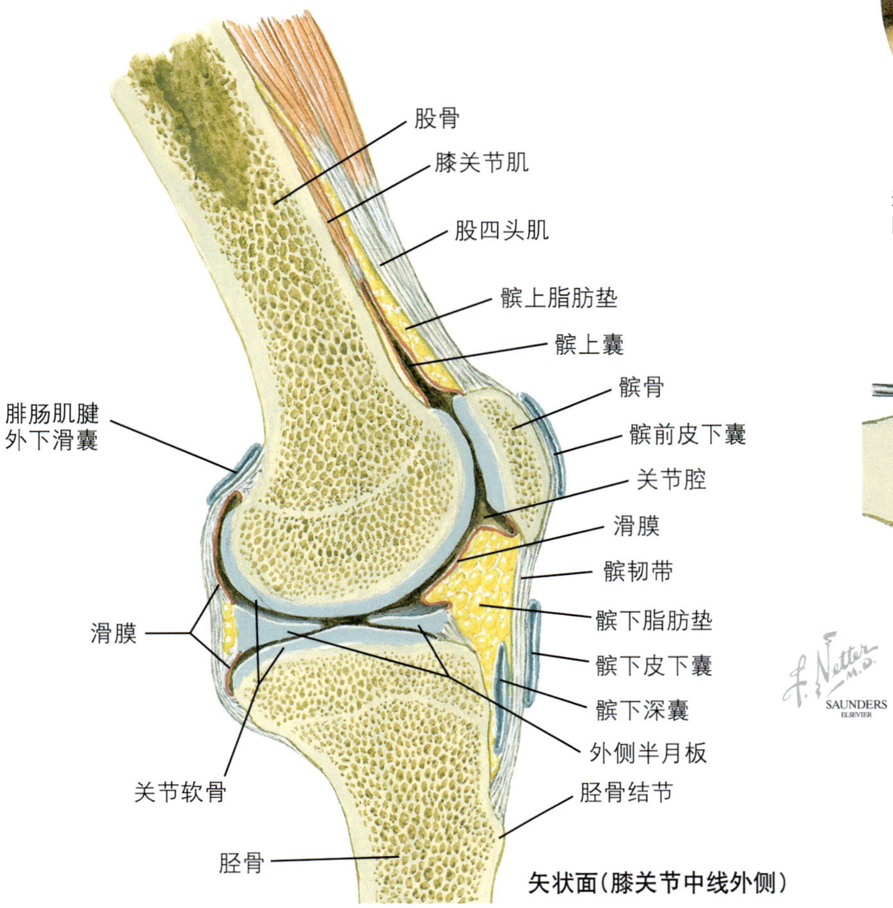

矢状面（膝关节中线外侧）

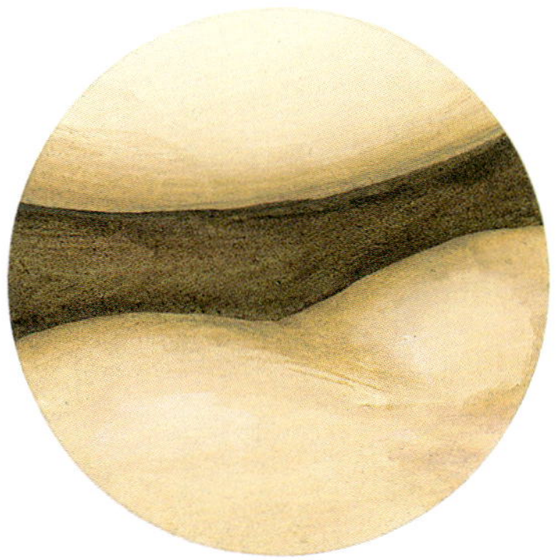

关节镜下髌骨位于上方，股骨髁间区位于下方，中间为髌上囊

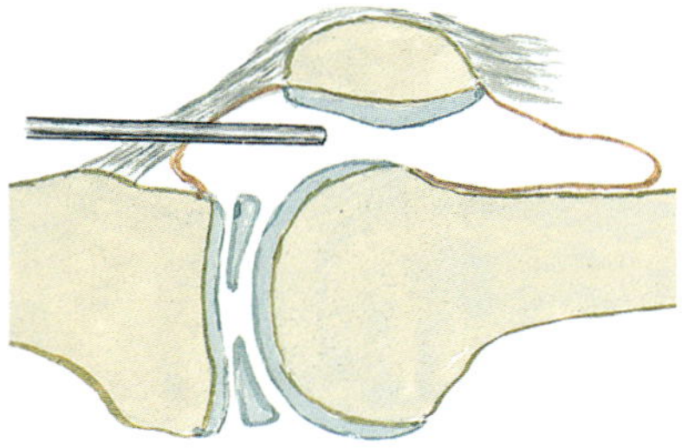

前内侧间室

支持结构	附着点	备注
髌股关节		
股四头肌腱	附着于髌骨上极	上方伸膝装置
髌韧带（髌腱）	髌骨下极至胫骨结节	下方伸膝装置
内外侧支持带（股四头肌的斜形纤维，Ⅱ）	股四头肌的髌骨扩张部，随后止于胫骨髁	稳定髌骨活动。拉紧时可影响 Q 角
内外侧髌股韧带（Ⅱ）	髌骨至股骨髁	稳定髌骨
内外侧髌胫韧带	髌骨至胫骨髁	稳定髌骨
近端胫腓关节		
腓骨头前韧带	腓骨头至胫骨外侧	比腓骨头后韧带宽大
腓骨头后韧带	腓骨头至胫骨外侧	比腓骨头前韧带薄弱
其他结构		
骨间膜	胫骨外侧至腓骨内侧	强大，沿小腿走行

- 膝关节共三个间室：内侧间室，外侧间室，髌骨间室
- 半月板：由纤维软骨构成。功能：(1)保护关节软骨（增加负重面积）；(2)加深进而稳定关节；(3)转移负荷。外侧 1/3 有血运（膝动脉）：可修复；内侧 2/3 无血运：损伤后必须清除
- 膝关节的支持结构分为Ⅰ、Ⅱ、Ⅲ层（圆括号表示，第Ⅰ层为最外层）
- 后外侧角复合体：弓状韧带、腘肌、后外侧关节囊
- 鹅足附着的肌肉：缝匠肌、股薄肌、半腱肌

前面观(显示韧带附着点)

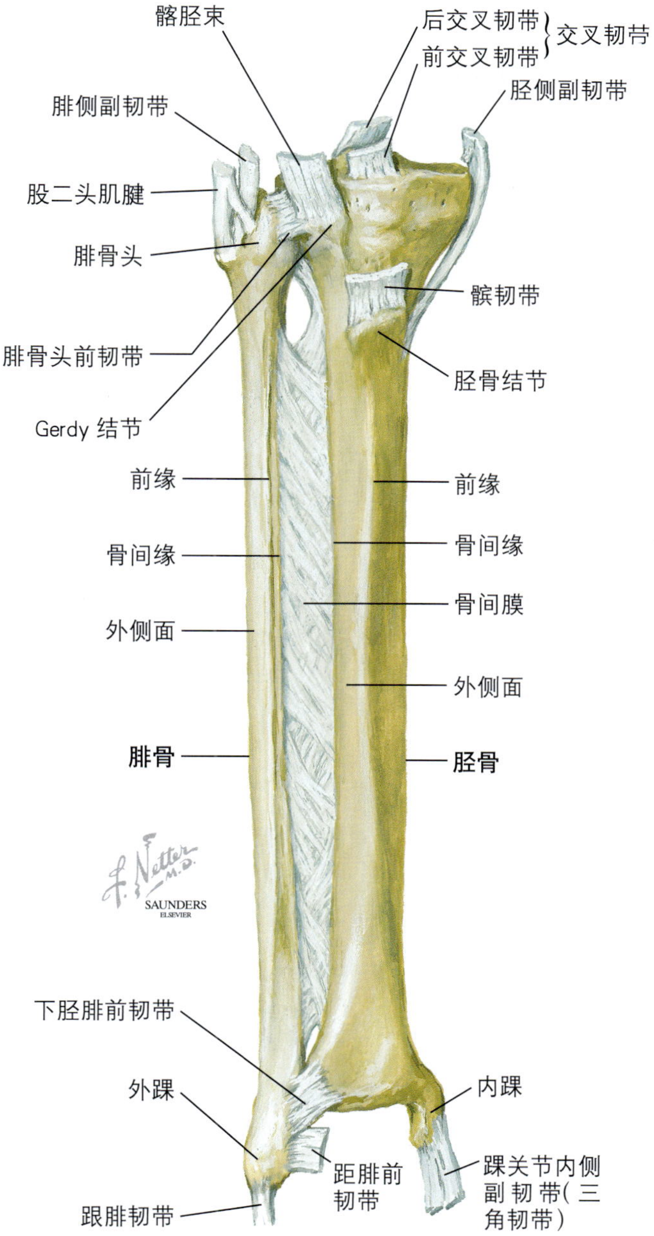

小型操作:膝关节穿刺

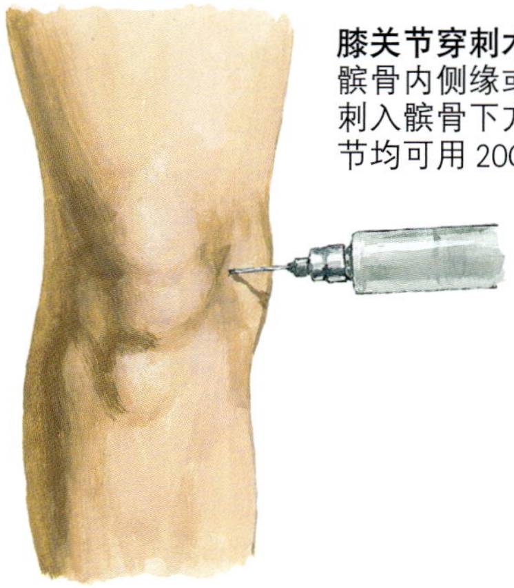

膝关节穿刺术。穿刺针自髌骨内侧缘或外侧缘水平刺入髌骨下方。大多数关节均可用 20G 穿刺针

步　骤
膝关节穿刺 / 注射
1. 询问患者有无过敏史
2. 患者仰卧,膝关节伸直,触诊髌骨外侧及股骨远端外侧
3. 膝关节周围消毒铺巾
4. 局部皮肤浸润麻醉
5. 将 18G 穿刺针自髌骨外侧刺入膝关节近端的髌上囊(位于髌骨及股骨之间)。回抽关节液或注入 3 ~ 5mm 局麻药 / 皮质激素混合液。穿刺针在关节内时,关节液应能顺畅流出
6. 怀疑关节感染时,应送关节液的革兰氏染色及培养
7. 覆盖穿刺点

病史

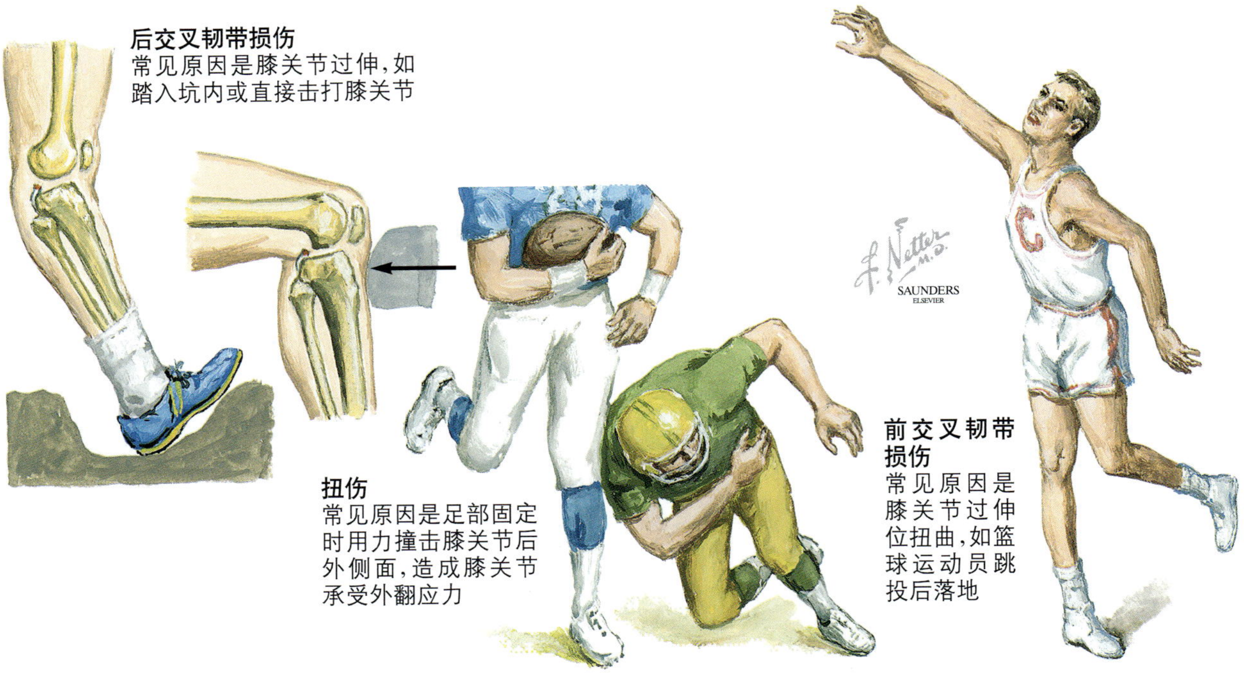

问题	回答	临床意义
1. 年龄	青年	创伤：骨折、韧带或半月板损伤
	中老年	关节炎
2. 疼痛		
a. 发生	急性	创伤；骨折、脱位、软组织（韧带 / 半月板）损伤，感染性滑囊炎
	慢性	关节炎、感染、肌腱炎 / 滑囊炎、肿瘤
b. 位置	膝前	股四头肌 / 髌腱：肌腱断裂或炎症、髌前滑囊炎、髌股关节炎
	膝后	半月板撕裂（后角），Baker 囊肿、腘动脉瘤
	外侧	半月板撕裂（关节线）、外侧副韧带损伤、关节炎、髂胫束综合征
	内侧	半月板撕裂（关节线）、内侧副韧带损伤、关节炎、鹅足囊炎
c. 时间	夜间痛	肿瘤，感染
	活动后加重	病因学提示疼痛来自关节
3. 僵硬	无交锁感	关节炎，关节积液（创伤、感染）
	伴交锁感	游离体，半月板撕裂（特别是桶柄样撕裂），并节炎，滑膜皱襞
4. 不稳定	塌陷感，落空感	交叉韧带损伤，伸膝装置损伤
	塌陷感，± 疼痛	髌骨半脱位 / 脱位，病理性滑膜皱襞，剥脱性骨软骨炎
5. 肿胀	关节内肿胀	感染，肿瘤
	急性肿胀（既往创伤史）	急性（数小时）：ACL 损伤；亚急性（数日）：半月板损伤
	急性肿胀（无创伤史）	感染：髌前滑囊炎，感染性关节炎
6. 创伤史	损伤机制：	
	外翻应力	内侧副韧带损伤，± 三联征（MCL、ACL 及内侧半月板损伤）
	内翻应力	外侧副韧带损伤
	屈曲 / 后方应力	后交叉韧带损伤（如仪表盘损伤）
	有无接触	无接触：ACL 损伤；有接触：多组韧带损伤
	爆裂音	交叉韧带损伤（尤其是 ACL），骨软骨骨折
	无创伤史	退行性变及过度使用性损伤
7. 活动性 / 职业	运动员	交叉韧带和 / 或侧副韧带损伤
	长跑、自行车、登山运动员	髌股关节病变
	下蹲	半月板撕裂
	行走	行走距离反映关节病变的严重性
8. 神经症状	疼痛，麻木，针刺感	神经疾病、创伤
9. 全身症状	发热，寒战	感染、化脓性关节炎
10. 关节病史	多关节受累	类风湿关节炎、痛风等

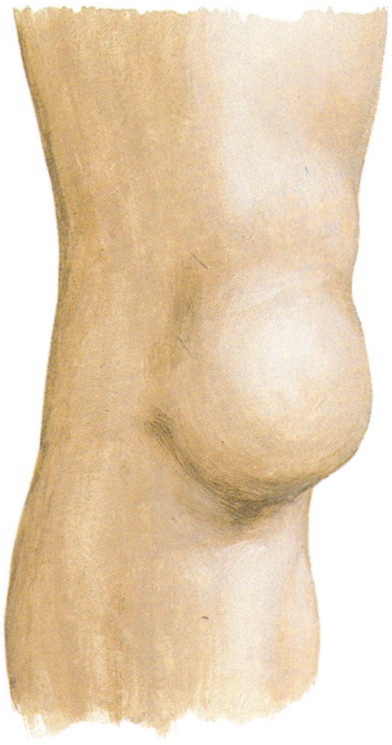

髌前滑囊炎

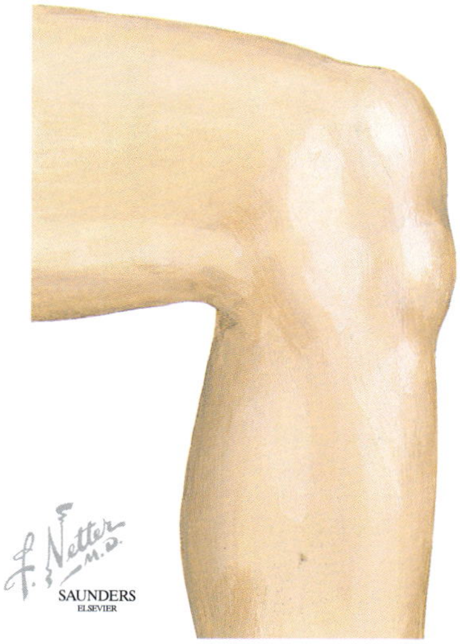

Osgood-Schlatter 病的临床表现
胫骨结节前方突出,部分因软组织肿胀,部分因撕脱骨折块

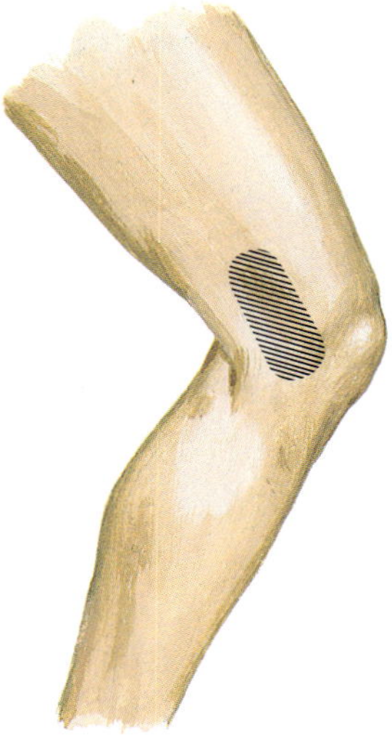

髂胫束综合征
阴影部分弥漫性疼痛及压痛

检查	方　法	临 床 意 义
		视诊
步态	观察髌骨轨迹	髌骨轨迹异常造成髌股关节病变
	屈膝步态	跟腱或腘绳肌紧张:髌股关节病变
前方	膝外翻	正常:7° 外翻,内翻或外翻畸形提示韧带病变或骨缺损
	膝内翻(弓形腿)	
	肿胀	关节积液(关节炎、创伤、感染/炎症),滑囊炎(髌前囊炎、髌下囊炎)
后方	肿胀,肿块	关节积液(关节炎), Baker 囊肿
侧方	膝过伸,高位/低位髌骨	膝反屈(PCL 损伤),髌骨不稳定
肌肉	萎缩	股内侧肌萎缩:导致髌股关节病变
		触诊
骨性结构	髌骨:内外侧面	下极压痛:髌腱炎(跳跃者膝)
	胫骨结节	压痛:Osgood-Schlatter 病
软组织	髌上囊	浮髌试验(关节积液):关节炎、创伤、感染
	髌前/髌下囊	水肿或压痛:滑囊炎
	鹅足囊	压痛:滑囊炎
	皱襞(内侧至外侧)	增厚压痛:病理性
	内侧关节线(MCL)	压痛:内侧半月板损伤或内侧副韧带损伤
	外侧关节线(LCL)	压痛:外侧半月板损伤或外侧副韧带损伤
	髂胫束(膝关节前外侧)	疼痛或紧张:病理性
	腘窝	持续存在的肿物:Baker 囊肿,腘动脉瘤
	小腿筋膜室(前、后、外)	筋膜室紧张或压痛:筋膜室综合征

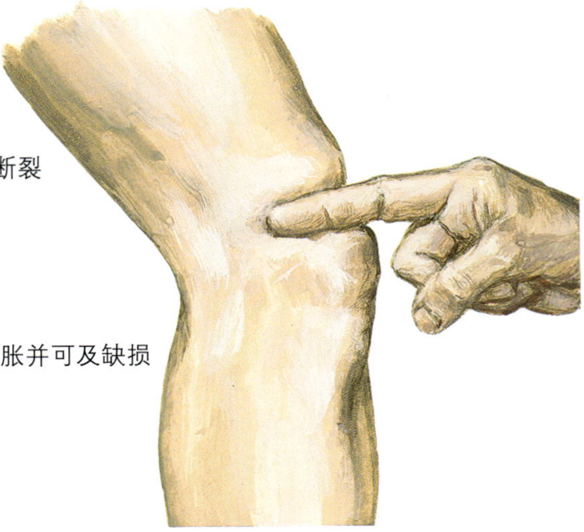

急性前筋膜室综合征

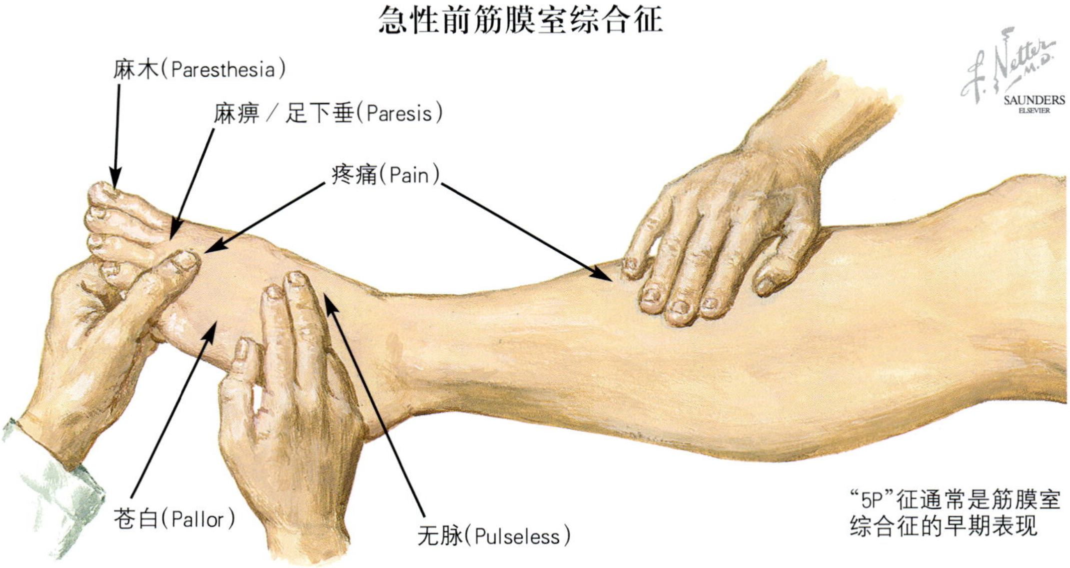

"5P"征通常是筋膜室综合征的早期表现

检　查	方　法	临床意义
活动范围		
屈伸	仰卧位，双膝抵胸，随后伸直	正常：屈曲 0 → 125° ~ 135°；伸直：0 → 5° ~ 15°
		伸膝迟滞（最后 20° 困难）：股四头肌无力，关节肿胀时活动度下降
	注意髌骨轨迹，疼痛及捻发音	髌骨切迹异常导致膝前疼痛；疼痛伴捻发音：关节炎
胫骨内旋及外旋	固定股骨，旋转胫骨	正常：内外旋 10° ~ 15°
神经血管		
感觉		
股神经(L4)	小腿内侧(内侧皮神经)	感觉缺失提示神经 / 神经根病变
腓神经(L5)	小腿外侧(腓总神经 / 腓浅神经)	感觉缺失提示神经 / 神经根病变
胫神经(S1)	小腿后侧(腓肠神经)	感觉缺失提示神经 / 神经根病变
运动		
股神经(L2-4)	伸膝	无力＝股四头肌或神经 / 神经根病变
坐骨神经:		
胫神经(L4-S3)	屈膝	无力＝股二头肌长头或神经 / 神经根病变
腓神经(L4-S2)	屈膝	无力＝股二头肌短头或神经 / 神经根病变
胫神经(L4-S3)	足跖屈	无力＝胫骨后肌，踇长屈肌，趾长屈肌或神经 / 神经根病变
腓深神经(L4-S2)	足背伸	无力＝胫骨前肌，踇长伸肌，趾长伸肌或神经 / 神经根病变
反射		
L4	髌腱反射	无力或消失提示 L4 神经根病变
脉搏	腘动脉	

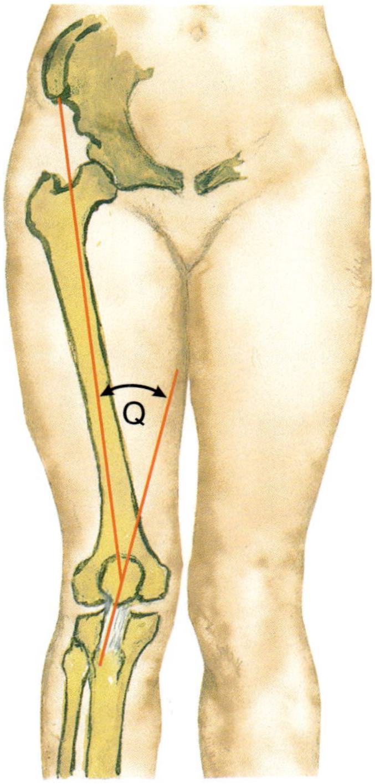

Q 角是髂前上棘至髌骨中心以及胫骨结节至髌骨中心连线的夹角。Q 角增大提示髌骨半脱位

恐惧试验(Fairbank 试验)：检查者将髌骨推向外侧，患者感觉疼痛并用力收缩股四头肌

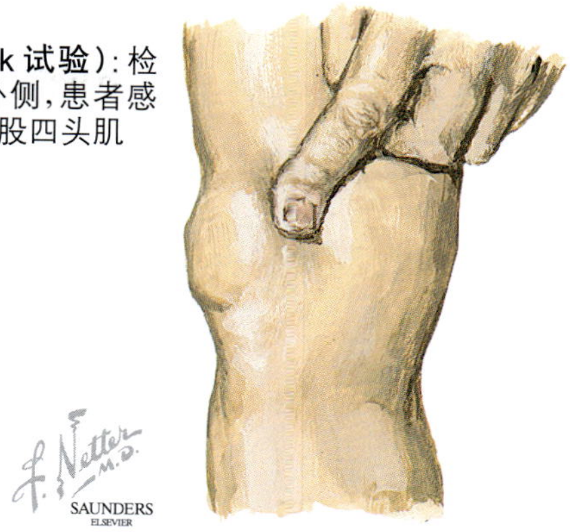

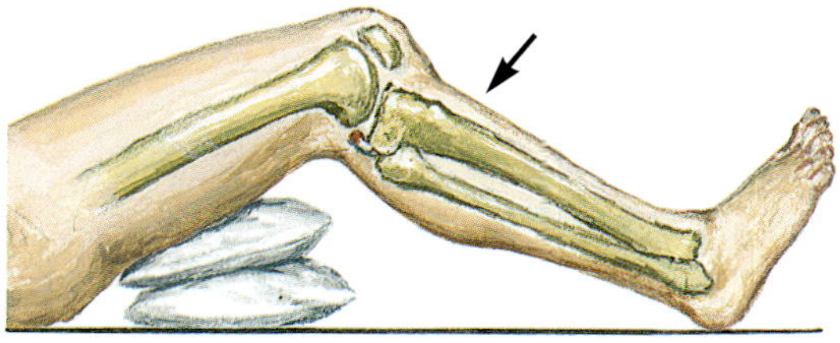

后方松弛征。小腿向后下垂

检查	方　法	临 床 意 义
	特殊检查	
Q 角	髂前上棘至髌骨中心以及胫骨结节至髌骨中心连线的夹角	正常：男性 13°，女性 18° Q 角增大：髌股综合征，髌骨半脱位
髌骨研磨试验	伸膝：研磨髌骨	疼痛：髌股关节病变，髌骨软化症
髌骨恐惧试验	放松膝关节，将髌骨推向外侧	疼痛／恐惧感：髌骨半脱位，内侧支持带损伤
McMurray 征	屈曲／外旋小腿，施加外翻应力，随后伸膝	伸膝时砰然声或咔嗒声提示内侧半月板撕裂
	屈曲／内旋小腿，施加内翻应力，随后伸膝	伸膝时砰然声或咔嗒声提示外侧半月板撕裂
Apley 挤压试验	仰卧位，屈膝 90°，挤压并旋转胫骨	疼痛／砰然声：半月板损伤，关节炎
有关韧带稳定性的检查		
外翻应力试验	屈曲 30°	屈膝 30° 松弛：MCL 损伤
	屈膝 0°	屈膝 0° 松弛：MCL／PCL／后关节囊损伤
内翻应力试验	屈曲 30°	屈膝 30° 松弛：LCL 损伤
	屈膝 0°	屈膝 0° 松弛：LCL／PCL／后关节囊损伤
Lachman 试验	屈曲 30°，向前拉胫骨	松弛／移位：ACL 损伤(最敏感的检查)
前抽屉试验	屈曲 90°，向前拉胫骨	松弛／移位：ACL 损伤
后抽屉试验	屈曲 90°，向后推胫骨	松弛／移位：PCL 损伤
后方松弛征	仰卧位，屈髋 45°／屈膝 90°，侧方观察	胫骨相对股骨向后移位：PCL 损伤
股四头肌激发试验	仰卧位，屈膝 90°，刺激股四头肌	刺激股四头肌时，原本向后移位的胫骨移向前方：PCL 损伤
轴枢转移试验	仰卧位，伸膝，内旋小腿并对胫骨近端施加外翻应力，随后屈膝	屈膝时闷响：前外侧旋转不稳定(ALRI)：ACL 和／或后关节囊损伤
反轴枢转移试验	仰卧位，屈膝 45°，外旋小腿并对胫骨近端施加外翻应力，随后伸膝	伸膝时闷响：后外侧旋转不稳定(PLRI)：PCL 和／或后关节囊损伤
Slocum 试验	屈膝 90°，足外旋 15°，向前拉小腿	移位：前内侧旋转不稳定(AMRI)
	屈膝 90°，足内旋 30°，向前拉小腿	移位：前外侧旋转不稳定：ACL 损伤
后外侧抽屉试验	屈膝 90°，足外旋 15°，向后推小腿	移位：后外侧旋转不稳定(PLRI)
后内侧抽屉试验	屈膝 90°，足内旋 30°，向后推小腿	移位：后内侧旋转不稳定(PMRI)
俯卧位外旋试验	俯卧位，膝外旋 30°	后外侧角损伤
	俯卧位，膝外旋 90°	PCL 及后外侧角损伤

内翻／外翻检查
患者仰卧于检查床上，放松，一腿放在检查床边，屈曲 30°

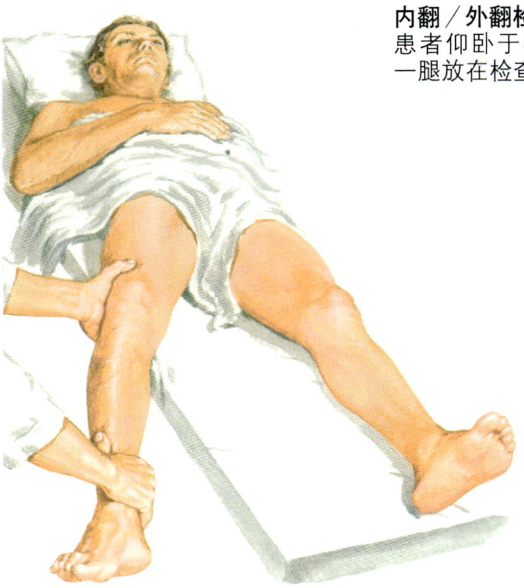

检查者一手固定大腿，一手握住踝关节上方并施加外翻应力。先查健侧，后查患侧，对比两侧的活动度。内翻应力试验时，施加力的方向相反

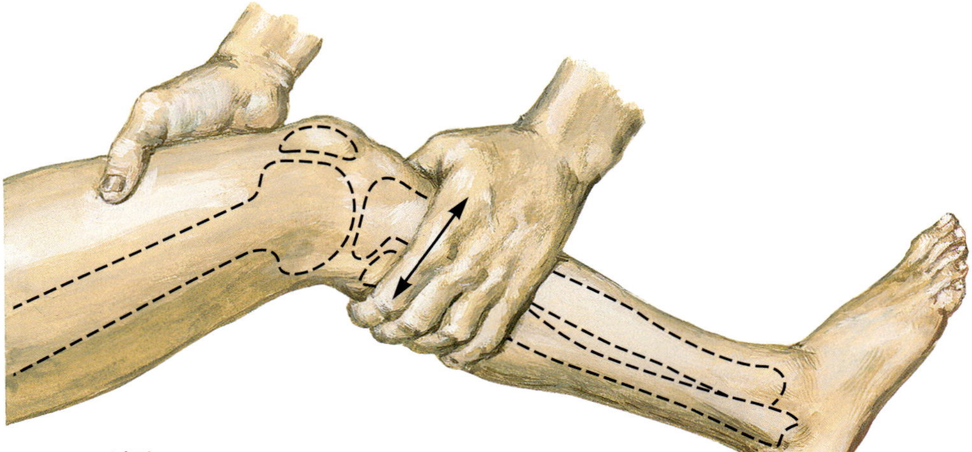

Lachman 试验
患者屈膝 20°～30°，检查者两手分别抓住患者的大腿远端和小腿近端。向前向后推拉小腿。患侧移位超过健侧 5mm，提示前交叉韧带损伤

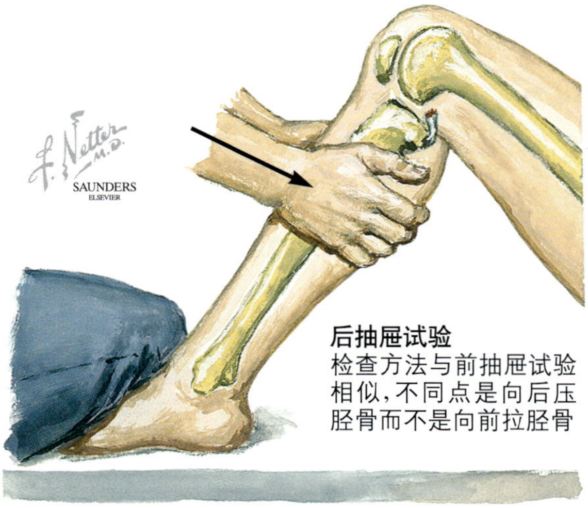

后抽屉试验
检查方法与前抽屉试验相似，不同点是向后压胫骨而不是向前拉胫骨

膝关节前外侧不稳定的轴枢转移试验

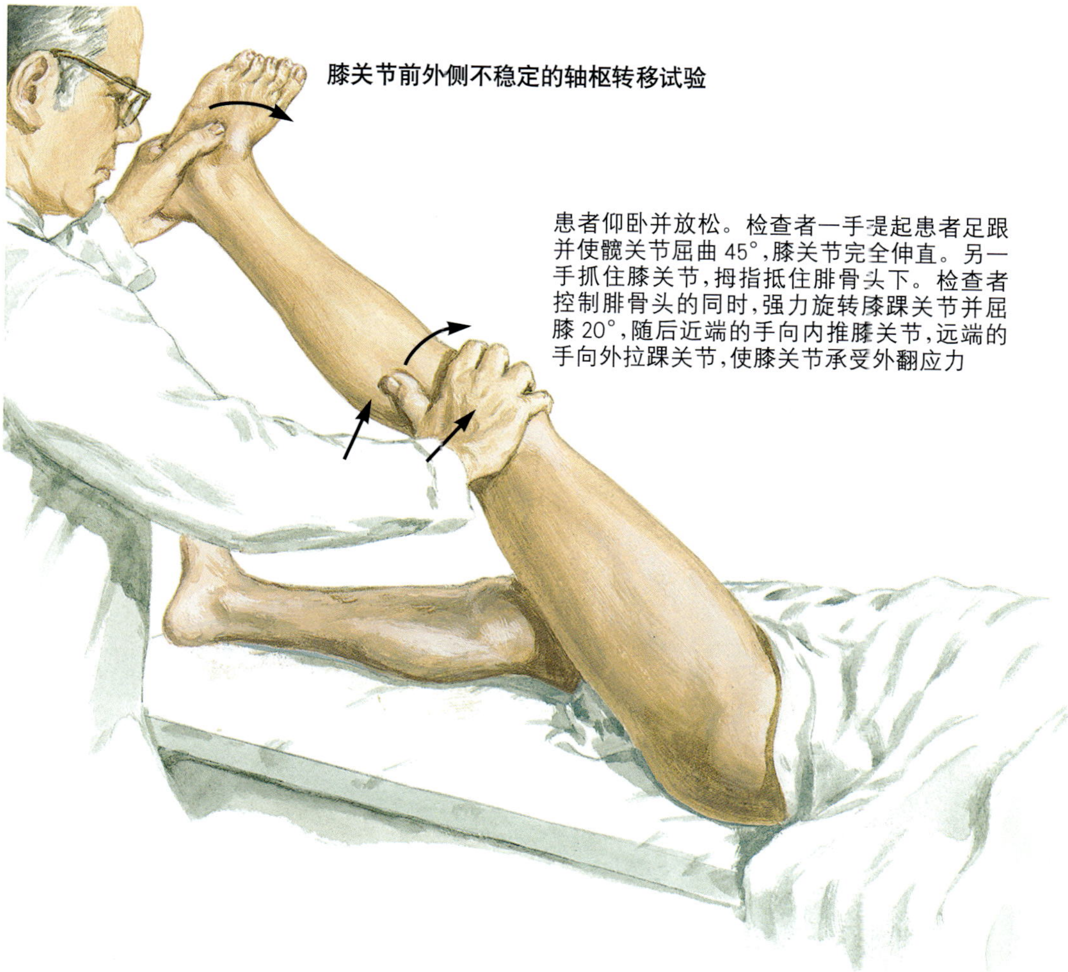

患者仰卧并放松。检查者一手提起患者足跟并使髋关节屈曲 45°，膝关节完全伸直。另一手抓住膝关节，拇指抵住腓骨头下。检查者控制腓骨头的同时，强力旋转膝踝关节并屈膝 20°，随后近端的手向内推膝关节，远端的手向外拉踝关节，使膝关节承受外翻应力

维持膝关节内旋外翻及胫骨外髁向前移位的同时被动屈膝。如果存在胫骨向前半脱位（前外侧不稳定），屈膝 20°～40° 时可看到、听到并触及到复位。前交叉韧带撕裂，特别是合并外侧关节囊韧带撕裂时，检查结果阳性

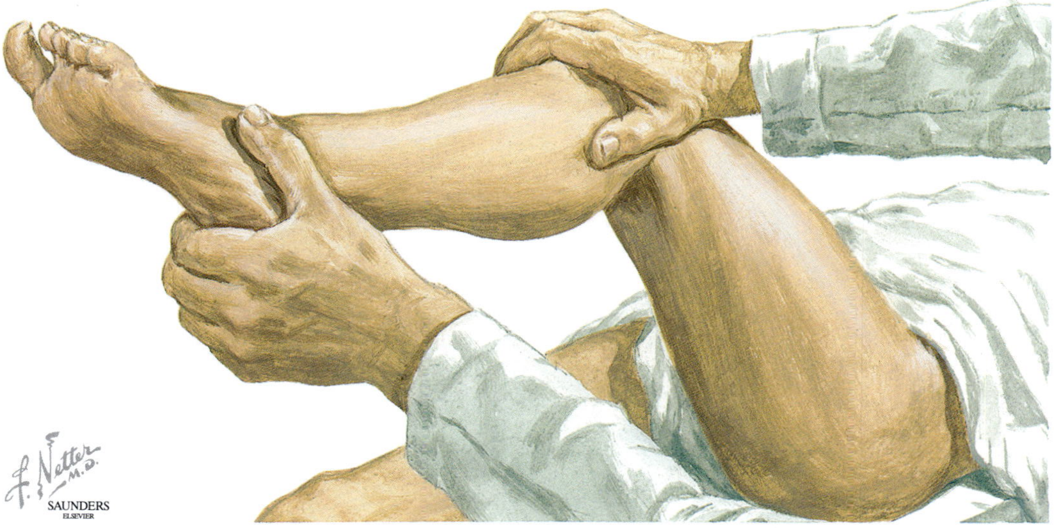

肌肉:起点及止点

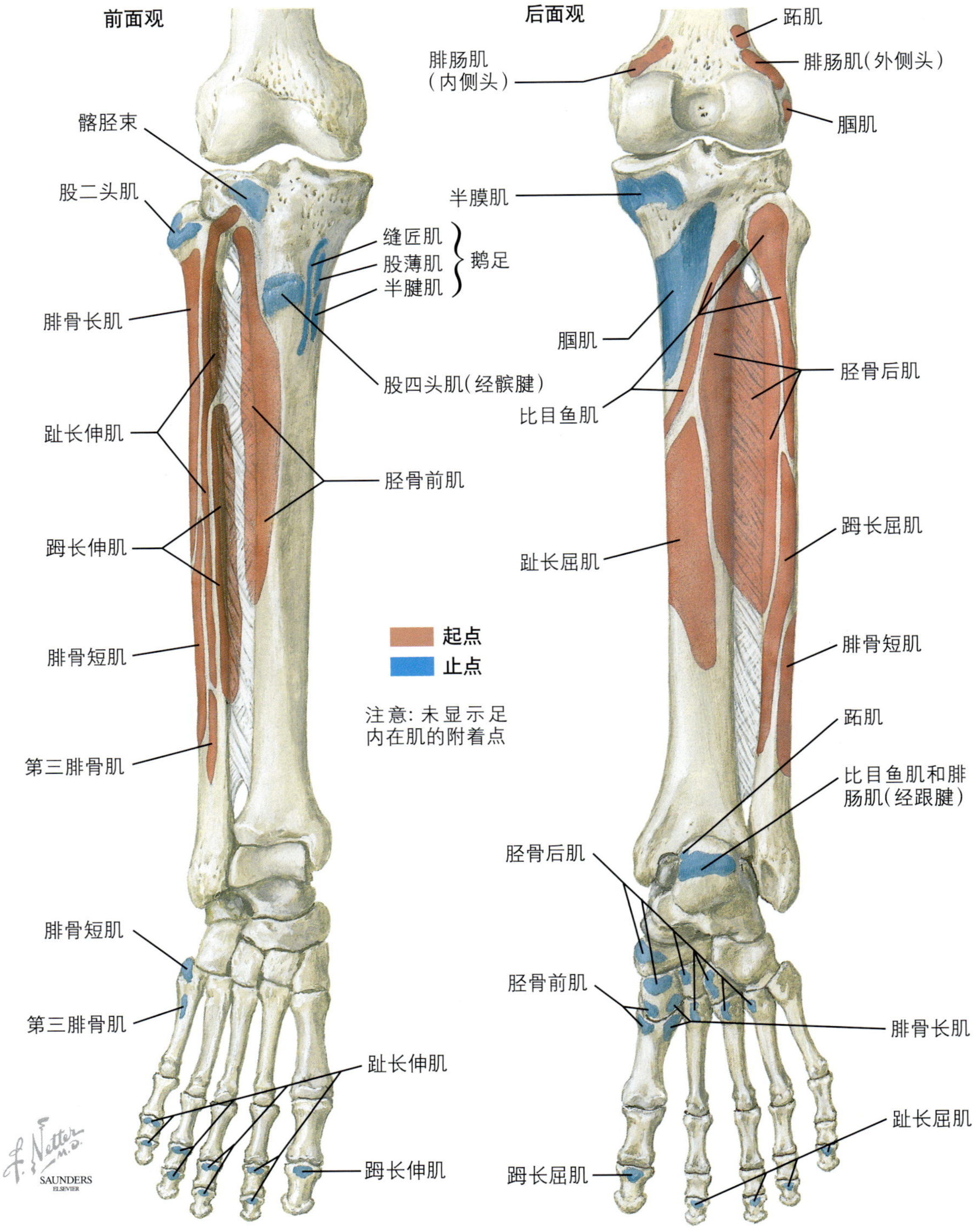
前面观
后面观
髂胫束
股二头肌
缝匠肌
股薄肌
半腱肌
鹅足
腓骨长肌
股四头肌(经髌腱)
趾长伸肌
胫骨前肌
踇长伸肌
腓骨短肌
第三腓骨肌
腓骨短肌
第三腓骨肌
趾长伸肌
踇长伸肌
跖肌
腓肠肌(内侧头)
腓肠肌(外侧头)
腘肌
半膜肌
腘肌
胫骨后肌
比目鱼肌
踇长屈肌
趾长屈肌
腓骨短肌
跖肌
比目鱼肌和腓肠肌(经跟腱)
胫骨后肌
胫骨前肌
腓骨长肌
趾长屈肌
踇长屈肌
起点
止点
注意:未显示足内在肌的附着点

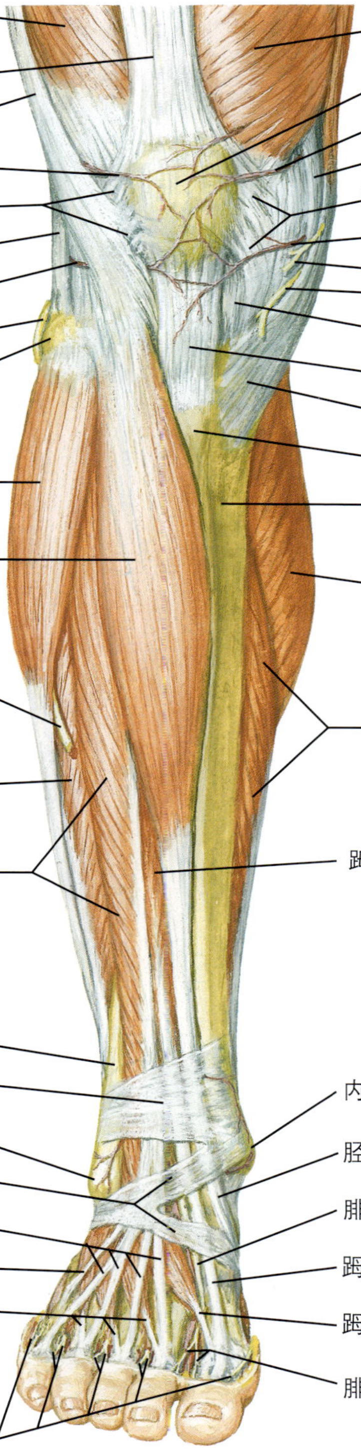

肌肉	起点	止点	神经支配	功能	备注
胫骨前肌[TA]	胫骨外侧，骨间膜	内侧楔骨，第一跖骨基底	腓深神经	足背屈 / 内翻	检查 L4 的运动功能
踇长伸肌[EHL]	腓骨内侧，骨间膜	踇趾远节趾骨基底	腓深神经	踇趾背伸	检查 L5 的运动功能
趾长伸肌[EDL]	胫骨外髁及腓骨近端	中远节趾骨基底（外侧四趾）	腓深神经	外侧 4 趾背伸	单一肌腱分别支配四趾
第三腓骨肌	腓骨远端，骨间膜	第 5 跖骨基底	腓深神经	足背屈 / 外翻	常与趾长伸肌毗连

肌肉：外侧筋膜室

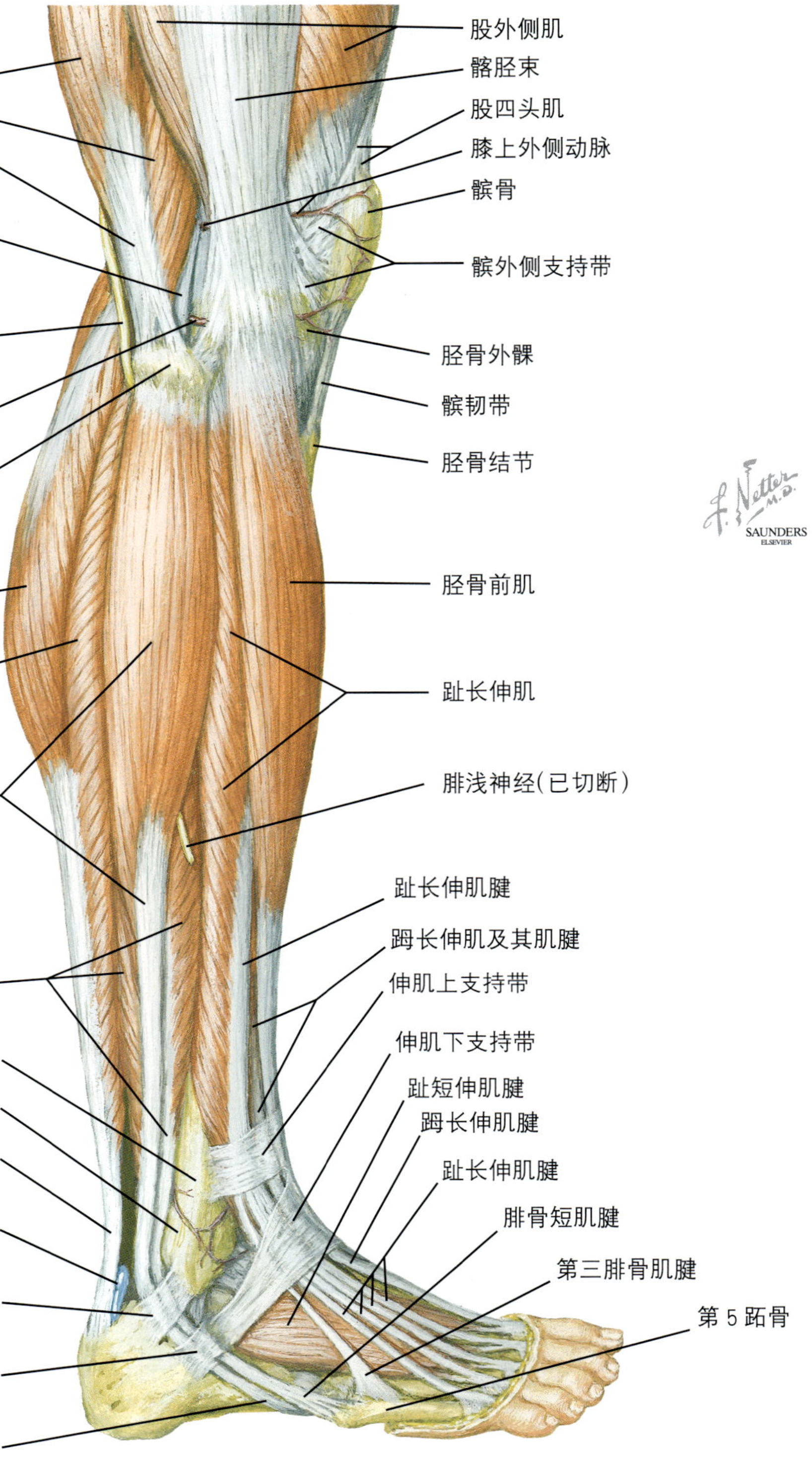

肌肉	起点	止　　点	神经支配	功能	备　　注
腓骨长肌	腓骨近端外侧	内侧楔骨，第 1 跖骨基底（足底侧）	腓浅神经	足外翻 / 跖屈	检查 L5 的运动功能 走行于足底
腓骨短肌	腓骨远端外侧	第 5 跖骨基底	腓浅神经	足外翻	可致第 5 跖骨基底撕脱骨折

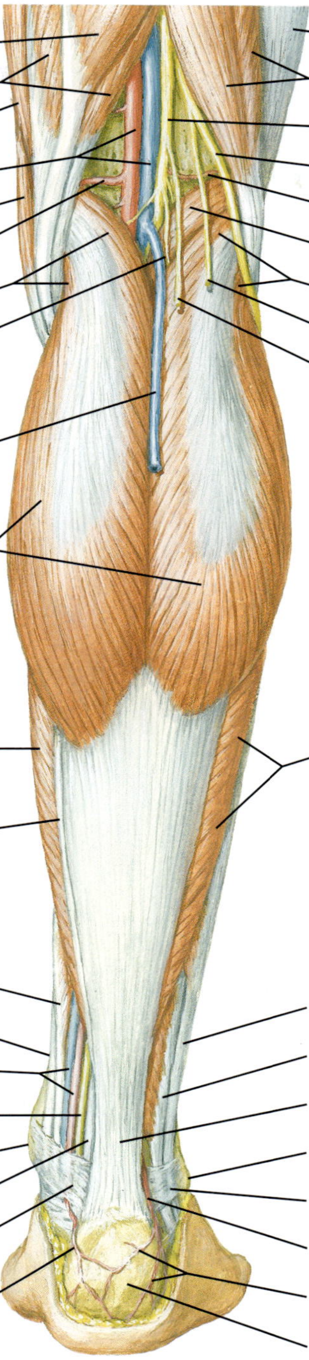

肌肉	起　点	止点	神经支配	功能	备　注
腓肠肌	股骨内外髁	跟骨(经跟腱)	胫神经	足跖屈	检查 S1 的运动功能 内外侧头
比目鱼肌	腓骨头后方 / 胫骨比目鱼肌线	跟骨(经跟腱)	胫神经	足跖屈	与腓肠肌共同构成跟腱
跖肌	股骨外侧髁上线	跟骨	胫神经	足跖屈	近端肌腹短，远端肌腱长

肌肉：后深筋膜室

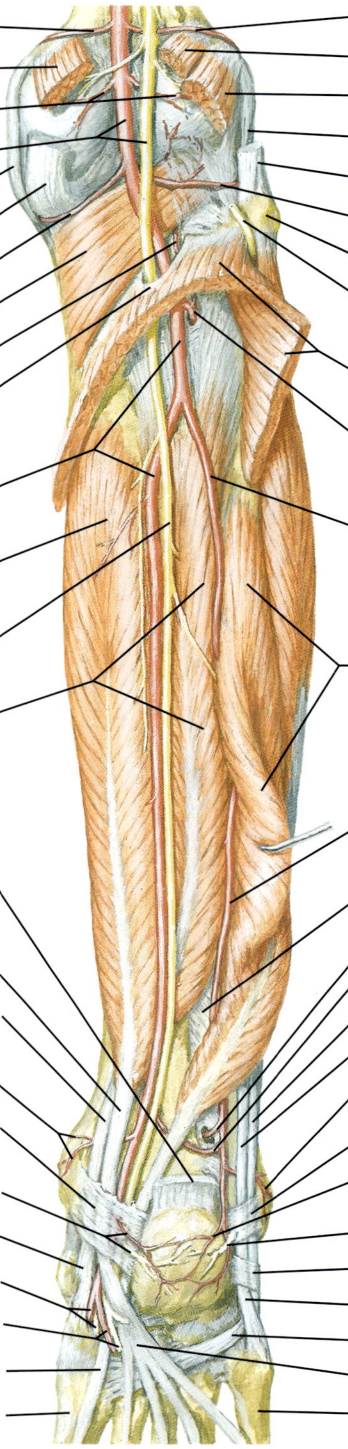

肌肉	起　　点	止　　点	神经支配	功能	备　　注
腘肌	股骨外髁	胫骨近端后方	胫神经	屈膝，内旋	股骨外侧副韧带前方及远端
踇长屈肌[FHL]	腓骨后方	踇趾远节趾骨基底	胫神经	踇趾跖屈	检查 S1 的运动功能
趾长屈肌[FDL]	胫骨后方	外侧 4 趾远节趾骨基底	胫神经	外侧 4 趾跖屈	踝关节处，肌腱位于胫动脉前方
胫骨后肌[TP]	骨间膜、胫骨、腓骨后方	舟骨粗隆、楔骨、跖骨	胫神经	足跖屈内翻	肌腱退变及撕裂：2° 扁平足

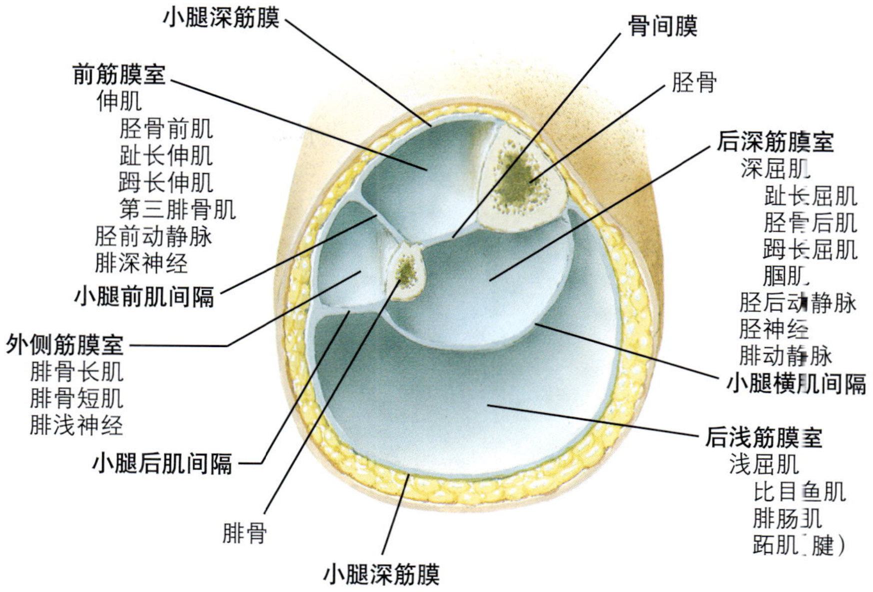

小腿中段横截面

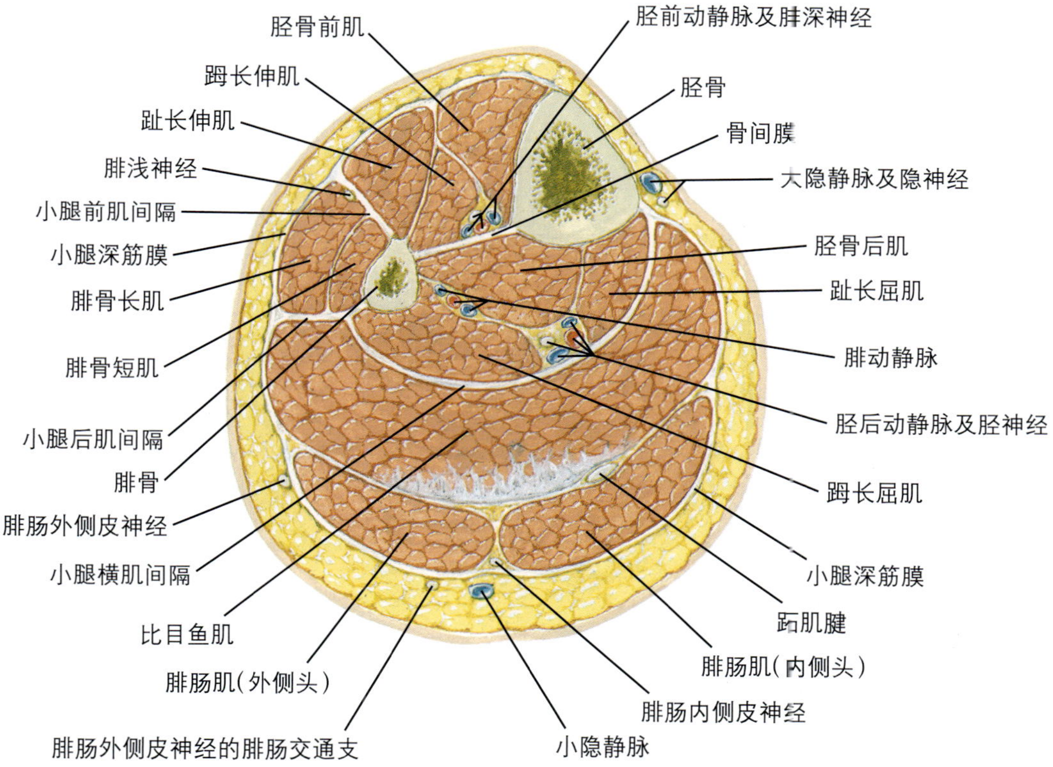

前筋膜室	外侧筋膜室	后浅筋膜室	后深筋膜室
		肌肉	
胫骨前肌[TA] 踇长伸肌[EHL] 趾长伸肌[EDL] 第三腓骨肌	腓骨长肌 腓骨短肌	腓肠肌 比目鱼肌 跖肌	腘肌 踇长屈肌[FHL] 趾长屈肌[FDL] 胫骨后肌[TP]
		神经血管	
腓深神经 胫前动静脉	腓浅神经	无	胫神经 胫后动静脉 腓动静脉

神经

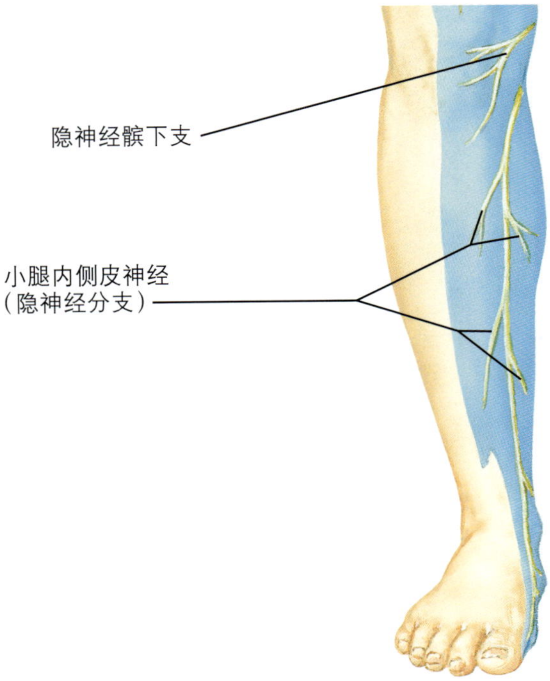

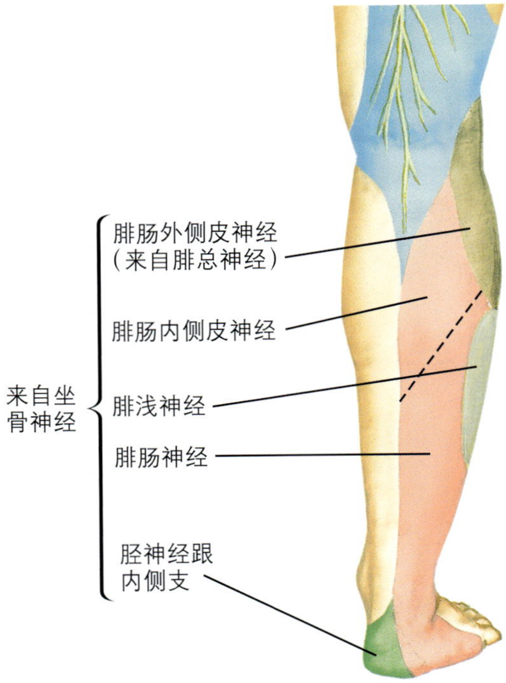

腰 丛

后股

1. 股神经(L2-4):
   感觉:小腿内侧:经内侧皮神经(隐神经)
   运动:无(小腿)

骶 丛

前股

2. 胫神经(L4-S3):穿过腓肠肌两头之间下行至内踝
   感觉:小腿近端后外侧:经腓肠内侧皮神经
   小腿远端后外侧:经腓肠神经
   运动:小腿后浅筋膜室
   比目鱼肌:经支配比目鱼肌的神经
   跖肌
   腓肠肌
   小腿后深筋膜室
   腘肌:经支配腘肌的神经
   胫骨前肌[TP]
   趾长屈肌[FDL]
   踇长屈肌[FHL]

后股

3. 腓总神经(L4-S2):走行于股二头肌和腓肠肌外侧头之间的沟内。绕过腓骨头,至腓骨长肌深面,随后分支。膝关节外侧入路时可造成腓总神经损伤。
   感觉:小腿外侧近端:经腓肠外侧皮神经
   运动:小腿前筋膜室
   腓深神经
   胫骨前肌[TA]
   踇长伸肌[EHL]
   趾长伸肌[EDL]
   第三腓骨肌
   小腿外侧筋膜室
   腓浅神经
   腓骨长肌
   腓骨短肌

皮肤的神经支配

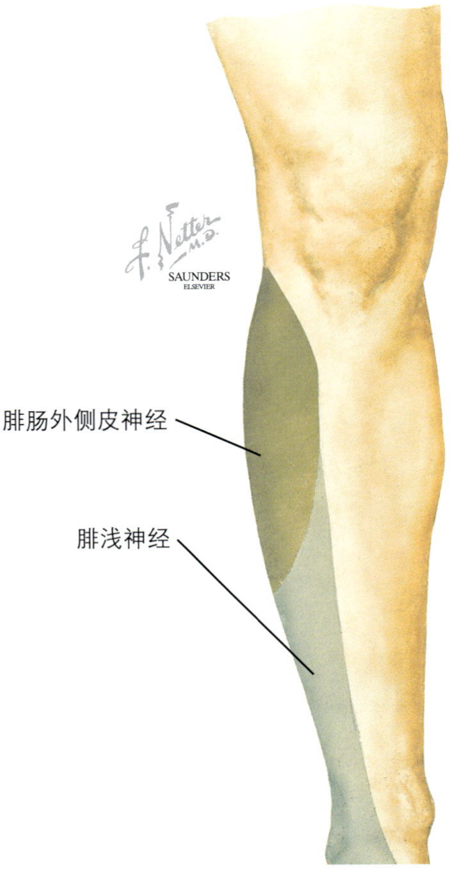

胫神经

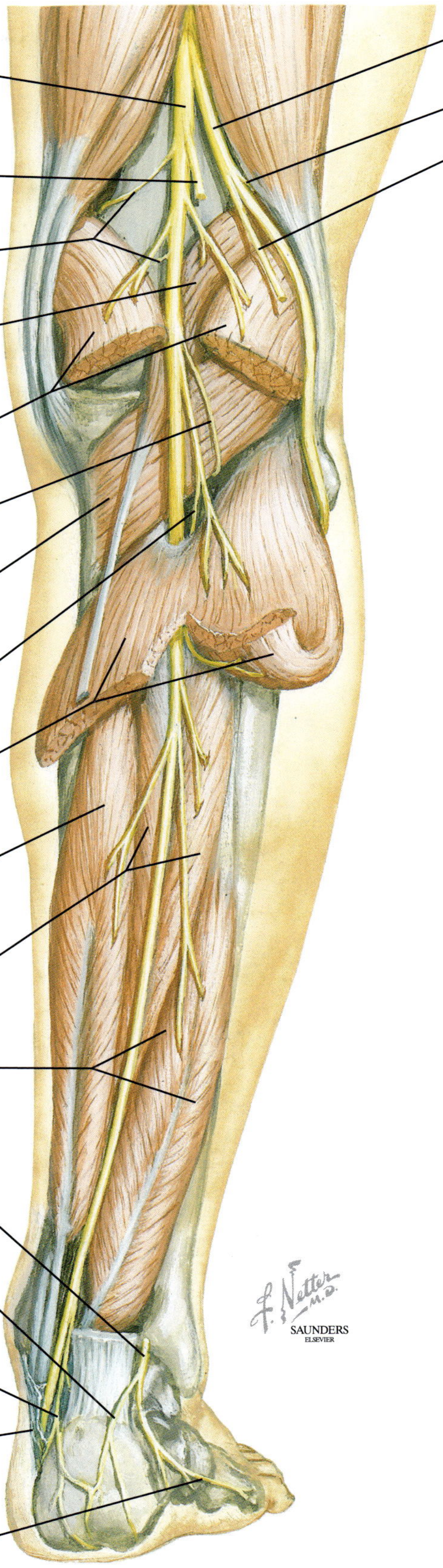

胫神经(L4,5,S1,2,3)
腓总神经
关节支
腓肠外侧皮神经(已切断)
腓肠内侧皮神经(已切断)
关节支
跖肌
腓肠肌(已切断)
支配腘肌的神经
腘肌
小腿骨间神经
比目鱼肌(已切断并部分翻起)
趾长屈肌
胫骨后肌
踇长屈肌
腓肠神经(已切断)
跟外侧支
跟内侧支
屈肌支持带(已切断)
足背外侧皮神经
F. Netter M.D.
SAUNDERS
ELSEVIER

腓 总 神 经

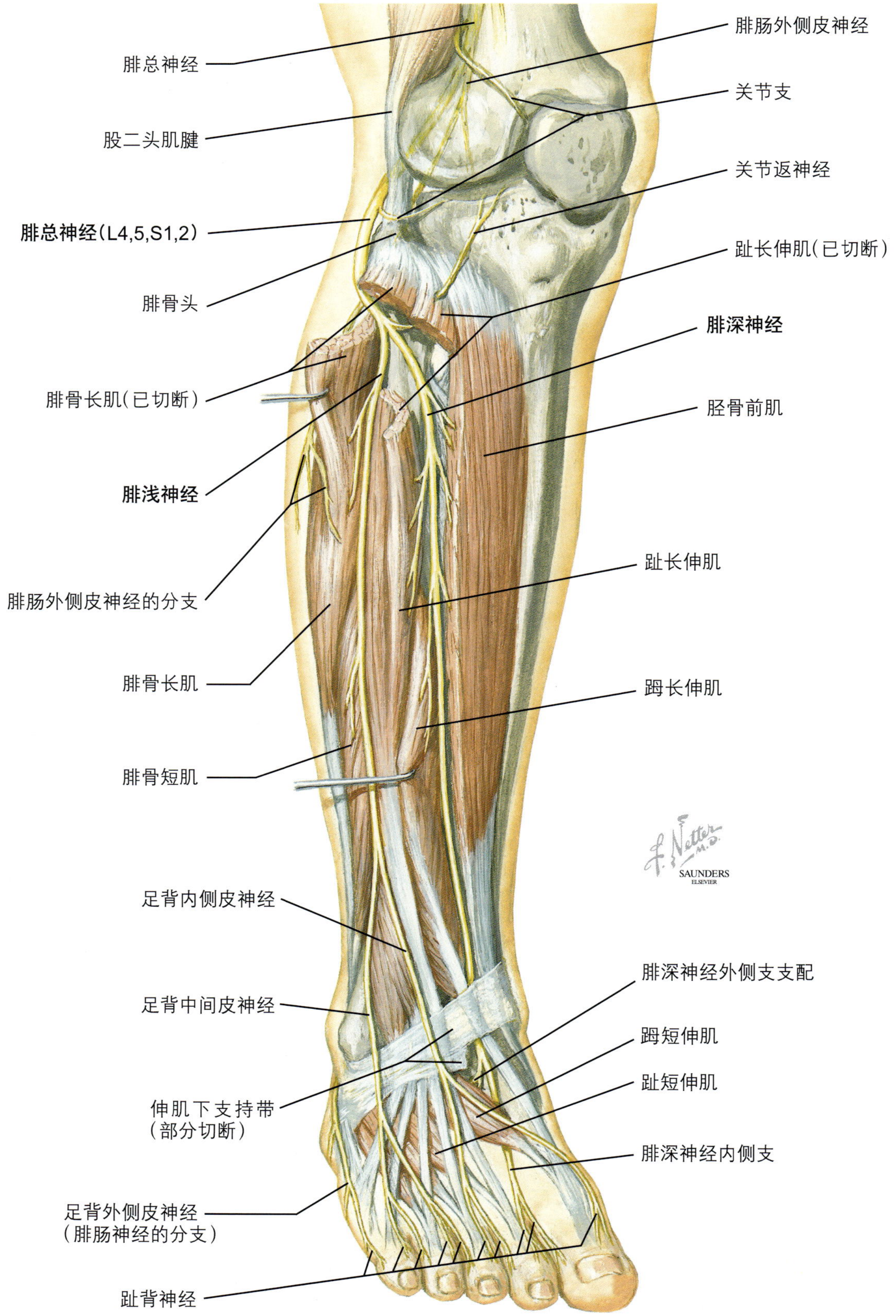

腓总神经
股二头肌腱
腓总神经(L4,5,S1,2)
腓骨头
腓骨长肌(已切断)
腓浅神经
腓肠外侧皮神经的分支
腓骨长肌
腓骨短肌
足背内侧皮神经
足背中间皮神经
伸肌下支持带
(部分切断)
足背外侧皮神经
(腓肠神经的分支)
趾背神经
腓肠外侧皮神经
关节支
关节返神经
趾长伸肌(已切断)
腓深神经
胫骨前肌
趾长伸肌
踇长伸肌
腓深神经外侧支支配
踇短伸肌
趾短伸肌
腓深神经内侧支
SAUNDERS
ELSEVIER

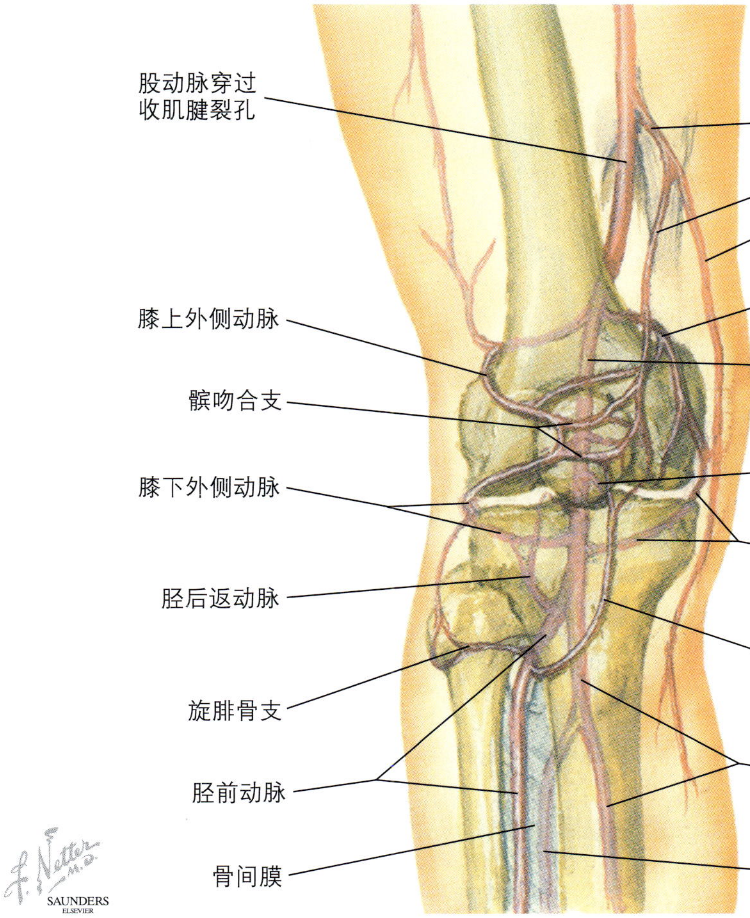

走　行	分　支	供应 / 备注
	腘动脉	
穿过腘窝 止于腘肌	膝上 / 膝下内侧动脉	四条分支围绕膝关节和半月板形成吻合网(供应半月板)
	膝上 / 膝下外侧动脉	
	膝中动脉	交叉韧带及滑膜
	胫前动脉 / 胫后动脉	终末支
	胫前动脉	
穿过胫骨后肌的两头及骨间膜。随后走行于骨间膜前面,与腓深神经伴行,位于胫骨前肌和踇长伸肌之间	供应前筋膜室内的肌肉	
	胫前返动脉	供应膝关节
	内踝前动脉	供应踝关节
	外踝前动脉	供应踝关节
	足背动脉	终末支(足)
	胫后动脉	
来自腘动脉,进入后筋膜室后与胫神经一道直至内踝后方,位于趾长屈肌和踇长屈肌之间	供应后筋膜室内的肌肉	
	胫后返动脉	供应膝关节
	腓动脉	外侧筋膜室
	内踝后动脉	
	穿支 / 肌支	
	跟内侧支	
	足底内侧 / 外侧动脉	终末支(足心)
	腓动脉	
来自胫后动脉,位于胫骨后肌和踇长屈肌之间	供应外侧筋膜室内的肌肉	
	外踝后动脉	终末支
	跟外侧支	

骨关节炎的病理改变

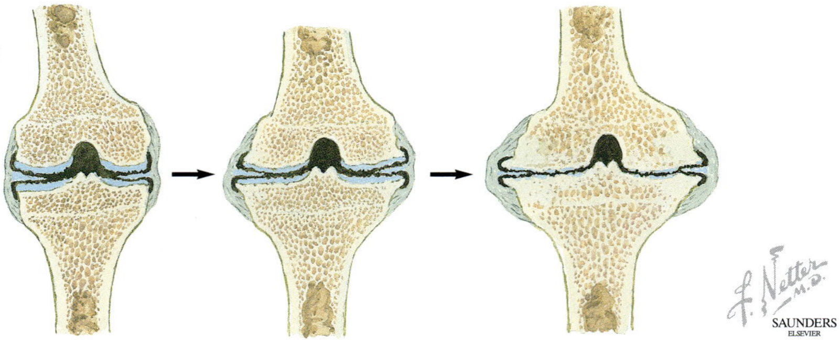

早期退变表现为关节软骨面磨损　　关节软骨进一步侵蚀，形成裂隙，关节边缘骨质增生　　关节软骨几乎完全破坏后，关节间隙狭窄，软骨下骨不规则并硬化，关节边缘骨赘形成。关节囊纤维化

描　　述	病史和体格检查	检查 / 所见	治　　疗
髌前脂肪垫综合征(Hoffa 病)			
• 髌腱下方的脂肪垫刺痛	Hx：间歇性前膝痛 PE：活动时弹响(±)	X 线：正侧位：可见低位髌骨	1. 休息，调整活动方式 2. 手术切除
关节炎：炎症性			
• 滑膜炎(血管翳形成)破坏关节软骨及关节 • 类风湿关节炎(RA)、痛风、血清阴性脊柱关节病	Hx：任何年龄(取决于疾病)，女性 > 男性，多关节受累，晨起疼痛 PE：关节发热(±)，积液(±)，捻发感(±)	X 线：关节系列片 实验室检查：RF，ESR，CRP，ANA，CBC，结晶体，细菌培养	1. 早期：内科治疗 2. 晚期： A)保守治疗，同骨关节炎 B)手术治疗： (1)滑膜切除 (2)全膝关节置换
关节炎：骨关节炎			
• 原发性或创伤性 • 关节软骨丧失或损伤 • 膝关节最常见(内侧间室) • 3 个间室均可受累	Hx：老年，疼痛(活动或负重后加重)，关节僵硬，针刺感或研磨感 PE：关节肿胀，关节线压痛，± 成角畸形(内翻最常见)或挛缩	X 线：关节系列片 1. 关节间隙变窄 2. 骨赘形成 3. 软骨下骨硬化 4. 骨囊肿	1. 非甾体抗炎药，物理治疗 2. 关节注射，调整活动方式(拐杖) 3. 关节融合(青年 / 体力劳动者) 4. 胫骨高位截骨(青年，单间室病变) 5. 全膝关节置换(老年，超过 1 个间室)
Baker 囊肿			
• 膝后(腘窝)病变 • 来自半膜肌或腘绳肌腱(二者可交通)	Hx：关节僵硬 ± 膝关节痛 PE：腘窝肿物	X 线：正侧位：正常 MRI / 血管造影：明确诊断	1. 最初可穿刺 2. 复发或伴有疼痛时可手术切除
滑囊炎：髌前滑囊			
• 肌腱刺激滑囊造成炎症 • 滑囊炎最常见于膝关节	Hx：活动时疼痛 PE：髌前呈卵形肿大	X 线：正侧位：正常 排除感染(常见原因)	1. 非甾体抗炎药，护膝，注射治疗 2. 滑囊切除 3. 治疗合并的感染
滑囊炎：鹅足囊			
• 滑囊位于肌腱止点下方	Hx：膝内侧疼痛 PE：鹅足压痛	X 线：正侧位：正常或骨关节炎表现 排除肿瘤	1. 非甾体抗炎药，调整活动方式 2. 部分切除(罕见)

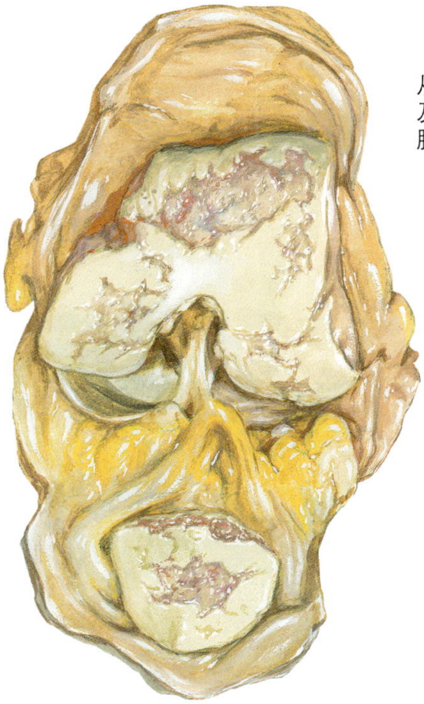

从前方打开膝关节，显示股骨及髌骨的关节软骨严重毁损，股骨髁间大量软骨样赘生物

类风湿关节炎的关节病理改变

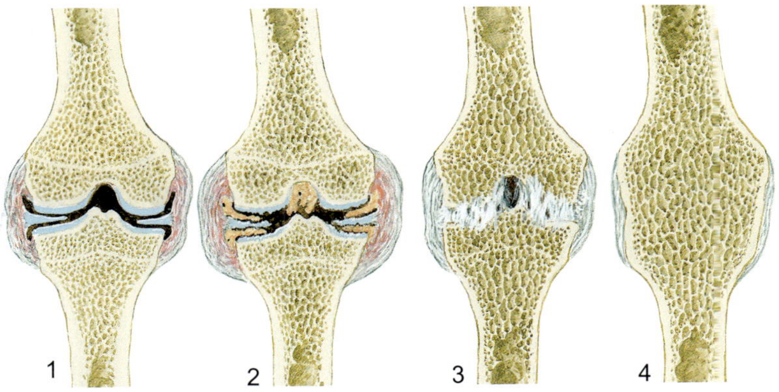

关节病变的进展阶段。1. 滑膜急性炎症（滑膜炎），及良性增生样改变；2. 炎症进展，形成血管翳，关节软骨开始破坏并伴轻度骨质疏松；3. 炎症消退，纤维性关节强直；4. 骨性强直，重度骨质疏松

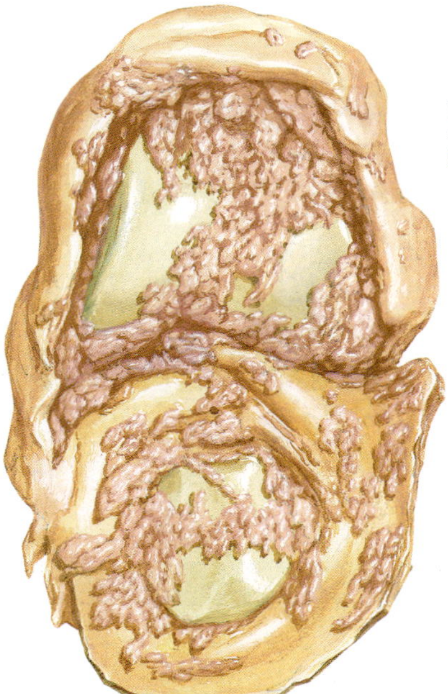

从前方打开膝关节，髌骨翻向下方。滑膜炎性增厚，乳头状生长，形成众多绒毛（血管翳），充满整个髌股关节腔

F. Netter M.D.
SAUNDERS ELSEVIER

小腿筋膜室综合征的手术入路

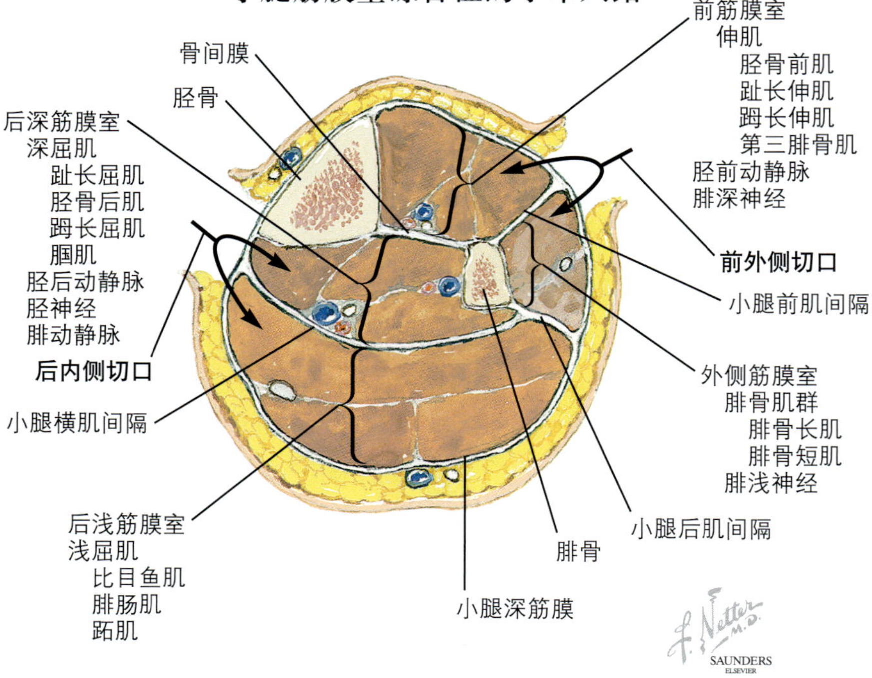

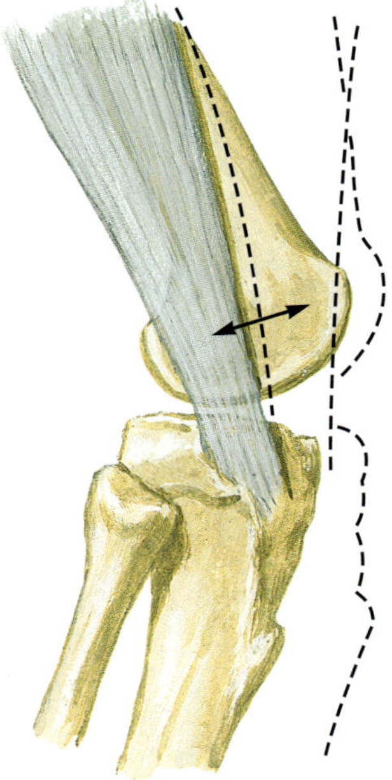

髂胫束摩擦综合征
屈膝伸膝过程中，髂胫束沿股骨外侧髁前后滑动，造成摩擦

描 述	病史和体格检查	检查 / 所见	治 疗
		骨软化症：髌股关节综合征[PFS]	
• 髌骨的关节软骨损坏或软化 • 多种病因：创伤、脱位、力线不良导致髌股关节骨关节炎	Hx：前膝痛，坐（剧院征）或上下台阶时加重 PE：± 股内侧斜肌萎缩，外翻畸形，Q 角变大，髌骨恐惧试验及捻发感	X 线：正侧位 / 髌骨轴位 排除髌股关节骨关节炎	1. 物理治疗：股四头肌肌力锻炼及牵拉锻炼 2. 髌骨半脱位：矫形器 3. 外侧松解（早期） 4. 胫骨结节截骨重建术
		筋膜室综合征	
• 闭合腔隙内压力升高 • 来源：创伤（如骨折、烧伤、血管损伤、过度用力） • 导致神经损伤及软组织坏死	Hx："5P"征，疼痛、麻木、麻痹、苍白、无脉 PE：筋膜室紧张（检查 3 个筋膜室）	X 线：筋膜室测压：>40mmHg（正常 0 ~ 10mmHg）	1. 4 小时内切开筋膜，通常为双切口 2. 清除无活力的软组织
		髂胫束摩擦综合征	
• 髂胫束走行于股骨外侧髁 • 多见于长跑者及自行车运动员	Hx：活动时疼痛 PE：股骨外侧髁触压痛	X 线：正侧位：正常 排除肿瘤	1. 非甾体抗炎药，调整活动方式 2. 髂胫束部分切除（罕见）

半月板撕裂

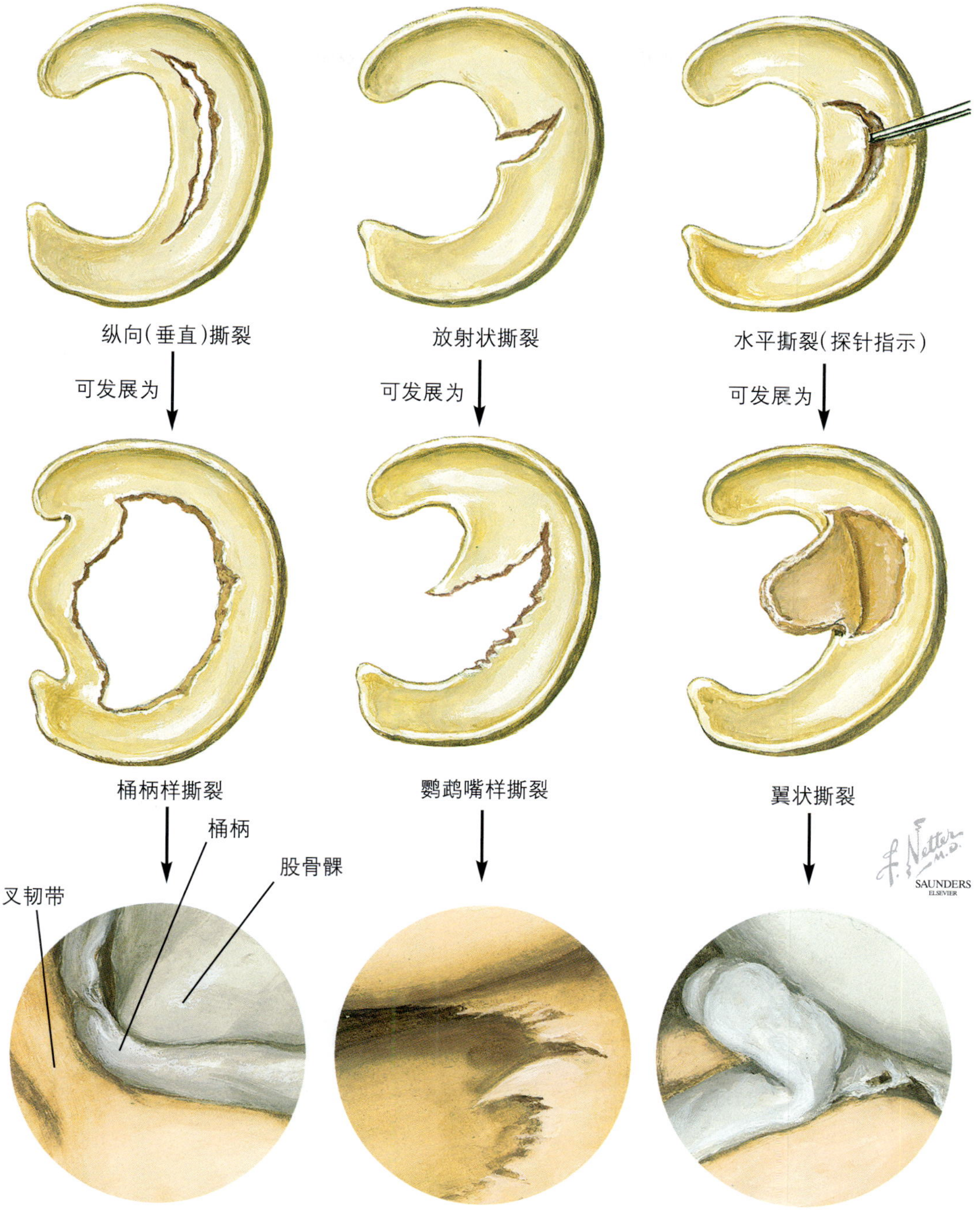

关节镜下桶柄样撕裂表现为桶柄移至髁间窝

关节镜下鹦鹉嘴样撕裂的半月板边缘呈绒毛状

外侧半月板翼状撕裂的关节镜下表现

描　述	病史和体格检查	检查 / 所见	治　疗
半月板损伤:撕裂			
• 年轻人:创伤 / 扭伤 • 老年人:退行性 / 下蹲损伤 • 可合并 ACL 损伤 • 内侧 > 外侧(囊性发展)	Hx:疼痛,交锁感(特别是桶柄样撕裂) PE:关节肿胀,关节线压痛,McMurray 征阳性	X 线:正位(伸直位 / 屈曲 30°) / 侧位 / 髌骨轴位,± 关节穿刺	1. 保守治疗:症状较轻 2. 半月板切除:内 2/3 病变 3. 修整:外 1/3 病变或纵向撕裂 同时修复 ACL 可改善预后
剥脱性骨软骨炎			
• 软骨下骨损伤 • 病因不明:缺血坏死、反复微创伤 • 内髁外侧面最常见	Hx:隐匿的膝关节疼痛 PE:屈伸时捻发音,股骨髁触压痛	X 线:正侧位:显示透亮带,± 骨块或游离体	1. 儿童常可自发愈合 2. 成人:病变钻孔、植骨 / 软骨成形

滑膜皱襞

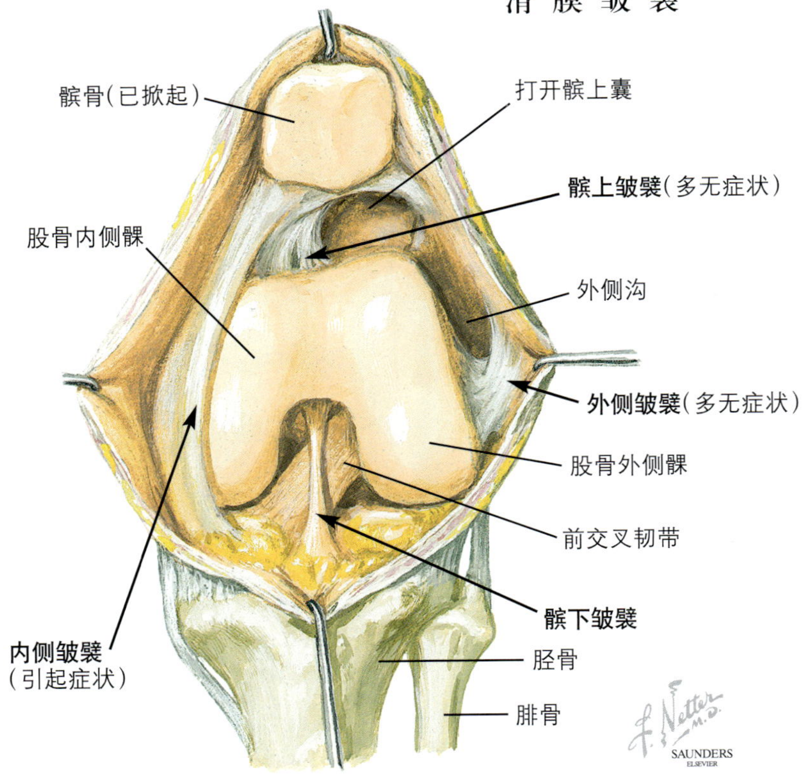

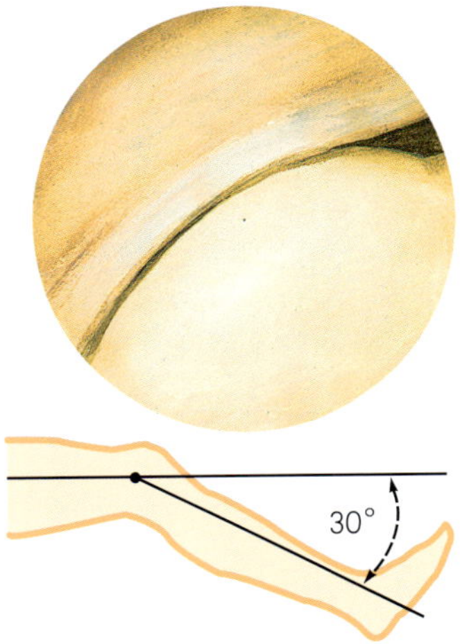

屈膝 30° 时，皱襞滑过股骨髁，引起疼痛及股骨髁磨损

描述	病史和体格检查	检查 / 所见	治疗
滑膜皱襞			
• 滑膜组织(胚胎遗迹)增厚并摩擦股骨内侧髁 • 髌骨内侧皱襞最常见	Hx: 膝前内侧疼痛，交锁感 PE: 可触及皱襞，关节线压痛	X 线: 正侧位 关节镜	1. 非甾体抗炎药 2. 调整活动 3. 关节镜下清理
髌骨高压综合征			
• 髌骨外侧支持带紧张造成髌骨受压	Hx: 前膝痛 PE: 髌骨外侧窝压痛	X 线: 正侧位 / 髌骨轴位: 正常	1. 增强股四头肌 2. 松解外侧支持带
髌骨不稳定			
• 发展趋势: 髌骨力线不良 - 复发 - 髌骨半脱位 - 不稳定 - 髌骨脱位 • 多见于外侧，导致骨关节炎	Hx: 膝关节扣带感，± 疼痛 PE: ± 膝外翻，Q 角增大，股内侧斜肌萎缩，髌骨恐惧试验阳性	X 线: 正侧位 / 髌骨轴位: 髌骨向外侧移位，± 高位髌骨	1. 物理治疗: 增强股内侧斜肌 2. 髌骨半脱位: 矫形器 3. 外侧松解，恢复力线(特别用于 MMS)
灾难性力线不良综合征(MMS): 股骨前倾，Q 角增大，膝外翻			

髌骨半脱位及脱位

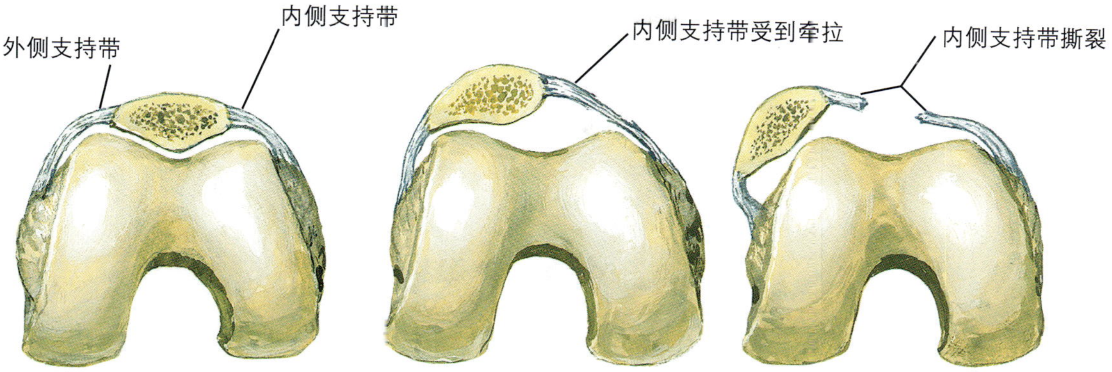

切线位观。正常情况下，髌骨位于股骨髁间沟内

半脱位时，髌骨因股内侧肌无力及外侧支持带紧张而偏向外侧，表现为 Q 角增大

脱位时，髌骨完全移出股骨髁间沟

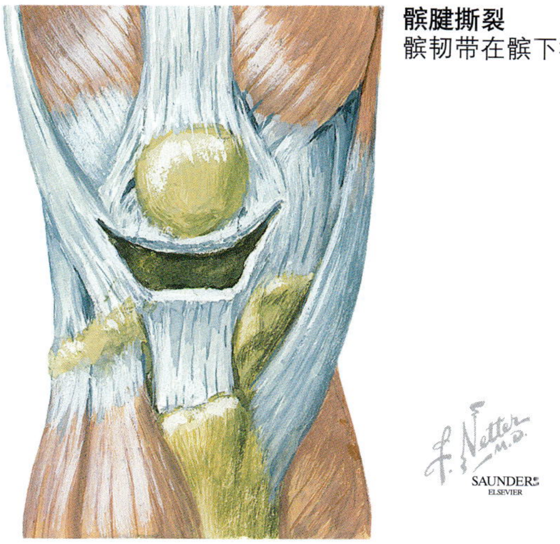

髌腱撕裂
髌韧带在髌下极处撕裂

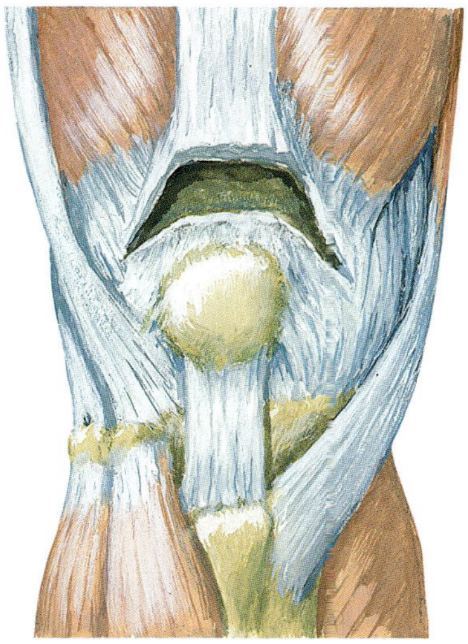

股四头肌腱撕裂
股四头肌腱在髌上极处撕裂

描　　述	病史和体格检查	检查 / 所见	治　　疗
		髌腱炎：跳跃者膝	
• 见于跳跃者（篮排球运动员）	Hx：运动时前膝痛 PE：髌骨：髌下极肌腱压痛	X 线：正侧位：正常 MRI：下极信号密度增强	1. 非甾体抗炎药，增强股四头肌[不要注射皮质激素 - 肌腱断裂] 2. 肌腱清创（罕见）
		髌腱（韧带）撕裂	
• 直接创伤（也见于全身代谢性疾病） • 股四头肌腱 > 髌腱	Hx：青年，创伤史 PE：伸膝减弱或消失，触及缺损	X 线：正侧位：相对性高位髌骨	一期手术修复
		股四头肌腱撕裂	
• 轻度创伤的结果 • 代谢疾病导致肌腱无力	Hx：老年人，创伤史 PE：伸膝减弱或消失，触及缺损	X 线：正侧位：相对性低位髌骨	一期手术修复
		肿瘤	
• 青少年：骨肉瘤最常见 • 成人：软骨肉瘤最常见 • 良性肿瘤（年轻成人）：巨细胞瘤最常见			

疾病：韧带损伤

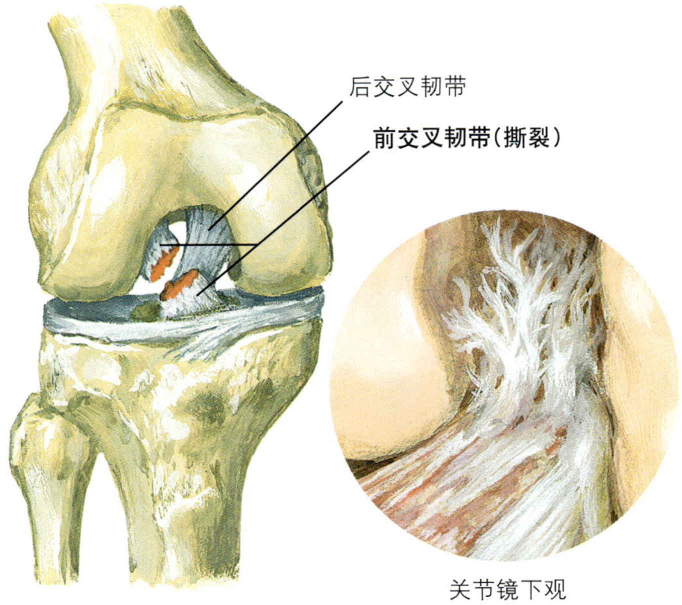

关节镜下观

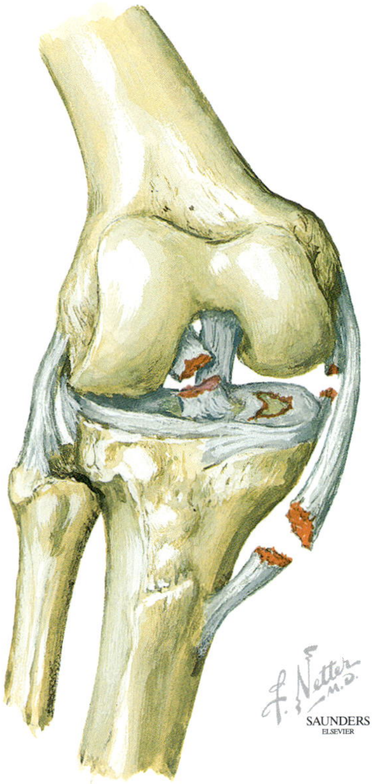

灾难性三联征
内侧副韧带撕裂；前交叉韧带撕裂；内侧半月板撕裂

描　　述	病史和体格检查	检查 / 所见	治　　疗
前交叉韧带(ACL)			
• 扭伤，常为非接触损伤 • 合并内侧副韧带及半月板撕裂(三者均损伤：灾难性三联症) • Segond 骨折：撕脱骨折	Hx：砰然声，肿胀 PE：关节肿胀，Lachman 征、前抽屉试验、轴枢转移试验阳性(Lachman 征最敏感)	X 线：正侧位 / 髌骨轴位：±ACL 撕脱骨折 关节穿刺：70% 表现为关节积血 MRI：明确诊断	1. 功能锻炼 2. 重建：通常在恢复数周后(切开或关节镜下)
后交叉韧带(PCL)			
• 屈膝时前方受力(仪表盘损伤) • 同时合并其他韧带损伤	Hx：疼痛，无法行走 PE：后抽屉试验阳性，后方下垂，股四头肌激发试验	X 线：正侧位 / 髌骨轴位：± 撕脱骨折 MRI：明确诊断	1. 非手术治疗：拐杖 2. 增强股四头肌(并发症：骨关节炎) 3. 重建(切开或关节镜下)
内侧副韧带(MCL)			
• 外翻应力(橄榄球) • Ⅰ、Ⅱ度(部分撕裂)，Ⅲ度(完全撕裂)	Hx：膝内侧疼痛 PE：外翻应力下松弛 ± 疼痛(屈膝 30°)	X 线：正侧位：可能有撕脱骨折	1. 膝关节铰链式支具 2. 物理治疗：早期活动度及肌力锻炼 3. 重建
外侧副韧带(LCL)			
• 内翻应力(孤立损伤，罕见) • 合并其他韧带及腓神经损伤	Hx：膝内侧疼痛 PE：外翻应力松弛 ± 疼痛(屈膝 30°)。检查有无足下垂	X 线：正侧位：可能有撕脱骨折	1. 非手术治疗：见 MCL 2. 手术治疗：Ⅲ度损伤(多为联合损伤)
孤立的 PCL，MCL 及 LCL 损伤主要采取非手术治疗，手术治疗通常用于联合损伤			
后外侧角复合体(PLC)			
• 通常合并 PCL 损伤 • 腘腓韧带撕裂	Hx：疼痛，不稳定 PE：屈膝 30° 外旋增加，后外侧抽屉试验阳性	X 线：正侧位	早期手术修复

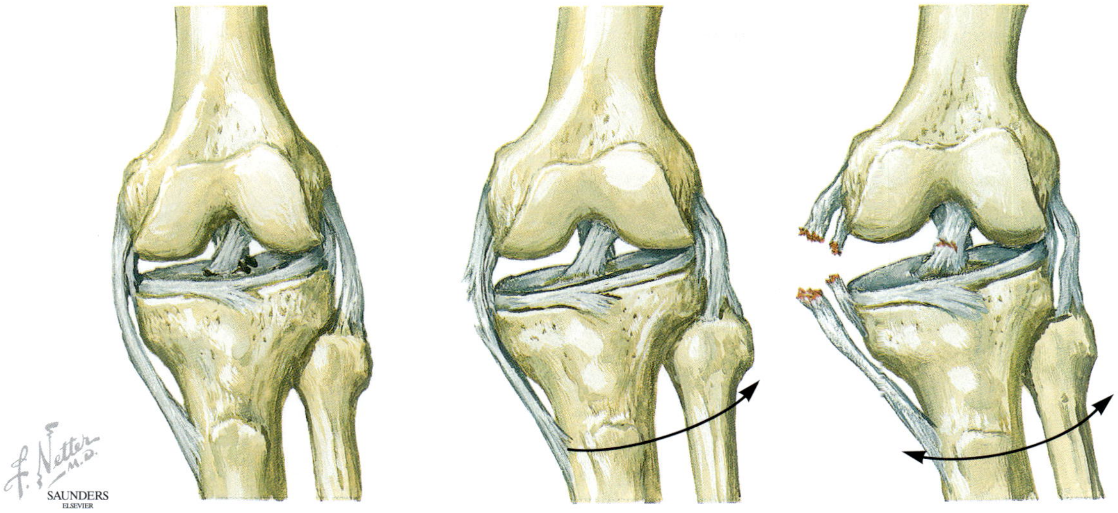

Ⅰ度扭伤。局限性关节疼痛及压痛，关节无松弛

Ⅱ度扭伤。关节松弛，伴局限性疼痛及压痛

Ⅲ度扭伤。韧带完全撕裂，大体即见关节不稳定

全膝关节置换要点

全膝关节置换要点

一般信息

- 内植物：与髋关节假体不同，均为骨水泥固定（有助于减少假体松动）
- 骨水泥：聚甲基丙烯酸甲酯（PMMA）
- 股骨髁及胫骨假体均由金属制成
- 胫骨假体表面：聚乙烯

适应证

1. 终末期退行性关节病：膝关节失能性疼痛，2 个以上间室的关节炎（内侧 > 外侧 > 髌股关节）
   - 共同病因：骨关节炎、类风湿关节炎、缺血坏死
   - 绝大多数患者主诉疼痛，随时间加重（睡眠中痛醒），行走能力下降
   - 有影像学关节炎证据

骨关节炎	类风湿关节炎
1. 关节间隙变窄	1. 关节间隙变窄
2. 硬化	2. 关节周围骨质疏松
3. 软骨下骨囊肿	3. 关节侵蚀
4. 骨赘形成	4. 关节强直

   - 患者最好为老年人（只需一次置换）
2. 保守治疗失败：调整活动，减肥，矫形器，物理治疗 / 肌力锻炼，非甾体抗炎药，行走辅助装置（拐杖，助行器），关节注射等

禁忌证

- 年轻活跃的患者（可能需要多次翻修）
- 伸膝机制受损
- 内科情况不稳定（如严重的心肺疾病）
- 神经病性关节病
- 存在任何感染

全膝关节置换要点

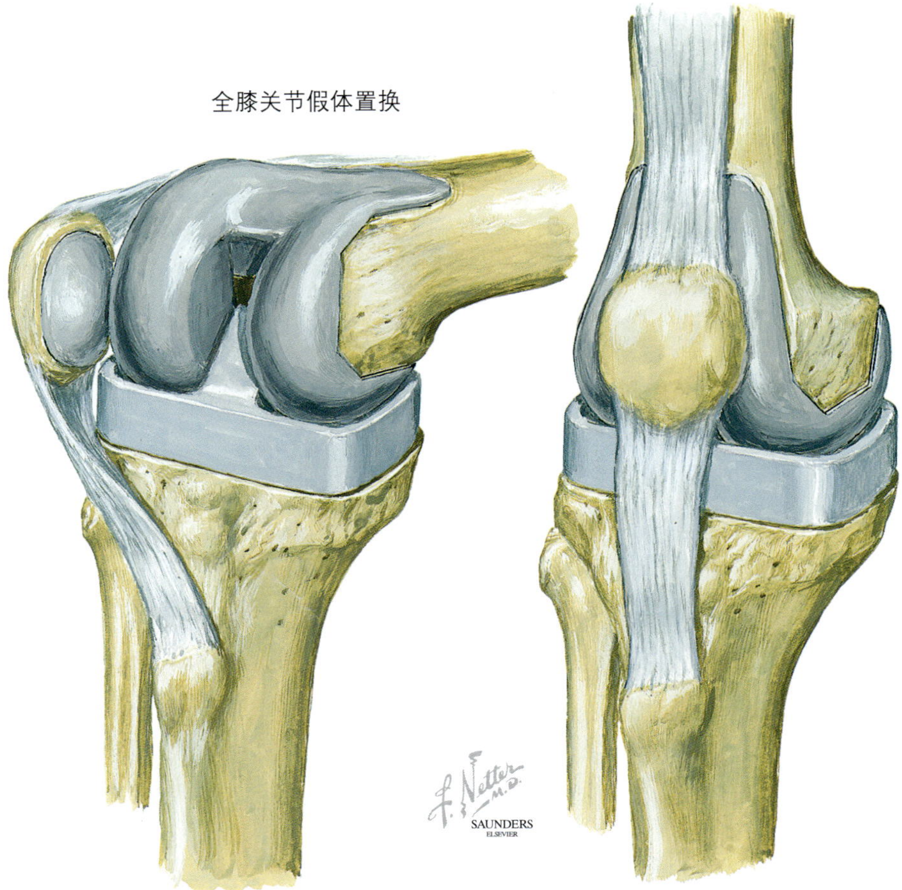

全膝关节置换要点
其他治疗选择
• 考虑要点：年龄，活动性，整体健康状况 • 截骨术：单间室病变，青年，活跃（不适用于老年患者） 内侧间室（内翻畸形）：胫骨高位截骨 外侧间室（外翻畸形）：股骨远端截骨 • 关节固定／融合术：完全毁损，神经病变，化脓性关节感染 • 单间室关节成形术：用于单间室病变。仅适用于有选择的不适于截骨的患者
手术步骤
• 内侧髌旁入路（外侧髌旁入路适用于严重外翻畸形病例） • 牺牲前交叉韧带 • 使用特殊的导向器，去除股骨远端和胫骨近端，放置金属／塑料假体 • 最后置换髌骨 • 平衡屈伸间隙
并发症
• 感染：常导致假体取出（葡萄球菌占第 1 位） • 假体松动 • 髌股关节疼痛 • 活动范围下降（通常是术前物理治疗不充分的结果） • 髌骨骨折 • 膝上外侧动脉损伤 • 脂肪栓塞 • 腓神经麻痹 • 深静脉血栓形成（DVT）／肺栓塞（PE）：术后应抗凝（肝素／华法林）

膝内翻(弓形腿)及膝外翻(X 形腿)

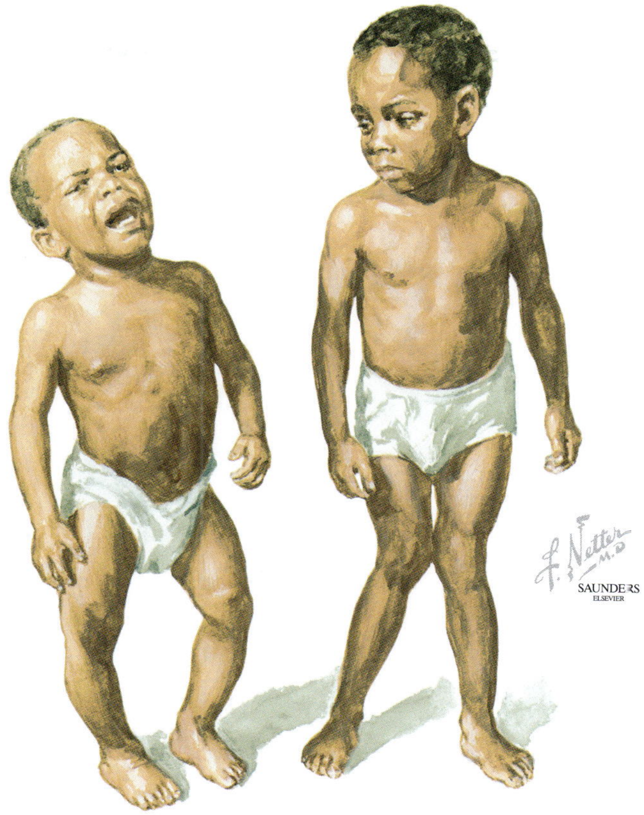

两兄弟中,弟弟(左)为弓形腿,哥哥(右)为 X 形腿。
两兄弟最终的下肢力线均正常而未行矫形手术

描述	检查	治疗 / 备注
膝内翻:弓形腿		
• 正常表现:出生至 2 岁 • 病因: 1. Blount 病 2. 佝偻病(营养不良性) 3. 骨骼发育不良 4. 创伤	Hx:患儿家长观察到畸形 PE:测量胫股角 X 线:仅用于重度畸形或怀疑骨骼发育不良	1. 大多数随正常发育而缓解 2. 很少需要使用夜间支具 3. 畸形超过 15°:截骨术
膝外翻:X 形腿		
• 2 ~ 4 岁为正常现象 • 成人:正常外翻 5° ~ 10° • 病因: 1. 佝偻病(肾性) 2. 骨骼发育不良 3. 创伤	Hx:患儿家长观察到畸形 PE:测量胫股角 X 线:仅用于重度畸形或怀疑骨骼发育不良	1. 大多数随正常发育而缓解 2. 10 岁后存在畸形:手术矫形
Osgood-Schlatter 病		
• 骨软骨炎 / 牵拉胫骨结节的骨突(2 期骨化中心) • 伸膝装置(股四头肌)反复牵拉胫骨结节	Hx:青少年早期,膝关节疼痛,活动后加重 PE:胫骨结节压痛,肿胀 X 线:膝正侧位:可显示异位骨化	1. 限制 / 调整活动 2. 多数在青少年中期随骨突的融合而缓解
胫骨内旋		
• 胫骨的先天性内旋(与宫内位置有关) • 常为双侧	Hx:1 ~ 2 岁,易跌到,无痛 PE:足股角为负值(正常为 10° ~ 30°);髌骨指向前方时足趾指向内;足趾向内步态	将会自发缓解(24 ~ 48 个月)

Osgood-Schlatter 病变

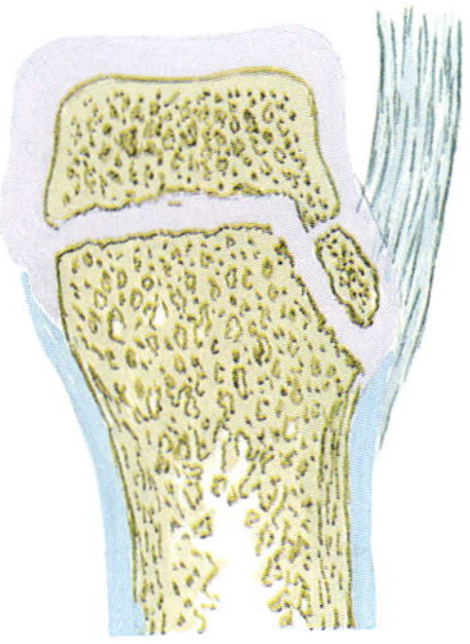

正常情况下，髌腱止于骨化的胫骨结节

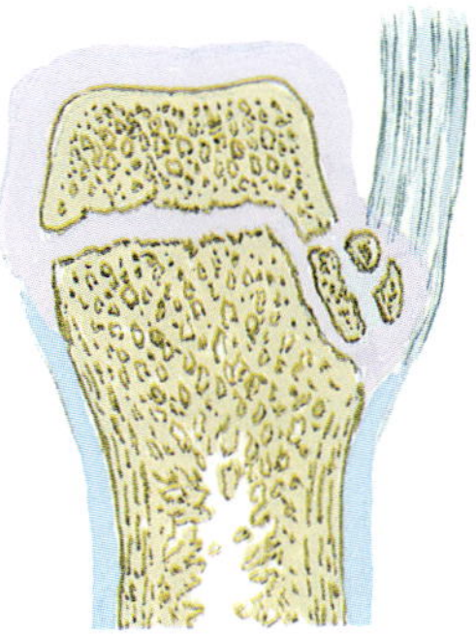

Osgood-Schlatter 病变时，胫骨结节浅层受髌腱牵来，形成分离骨块

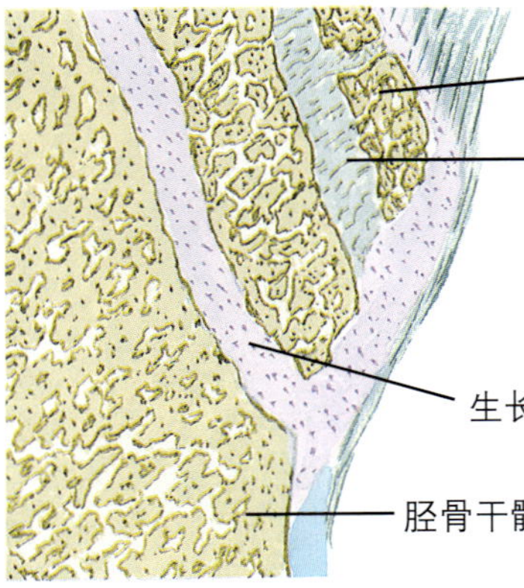

高倍放大的病变区域

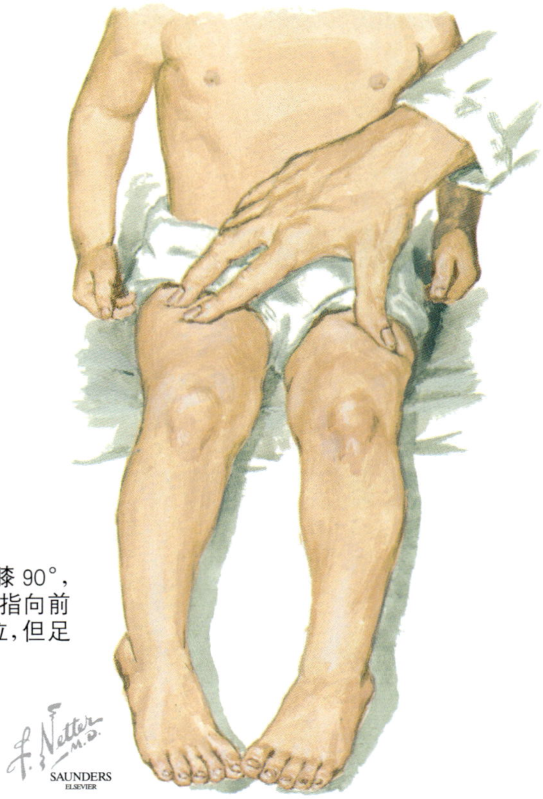

评估患者有无胫骨内旋
患儿坐在检查床边，屈膝 90°，足跟抵住垂直面。髌骨指向前方提示股骨处于中立位，但足尖指向内提示胫骨内旋

膝关节前内侧入路

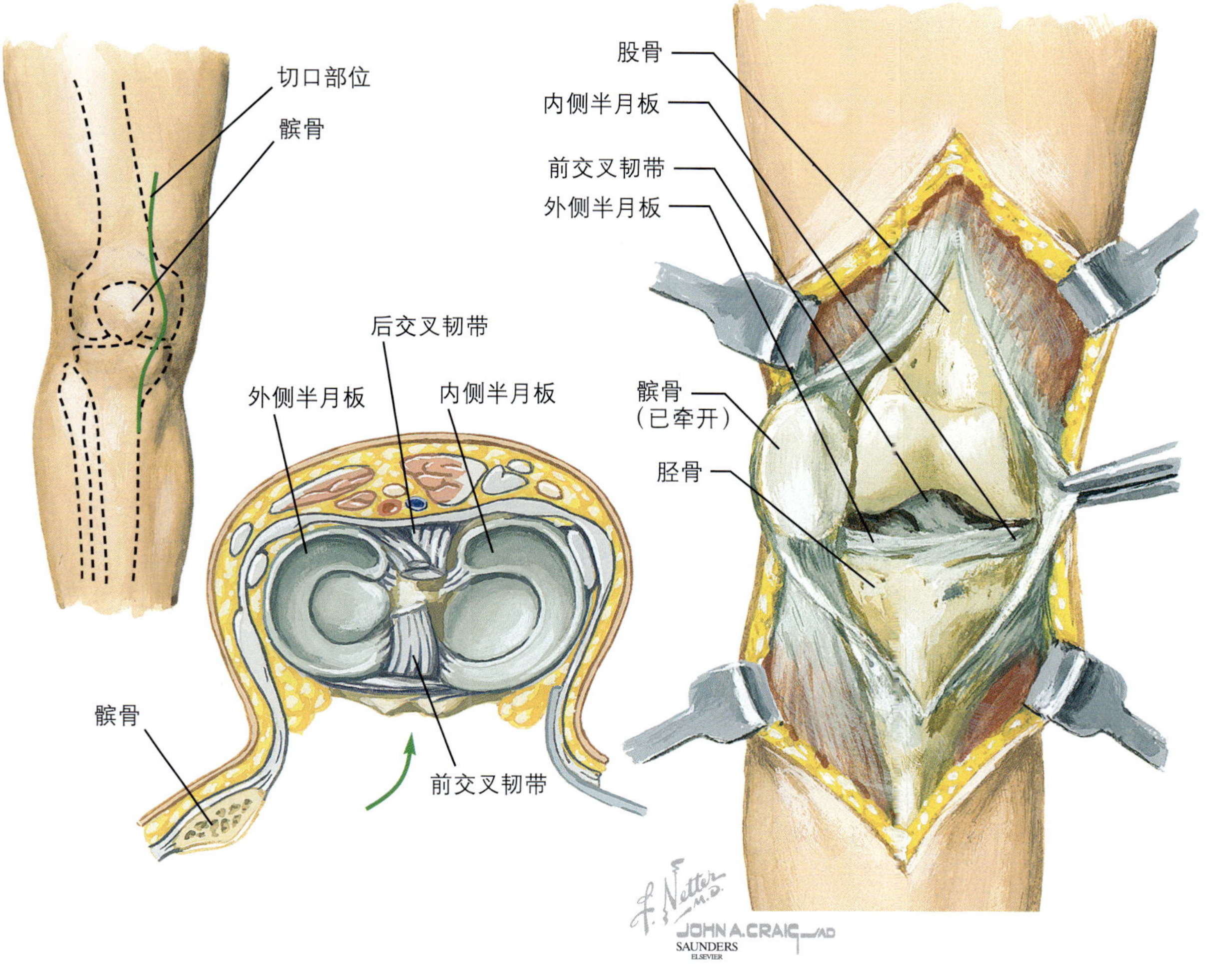

用途	神经界面	危险	备注
膝关节：内侧髌旁入路			
1. 韧带重建 2. 全膝关节置换 3. 半月板切除	无 关节囊位于皮下	隐神经髌下支	1. 最常采用的入路 2. 可获最大最佳的显露 3. 皮下神经可发展为神经瘤
小腿／胫骨：后外侧入路(Harmon 入路)			
1. 骨折 2. 骨折不愈合	1. 腓肠肌／比目鱼肌／踇长屈肌[胫神经] 2. 腓骨长／短肌[腓浅神经]	1. 小隐静脉 2. 胫后动脉	1. 该入路技术困难 2. 植骨用于骨不愈合
关节镜入路			
1. 前内侧入口	恰在关节线上方 髌骨下 1cm 髌韧带内侧 1cm	内侧半月板前角	用于显露外侧间室
2. 前外侧入口	恰在关节线上方 髌骨下 1cm 髌韧带外侧 1cm	外侧半月板前角	1. 用于显露内侧间室，前交叉韧带及半月板 2. 难以观察后交叉韧带及后方结构
3. 外上入口	关节线上方 2.5cm，股四头肌腱外侧		用于显露髌骨关节面及髌骨切迹
4. 后内侧入口	屈膝 90°，股骨髁后方 1cm		用于显露后交叉韧带及半月板后角

胫骨后外侧入路

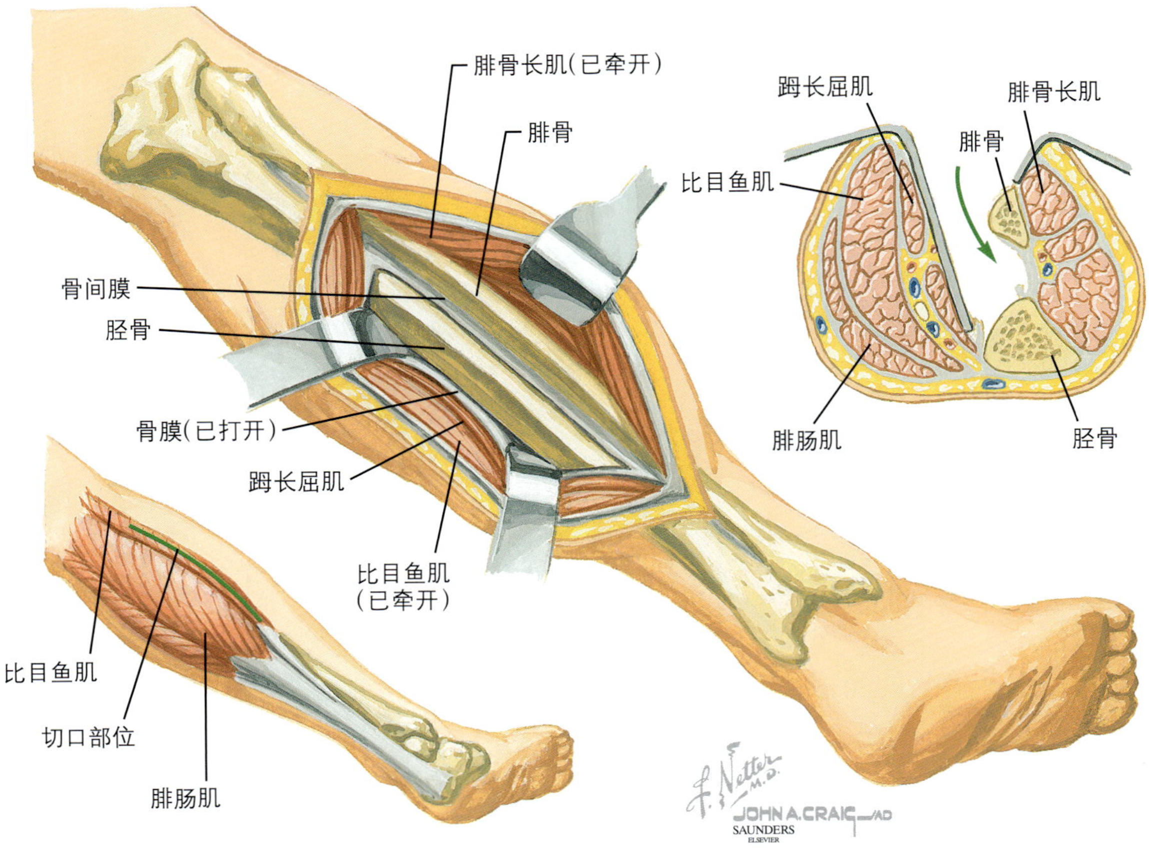

膝关节镜的入路

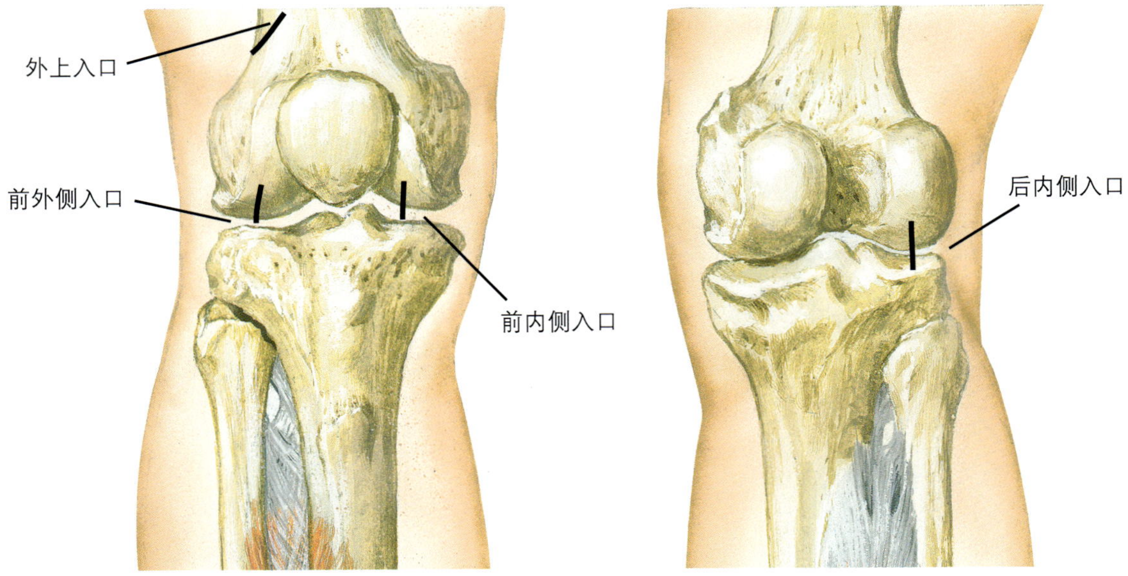

第 9 章

足 / 踝

目　录

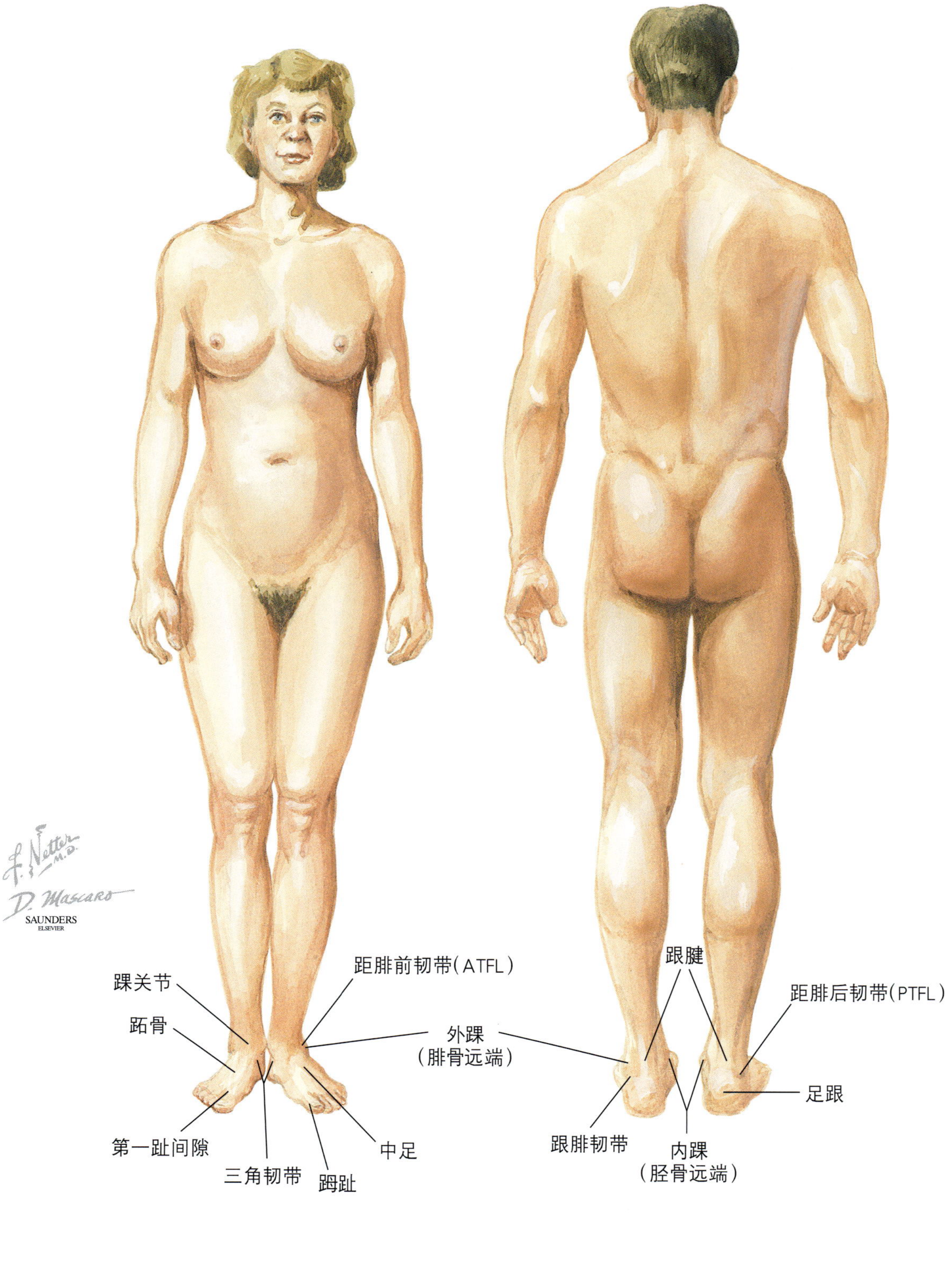
F. Netter M.D.
D. Mascaro
SAUNDERS
ELSEVIER
踝关节
距骨
第一趾间隙
三角韧带
跗趾
中足
距腓前韧带(ATFL)
外踝
(腓骨远端)
跟腱
距腓后韧带(PTFL)
足跟
跟腓韧带
内踝
(胫骨远端)

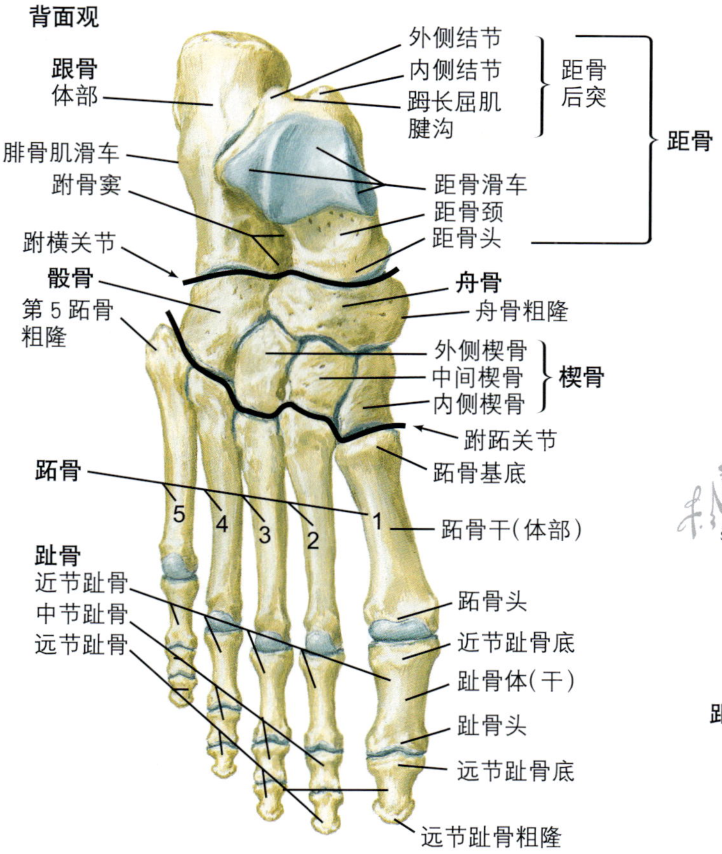

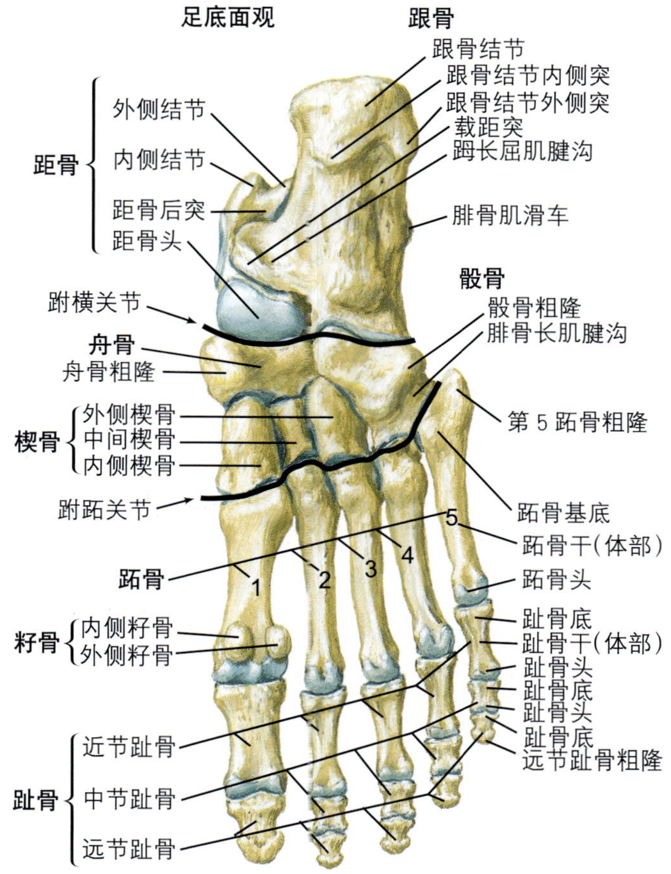

特　征	骨　化		融合	备　注
胫腓骨参见第8章				
距骨				
• 距骨头(前方与舟骨形成关节)	原发：体部	胚胎期第7个月	13~15岁	• 距骨是唯一与胫腓骨形成关节的跗骨，无肌肉附着
• 距骨颈：易发生骨折				• 距骨的血运来自胫后动脉和足背动脉的返支，易发生缺血坏死
• 距骨体/滑车：位于踝穴内				• 来自胫骨的负荷通过滑车传递至距骨
• 距骨外突				• 踇长屈肌走行于距骨后突的内外侧结节之间
• 距骨后突：内外侧结节				• 外侧结节未融合：三角骨，并非骨折

骨

外面观

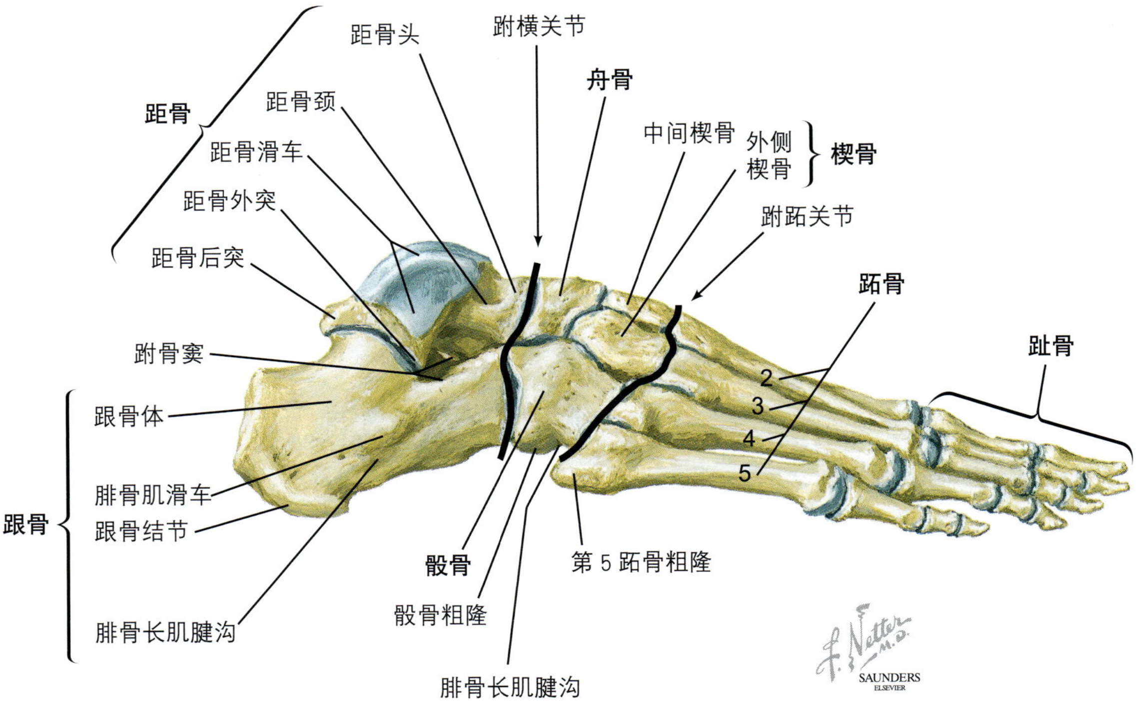

特　征	骨　化		融合	备　注
		跟骨		
• 多个关节面，后关节面最大 • 载距突：中间关节面，支撑距骨颈	原发：体部 继发：跟骨结节	胚胎期第 6 个月 9 岁	13~15 岁	• 最大的跗骨；足纵弓的后方支持结构 • FHL 走行于载距突下方；弹簧韧带附着其上 • 跟骨结节骨赘可产生刺痛
		舟骨		
•"舟状"骨 • 舟骨粗隆（内侧）	原发	4 岁	13~15 岁	• 胫骨后肌附着于舟骨粗隆 • 与距骨、楔骨及骰骨形成关节
		楔骨		
• 由三块楔骨构成 • 内侧楔骨：最大 • 中间楔骨：比另两块楔骨短 • 外侧楔骨	原发	内侧楔骨：3 岁 中间楔骨：4 岁 外侧楔骨：1 岁	13~15 岁	• 第 2 跗跖关节因中间楔骨短而形成隐窝，易发生第 2 跖骨基底骨折，造成跗跖关节不稳定 • 腓骨长肌部分止于内侧楔骨

内面观

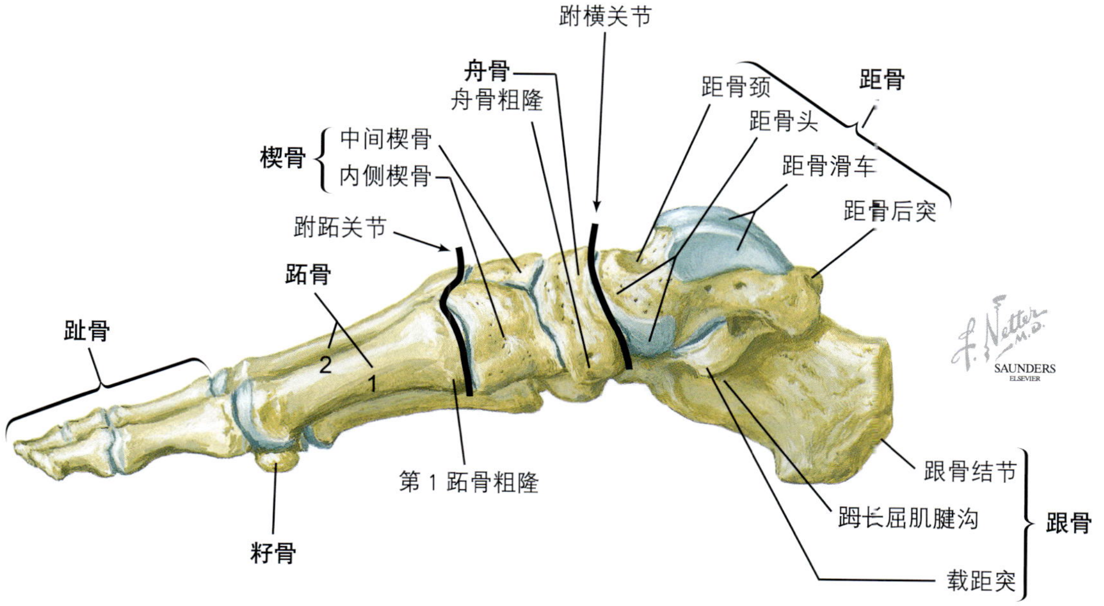

特征	骨化		融合	备注
		骰骨		
• 骰骨粗隆位于下方 • 骰骨沟位于下方	原发	出生时	13~15 岁	• 最外侧的跗骨 • 腓骨长肌腱穿过骰骨下方的沟
		跖骨		
• 具有长骨特征 • 第 2 跖骨与跗骨形成隐窝 • 足纵弓的前方支持结构	原发:干部 继发:骨骺	胚胎第 9 周 5~8 岁	出生 14~18 岁	• 由内向外依次为第 1~5 跖骨 • 每一跖骨只有一个骨骺,除第一跖骨位于基底部外,其余均位于头部 • 腓骨短肌止于第 5 跖骨基底部(可发生撕脱骨折)
		趾骨		
• 踇趾只有两节趾骨 • 踇趾有两枚籽骨	原发:体部 继发:骨骺	胚胎第 10 周 2~3 岁	14~18 岁	• 每足有 14 块趾骨 • 每一趾骨均只有一个骨骺:位于基底部 • 其他足趾也可存在籽骨,属正常变异

每一跗骨的骨化均源自单一骨化中心

踝穴的界限:上方为胫骨(穹顶),内侧为内踝(胫骨),外侧为外踝(腓骨)

跗管:纤维骨性通道,由后内踝、跟骨及局部内侧壁、屈肌支持带构成。走行的结构:肌腱(胫后肌腱、趾长屈肌、踇长屈肌)、胫后动脉、胫神经(可在跗管内受压)

踝关节骨折的 Lauge-Hansen 分型

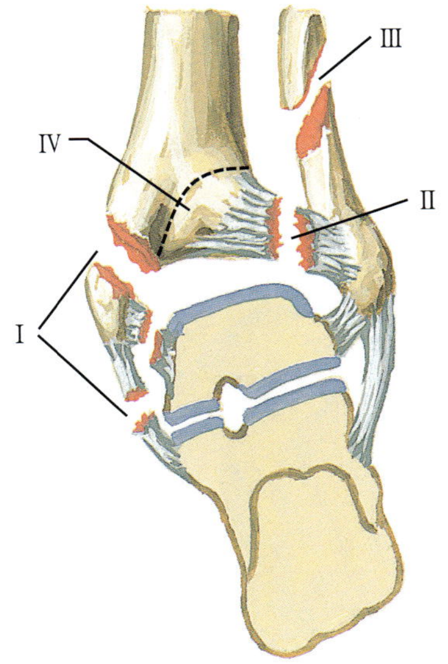

旋前 - 外旋型(PER)

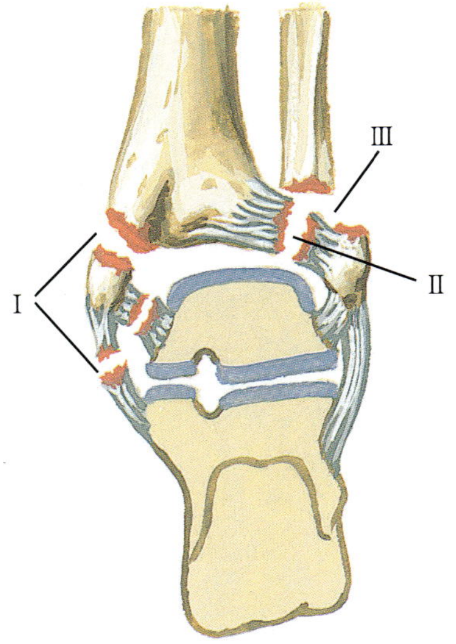

旋前 - 外展型(PA)

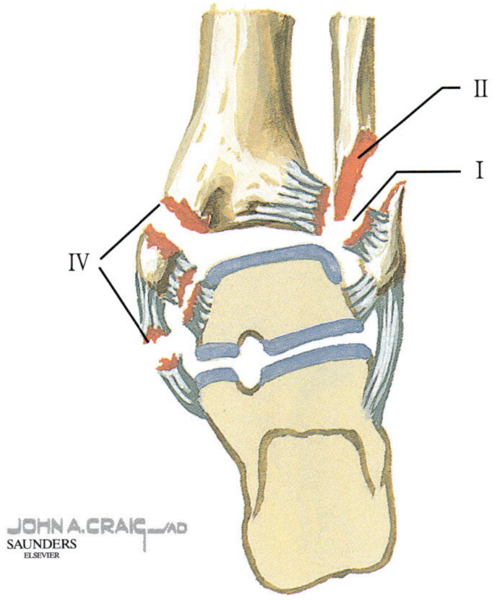

旋后 - 外旋型(SER)

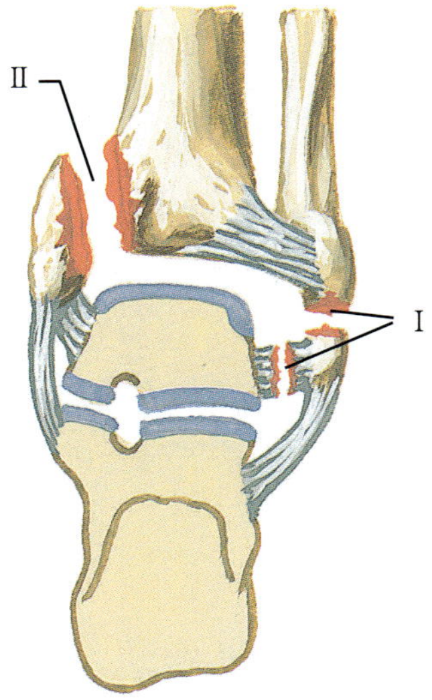

旋后 - 内收型(SA)

描述	评估	分型	治疗
踝关节骨折(Maisonneuve 骨折参见膝关节创伤表)			
• 所有年龄段均很常见 • 内外踝及距骨顶均可受累 • 1 型踝关节骨折:稳定骨折 • 2 型踝关节骨折和/或韧带损伤:不稳定 • 需要完美的踝穴解剖复位 • 必须同时恢复腓骨的长度	Hx:创伤史;疼痛、肿胀 PE:渗出;单踝/双踝和/或腓骨近端的强烈压痛。检查胫后动脉搏动及胫神经功能 XR:踝关节系列 CT:良好显示需要修复的关节内骨折	Lauge-Hansen 分型:分为 4 型及不同的分期 • 旋后 - 内收型(SA):旋后/内收;Ⅰ期、Ⅱ期 • 旋后 - 外旋型(SER):旋后/外旋;Ⅰ~Ⅳ期 • 旋前 - 外展型(PA):旋前/外展;Ⅰ~Ⅲ期 • 旋前 - 外旋型(PER):旋前/外旋;Ⅰ~Ⅳ期	脱位:立即复位 稳定/无移位骨折:长腿或短腿石膏制动 4~6 周 不稳定/移位骨折:切开复位内固定、修复关节面及腓骨长度;根据需要放置下胫腓螺钉
并发症:创伤后关节炎/疼痛;活动度及肌力下降;踝关节不稳;不愈合/畸形愈合;交感反射性营养不良(RSD)			

跟骨关节外骨折

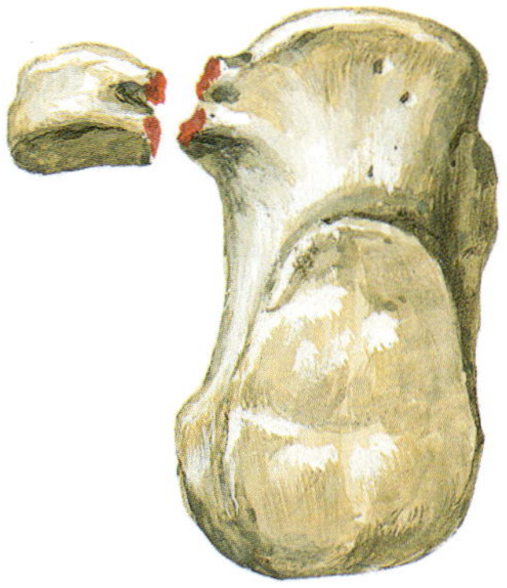

载距突骨折

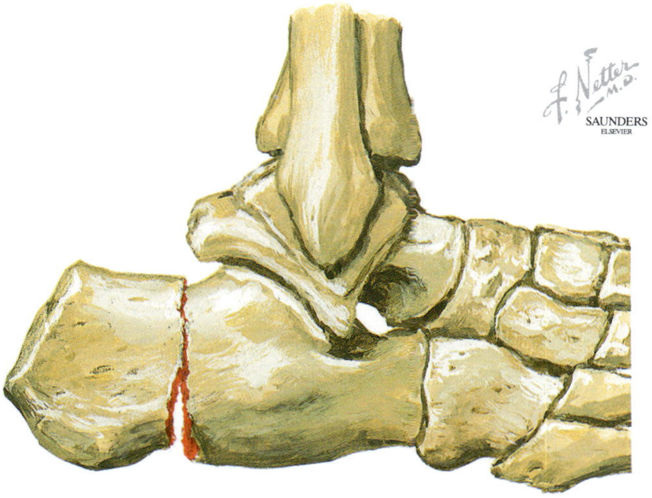

跟骨体骨折，不累及距下关节面

跟骨关节内骨折

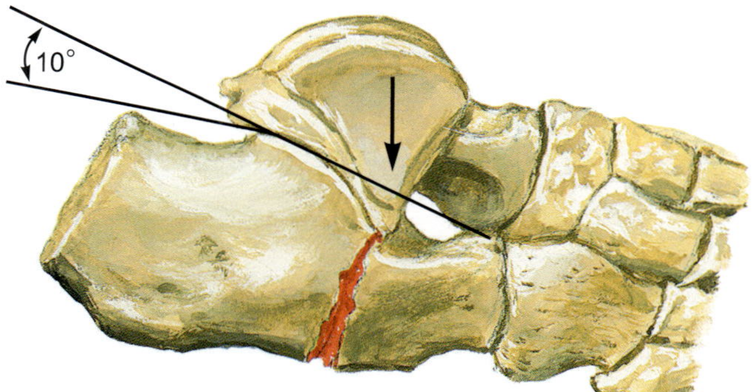

原始骨折线 距骨冲入跟骨内，常见于坠落伤或足底着地。Böhler 角变小

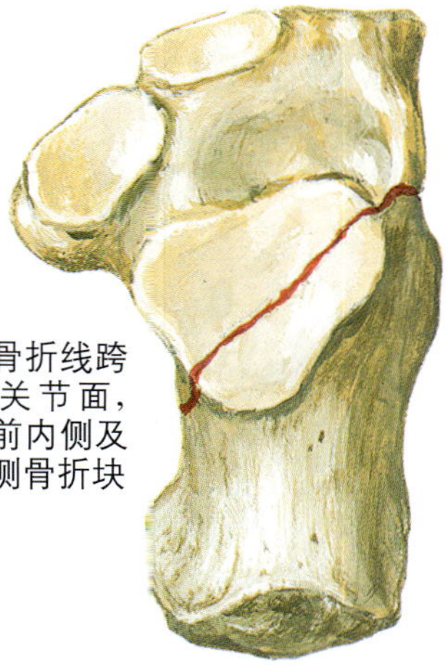

原始骨折线跨过后关节面，形成前内侧及后外侧骨折块

描述	评估	分型	治疗
跟骨骨折			
• 最常见的跗骨骨折 • 机制：巨大的轴向负荷（高处坠落或跳跃） • 必须排除脊柱损伤 • 可累及距下关节 • 多为关节内骨折（预后较差）	Hx：创伤史；不能负重、疼痛、肿胀 PE：触压痛；检查胫神经功能、动脉搏动、足弓肿胀情况 XR：正侧位 ± Harris 像；脊柱像 CT：有助于更好地显示骨折情况	关节外骨折： 体部 跟骨结节 前/内侧结节 关节内骨折： 无移位 舌型骨折 关节压缩 粉碎骨折	关节外骨折：石膏；不稳定骨折可行切开复位内固定 移位骨折/关节内骨折：切开复位内固定（接骨板螺钉）± 植骨 严重粉碎骨折：保守治疗
并发症：骨关节炎（距下关节）；活动度降低；畸形愈合/不愈合；筋膜室综合征；腓肠神经损伤			

距骨颈骨折

距骨颈骨折

通常为踝关节极度背伸时胫骨前缘撞击所致

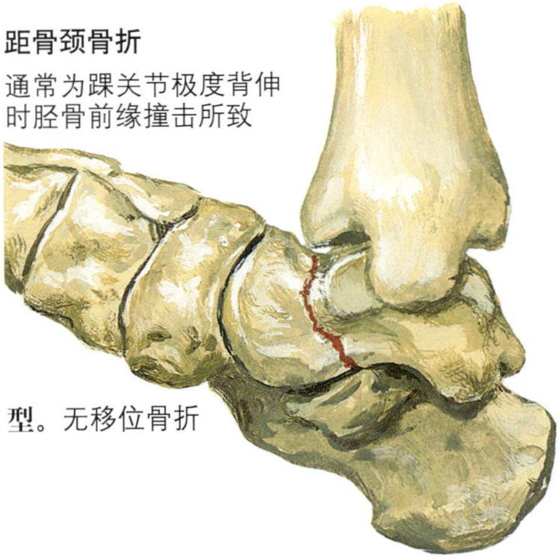

I 型。无移位骨折

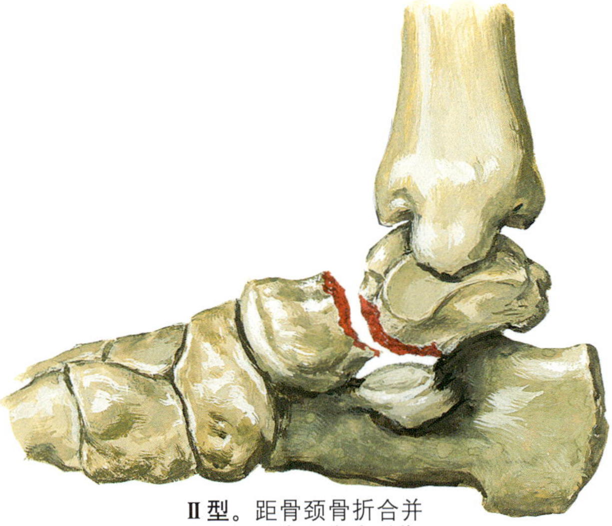

II 型。距骨颈骨折合并距下关节半脱位或脱位

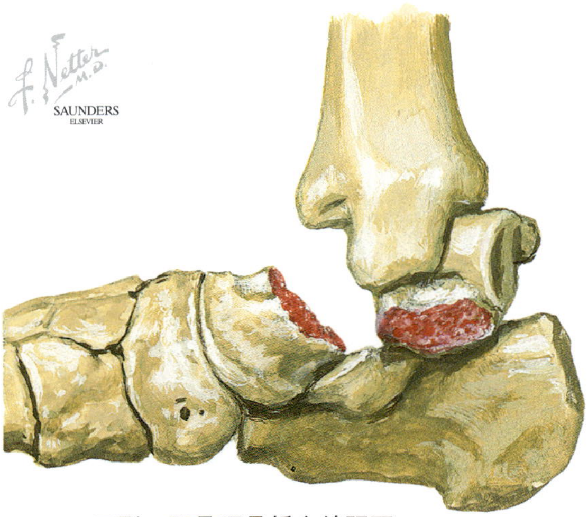

III 型。距骨颈骨折合并距下关节脱位及胫距关节脱位

描　　述	评　　估	分　　型	治　　疗
距骨骨折			
• 交通伤、高处坠落伤 • 距骨颈是最常见的部位，头部及体部骨折罕见 • 血供有限造成并发症较多 • 半急性损伤 • Hawkins 征表现为 X 线上的软骨下骨吸收，提示骨折愈合（无缺血坏死）	Hx：创伤史。无法负重、疼痛、肿胀 PE：触压痛；检查胫神经功能、动脉搏动及足弓肿胀情况 XR：正侧位像（± Canale 像） CT：一般不需要	Hawkins 分型（距骨颈骨折）提示骨坏死风险： I 型 无移位骨折 II 型 移位骨折；距下关节半脱位 / 脱位 III 型 移位骨折，距骨体部脱位 IV 型 距骨头部（± 体部）脱位	I 型：石膏制动 2 个月。现多采用切开复位内固定，以减少移位风险 II、III 及 IV 型：急诊切开复位内固定，避免缺血坏死；± 植骨早期活动度锻炼
并发症：骨关节炎（胫距关节及距下关节）；距骨体骨坏死（切开复位内固定可降低风险）；延迟愈合 / 不愈合			

跗跖关节复合体(Lisfranc)损伤

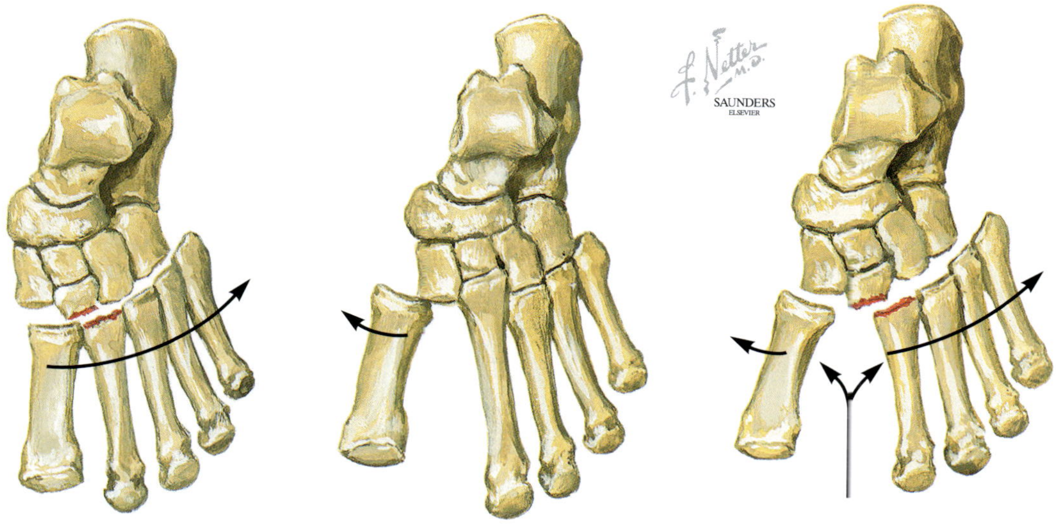

同向脱位。5 块跖骨向同一方向移位。第 2 跖骨基底骨折

孤立脱位。1~2 块跖骨脱位；其他跖骨位置正常

双向脱位。第一跖骨向内脱位，其他跖骨向外脱位

描述	评估	分型	治疗
中足骨折			
• 累及跗骨 • 通常为高能量损伤 • 相邻骨骨折导致跗骨间关节损伤 • 楔骨及骰骨骨折罕见 • 第 2 跖骨位于跗骨陷窝内：其基底部骨折可破坏跗跖关节稳定，造成 Lisfranc 脱位	Hx：创伤史。足背部疼痛 PE：肿胀，活动中足时，跗骨间关节或跗跖关节剧烈疼痛 XR：正位／侧位／斜位像 ± 足的应力像。第 2 跖骨应与中间楔骨对线 CT/MRI：用于难以确定骨折的情况	跗横关节： 舟骨骨折 撕脱骨折 舟骨体 舟骨粗隆 骰骨骨折 楔骨骨折 跗跖关节：Lisfranc 骨折脱位（第 2 跖骨） 同向脱位 孤立脱位 双向脱位	跗横关节： 无移位：石膏 其他：切开复位内固定 舟骨骨折： 复位 ± 经皮穿针固定(PCP) 多需切开复位内固定 Lisfranc 损伤： 闭合复位骨折和／或脱位 ± 经皮穿针固定 切开复位内固定：存在移位或无法闭合复位
并发症：神经血管损伤：足背动脉；筋膜室综合征；活动度下降；创伤性关节炎或慢性疼痛			

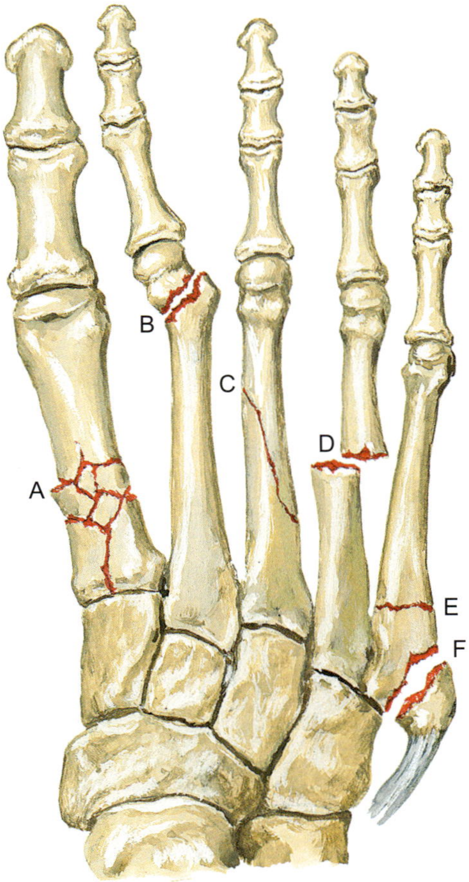

跖骨骨折的分型：A. 粉碎骨折；B. 移位的颈部骨折；C. 斜形骨折；D. 移位的横形骨折；E. 第 5 跖骨基底骨折；F. 第 5 跖骨粗隆撕脱骨折

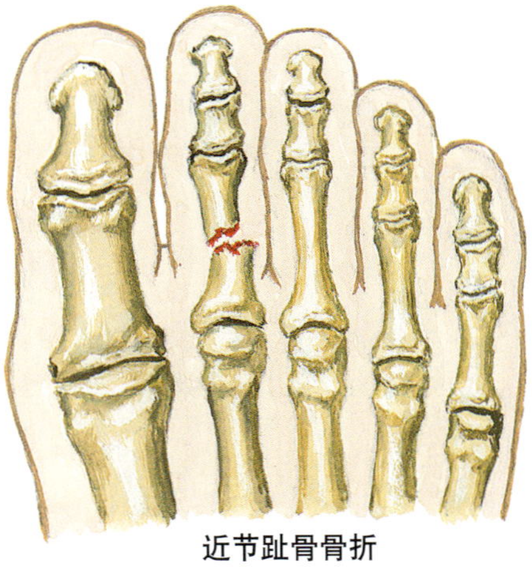

近节趾骨骨折

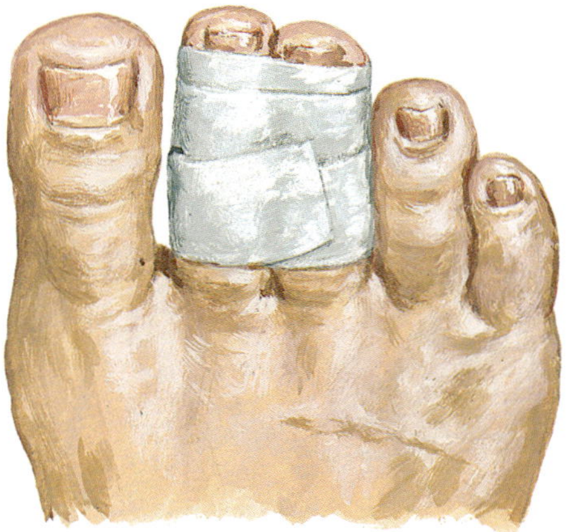

趾骨骨折采用邻趾绑缚固定

描述	评估	分型	治疗
跖骨及趾骨骨折			
• 良性损伤，预后大多良好 • 位于第 5 跖骨干骺端 / 骨干交界处的骨折（Jones 骨折）预后不佳 • 第 5 跖骨基底撕脱骨折［腓骨短肌］：预后良好 • 足趾骨折：多为钝性损伤，第 5 趾最常见	Hx：负重时疼痛，肿胀 PE：肿胀，瘀斑，骨性疼痛（随活动增加） XR：跖骨：正位 / 侧位 / 斜位像 趾骨：仅需正位像	跖骨： 头颈部骨折 跖骨干 跖骨基底（尤其是第 5 跖骨） 趾骨： 跖骨干 关节损伤	跖骨骨折： 无移位骨折：硬式足心垫或行走支具 移位 / 成角骨折：切开复位内固定 第 5 跖骨 Jones 骨折：石膏并避免负重 6 周，也可切开复位内固定 趾骨骨折： 踇趾：复位，经皮穿针处理关节损伤 其他足趾：夹板或绷带绑缚
并发症：血管神经损伤（足背动脉）；骨关节炎 / 疼痛；活动度降低；不愈合（特别是第 5 跖骨 Jones 骨折）；畸形			

后面观

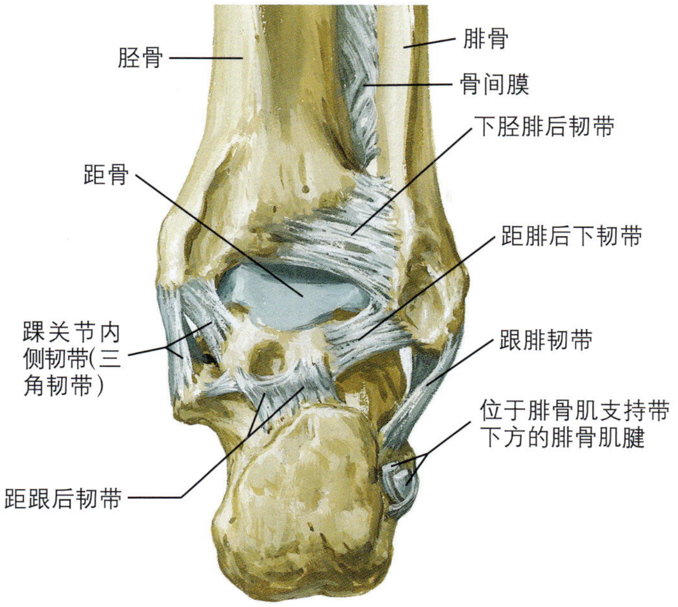

前面观

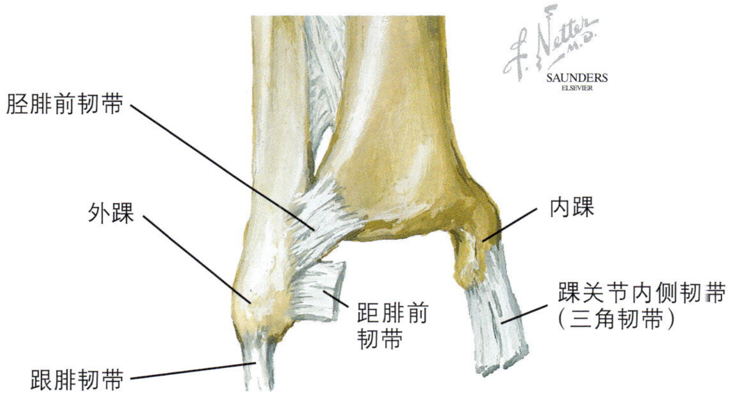

韧 带	附着点	备 注
	下胫腓韧带	
韧带联合	胫腓骨远端的支持结构:如果撕裂,必须加以稳定	
下胫腓前韧带(AITFL)	胫腓骨远端前方	斜形,连接胫腓骨前方
下胫腓后韧带(PITFL)	胫腓骨远端后方	较薄弱,是踝穴的后方支持结构
下胫腓横韧带	位于下胫腓后韧带下方深层	踝穴后方的强大支持结构
骨间韧带	胫骨外侧及腓骨内侧	骨间膜的延伸,强大的支持结构:Maisonneuve 骨折时发生撕裂
下胫腓前韧带或后韧带撕裂时,平片上可见下胫腓韧带联合变宽		
	踝关节(踝穴/距骨 铰链式关节)	
关节囊	胫骨至距骨	骨间韧带的延伸
内侧:三角韧带(4部分)	由内踝至:	强大的内侧支持结构:很少扭伤
胫舟韧带	舟骨粗隆	覆盖在胫距前韧带表面
胫跟韧带	载距突	垂直方向
胫距后韧带	距骨内侧结节	三角韧带中最厚的部分
胫距前韧带	距骨	支持作用最弱
外侧:	由外踝至:	薄弱的外侧支持结构:易发生扭伤
距腓前韧带[ATFL]	距骨颈	薄弱,最易扭伤:撕裂时后抽屉试验阳性
跟腓韧带[CFL]	跟骨	稳定距下关节
距腓后韧带[PTFL]	距骨后突	强大,极少撕裂
下胫腓前韧带或后韧带撕裂时,平片上可见下胫腓韧带联合变宽		

踝关节

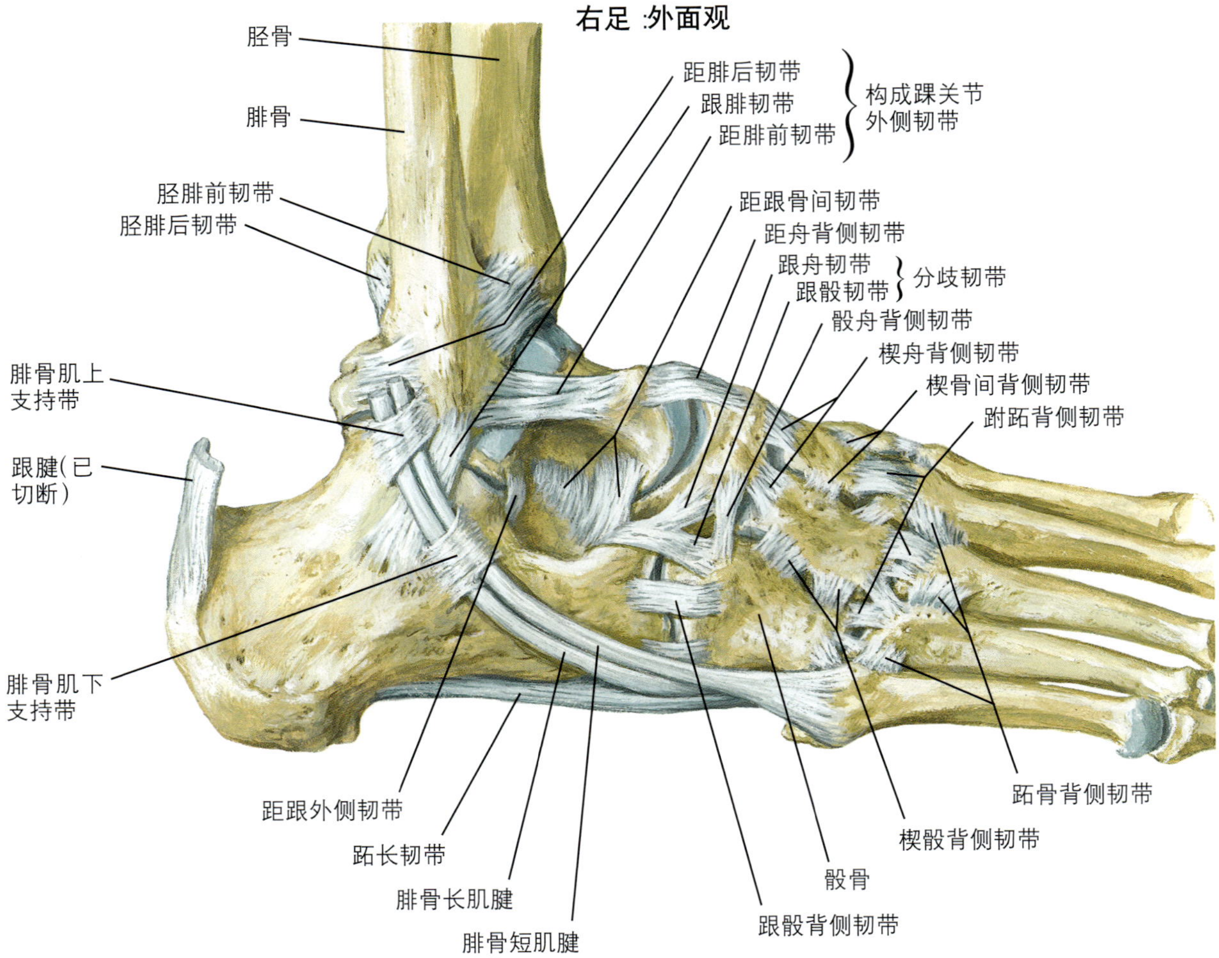

右足 :外面观
胫骨
腓骨
距腓后韧带
跟腓韧带
距腓前韧带
构成踝关节外侧韧带
胫腓前韧带
胫腓后韧带
距跟骨间韧带
距舟背侧韧带
跟舟韧带
跟骰韧带
分歧韧带
骰舟背侧韧带
楔舟背侧韧带
楔骨间背侧韧带
跗跖背侧韧带
腓骨肌上支持带
跟腱(已切断)
腓骨肌下支持带
距跟外侧韧带
跖长韧带
腓骨长肌腱
腓骨短肌腱
跟骰背侧韧带
骰骨
楔骰背侧韧带
跖骨背侧韧带

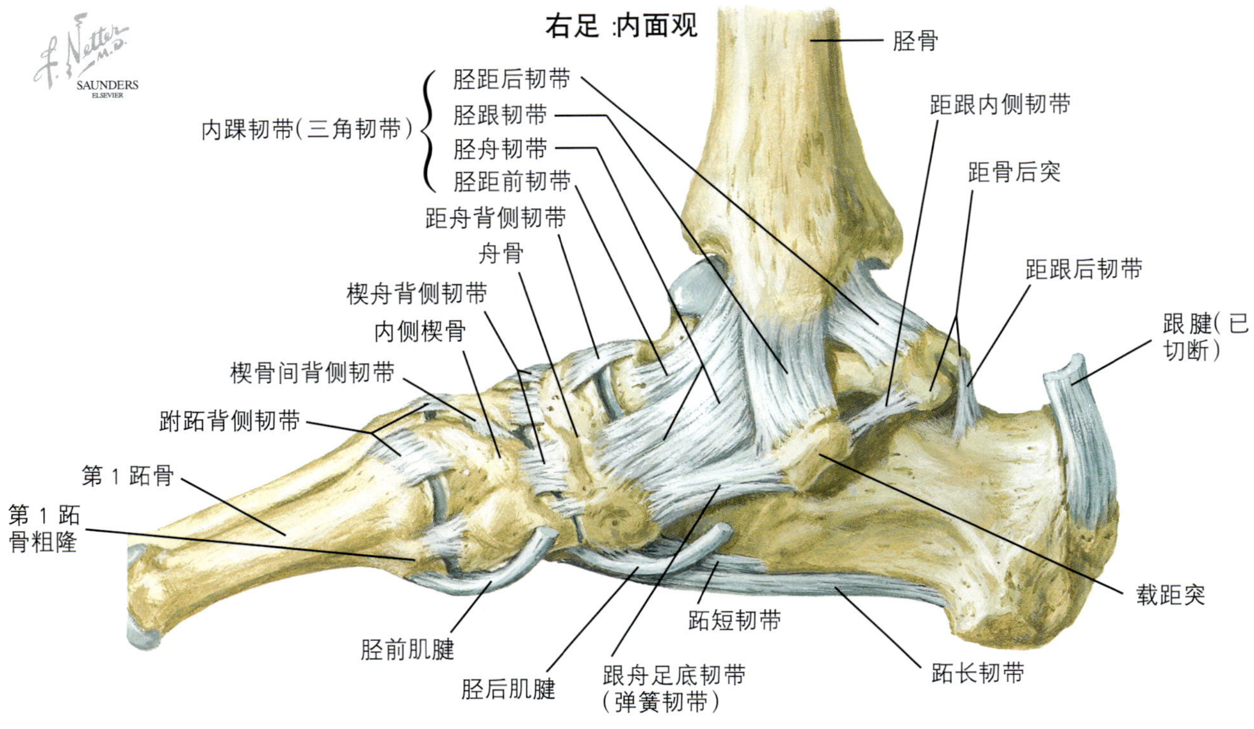

右足 :内面观
胫骨
内踝韧带(三角韧带)
胫距后韧带
胫跟韧带
胫舟韧带
胫距前韧带
距舟背侧韧带
舟骨
楔舟背侧韧带
内侧楔骨
楔骨间背侧韧带
跗跖背侧韧带
第 1 跖骨
第 1 跖骨粗隆
距跟内侧韧带
距骨后突
距跟后韧带
跟腱(已切断)
载距突
跖长韧带
跖短韧带
跟舟足底韧带(弹簧韧带)
胫后肌腱
胫前肌腱

跖趾关节和趾间关节的关节囊及韧带：外面观

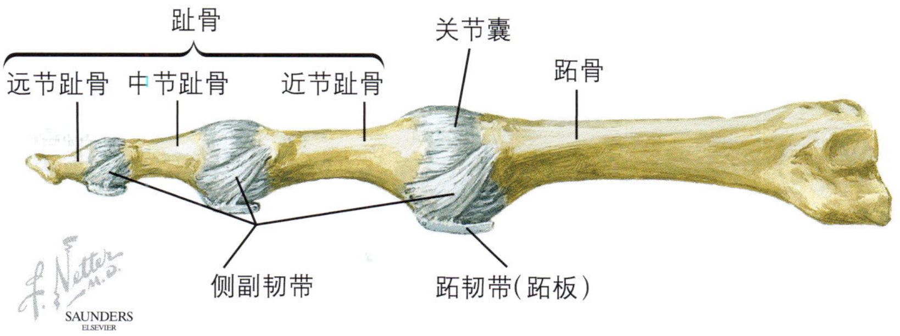

关节	韧带	备注
跗骨间关节		
距下(距跟)关节：允许足的内翻/外翻动作(如行走在崎岖路面)		
	距跟内侧韧带	距骨内侧结节至载距突
	距跟外侧韧带	跟腓韧带深层
	距跟后韧带	短；距骨后突至跟骨
	距跟骨间韧带	强大；位于跗骨窦
	同时受到踝关节韧带的支撑及保护(见踝关节部分)	
跗横关节(Chopart 关节)：辅助距下关节内翻/外翻		
距舟关节	跟舟足底韧带	载距突至舟骨：距骨头的足底支持结构，强大
	距舟背侧韧带	背侧支持结构
	跟舟韧带(分歧韧带之一)	侧方支持结构
跟骰关节	跟骰韧带(分歧韧带之二)	稳定两列跗骨
	跟骰背侧韧带	背侧支持结构
	跟骰足底韧带(跖短韧带)	足底的强大支持结构
	跟骰跖韧带(跖长韧带)	足底的次要支持结构
舟骰关节 楔舟关节 楔骨间关节 楔骰关节	这四个关节均有背侧、足底侧及骨间韧带相连，这些韧带与关节同名	均为微动小关节，临床作用不大；共享同一关节囊
足底韧带远较背侧韧带强大		
跗跖关节(Lisfranc 关节)		
	背侧、足底、骨间、跗跖韧带	内侧楔骨足底侧至第 2 跖骨：Lisfranc 韧带
跖骨间关节		
	背侧、足底侧、跖骨间韧带	增强足横弓 连接跖骨头
跖趾关节(球窝式关节)		
	跖板及籽骨间韧带	负重面的一部分
	侧副韧带	强大
跖骨间韧带的深层参与支持这些关节		
趾间关节(铰链式关节)		
	跖板 侧副韧带	与指间关节类似

足部关节

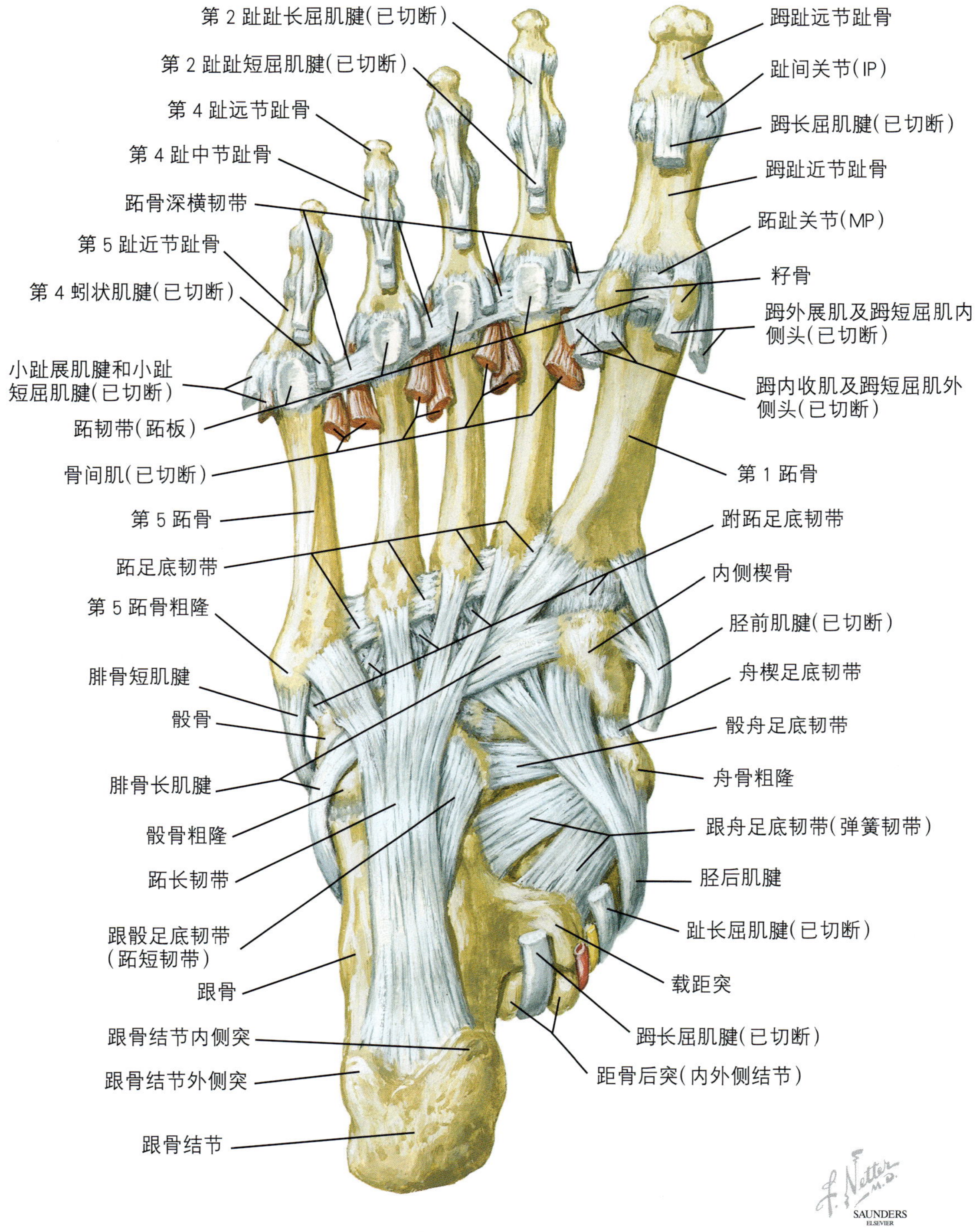
第 2 趾趾长屈肌腱(已切断)
第 2 趾趾短屈肌腱(已切断)
第 4 趾远节趾骨
第 4 趾中节趾骨
跖骨深横韧带
第 5 趾近节趾骨
第 4 蚓状肌腱(已切断)
小趾展肌腱和小趾短屈肌腱(已切断)
跖韧带(跖板)
骨间肌(已切断)
第 5 跖骨
跖足底韧带
第 5 跖骨粗隆
腓骨短肌腱
骰骨
腓骨长肌腱
骰骨粗隆
跖长韧带
跟骰足底韧带(跖短韧带)
跟骨
跟骨结节内侧突
跟骨结节外侧突
跟骨结节
踇趾远节趾骨
趾间关节(IP)
踇长屈肌腱(已切断)
踇趾近节趾骨
跖趾关节(MP)
籽骨
踇外展肌及踇短屈肌内侧头(已切断)
踇内收肌及踇短屈肌外侧头(已切断)
第 1 跖骨
跗跖足底韧带
内侧楔骨
胫前肌腱(已切断)
舟楔足底韧带
骰舟足底韧带
舟骨粗隆
跟舟足底韧带(弹簧韧带)
胫后肌腱
趾长屈肌腱(已切断)
载距突
踇长屈肌腱(已切断)
距骨后突(内外侧结节)
F. Netter M.D.
SAUNDERS
ELSEVIER

外面观

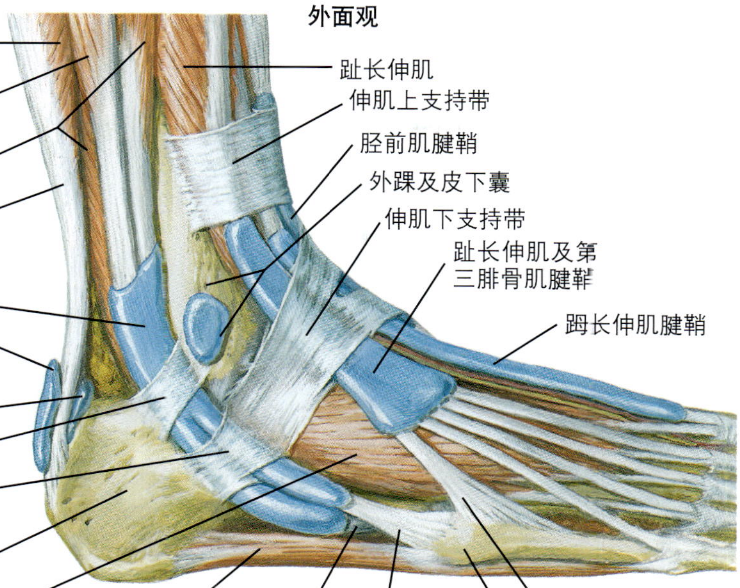

内面观

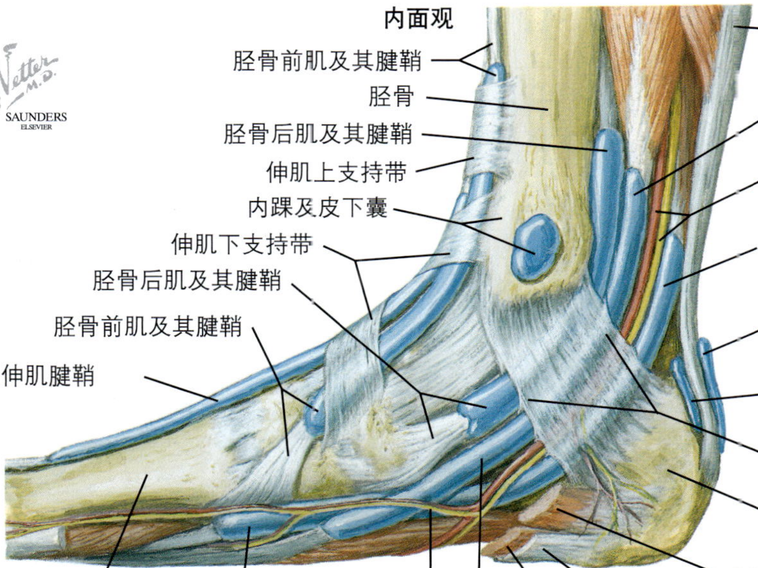

结构	功能	备注
伸肌上支持带	覆盖踝关节处前筋膜室的肌腱、神经及血管	腓骨远端至胫骨内侧
伸肌下支持带	包绕覆盖足部前筋膜室的肌腱、神经及血管	Y 形；跟骨至内踝及舟骨
屈肌支持带	覆盖后筋膜室的肌腱	内踝至跟骨
腓骨肌上下支持带	覆盖后足外侧筋膜室的肌腱及腱鞘	上支持带：外踝至跟骨 下支持带：伸肌下支持带至跟骨
跖腱膜(足底筋膜)	支撑足纵弓	扩展：足底筋膜 可发展为结节

小型操作

步骤
踝关节穿刺
1. 询问患者有无过敏史
2. 足跖屈,触诊内踝、内踝和胫骨前肌之间的沟;如果无法触诊胫骨前肌,可利用能够直视的踇长伸肌腱
3. 踝关节消毒铺巾
4. 局部皮肤浸润麻醉
5. 将20G针头垂直插入踝关节内(外侧为肌腱,上方为胫骨远端关节面,内侧为内踝)。回抽关节液。怀疑关节感染时,应送关节液的革兰氏染色及培养。穿刺针在关节内时,关节液应能顺畅流出
6. 覆盖穿刺点
趾神经阻断
1. 与手部相似。参见第4章

踇趾神经阻滞

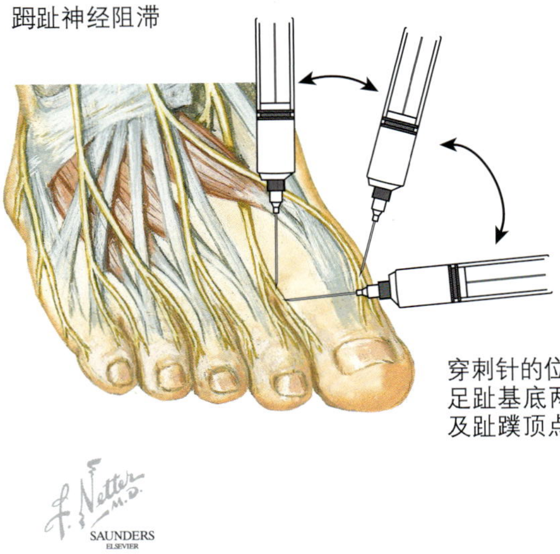

病史

问题	回答	临床意义
1. 年龄	青年	扭伤、骨折
	中年;老年	过度使用损伤、关节炎、痛风
2. 疼痛		
a. 发生	急性	骨折;疲劳骨折
	慢性	大多数足踝疾病均为慢性疼痛
b. 位置	踝关节	骨折、骨关节炎、踝关节不稳定、胫后肌腱炎
	后足	足底筋膜炎、骨折、跟骨后滑囊炎、跟腱炎
	中足	跗骨骨关节炎、骨折
	前足	踇强直、骨折、跖骨痛、Morton神经瘤、踇囊炎、痛风
	双侧	考虑全身性疾病,如类风湿关节炎
c. 时间	晨起疼痛	足底筋膜炎(牵拉或行走后改善)
	活动后加重	过度使用性损伤
3. 僵硬	无交锁感	踝关节扭伤、类风湿关节炎
	伴交锁感	游离体
4. 肿胀	存在	骨折、关节炎
5. 创伤史	损伤机制/足的位置	内翻:距腓前韧带[ATFL]损伤/扭伤
	能否负重	能负重:极少为严重损伤
		不能负重:严重损伤(排除有无骨折)
6. 活动性/职业	运动员,反复活动	跟腱炎、过度使用性损伤
	终日站立	过度使用性损伤
7. 穿鞋类型	穿鞋过紧/窄头鞋	踇外翻(踇囊炎;主要见于女性)
8. 神经症状	疼痛、麻木、针刺感	跗管综合征
9. 全身疾病史	足部表现	糖尿病、痛风、外周血管疾病、类风湿关节炎、Reiter综合征

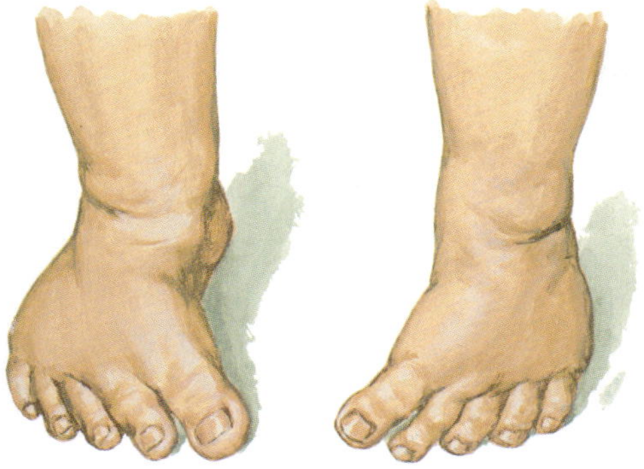

双侧跖骨内收

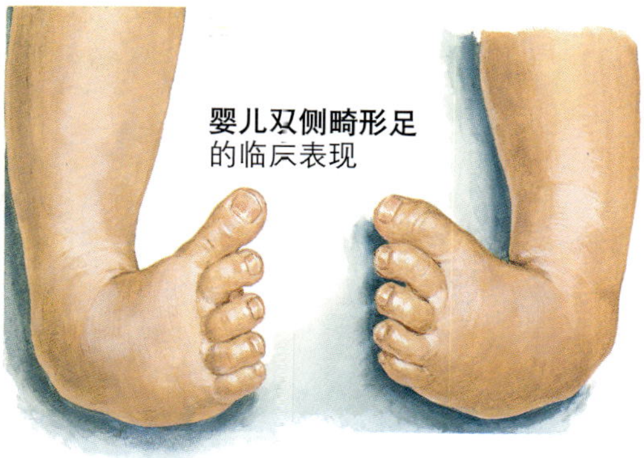

婴儿双侧畸形足
的临床表现

踇囊炎／踇外翻

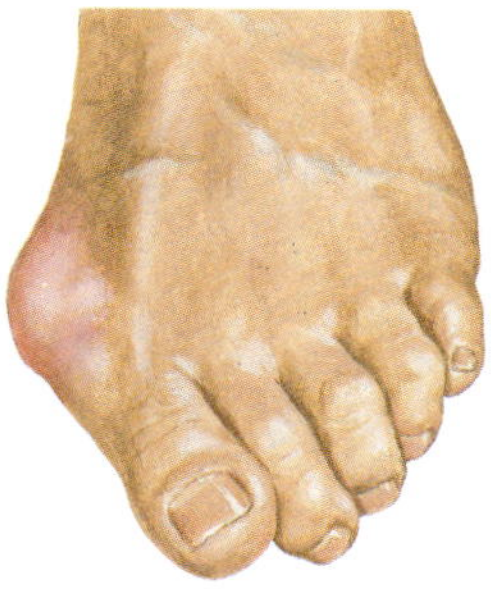

进行性踇囊炎。表现为前足增宽及第1跖骨头突出。踇趾偏向外侧(踇外翻)，压迫第2趾。其他足趾也向外侧偏移。可见踇长伸肌腱向外侧移位

扁平足
僵硬、疼痛并伴后足外翻的扁平足畸形，是跗骨联合的特征

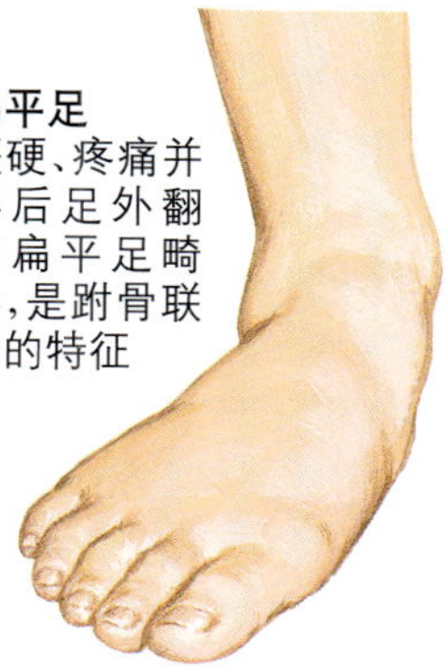

跟骨后滑囊肿大

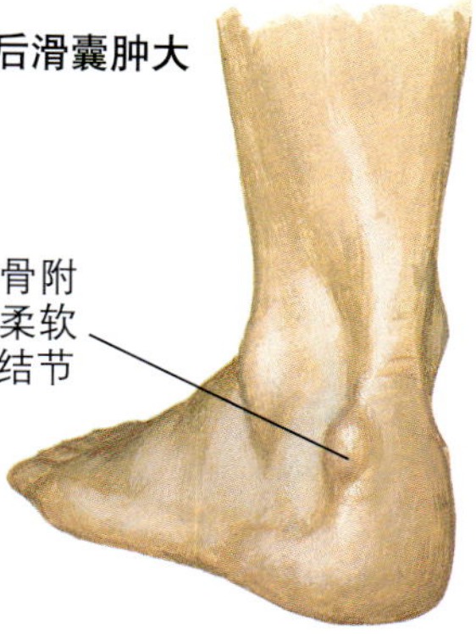

多趾征

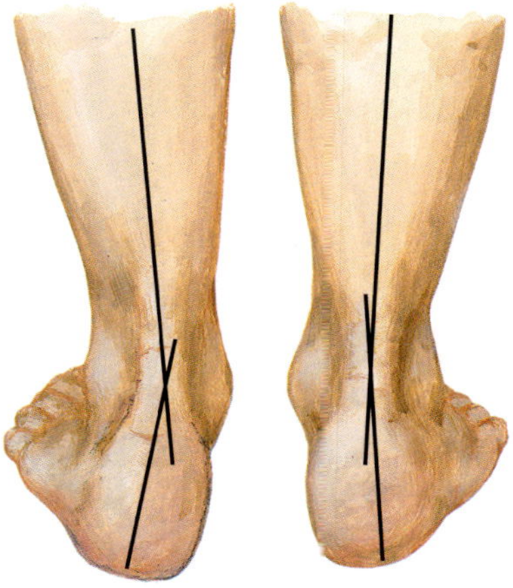

后面观显示左足过度旋前。健侧跟骨中线及小腿中线的夹角不超过2°

检 查	方 法	临 床 意 义
	视诊	
足(站立／负重位)	前面观	力线／旋转畸形；足趾畸形；踇囊炎
	后面观	轻度外翻为正常表现；跟骨后滑囊肿大；外生骨疣
	上面观	踇囊炎
	内面观	扁平足；高弓足
足(卧／坐／非负重位)	足底观	胼胝；疣；溃疡(尤其是糖尿病足)
肿胀	足踝部	肿胀是感染、创伤的征象；双侧；心血管疾病
颜色	负重变为非负重	足的颜色改变(由粉至红)；动脉供血不足
穿鞋	检查鞋的各个面	异常磨损提示疾病(如：足趾畸形、足下垂)

跟腱炎

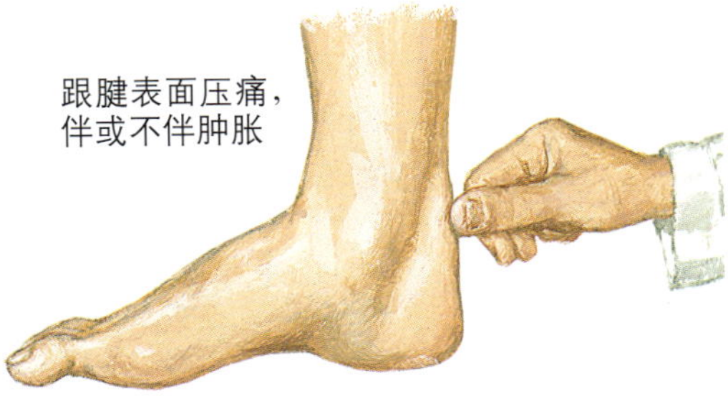

跟骨后滑囊炎

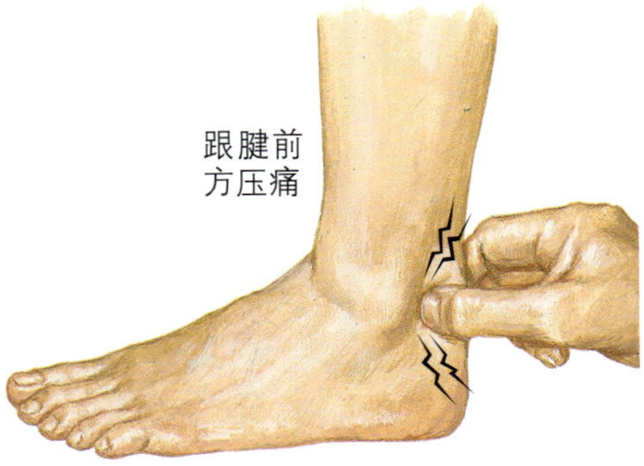

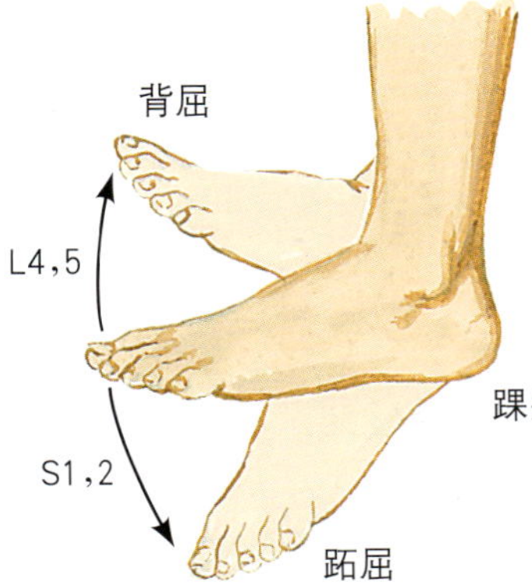

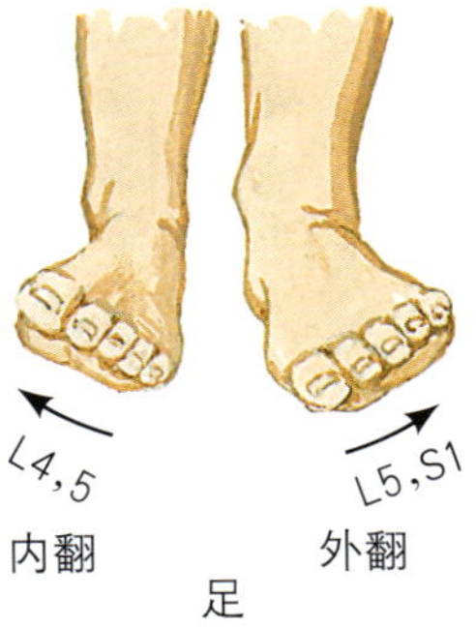

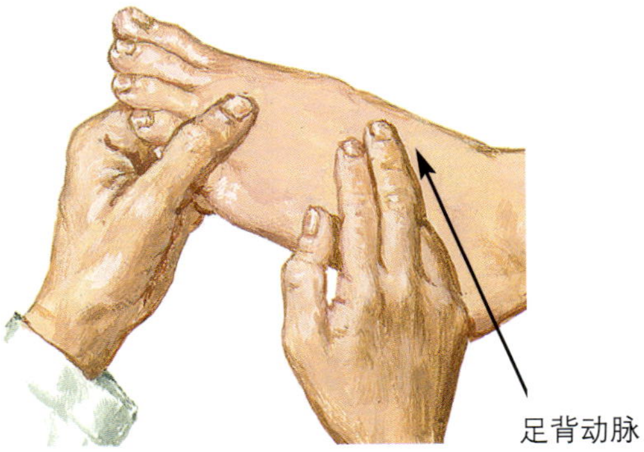

检　查	方　法	临床意义
触诊		
骨性结构	第1跖趾关节(跖骨干及跖骨头)	踇囊炎、滑囊炎、胼胝 疼痛:痛风、籽骨炎、肌腱炎
	其他跖趾关节	疼痛:跖骨痛、Freiberg梗死、骨折;第5跖骨头踇囊炎
	跗骨(距骨)	压痛提示骨折、骨坏死、骨软骨炎
	跟骨	疼痛:骨折;后方:滑囊炎(抽吸综合征);足底面:跟骨骨刺、足底筋膜炎;内侧:神经卡压
	内外踝	疼痛提示骨折、韧带联合损伤
软组织结构	皮肤	皮温降低:外周血管疾病;肿胀:创伤、感染或静脉回流障碍
	跖骨头间软组织	肿块&疼痛:神经瘤
	内踝的韧带	疼痛提示踝关节扭伤(三角韧带)
	走行于内踝的肌腱	疼痛提示肌腱炎、肌腱撕裂(扭伤)
	外踝的韧带	疼痛提示踝关节扭伤(距腓前韧带、跟腓韧带、距腓后韧带[罕见])
	腓骨肌腱(外踝)	疼痛提示肌腱炎、肌腱撕裂/扭伤、关节脱位
	跟腱	疼痛:肌腱炎;缺陷提示跟腱断裂
活动范围		
踝关节:背屈/跖屈	固定距下关节	正常:跖屈50°,背屈25°
距下关节:内翻/外翻	固定胫骨	正常:内翻5°~10°,外翻5°
跗骨间关节:内收/外展	固定后足	正常:内收20°,外展10°
踇趾:		
跖趾关节:屈/伸	固定足	正常:跖屈75°,背屈75°(踇强直时降低)
趾间关节:屈/伸	固定足	正常:跖屈90°,背屈0°
参与旋前:背屈、外翻、外展;参与旋后:跖屈、内翻、内收		

检查	方法	临床意义
神经血管		
感觉		
隐神经(L4)	足内侧(内侧皮神经)	感觉缺失提示神经/神经根病变
胫神经(L4)	足趾面	感觉缺失提示神经/神经根病变
腓浅神经(L5)	足背	感觉缺失提示神经/神经根病变
腓深神经(L5)	第1趾间背侧间隙	感觉缺失提示神经/神经根病变
腓肠神经(S1)	足外侧	感觉缺失提示神经/神经根病变
运动		
腓深神经(L4)	足内翻/背屈	无力=胫骨前肌或神经/神经根病变
腓深神经(L5)	踇趾背屈	无力=踇长伸肌或相应神经/神经根病变
胫神经(L5)	足跖屈	无力=胫骨后肌,L5或神经/神经根病变
胫神经(S1)	踇趾跖屈	无力=踇长屈肌或相应神经/神经根病变
腓浅神经(S1)	足外翻	无力=腓骨肌或神经/神经根病变
反射		
S1	跟腱反射	反射减退/消失提示S1神经根病变
上运动神经元	Babinski反射	伸踇趾提示上运动神经元病变
脉搏	足背动脉 胫后动脉	脉搏减弱:创伤或血管受压、外周血管疾病
特殊检查		
前抽提试验	握住胫骨,向前牵拉跟骨	向前移位:距腓前韧带撕裂(扭伤)
距骨倾斜	握住胫骨,内翻踝关节	与对侧相比松弛度增加:跟腓韧带、距腓前韧带扭伤
外翻/外展应力试验	握住胫骨,外翻/外展踝关节	与对侧相比松弛度增加:三角韧带扭伤
“多趾征”	站立位,从后方观察	多趾征阳性(可看到较多的足趾):获得性扁平足
踝关节挤压试验	挤压胫腓骨远端	疼痛提示下胫腓韧带联合损伤
提踵试验	用前足及足趾站立	正常为足跟轻度内翻。提踵降低提示后筋膜室病变
踝关节Tinel征	叩击内踝后方的神经	胫后神经卡压时出现刺痛或麻木感
前足挤压试验	挤压前足的跖骨头	疼痛、麻木、刺痛:趾间神经瘤(Morton神经瘤)
Thompson试验	俯卧:抬起足跟,挤压腓肠肌	踝跖屈消失:跟腱断裂
Homans征	伸膝,被动背屈踝关节	小腿疼痛提示深静脉血栓形成(DVT)

肌肉 :足背肌

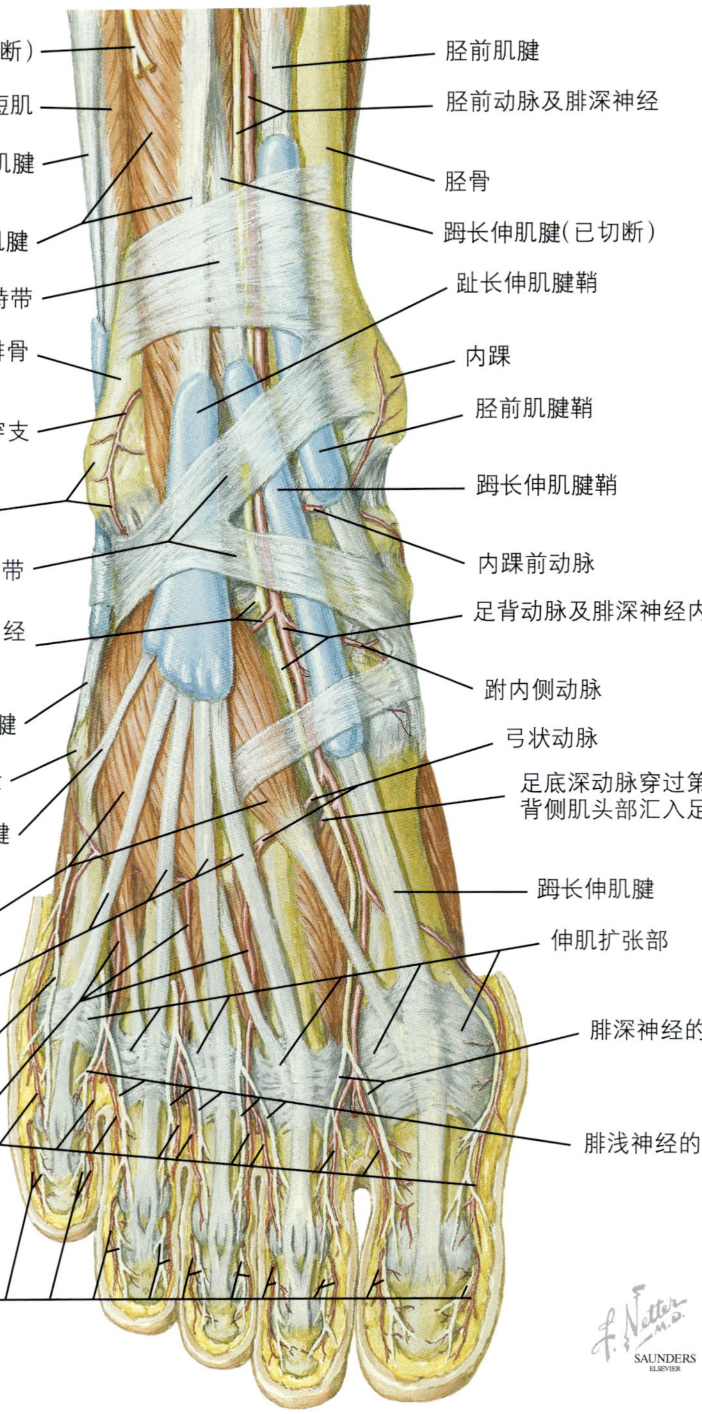

肌肉	起点	止 点	神经支配	功能	备 注
踇短伸肌	跟骨背侧	踇趾近节趾骨基底	腓深神经	踇趾背屈	协同踇长伸肌的功能
趾短伸肌	跟骨背侧	外侧 4 趾近节趾骨基底	腓深神经	足趾背屈	损伤后造成足背血肿

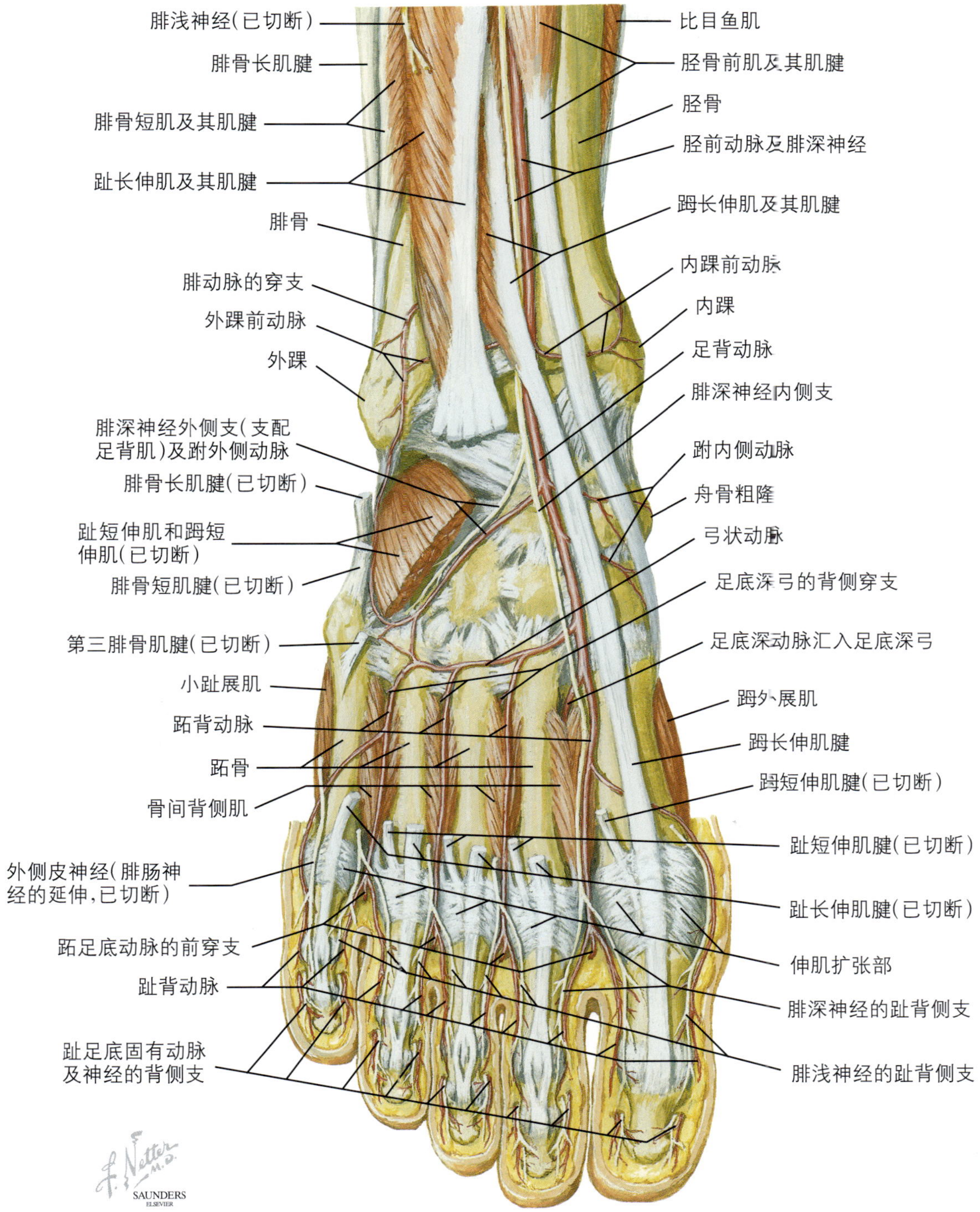
腓浅神经（已切断）
腓骨长肌腱
腓骨短肌及其肌腱
趾长伸肌及其肌腱
腓骨
腓动脉的穿支
外踝前动脉
外踝
腓深神经外侧支（支配足背肌）及跗外侧动脉
腓骨长肌腱（已切断）
趾短伸肌和踇短伸肌（已切断）
腓骨短肌腱（已切断）
第三腓骨肌腱（已切断）
小趾展肌
跖背动脉
跖骨
骨间背侧肌
外侧皮神经（腓肠神经的延伸，已切断）
跖足底动脉的前穿支
趾背动脉
趾足底固有动脉及神经的背侧支
比目鱼肌
胫骨前肌及其肌腱
胫骨
胫前动脉及腓深神经
踇长伸肌及其肌腱
内踝前动脉
内踝
足背动脉
腓深神经内侧支
跗内侧动脉
舟骨粗隆
弓状动脉
足底深弓的背侧穿支
足底深动脉汇入足底深弓
踇外展肌
踇长伸肌腱
踇短伸肌腱（已切断）
趾短伸肌腱（已切断）
趾长伸肌腱（已切断）
伸肌扩张部
腓深神经的趾背侧支
腓浅神经的趾背侧支
SAUNDERS
ELSEVIER

肌肉：足底第一层

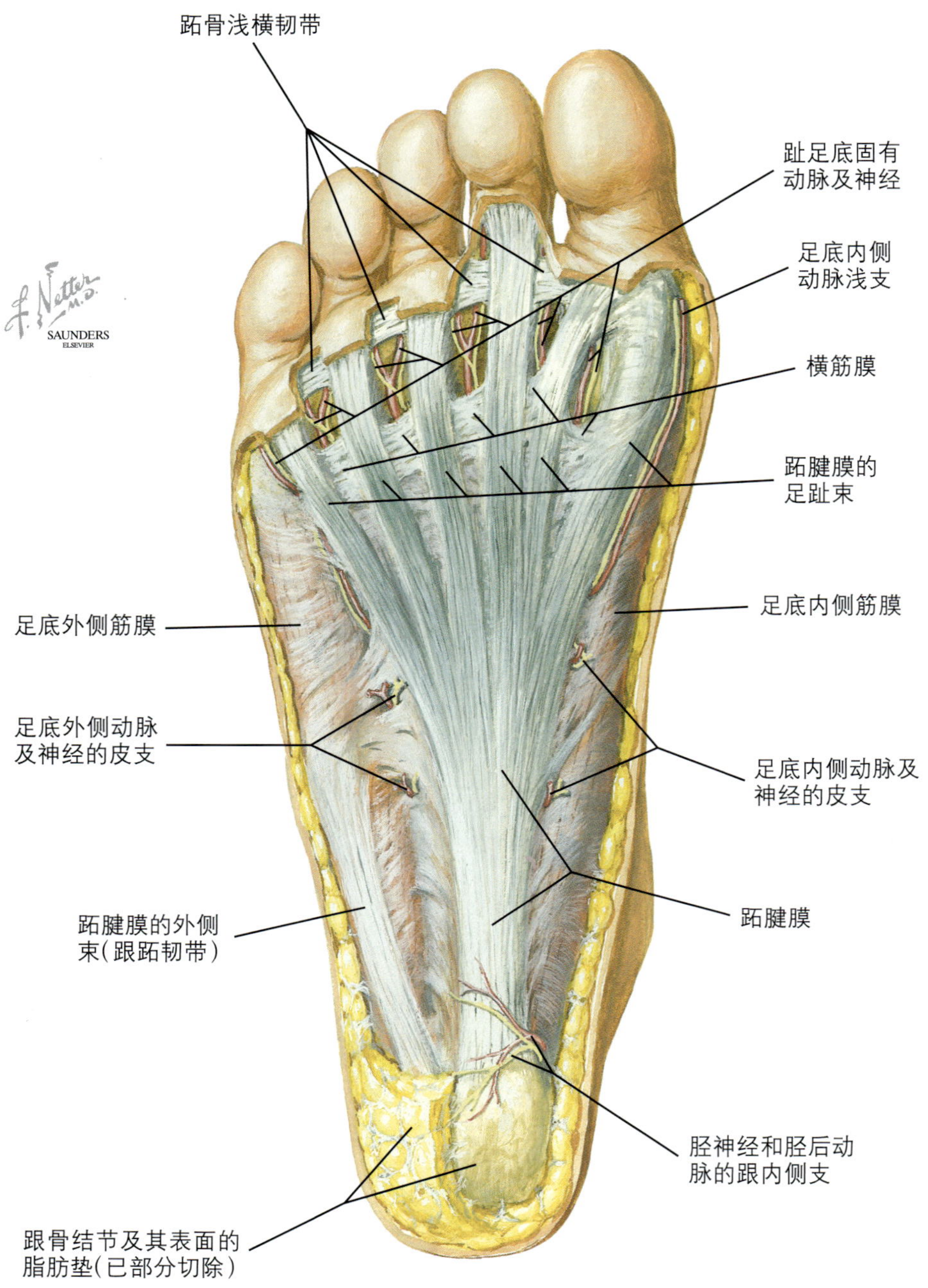

跖骨浅横韧带
趾足底固有动脉及神经
足底内侧动脉浅支
横筋膜
跖腱膜的足趾束
足底内侧筋膜
足底外侧筋膜
足底外侧动脉及神经的皮支
足底内侧动脉及神经的皮支
跖腱膜
跖腱膜的外侧束（跟跖韧带）
胫神经和胫后动脉的跟内侧支
跟骨结节及其表面的脂肪垫（已部分切除）
F. Netter M.D.
SAUNDERS
ELSEVIER

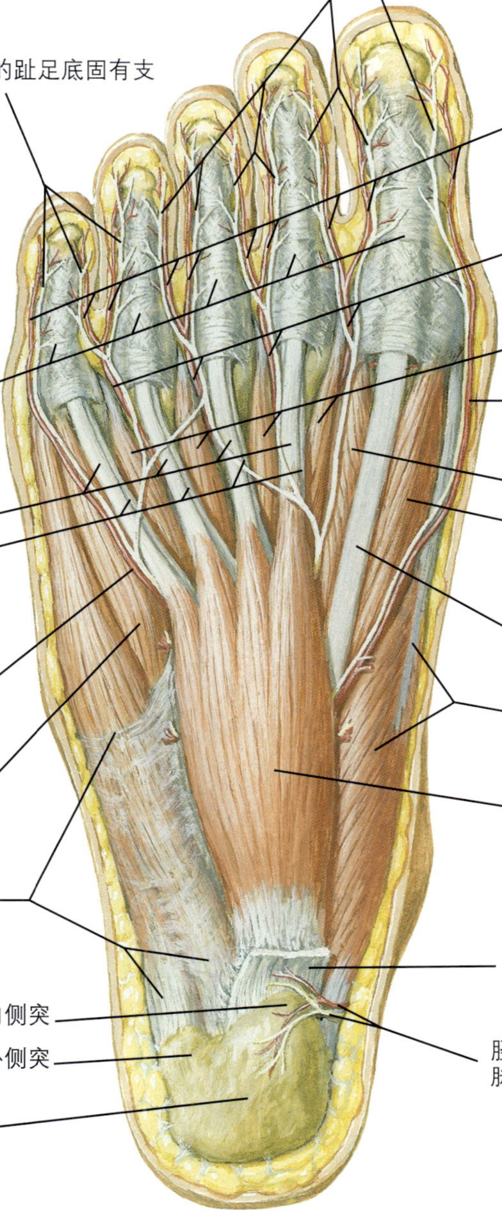

肌肉	起点	止 点	神经支配	功能	备注
足底第一层					
𧿹外展肌	跟骨结节内侧突	穿过内侧籽骨，止于𧿹趾近节趾骨近端	足底内侧神经	外展𧿹趾	支持内侧纵弓
趾短屈肌[FDB]	跟骨结节内侧突	外侧4趾中节趾骨两侧	足底内侧神经	屈曲外侧4趾	支持足纵弓
小趾展肌[ADM]	跟骨内外侧结节	第5趾近节趾骨外侧基底	足底外侧神经	外展第5趾	支持外侧纵弓

肌肉：足底第二层

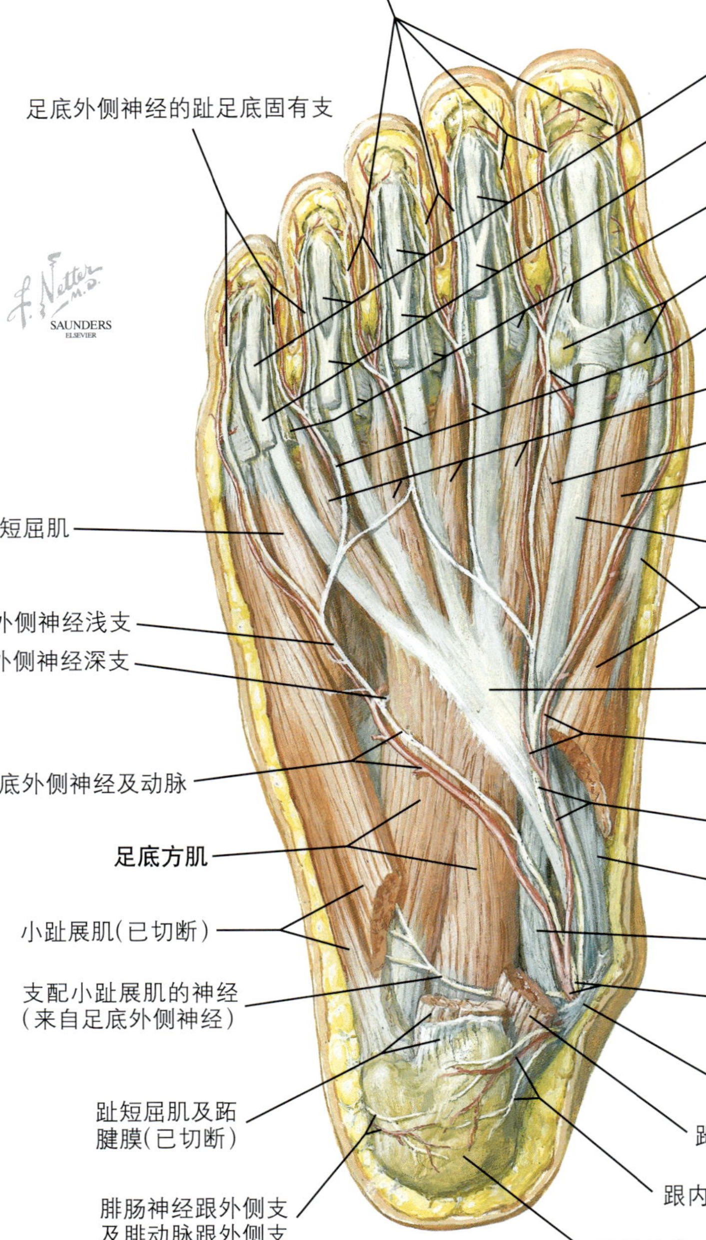

肌肉	起点	止点	神经支配	功 能	备 注
足底第二层					
足底方肌	跟骨结节内外侧突	趾长屈肌腱外侧	足底外侧神经	协同趾长屈肌，屈趾	双头，肌腹加入趾长屈肌腱
蚓状肌	趾长屈肌腱	近节趾骨，伸肌扩张部	第 1 蚓状肌：足底内侧神经 第 2~4 蚓状肌：足底外侧神经	屈曲跖趾关节，伸展趾间关节	第 1 蚓状肌附着于第 1 趾长屈肌腱
踇长屈肌及趾长屈肌也穿过足底第二层 跖内外侧神经是胫神经的终末支，走行于足底第二层					

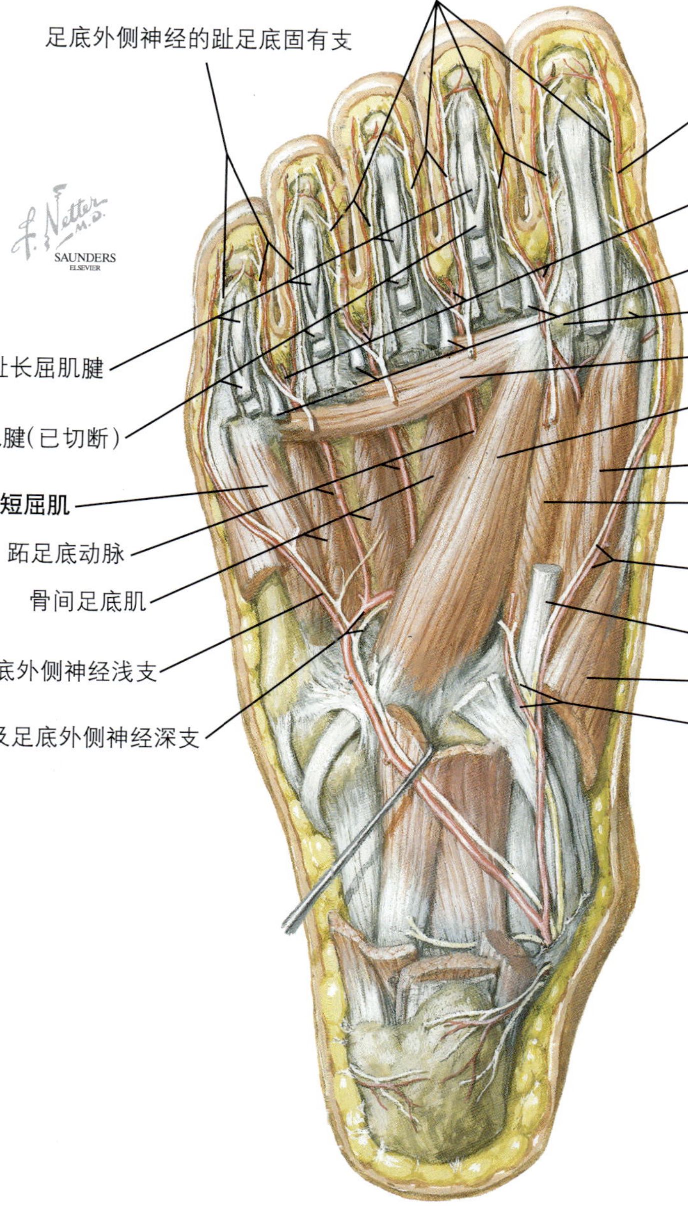

肌肉	起 点	止 点	神经支配	功能	备 注
足底第三层					
跗短屈肌[FHB]	骰骨，外侧楔骨	穿过籽骨，止于跗趾近节趾骨基底	足底内侧神经	协同屈曲跗趾	籽骨附着于肌腱
跗内收肌	斜头：第2~4跖骨基底 横头：第4跖趾关节外侧	穿过外侧籽骨，止于跗趾近节趾骨基底	足底外侧神经	内收跗趾	支持足横弓。两头的方向不同
小趾短屈肌[FDMB]	第5跖骨基底	小趾近节趾骨基底	足底外侧神经	屈曲小趾	纤细，相对次要

肌肉 :足底第四层

背面观

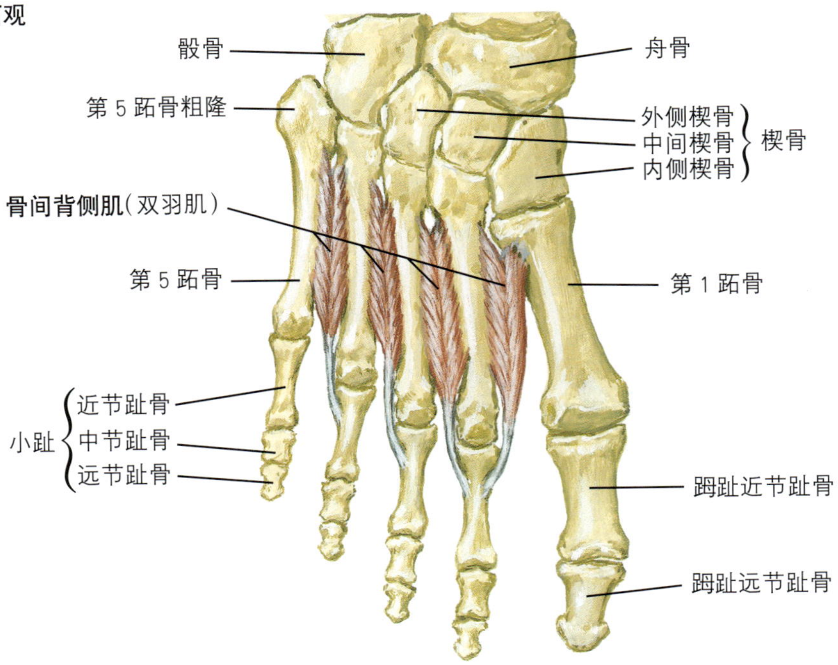

足底观

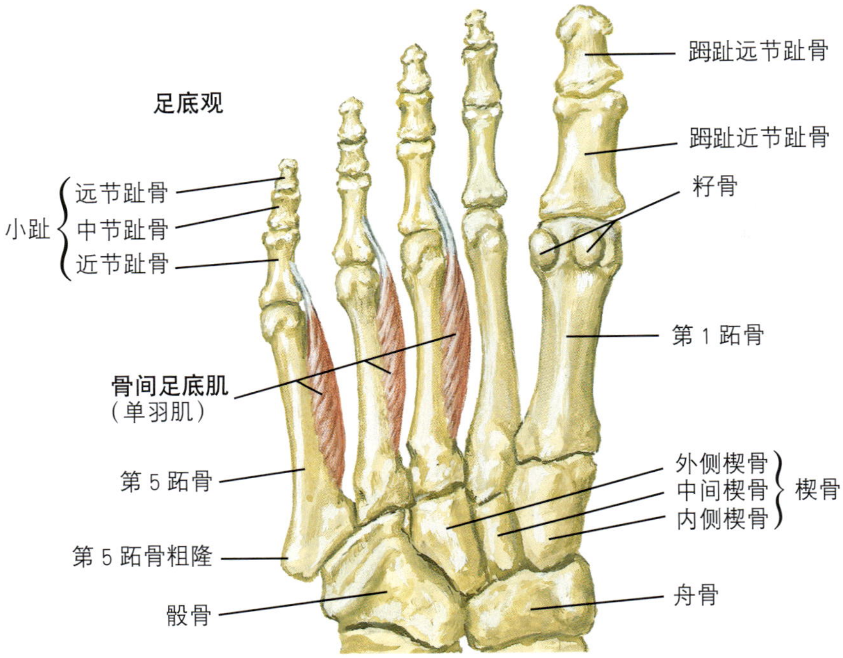

肌肉	起 点	止 点	神经支配	功能	备 注
足底第二层					
骨间足底肌(3)	第 3、4、5 跖骨内侧	近节趾骨内侧 :第 3 ~ 5 趾	足底外侧神经	内收足趾(PAD)	附着于 3 块跖骨内侧
骨间背侧肌(4)	与跖骨干相连	近节趾骨 :第 2 ~ 5 趾	足底外侧神经	外展足趾(DAB)	大于骨间足底肌

腓骨长肌和胫骨后肌也穿过第四层

足底内外侧神经是胫神经的终末支

PAD = Plantar ADduct (足底内收);DAB = Dorsal ABduct (足背外展);第 2 趾通常作为描述组内收 / 外展的参考

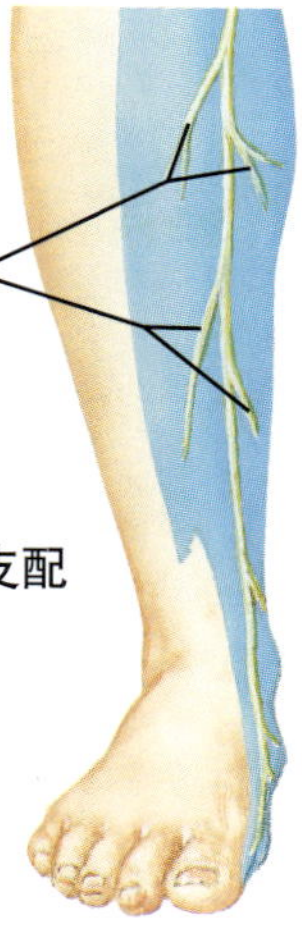

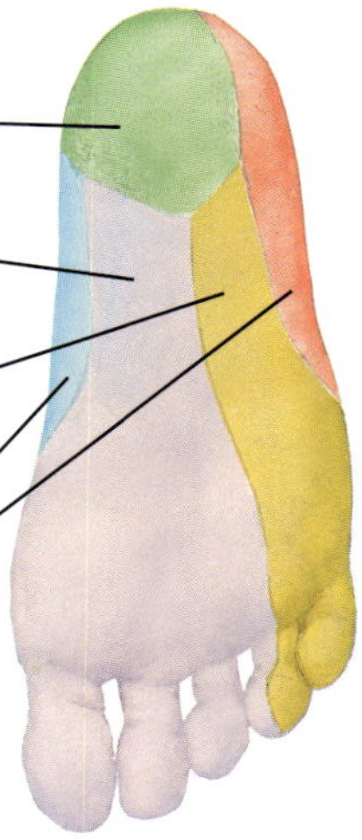

腰 丛

后股

1. **股神经**（L2-4）隐神经支配大腿近端，随后走行于小腿内侧浅层，最后向前至内踝及足内侧
   感觉：足内侧，经内侧皮支（隐神经）
   运动：无（足踝部）

骶 丛

前股

2. **胫神经**（L4-S3）走行于内踝后方，在足底形成分支
   感觉：足跟内侧 经跟内侧支
   足底内侧 经足底内侧神经
   足底外侧 经足底外侧神经
   运动：足底肌第一层
   踇外展肌：足底内侧神经
   趾短屈肌[FDB]：足底内侧神经
   小趾展肌：足底外侧神经
   足底肌第二层
   足底方肌：足底外侧神经
   蚓状肌：足底内侧／外侧神经
   足底肌第三层
   踇短屈肌：足底内侧神经
   踇内收肌：足底外侧神经
   小趾短屈肌[FDMB]：足底外侧神经
   足底肌第四层
   骨间背侧肌：足底外侧神经
   骨间足底肌：足底外侧神经

后股

3. **腓总神经**（L4-S2）腓浅神经在小腿处分为足背内侧皮神经和足背中间皮神经。腓深神经在伸肌支持带下分为内侧支及外侧支
   感觉：足外侧：腓肠神经（跟外侧支及足背外侧皮神经）
   足背：腓浅神经（足背内侧皮神经）
   踇趾：腓浅神经（足背内侧皮神经）
   第1、2趾间隙：腓深神经（内侧支）
   运动：足部 **腓深神经（外侧支）**
   踇短伸肌[EHB]
   趾短伸肌[EDB]

足底的皮神经支配

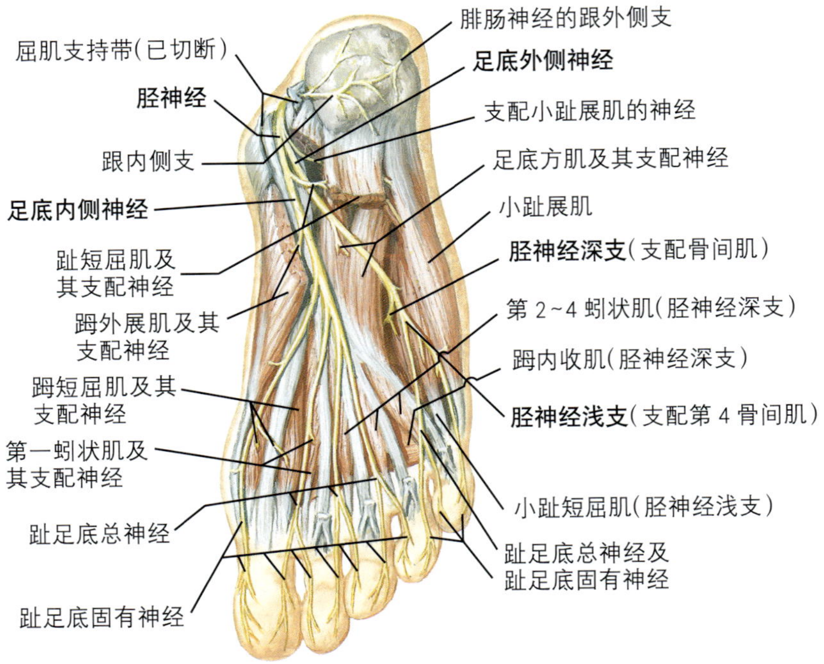
腓肠神经的跟外侧支
屈肌支持带(已切断)
足底外侧神经
胫神经
支配小趾展肌的神经
跟内侧支
足底方肌及其支配神经
足底内侧神经
小趾展肌
趾短屈肌及其支配神经
胫神经深支(支配骨间肌)
第 2~4 蚓状肌(胫神经深支)
跗外展肌及其支配神经
跗内收肌(胫神经深支)
跗短屈肌及其支配神经
胫神经浅支(支配第 4 骨间肌)
第一蚓状肌及其支配神经
小趾短屈肌(胫神经浅支)
趾足底总神经
趾足底总神经及趾足底固有神经
趾足底固有神经

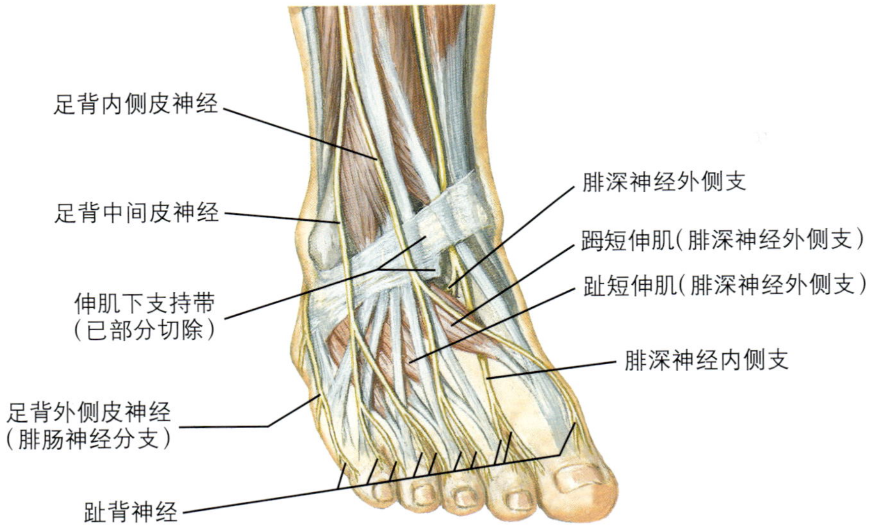
足背内侧皮神经
腓深神经外侧支
足背中间皮神经
跗短伸肌(腓深神经外侧支)
趾短伸肌(腓深神经外侧支)
伸肌下支持带(已部分切除)
腓深神经内侧支
足背外侧皮神经(腓肠神经分支)
趾背神经

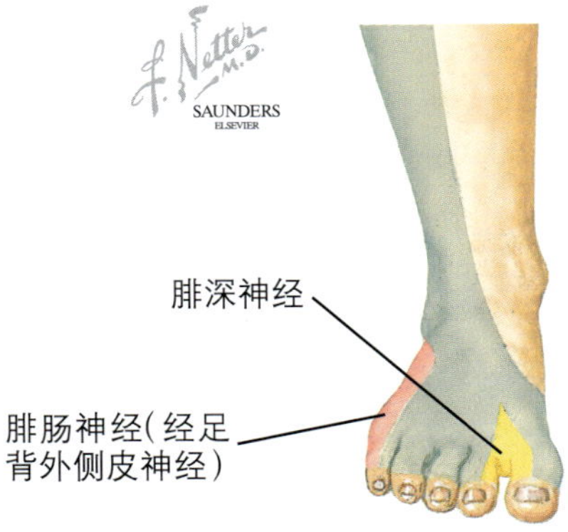
腓深神经
腓肠神经(经足背外侧皮神经)

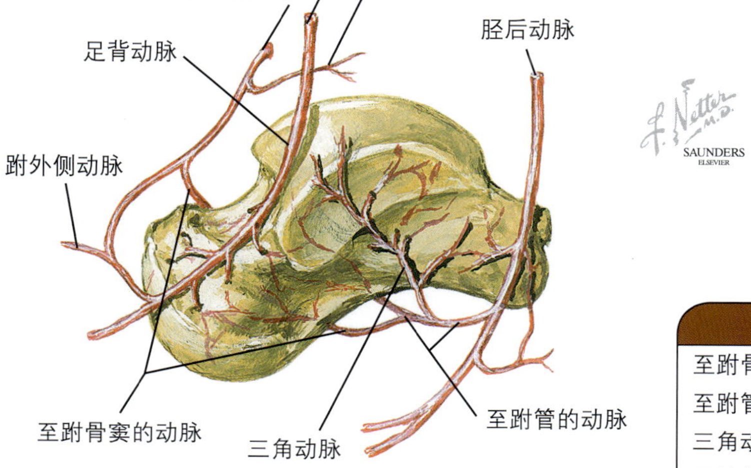

距骨的血运。因骨内的血管交通非常丰富，因此仅在周围软组织严重破坏（如Ⅱ型、Ⅲ型距骨颈骨折）时才发生缺血坏死

动脉	主干动脉/备注
至跗骨窦的动脉	足背动脉及腓动脉
至跗管的动脉	胫后动脉
三角动脉	胫后动脉，供应距骨体内侧
至关节囊及韧带的血管	来源众多
骨间吻合支	广泛交通。注意加以保护，以防缺血坏死

动脉	走　行	备　注
主干动脉部分参见小腿/膝关节部分		
内踝前动脉	走行于胫前肌腱及踇长伸肌腱下方至内踝	来自胫前动脉，供应内踝
外踝前动脉	走行于趾长伸肌腱下方至外踝	来自胫前动脉，供应外踝
内踝后动脉	走行于胫后肌腱及趾长屈肌腱下方而非踇长屈肌腱下方至内踝	来自胫后动脉，供应内踝
外踝后动脉	走行于腓骨长/短肌腱下方至外踝	来自腓动脉，供应外踝
穿支及交通支	外踝前动脉及胫后动脉的吻合支	来自腓动脉，参与供应外踝
内外踝之间的交通支来自上述的动脉		

动脉

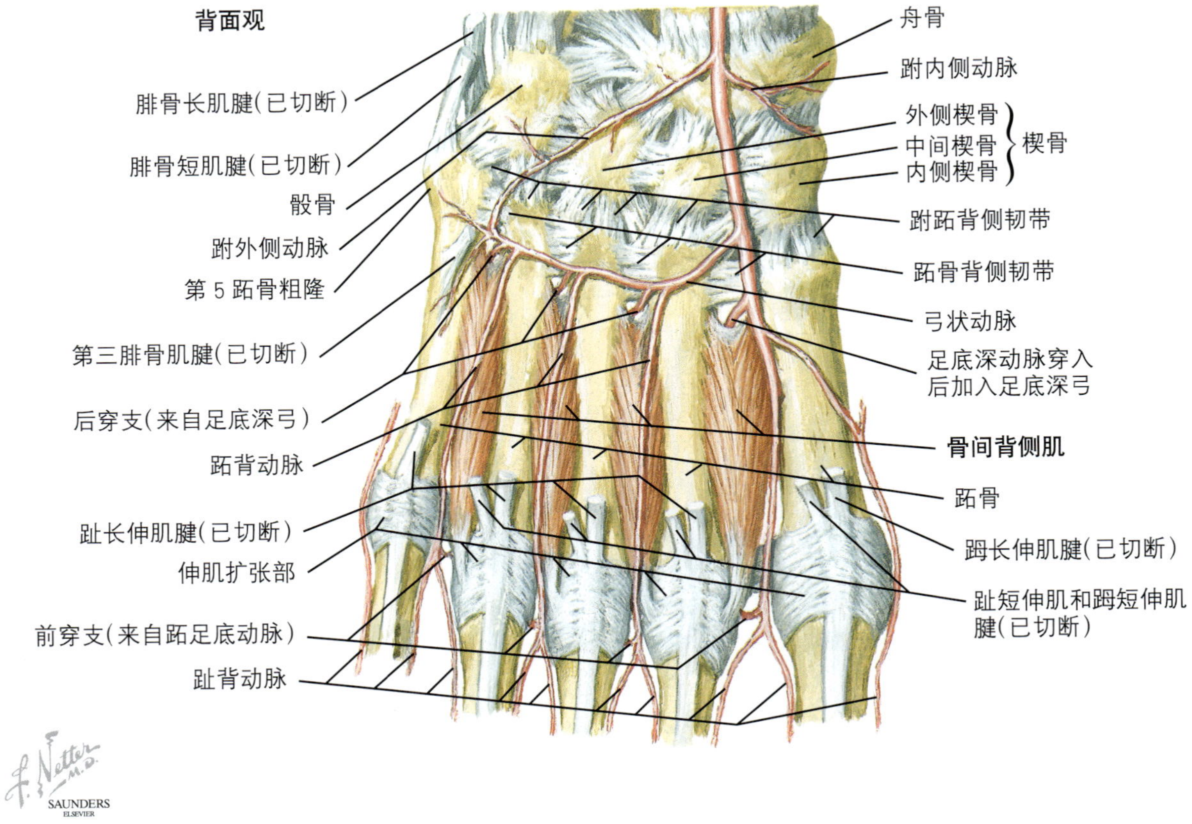

动脉	走行	分支	备注/补充
主干动脉参见小腿/膝关节部分			
跟外侧支	伴随腓肠神经跟外侧支	无	来自腓动脉,供应足跟
跟内侧支	伴随胫神经跟内侧支	无	来自胫后动脉,供应足跟
足底外侧动脉	位于足底方肌与趾短屈肌之间,伴随足底外侧神经	足底深弓	胫后动脉的外侧终末支
足底内侧动脉	位于踇外展肌及趾短屈肌之间,伴随足底内侧神经	浅支	胫后动脉的细小分支,供应踇趾内侧
		1 条趾底固有动脉	与跖足底动脉存在吻合
		深支	
足背动脉	走行于足背,伴随腓深神经内侧支	供应足背:	
		跗内侧动脉	无分支
		跗外侧动脉	无分支
		弓状动脉	发出 3 条跖背动脉
		足底深动脉	下行汇入足底深弓
		第 1 跖背动脉	足背动脉的终末支
		3 条趾背动脉	供应踇趾背侧

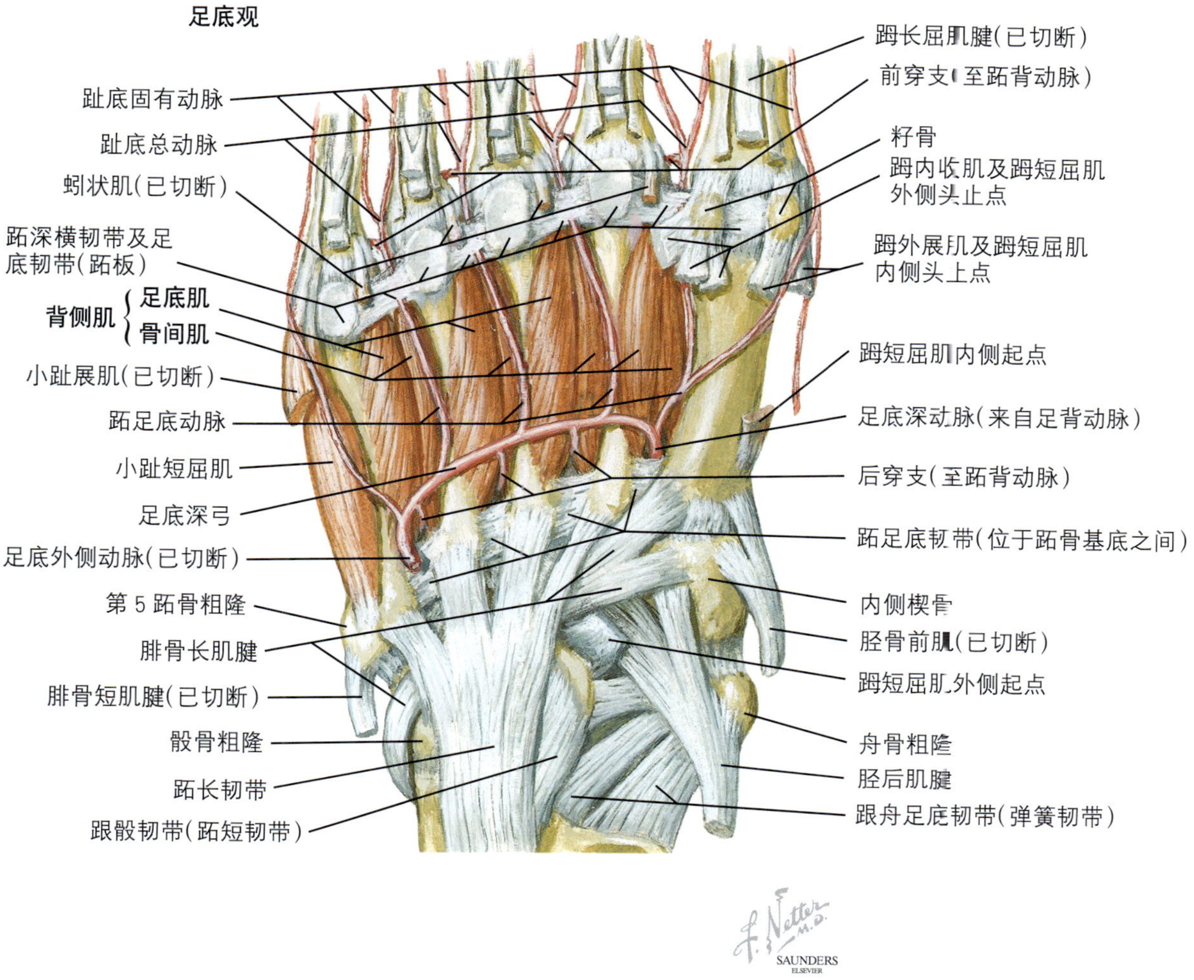

动脉	走　行	分　支	备注／补充
主干动脉参见小腿／膝关节部分			
跗内侧动脉	跨过跗骨，位于䠀长伸肌腱下方	无	供应足背(可有 2~3 条这样的动脉)
跗外侧动脉	与腓深神经外侧支一道跨过跗骨	无	供应 EDB、外侧跗骨，存在外侧吻合支
弓状动脉	跨过跖骨基底，位于伸肌腱下方	第 2、3、4 跖背动脉	
		7 条趾背动脉	
足底深动脉	在第 1、2 跖骨之间下行	足底深弓	与跟外侧支相吻合
足底深弓	位于足底第 4 层的骨间足底肌	4 条后穿支	汇入跖背动脉
		1 条趾底总／固有动脉	足及趾最外侧的动脉
		4 条跖足底动脉	
		4 条前穿支	汇入跖背动脉
		4 条趾底总动脉	
		8 条趾底固有动脉	供应趾尖
共有 4 条跖背动脉，分出 10 条趾背动脉。不供应趾尖			
共有 4 条跖足底动脉，分出 10 条趾底固有动脉(经趾底总动脉)			
每一足趾具有 2 条趾背动脉和 2 条趾底固有动脉。趾底固有动脉的背侧支供应趾尖			

疾病

描　述	病史和体格检查	检查 / 所见	治　疗
跟腱炎			
• 发生在跟腱止点或止点上方	Hx/PE :足跟疼痛、推挤时加重，跟腱触痛	X 线 :站立侧位像 :跟腱止点骨刺	1. 休息、非甾体抗炎药、足跟抬高 2. 切除骨刺或滑囊(罕见)
跟腱断裂			
• "周末斗士" • 参加体育活动的中年男性	Hx :"球拍打击感" PE :跟腱缺损，Thompson 试验阳性	X 线 :站立正侧位像 :通常正常	管型石膏(马蹄位)或手术修复
获得性扁平足(胫后肌腱功能障碍)			
• 胫后肌腱功能障碍 :撕裂或退变 • 无足弓支撑，造成足外翻	Hx :疼痛及肿胀 PE :"多趾征"，无足跟内翻及足趾升高	X 线 :正侧位 / 应力像 :中足塌陷	1. 矫形器 2. 调整活动方式 3. 跟骨截骨及趾总屈肌[FDC]转位 4. 关节融合
踝关节不稳定			
• 多次扭伤 / 复发 • 神经疾病造成本体感觉下降	Hx :内翻不稳定，特别是在崎岖路面 PE :前抽屉试验(+)，距骨倾斜试验(+)	X 线 :正侧位及应力像 :外侧间隙增宽	1. 物理治疗 加强腓肠肌力量 2. 如有条件，手术修复
踝关节扭伤			
• 第一常见的骨骼肌肉损伤 • 外踝扭伤占 90%：仅损伤距腓前韧带的占 60%，5% 合并下胫腓联合损伤 • 内翻是最常见的损伤机制	Hx :"砰然声" :疼痛、肿胀 :± 不能负重 PE :前抽屉试验(+) :距骨倾斜试验(±)	X 线 不负重时多无阳性发现	1. 休息，非甾体抗炎药 2. III 度损伤需要制动 3. 物理治疗及活动度锻炼 4. 手术 运动员或严重损伤
关节炎(骨关节炎 / 退行性关节炎)			
• 可发生在任何关节 • 与创伤、肥胖、过度使用及活动有关	Hx/PE :老年 :受累关节疼痛	X 线 :站立正侧位像 :典型的骨关节炎表现	1. 非甾体抗炎药，调整活动方式，矫形器 2. 关节融合 / 关节成形术(罕见)
Charcot 关节 神经病性关节			
• 神经疾病造成感觉减退 • 患者无法感知的骨折造成关节破坏 / 畸形	Hx/PE :患者无法感知疼痛。红、热、肿胀	X 线 :站立正侧位 :骨折(骨痂或骨折不愈合)，关节破坏	1. 制动(检查皮肤) 2. 骨性切除或融合
爪形趾			
• 畸形 跖趾关节伸直，趾间关节屈曲 • 病因 :神经疾病(如 CMT 病)	Hx :足趾疼痛 PE :足趾畸形，± 胼胝或鸡眼，神经系统检查	X 线 站立正侧位像 MR/EMG/实验室检查 :排除神经系统疾病	1. 鞋头加宽加深 2. 手术重建 取决于畸形情况
鸡眼			
• 两种类型 硬鸡眼 / 软鸡眼 1. 过度角化 压力作用于骨(第 5 趾最常见) 2. 趾间浸渍	Hx/PE :穿鞋过紧，病变部位疼痛	X 线 :正侧位。寻找有无骨刺	1. 穿宽松的鞋，加用鞋垫 2. 修剪胼胝 3. 按摩骨突起处
糖尿病足 神经病性足			
• 神经病变导致无法感知损伤(溃疡、感染) • 血管功能障碍导致愈合困难	Hx :烧灼感及刺痛感 ± 疼痛 PE :皮肤改变，溃疡，畸形，肿胀，发热	X 线 :站立正侧位 :排除骨髓炎及 Charcot 关节	1. 皮肤护理(预防) 2. 保护性穿鞋 3. 治疗溃疡、感染 4. 必要时截肢
痛风			
• 嘌呤代谢异常 • 尿酸结晶造成滑膜炎 • 跗趾是最常受累的部位	Hx :慢性，急性及剧烈发作 PE :足趾红肿	实验室检查 : 1. 血尿酸水平升高 2. 双折射阴性结晶	1. 非甾体抗炎药、秋水仙碱 2. 休息 3. 别嘌醇(预防)

跟腱炎

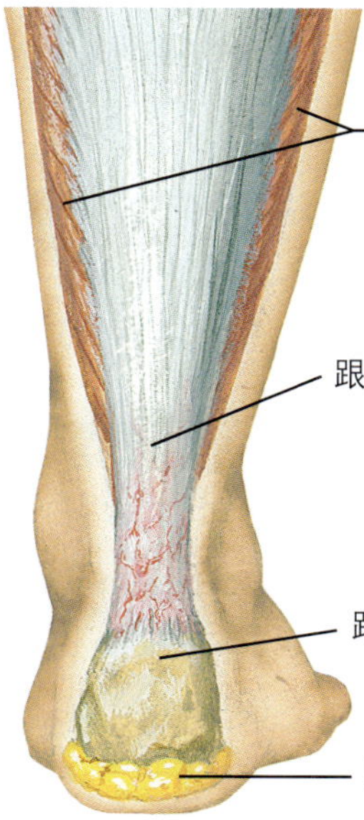

跟腱在其跟骨止点部位的炎症

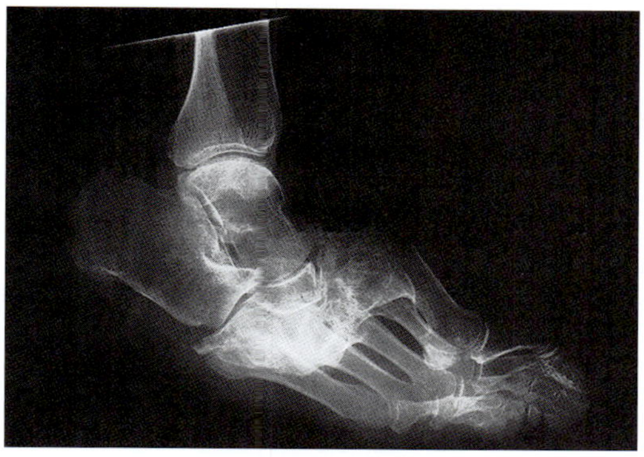

侧位像显示骨破坏

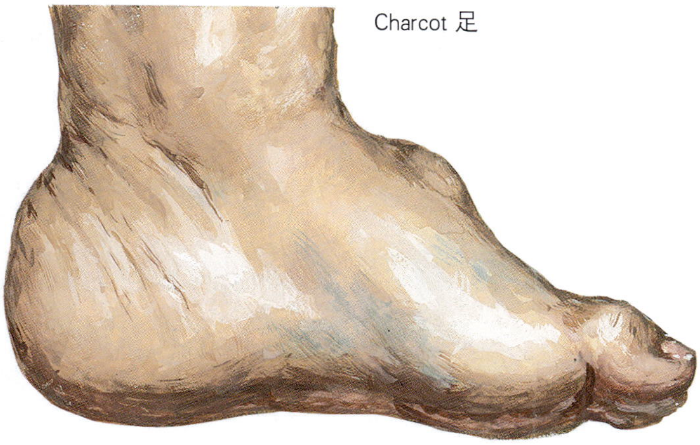

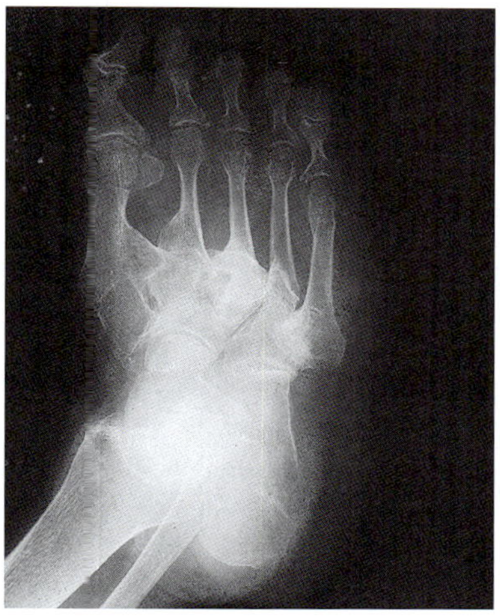

正位像显示 Charcot 关节

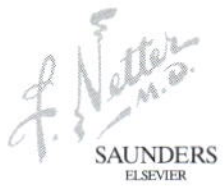

描 述	病史和体格检查	检查 / 所见	治 疗
踇强直			
• 第一跖趾关节退行性病变 • 常为创伤性	Hx :中年。疼痛,跖趾关节僵硬 PE :跖趾关节触痛,活动范围下降	X 线 :站立侧位像 :第 1 跖趾关节骨关节炎表现	1. 非甾体抗炎药,硬式足心垫 2. 关节成形 / 关节融合
踇外翻			
• 踇趾外翻 :跖趾关节滑囊炎 • 病因众多 :遗传因素、扁平足、穿鞋过窄、类风湿关节炎 • 男女比例为 1:10 (与穿鞋有关)	Hx :疼痛,穿(窄头)鞋后加重 PE :第一跖趾关节触压痛,± 踇趾活动范围降低	X 线 :站立正侧位像测量 : 1. DMAA (正常 <10°) 2. IMA (正常 <9°) 3. HVA (正常 <15°)	1. 穿鞋 :宽头鞋 2. 难治性病例 :根据畸形的严重程度,可采用多种矫形手术
锤状趾			
• 小趾近端趾间关节屈曲畸形 • 合并创伤或踇外翻(与穿鞋有关)	Hx :足趾疼痛,穿鞋后加重 PE :足趾畸形± 鸡眼	X 线 :站立正侧位像 :近端趾间关节畸形	1. 鞋头加深 2. 手术 :切除或融合近端趾间关节
槌状趾			
• 小趾远端趾间关节屈曲畸形 • 第 2 趾最常见	Hx :足趾疼痛 PE :足趾畸形,鸡眼	X 线 :站立正侧位像 :近端趾间关节畸形	1. 改良鞋具 2. 趾长屈肌腱松解
跖痛症			
• 跖骨头疼痛 • 病因 :屈肌腱炎,韧带撕裂,胼胝(第 1 位)	Hx / PE :跖骨头下方疼痛 第 2 跖骨头最常见	X 线 :站立正侧位像 :寻找有无跖骨短缩	1. 跖骨垫 2. 改良鞋具 3. 治疗病因
Morton 神经瘤			
• 受累神经形成纤维瘤 • 通常位于第 2、3 跖骨间 • 男女比例为 1:5 (与穿鞋有关)	Hx :跖骨头底面疼痛 PE :跖骨头压痛,± 麻木,挤压试验(+)	X 线 :站立正侧位像 :通常正常,无帮助	1. 跖骨垫,改良鞋具,宽头鞋 2. 神经切除
足底筋膜炎			
• 跖筋膜的炎症和 / 或退变;男女比例为 1~2 • 多见于肥胖患者	Hx :晨起疼痛,行走或牵拉后改善 PE :跟骨足底内侧压痛	X 线 :站立侧位像 :跟骨骨刺	1. 牵拉,非甾体抗炎药 2. 足跟垫 3. 夜间夹板,石膏
足底疣			
• 过度角化 • 乳头瘤病毒感染	Hx/PE :足底病变,疼痛	必要时行组织学检查	1. 衬垫 2. 冰冻或切除病灶
跟骨后滑囊炎(Haglund 病)			
• 滑囊位于跟腱的跟骨止点处	Hx :后足跟疼痛 PE :红,触压痛,跟骨后滑囊肿大	X 线 :正侧位像寻跟腱止点处有无骨刺	1. 非甾体抗炎药,足跟抬高,石膏 2. 切除骨刺或滑囊(罕见)
类风湿关节炎			
• 滑膜炎导致关节破坏 • 多见于女性 • HLA-DR4	Hx :前足 :疼痛,肿胀 PE :红,压痛,± 畸形(踇外翻)	X 线 :侧位像 :关节破坏	1. 内科治疗 2. 改良鞋具 3. 关节融合或切除
血清阴性脊柱关节病 :Reiter 综合征、强直性脊柱炎、银屑病性关节病			
• 多种表现 • HLA-B27 • 多见于男性	Hx / PE :前足 / 足趾 / 足跟 :红肿,压痛	X 线 :正侧位像 :钙化 实验室检查 :类风湿因子(RF)阴性,ANA	1. 保守治疗 2. 风湿免疫科会诊
Tailor 小趾囊炎			
• 第 5 跖骨头向外突出 • 骨疣或滑囊炎	Hx / PE :难以穿鞋,第 5 跖骨头突出处疼痛	X 线 :正位像 :第 5 趾向内移位,第 5 跖骨向外移位	1. 衬垫,改良鞋具 2. 跖骨截骨

踇囊炎 / 踇外翻

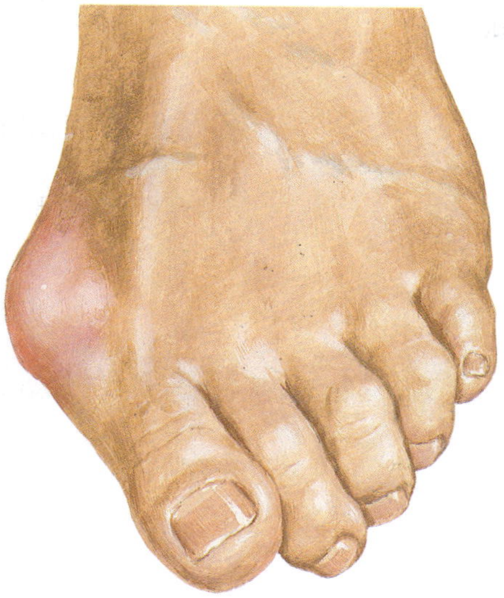

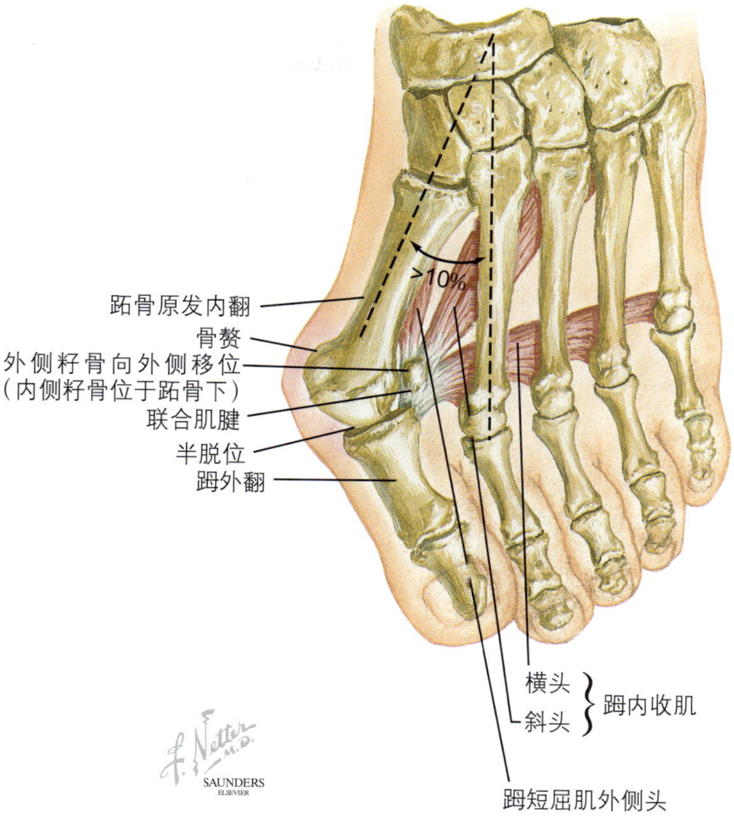

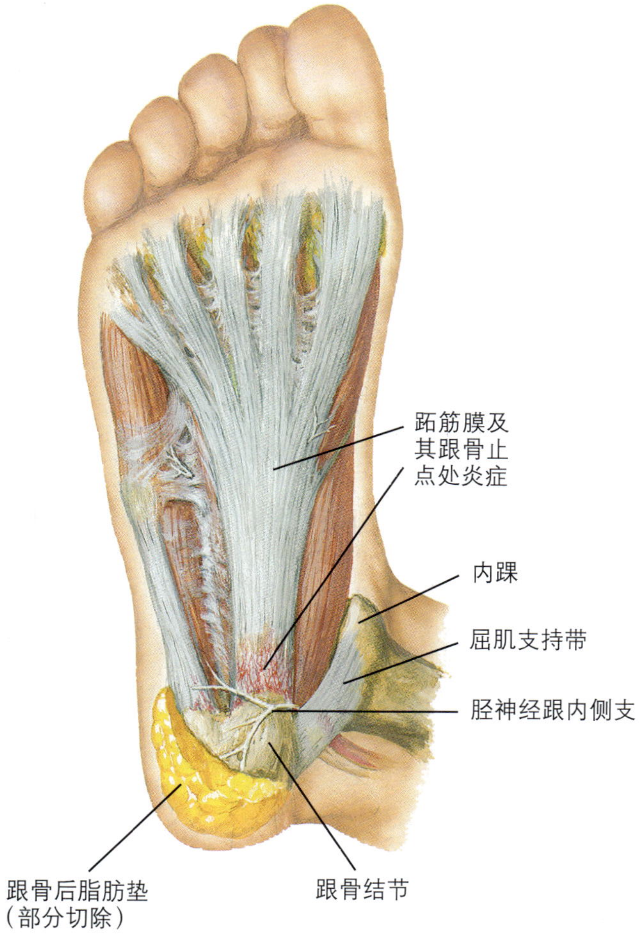

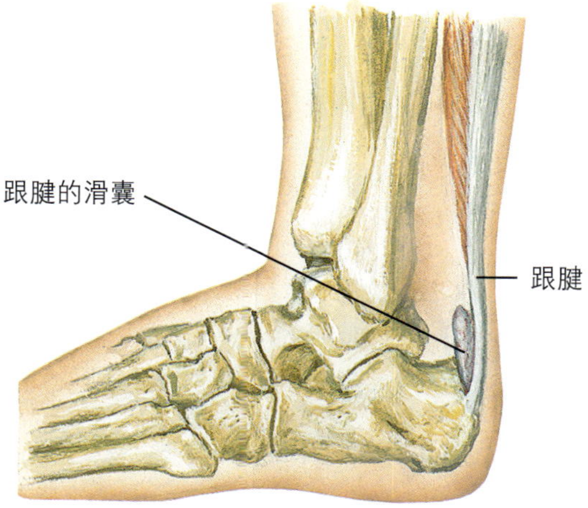

描　　述	病史和体格检查	检查 / 所见	治　　疗
		跗管综合征	
• 胫后神经受到屈肌支持带和 / 或肌腱的卡压	Hx/PE :疼痛，足底麻木、刺痛感（活动后加重）	XR :正侧位 :正常 肌电图 :明确诊断 MR :寻找病变区域	1. 非甾体抗炎药，激素注射 2. 手术松解（必须沿足底神经松解）

跖骨内翻

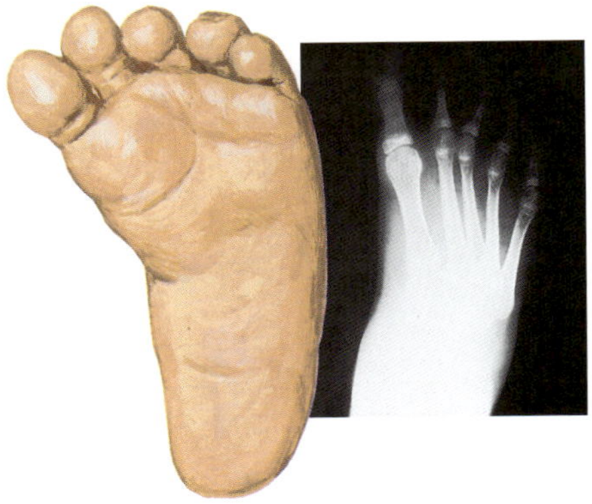

足底观及 X 线显示前足向内偏移

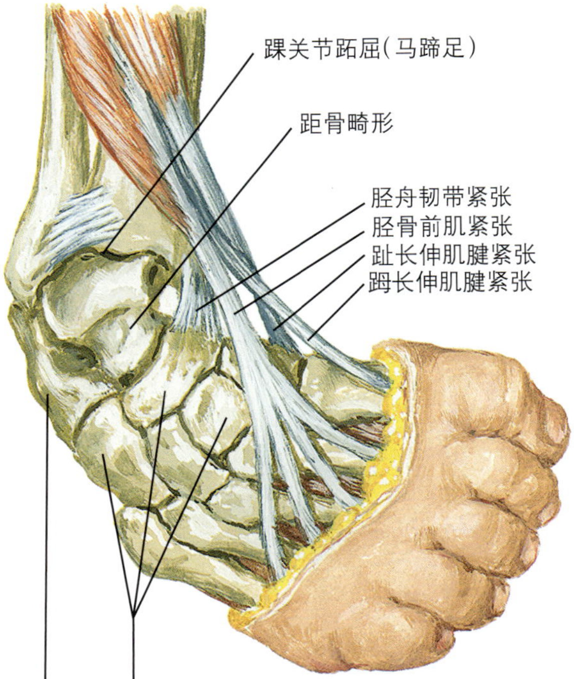

先天性畸形足的病理改变

描 述	评 估	治疗 / 备注
	跖骨内翻	
• 前足内收(内翻) • 儿童最常见的足部畸形 • 与胎儿的宫内位置及其他疾病有关	Hx :患儿家长发现畸形 PE :“蚕豆”畸形,大腿 / 足的夹角为负值,足趾向内步态	1. 大多数随生长发育而缓解 2. 系列石膏矫形 3. 中足截骨(罕见)
	马蹄内翻足	
• 先天性,男性多见,50% 为双侧 • 遗传及环境因素 • 特发性或与其他因素相关(如神经肌肉疾病) • 软组织挛缩可造成 4 种畸形	Hx :出生时即有畸形 PE :足部僵硬,且伴有 1. 踝关节跖屈 2. 后足内翻 3. 前足内收 4. 中足弓形足 X 线 :用于诊断不明确的情况	1. 手法锻炼及石膏固定 2~4 个月 2. 手术矫形(松解、延长等),术后石膏固定
并发症 :畸形复发		

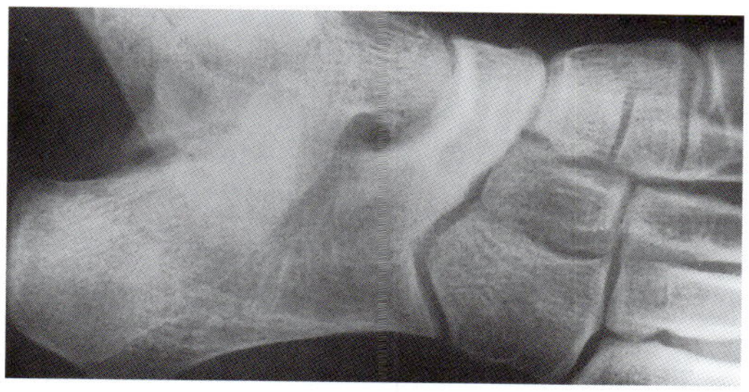

斜位像上骨性跟舟跗骨联合的表现

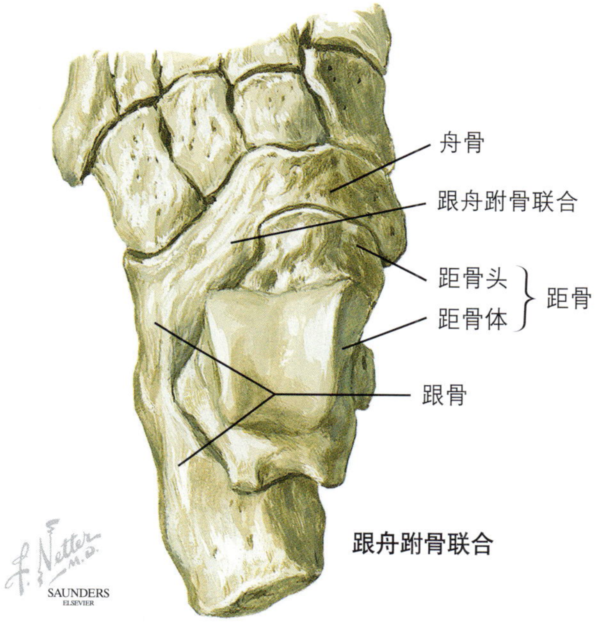

跟舟跗骨联合

描 述	评 估	治疗/备注
先天性扁平足		
• 婴儿期正常(至6岁) • 无足纵弓 • 踝关节外翻 • 分型: 1. 固定:跗骨联合/垂直距骨 2. 柔软:正常变异	Hx:通常在青少年期发现畸形,±足部疼痛 PE:固定:总是扁平足;柔软:仅负重时为扁平足 X线:正侧位:固定畸形时可见跗骨联合或垂直距骨	柔软畸形: 1. 无症状:无需治疗 2. 有症状:足弓支撑,牵拉 固定畸形:根据具体情况采取相应措施
马蹄足(高弓足)		
• 高弓足是足发育未成熟时肌力不平衡的结果 • 踝关节屈曲:导致疼痛 • 必须排除神经肌肉疾病(如CMT病)	Hx:8~10岁发病,踝关节疼痛 PE:用足趾行走,跟腱紧张,造成踝关节背屈困难 X线:足踝正侧位 EMG/NCS:检查有无肌肉无力 MRI:脊柱,排除神经肌肉疾病	1. 根据需要采用支具、鞋垫或踝足矫形器 2. 各种截骨术 3. 肌腱转移/平衡术
跗骨联合		
• 两块跗骨融合在一起(纤维连接-软骨连接-骨性融合) • 最常见的是跟舟融合(13~16岁) • 其次是距跟融合(9~13岁) • 造成扁平足畸形	Hx:青少年期足部疼痛 PE:畸形僵硬,活动度受限(距下关节),扁平足(腓骨肌痉挛) X线:正侧位/斜位像:可见跗骨联合 CT:确定体格检查发现	1. 轻度:观察 2. 石膏 3. 跗骨联合切除 4. 三关节融合术

踝关节手术入路

踝关节前外侧入路

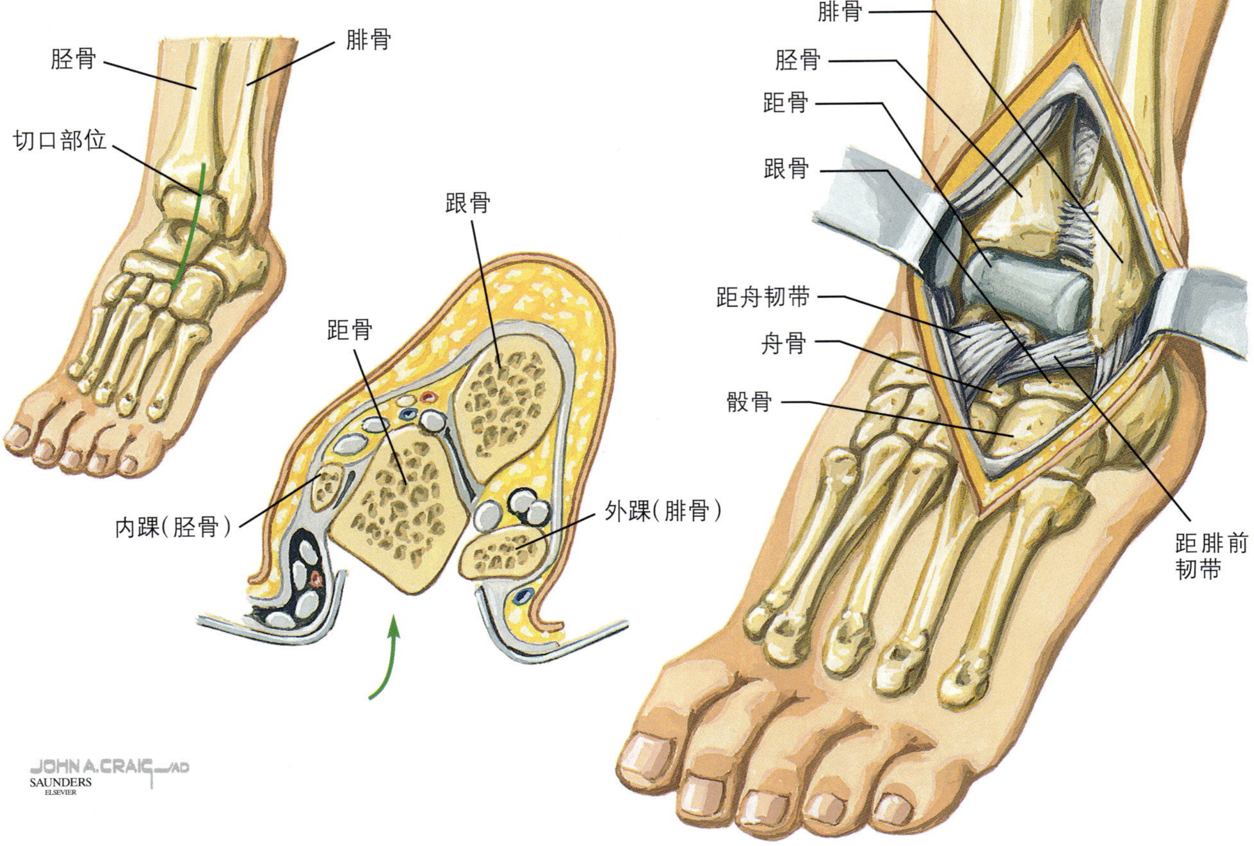

用途	神经界面	危险	备注
踝关节:前外侧入路			
1. 融合/三关节融合 2. 距骨手术 3. 跗骨间关节入路	1. 腓骨肌[腓浅神经] 2. 趾长伸肌[腓深神经]	1. 腓深神经 2. 胫前动脉	1. 可达后足 2. 保护脂肪垫(跗骨窦)有助于伤口愈合

第10章 基础知识

目 录

骨

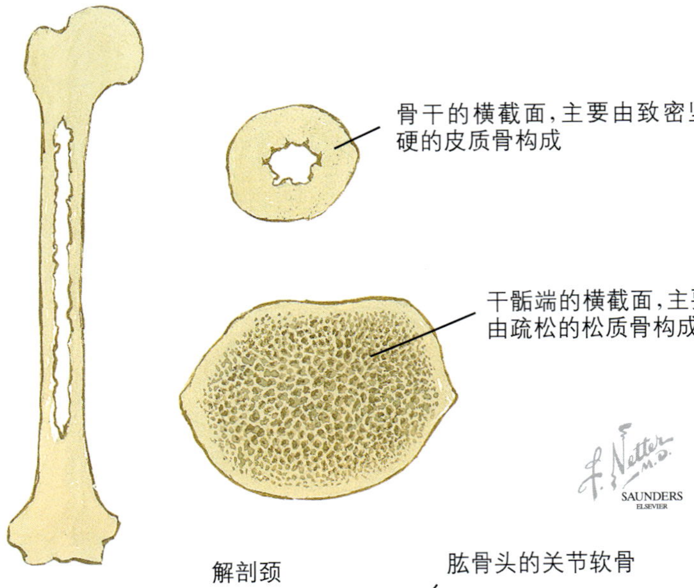

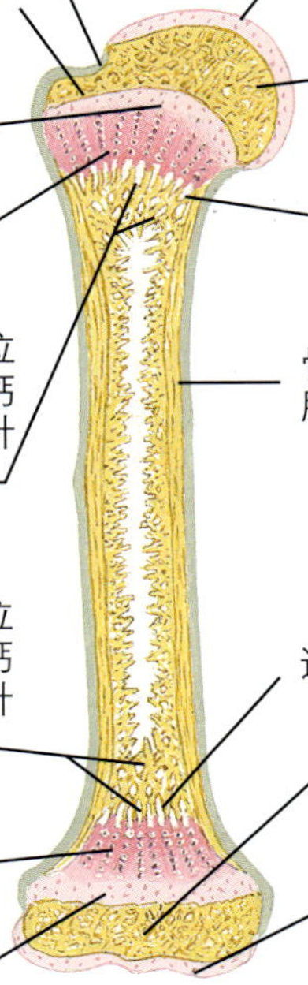

10 岁时的结构

结 构	备 注
骨的功能	肌肉附着点 保护内脏器官 贮藏肌体的矿物质 造血器官
骨的分类	
长骨	除锁骨外，均通过软骨骨化形成 除头部及足部外，每一端均有骨骺 分为 4 部分：骨骺、生长板、干骺端及骨干 通过骨骺生长板延长长度
扁骨	通过膜内骨化形成（如骨盆）
骨骺解剖	分为多条区带
静止带	基质生成及储备
增生带	细胞增殖；基质生成
肥大带	分为 3 条区带，基质钙化

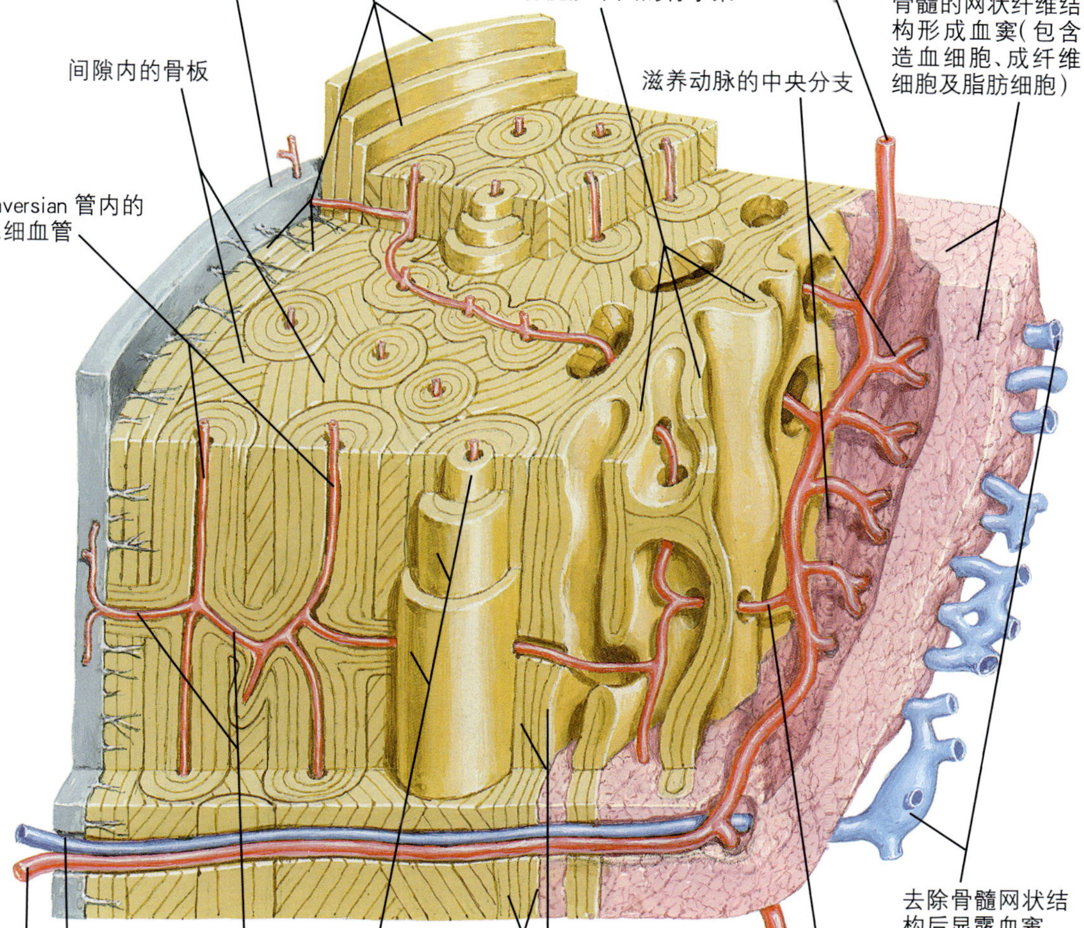

结　构	备　　注
骨的显微结构	
编织骨	未成熟骨；儿童期的正常情况，也见于骨痂及肿瘤
板层骨	成熟骨；组织良好，4 岁后的正常皮质骨及松质骨
骨的大体结构	
皮质骨	占全身骨量的 80%；高度组织化(骨单位)；血供来自 Haversian 管系统；Volkmann 管内的血管连接骨单位
松质骨	占全身骨量的 20%；交叉的网格结构；较高的骨逆转能力

松质骨的结构

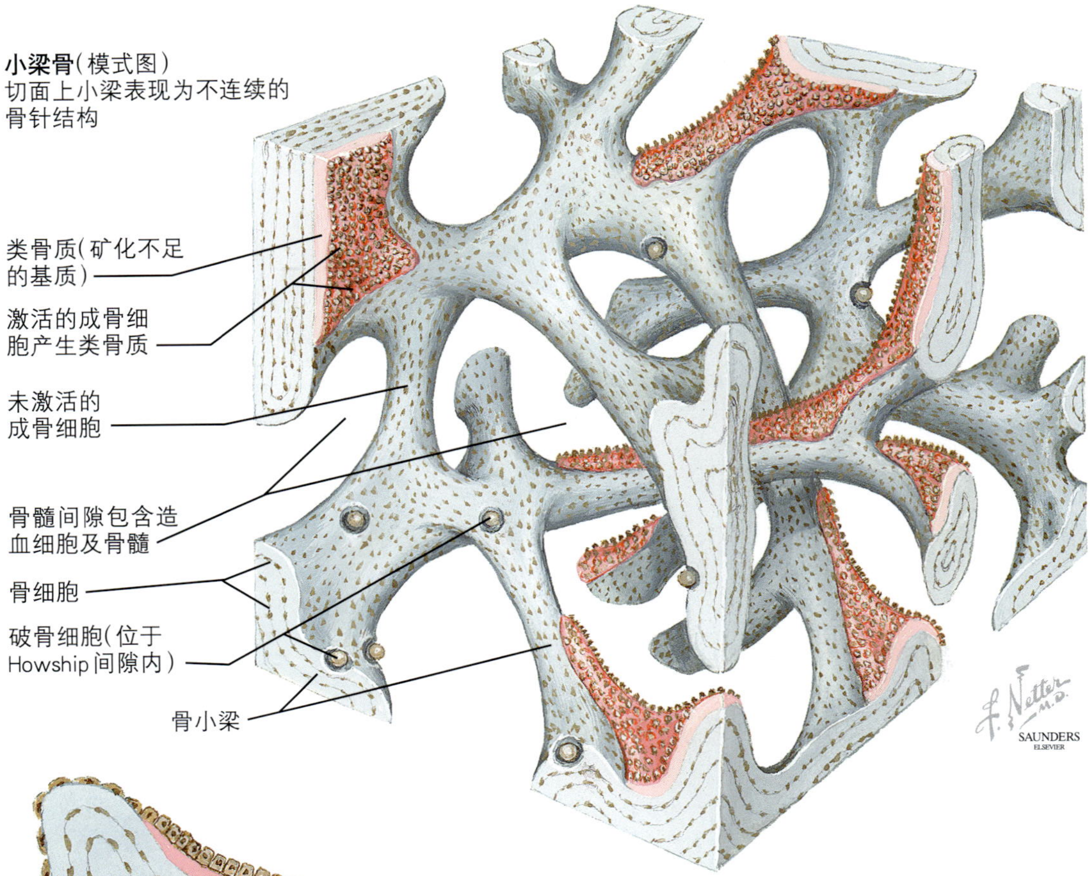

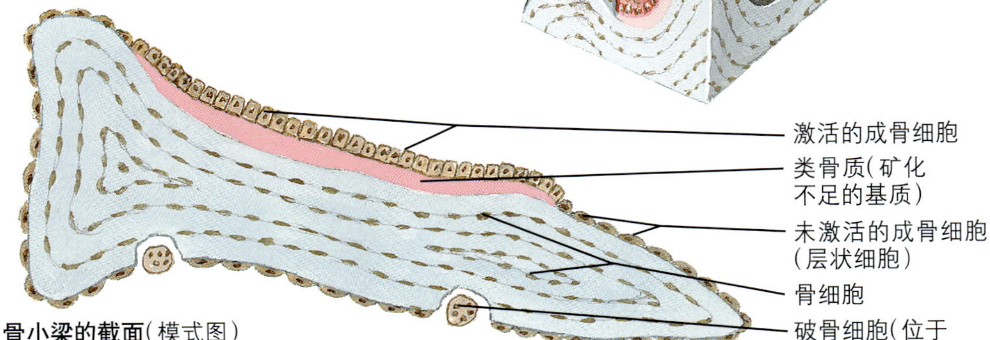

骨小梁的截面(模式图)

骨量调节的 4 种机制

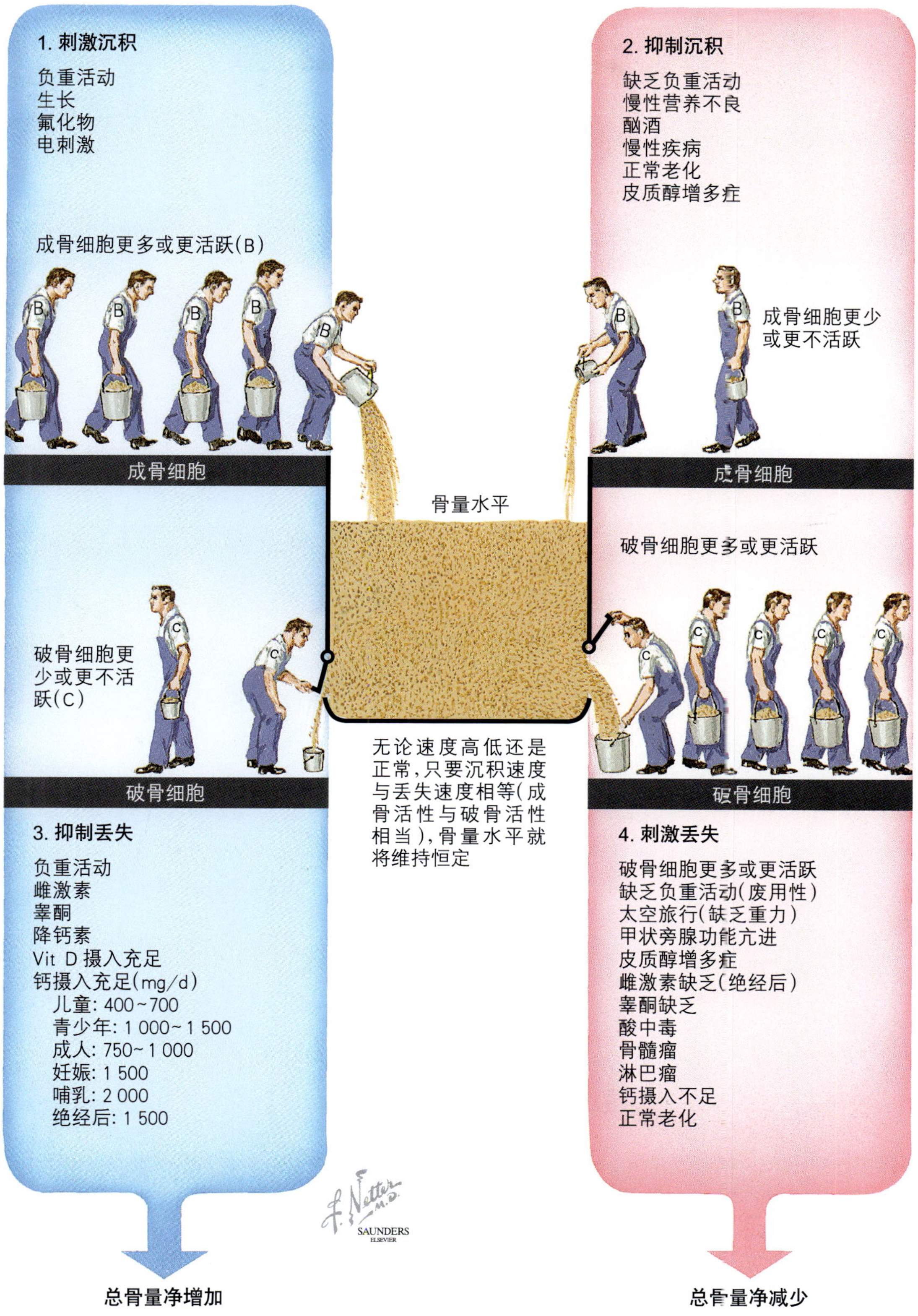

结　构	备　注
细胞类型	
成骨细胞	骨形成(分泌骨基质、胶原、葡萄糖胺聚糖[GAG]，受 PTH 刺激)
破骨细胞	骨吸收(巨细胞，仅吸收矿化骨)，位于 Howship 间隙内
骨细胞	骨维持(占骨组织内细胞的 90%，受 PTH 抑制)

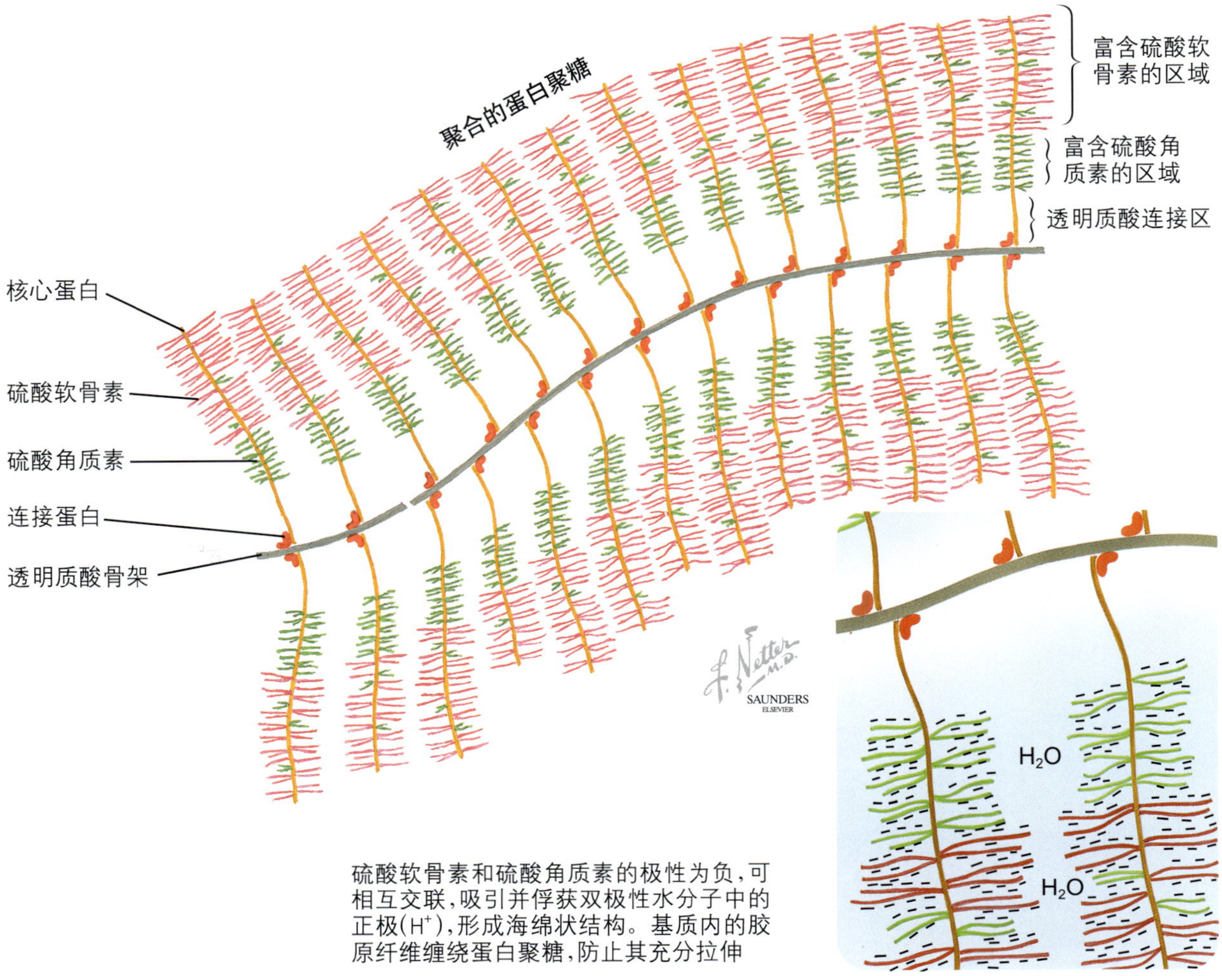

硫酸软骨素和硫酸角质素的极性为负，可相互交联，吸引并俘获双极性水分子中的正极(H^+)，形成海绵状结构。基质内的胶原纤维缠绕蛋白聚糖，防止其充分拉伸

结　构	备　注
骨的构成	
有机质	成骨细胞产生——成骨细胞被基质包围后形成骨细胞
胶原	占骨基质的 90%，提供强度。矿化发生在每一胶原纤维末端的间隙内
蛋白聚糖	葡萄糖胺聚糖(GAGs)结构
非胶原蛋白	骨连接素含量最高
无机质	骨的矿物质
羟磷灰石	增加骨强度，见于胶原的间隙内
骨化类型	
软骨骨化	长骨中，骨替代软骨模板
膜内骨化	扁平骨及锁骨中，骨替代间充质模板

开放骨折的 Gustilo-Anderson 分型

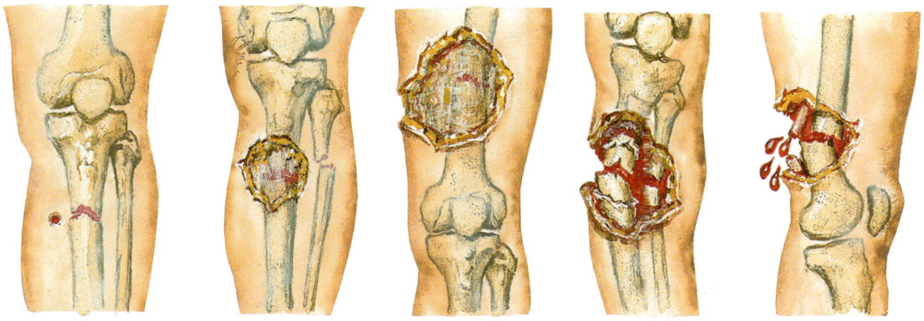

Ⅰ型。伤口长度<1cm；无深部沾染迹象

Ⅱ型。伤口长度>1cm；无广泛软组织损伤

ⅢA型。大伤口；软组织覆盖良好

ⅢB型。大伤口；骨折块外露；广泛骨膜剥脱

ⅢC型。大伤口；合并主要动脉损伤

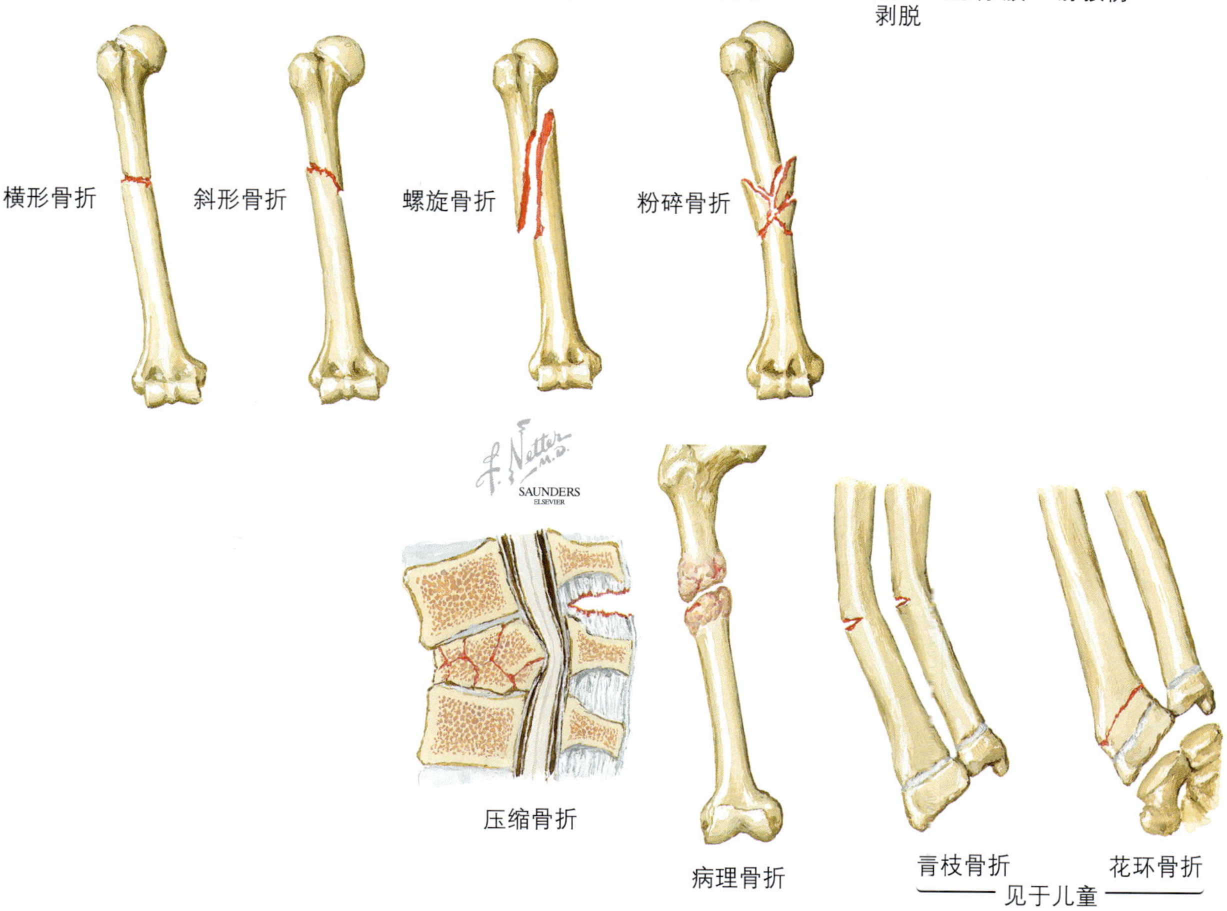

结　构	备　注
骨折类型	压痛及肿胀是常见表现
开放/闭合骨折	皮肤裂开(Gustilo-Anderson Ⅰ、Ⅱ、ⅢA、B、C 型)
骨折方向	横形骨折、螺旋骨折、斜形骨折、粉碎骨折
移位情况	移位或无移位
其他	• Salter-Harris——骨折累及成人的骺及儿童的生长板 • 青枝骨折——仅一侧皮质破裂 • 花环骨折——皮质压缩但仍完整 • 病理骨折——肿瘤或骨病

生长板损伤(Rang 改良的 Salter-Harris 分型)

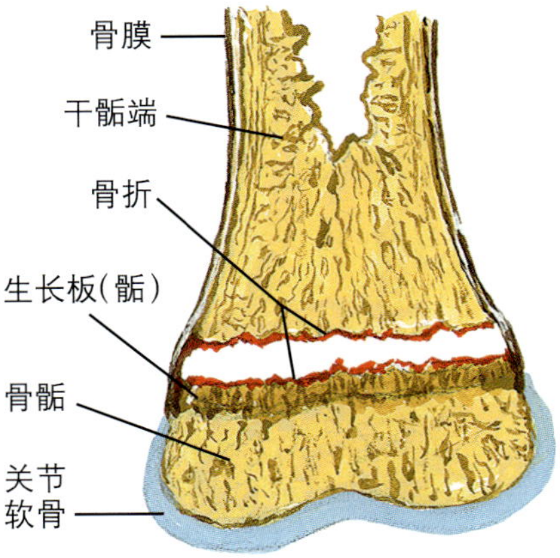

Ⅰ型。骨骺与骨干自钙化的软骨处(生长带)完全分离。无确切的骨损伤,骨膜保持完整。最常见于新生儿及幼儿

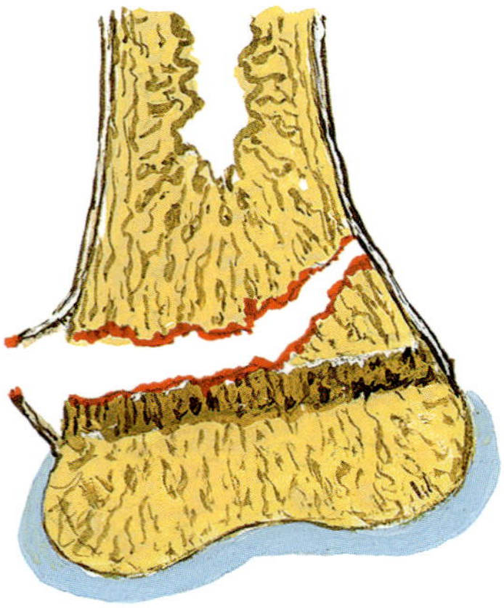

Ⅱ型。最常见。骨折分离线部分跨过生长板深层,部分跨过干骺端,形成与干骺端相连的三角形干骺端骨块

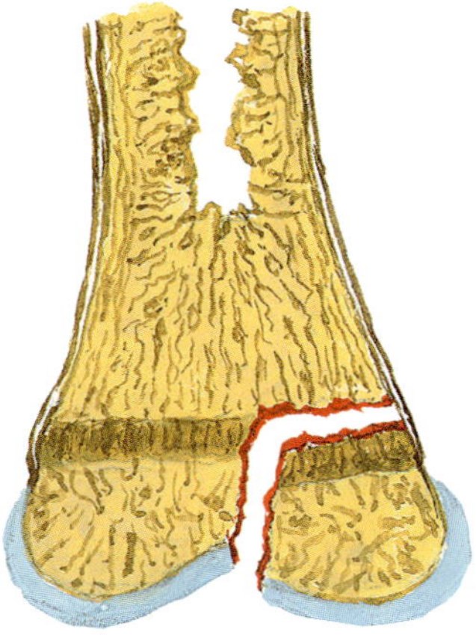

Ⅲ型。不常见。关节内骨折穿过骨骺,跨过生长板深层直至外周。需要切开复位内固定

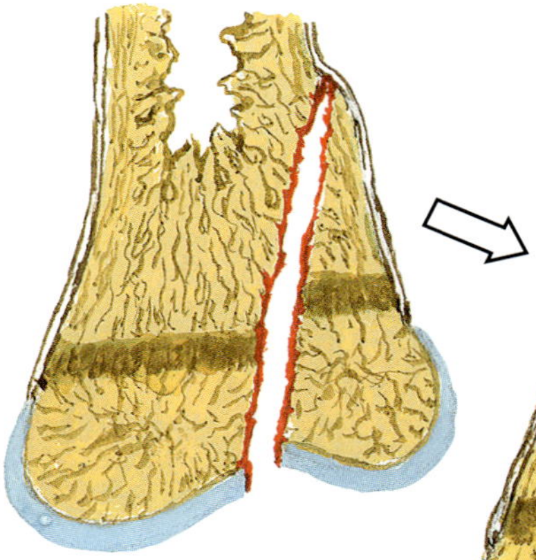

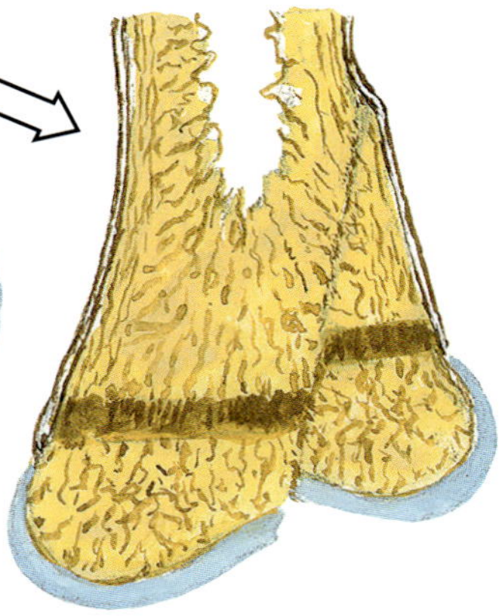

Ⅳ型。关节内骨折线穿过骨骺、生长板及干骺端。如果骨折块未能准确复位(切开复位),可形成跨越生长板的骨桥,造成生长板部分生长停滞及关节成角

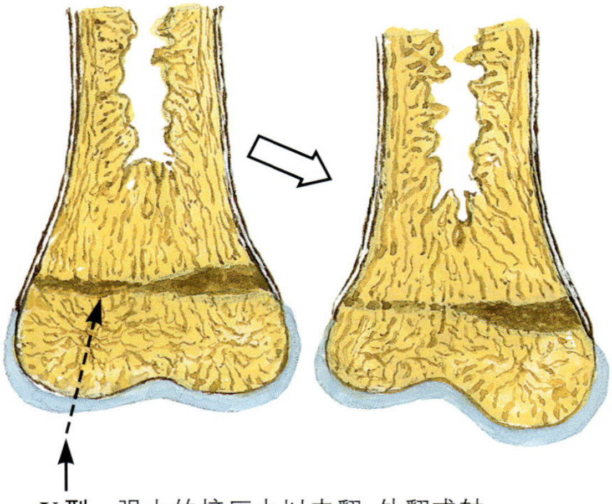

Ⅴ型。强大的挤压力以内翻、外翻或轴向负荷方式通过骨骺作用于生长板。影像检查难以发现骨折移位,但生长板受到损伤,导致部分生长停滞及成角畸形

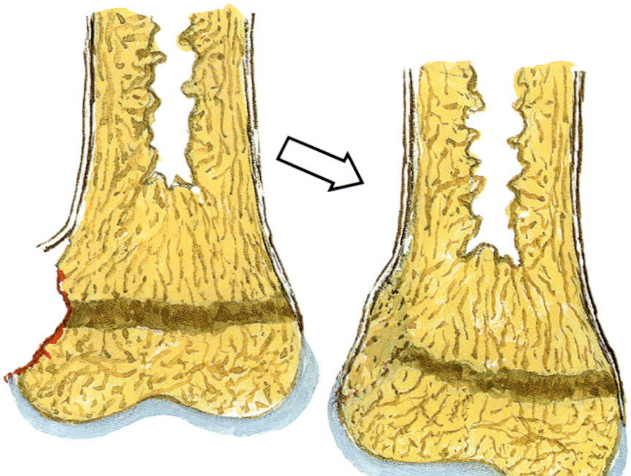

Ⅵ型。部分生长板剪切或缺失。损伤面通过形成跨越生长板的骨桥获得愈合,限制了损伤侧的生长,导致成角畸形

骨折的愈合

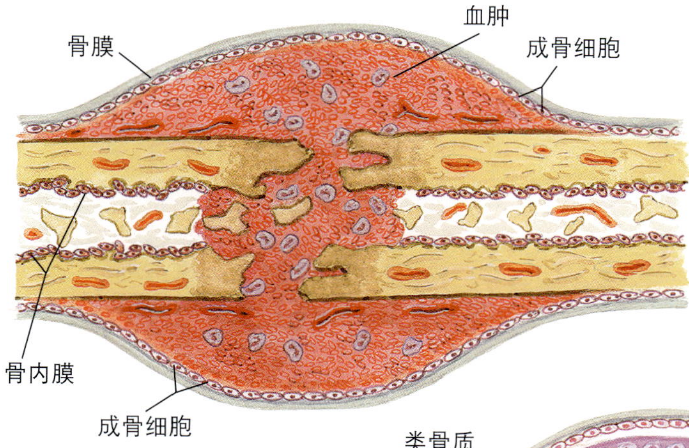

炎症期
创伤后因骨膜、骨内膜及周围血管损伤而迅速形成血肿。骨折端骨坏死。白细胞、巨噬细胞、肥大细胞及成纤维细胞聚集，栓塞并开始去除坏死的骨。骨愈合的精确诱导机制尚不清楚

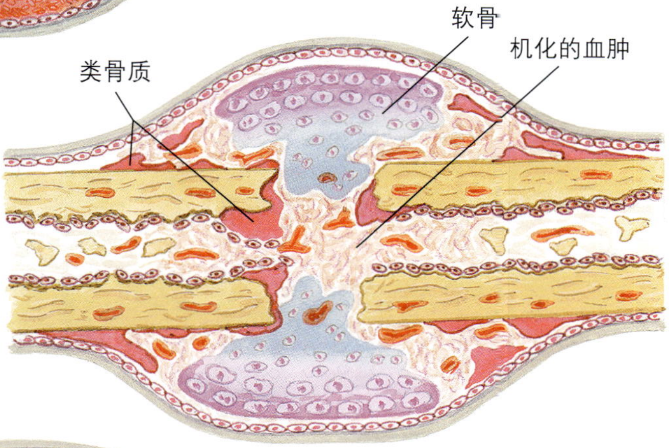

软骨痂形成期
血肿机化为胶原纤维及血管成分。新生血管长入，但 PO_2 低，pH 值为酸性。骨前体细胞、前骨细胞、骨膜新生组织层的成骨细胞及骨内膜增生。间充质起源的成骨细胞及成软骨细胞同时出现在骨折端。软骨痂形成，包括类骨质、软骨及胶原

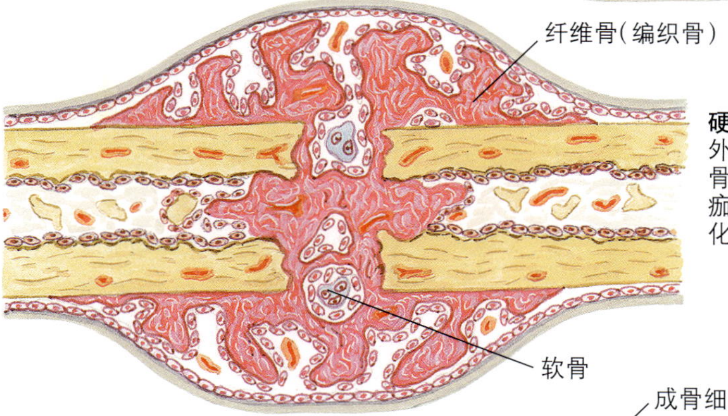

硬骨痂形成期
外侧的类骨质及软骨、骨膜、髓内的软骨痂开始矿化，随后转化为纤维骨（硬骨痂）

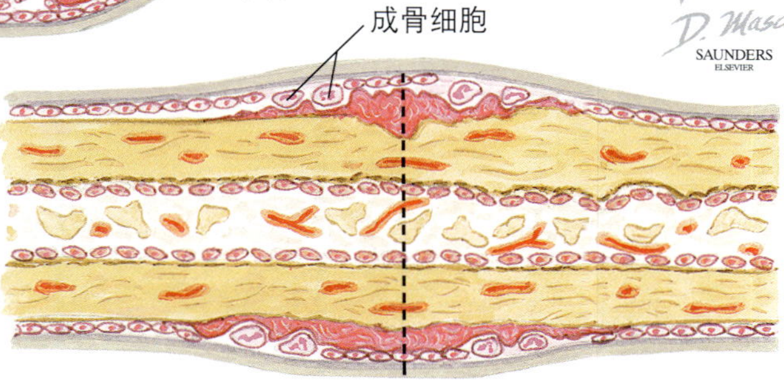

骨塑形期
成骨细胞及破骨细胞的活性转化使得纤维骨转化为含有真正 Harversian 系统的板层骨。正常骨的外形已恢复，甚至成角畸形也可部分或全部纠正。PO_2 恢复正常

结　构	备　注
骨愈合的分期	
炎症期	生血细胞、成纤维细胞、骨前体细胞
修复期	骨痂形成（硬骨痂或软骨痂），编织骨形成（软骨骨化）
塑形期	板层骨替代编织骨，骨恢复正常的外形，骨髓重新长入

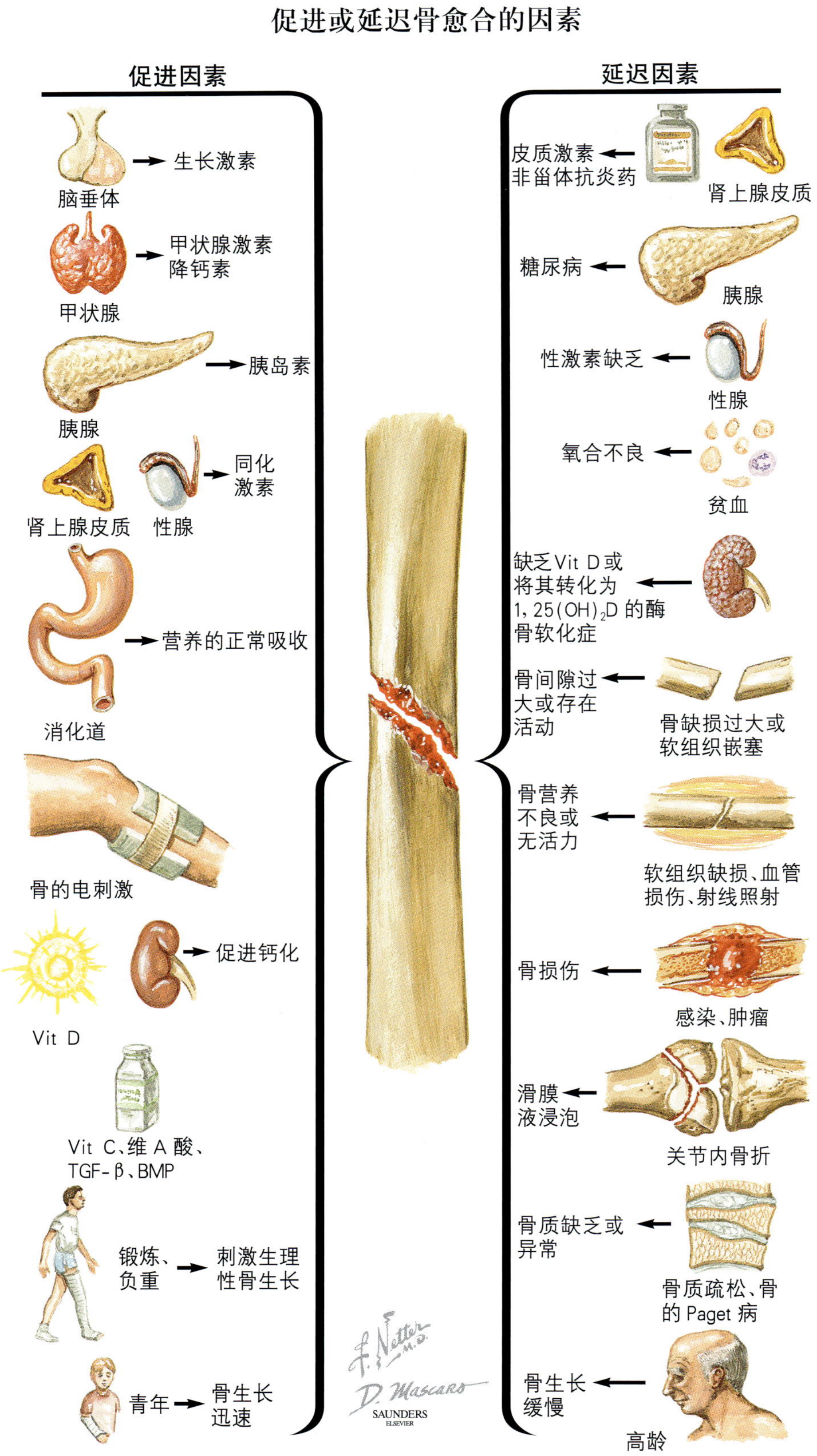

结　构	备　注
影响骨愈合的因素	
矿化	钙磷代谢

钙磷的正常代谢

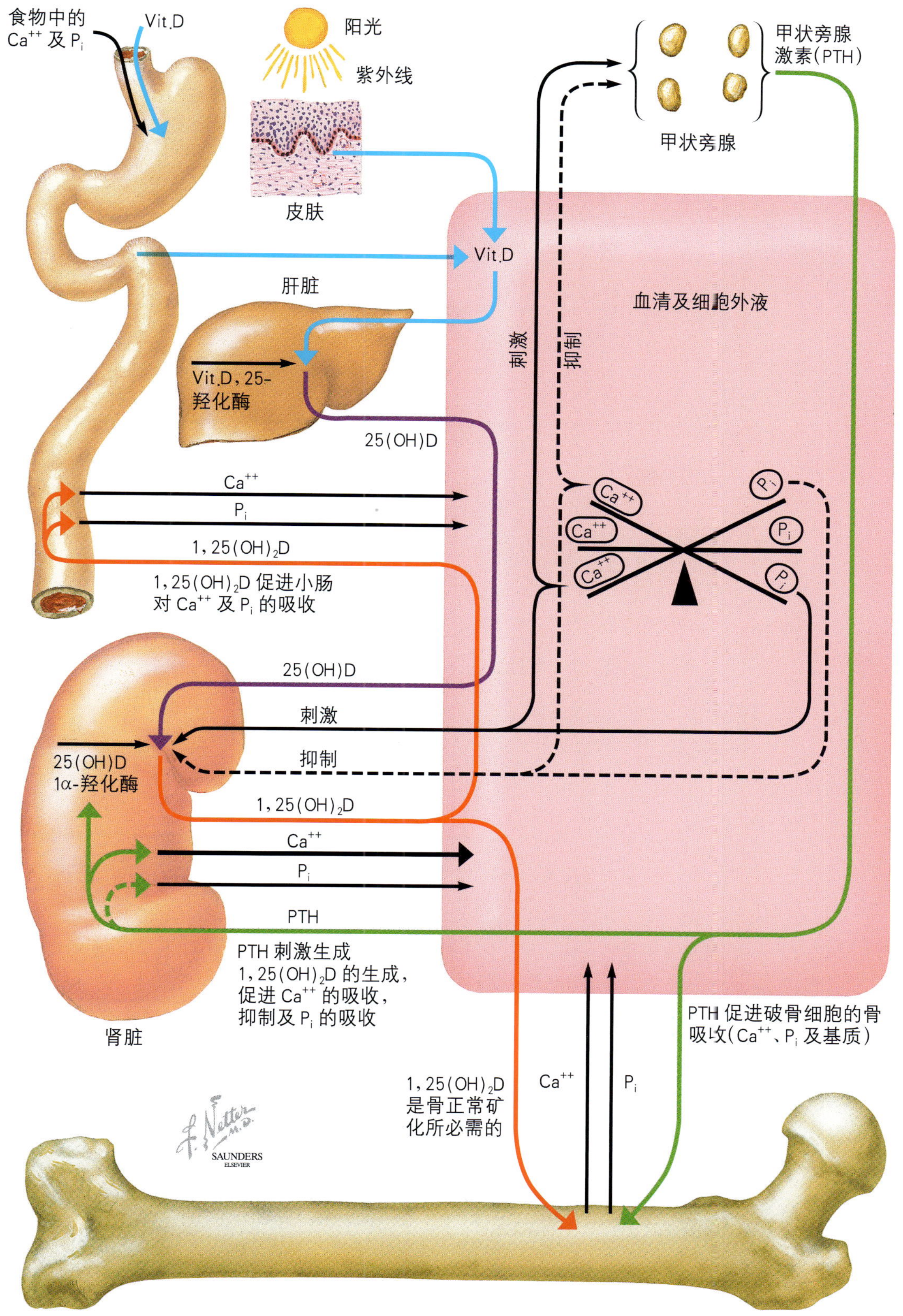
食物中的
Ca^{++} 及 P_i
Vit.D
阳光
紫外线
皮肤
甲状旁腺
激素(PTH)
甲状旁腺
Vit.D
肝脏
血清及细胞外液
刺激
抑制
Vit.D，25-
羟化酶
25(OH)D
Ca^{++}
P_i
$1,25(OH)_2D$
$1,25(OH)_2D$ 促进小肠
对 Ca^{++} 及 P_i 的吸收
25(OH)D
刺激
抑制
25(OH)D
1α-羟化酶
$1,25(OH)_2D$
Ca^{++}
P_i
PTH
PTH 刺激生成
$1,25(OH)_2D$ 的生成，
促进 Ca^{++} 的吸收，
抑制及 P_i 的吸收
肾脏
PTH 促进破骨细胞的骨
吸收(Ca^{++}、P_i 及基质)
$1,25(OH)_2D$
是骨正常矿
化所必需的
Ca^{++}
P_i

钙磷代谢的调节

	甲状旁腺激素(PTH 多肽)	1,25$(OH)_2D$(类固醇)	降钙素(多肽)
激素	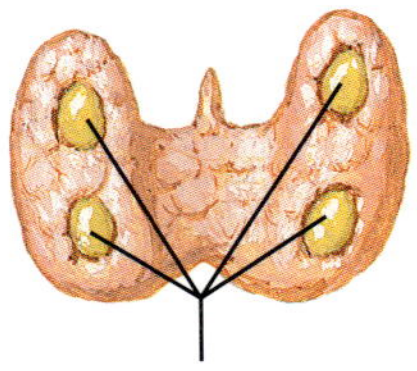 来自甲状旁腺的主细胞	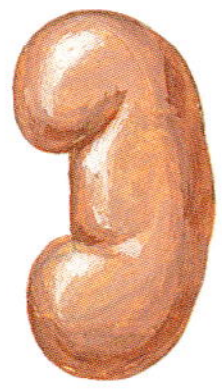 来自近端肾小管	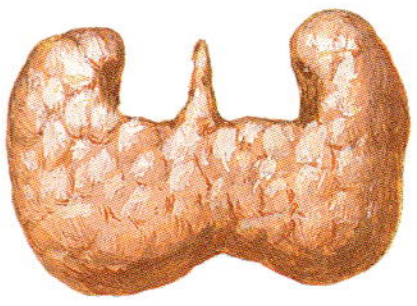 来自甲状腺的滤泡旁细胞
刺激生成的因素	血清 Ca^{++} 降低	PTH 水平升高 血清 Ca^{++} 降低 血清 P_i 降低	血清 Ca^{++} 升高
抑制生成的因素	血清 Ca^{++} 升高 1,25$(OH)_2D$ 升高	PTH 水平降低 血清 Ca^{++} 升高 血清 P_i 升高	血清 Ca^{++} 降低
激素作用的终末器官：小肠 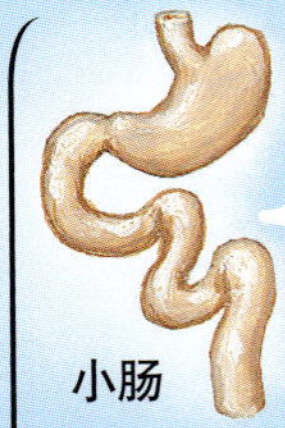	无直接作用 通过促进肾脏生成 1,25$(OH)_2D$ 间接作用于小肠	强烈刺激小肠吸收 Ca^{++} 及 P_i	?
激素作用的终末器官：肾脏 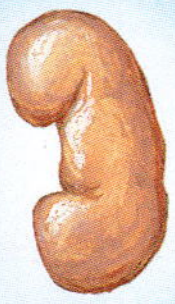	刺激近端肾小管细胞线粒体内的 25(OH)D-1α-羟化酶将 25(OH)D 转化为 1,25$(OH)_2D$ 增强对滤过的 Ca^{++} 的重吸收 促进尿磷排出	?	?
激素作用的终末器官：骨 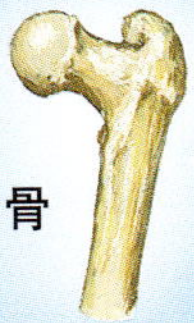	刺激破骨细胞对骨的吸收 刺激前破骨细胞的募集	强烈刺激破骨细胞对骨的吸收	抑制破骨细胞对骨的吸收 正常人中的生理作用?
对细胞外液及血清中钙磷浓度的净效应	血清钙浓度升高 血清磷浓度降低	血清钙浓度升高 血清磷浓度升高	血清钙浓度降低(一过性)

SAUNDERS ELSEVIER

结构	备注
影响骨愈合的因素	甲状旁腺素(PTH)、Vit D、降钙素
其他激素	
雌激素	抑制骨吸收
皮质激素	促进骨丢失
甲状腺素	正常水平促进骨形成，水平升高促进骨吸收
生长激素	促进骨形成

骨的动态平衡

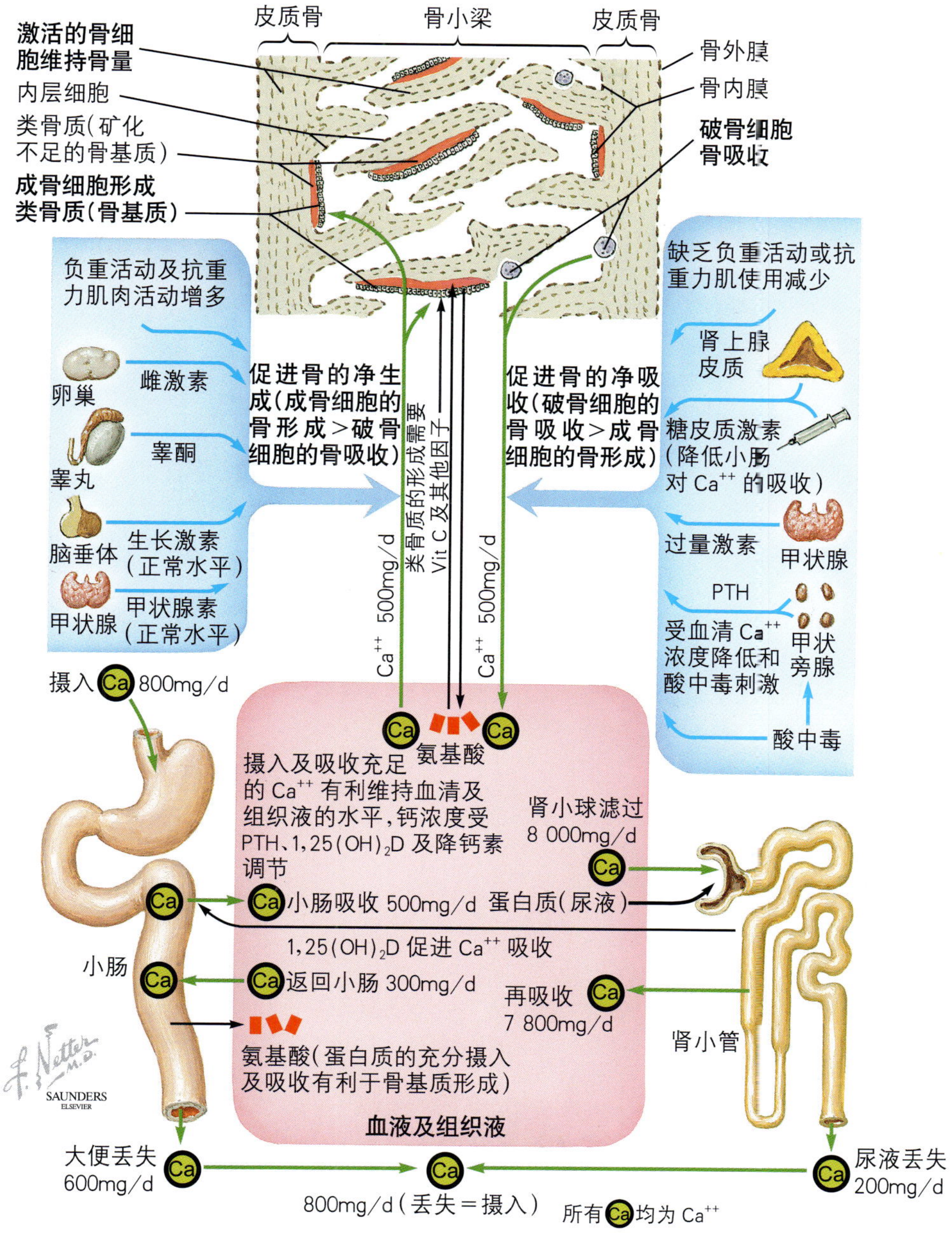

结构	备注
代谢性疾病	
高钙血症	症状:便秘、恶心、腹痛、混沌、恍惚、昏迷
Ⅰ型甲状旁腺功能亢进	尿钙增多,血磷降低,"棕色瘤"所致
Ⅱ型甲状旁腺功能亢进	恶性肿瘤占第1位,多发性内分泌综合征(MEN)
低钙血症	症状:反射亢进、手足搐搦+Chvostek征/Trousseau征、毛细血管性水肿、QT间期延长
Ⅰ型甲状旁腺功能减退	脱发、眩晕
肾性骨营养不良	慢性肾功能衰竭,"橄榄球运动衫样"脊柱
佝偻病/骨软化症	矿化降低/失败,Vit D缺乏
骨质疏松	骨量减少、老年
坏血病	Vit C缺乏导致胶原形成障碍
骨骼石化症	破骨细胞活性降低导致骨密度增加
Paget病	刺激成骨细胞及破骨细胞活性,形成致密但脆性增加的骨

扭伤的分级

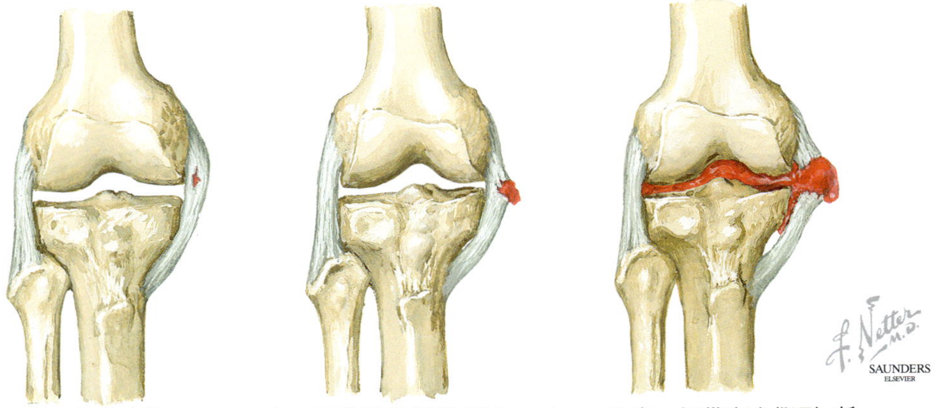

Ⅰ度 韧带牵拉，纤维轻度撕裂

Ⅱ度 韧带纤维撕裂超过 50%，小血肿。可表现为关节积血

Ⅲ度 韧带完全撕裂，断端分离，血肿，关节积血

结构	备注
软骨	多种类型
透明软骨	关节面、骺板
纤维软骨	纤维环、半月板、耻骨联合
弹性软骨	鼻、耳
关节软骨	
功能	将负荷分散至更大面积，低摩擦活动面
构成	水、Ⅱ型胶原、蛋白聚糖、软骨细胞
含水量	随年龄而降低，导致骨关节炎增加
骨关节炎	占关节炎的首位；关节软骨缺损/损伤 原发："磨损及撕裂"；继发：如创伤后 常见于手部及非负重关节；膝关节占首位 典型影像表现 1. 骨赘形成 2. 软骨下囊中 3. 软骨下骨硬化 4. 关节间隙变窄
炎症性关节炎	类风湿关节炎（RA）、系统性红斑狼疮（SLE）、脊柱关节病、痛风
类风湿关节炎	主要针对滑膜的免疫疾病。炎性滑膜炎及血管翳形成导致关节面及关节破坏 男女发病为 1∶3，伴有 HLA-DR4、RF（+）、ESR/CRP 升高 多关节受累：掌指关节（MCP）尺偏；足：爪形趾常见 典型表现：晨僵、结节 典型影像表现 1. 骨侵蚀 2. 骨量减少 3. 肿胀
Reiter 综合征	三联征：尿道炎、结膜炎、非对称性关节炎；HLA-B27（+）
痛风	关节内的尿酸单钠结晶导致炎症反应 老年人，踇趾最常见，常伴血尿酸水平升高 尿酸结晶：双折射阴性
韧带	连接骨与其他结构
韧带骨附着点	1. 韧带至纤维软骨 2. 纤维软骨至钙化的纤维软骨（韧带损伤最易发生在此） 3. 钙化的纤维软骨至骨（Sharpey 纤维）
扭伤	韧带撕裂
Ⅰ度	韧带的牵拉或轻度撕裂，无松弛
Ⅱ度	不完全撕裂，有松弛迹象（通常肿胀）
Ⅲ度	完全撕裂，松弛度增加（肿胀/血肿）
韧带强度	相对强度取决于韧带与骨的损伤部位
儿童	韧带强于骨骺。损伤首先发生在骨骺
成人	骨强于韧带。韧带首先撕裂
老年人	韧带强于骨。首先发生骨折

骨质疏松与骨软化症的对比

	骨质疏松	骨软化症
定义 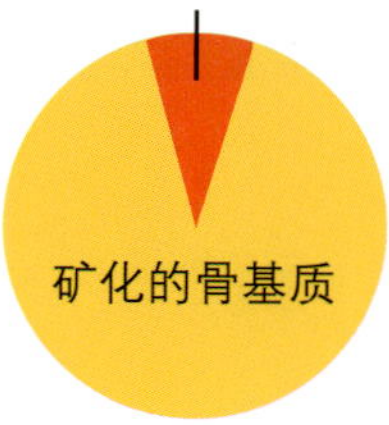 正常	 骨量减少，矿化正常	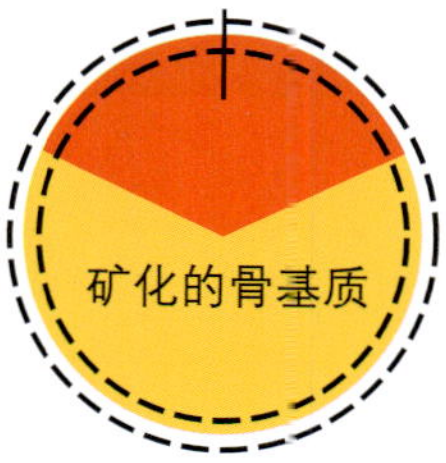 骨量不定，矿化降低
发病年龄	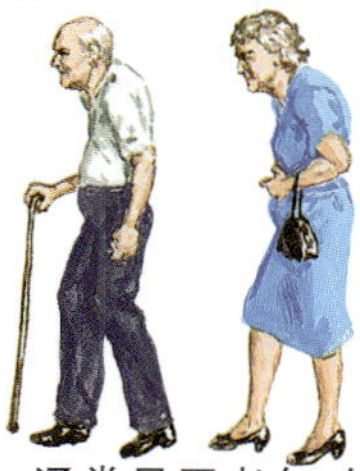 通常见于老年，绝经后女性	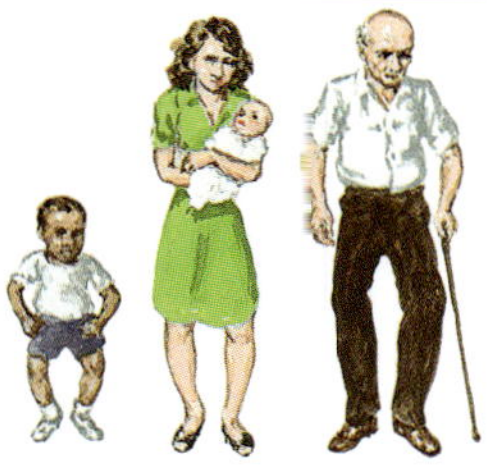 任何年龄
病因	内分泌异常、老龄、特发性、活动减少、废用性、酗酒、钙缺乏	Vit D 缺乏、Vit D 代谢途径异常、低磷综合征、肾小管酸中毒、低膦酸酯酶症
症状	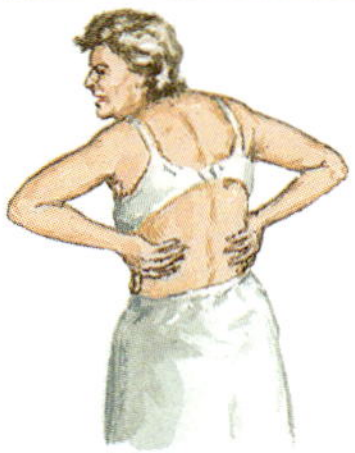 疼痛，取决于骨折部位	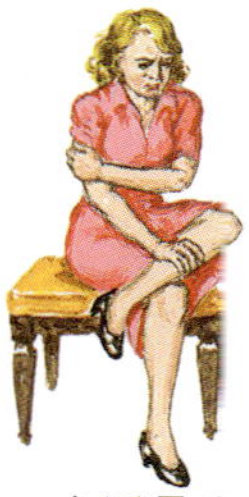 广泛骨痛
体征	骨折部位压痛	骨折部位压痛及广泛压痛
影像特点	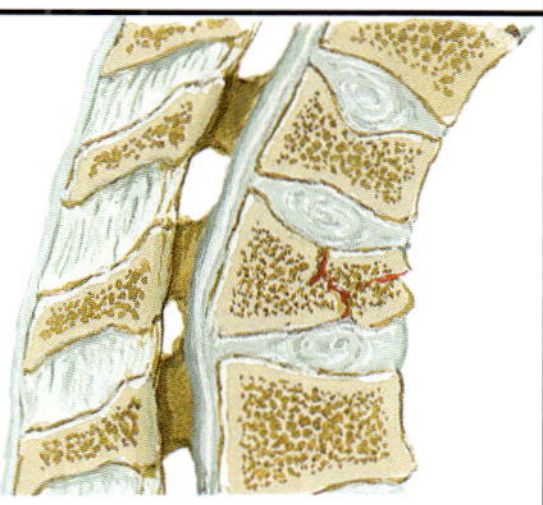 中轴骨多见	多为对称性，假骨折或完全骨折 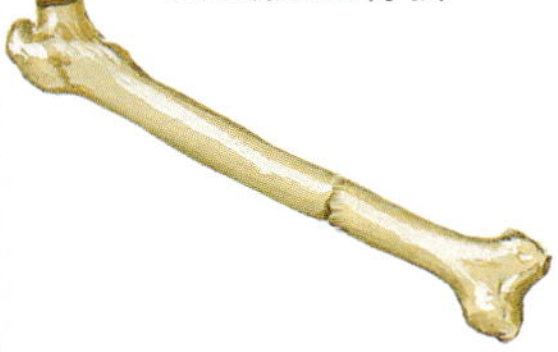 四肢骨常见
实验室检查		
血清 Ca^{++}	正常	降低或正常（低膦酸酯酶症）
血清 P_i	正常 $Ca^{++} \times P_i > 30$	降低或正常如果白蛋白正常，则 $Ca^{++} \times P_i < 30$
碱性磷酸酶	正常	升高（低膦酸酯酶症除外）
尿 Ca^{++}	升高或正常	正常或降低（低膦酸酯酶症时升高）
骨活检	四环素标记正常	四环素标记异常

F. Netter M.D. SAUNDERS ELSEVIER

结构	备注
细胞解剖	
神经元	细胞体。树突接受信号,轴突传输信号
胶质细胞	Schwann 细胞产生髓鞘,覆盖轴突
显微解剖	外周神经具有传入纤维及传出纤维
传入纤维(轴突)	将感觉信号由外周神经末端传递至中枢神经系统 细胞体位于背根神经节(DRG)
传出纤维(轴突)	将中枢神经系统的运动信号经腹侧角/腹侧根传递至外周的肌肉
神经内膜	包裹每一神经纤维(轴突)
神经束	由神经内膜包裹的一束神经轴突
神经束膜	包裹每一神经束
外周神经	包含血管及结缔组织的一束神经束
神经外膜	包裹全部神经束
神经损伤	
神经失用(neuropraxia)	传导中断,轴突完整,数日至数周后缓解
轴突断伤(axonotmesis)	轴突撕裂,神经内膜完整,允许轴突再生;恢复缓慢,每日约 1cm,但常可完全恢复
神经断伤(neurotmesis)	神经横断,通过手术修复才能恢复
脊髓灰质炎	病毒破坏脊髓前角(运动)细胞,导致无力/麻痹,但感觉正常。可用疫苗预防
神经传导	轴突外的髓鞘有利于传导(大的有髓鞘纤维传导速度更快)
静息电位	细胞内外环境维持的电位差
动作电位	Na^+ 内流使细胞去极化
Ranvier 节	Schwann 细胞的间隙,可促进传导
神经传导检查	评估外周感觉/运动神经的功能 刺激的发送和接受通过体表电极。测量潜伏期(延迟)及波幅(信号强度) 传导速度: <50m/s 为异常
Guillain-Barré 综合征	上升性运动无力/麻痹。源于病毒感染所致的外周神经脱髓鞘。多为自限性
Charcot-Marie-Tooth 病	常染色体显性遗传病。脱髓鞘疾病,运动神经重于感觉神经。起病于 5~15 岁,腓骨肌首先受累,随后是手足内在肌,造成弓形足、爪形趾、猿手畸形
神经肌肉接头	运动神经元的轴突与肌肉形成突触(运动终板)
神经介质	储藏在轴突的乙酰胆碱跨过突触间隙,结合于肌浆网,导致去极化
神经肌肉接头阻断剂	非去极化神经肌肉阻断剂(如维库溴铵[vecuronium])竞争性结合乙酰胆碱受体 去极化神经肌肉阻断剂(如琥珀酰胆碱)结合于短效乙酰胆碱受体 生物毒素/神经毒气:竞争性结合于这些受体;采用抗胆碱酯酶药物(增加突触间隙的乙酰胆碱水平)
重症肌无力	因竞争性结合胸腺衍生抗体造成乙酰胆碱受体相对减少 治疗选择:胸腺切除;抗乙酰胆碱酯酶药物(增加突触内乙酰胆碱水平)
运动单位	单一神经元所支配的所有肌肉

神经肌肉接头的生理

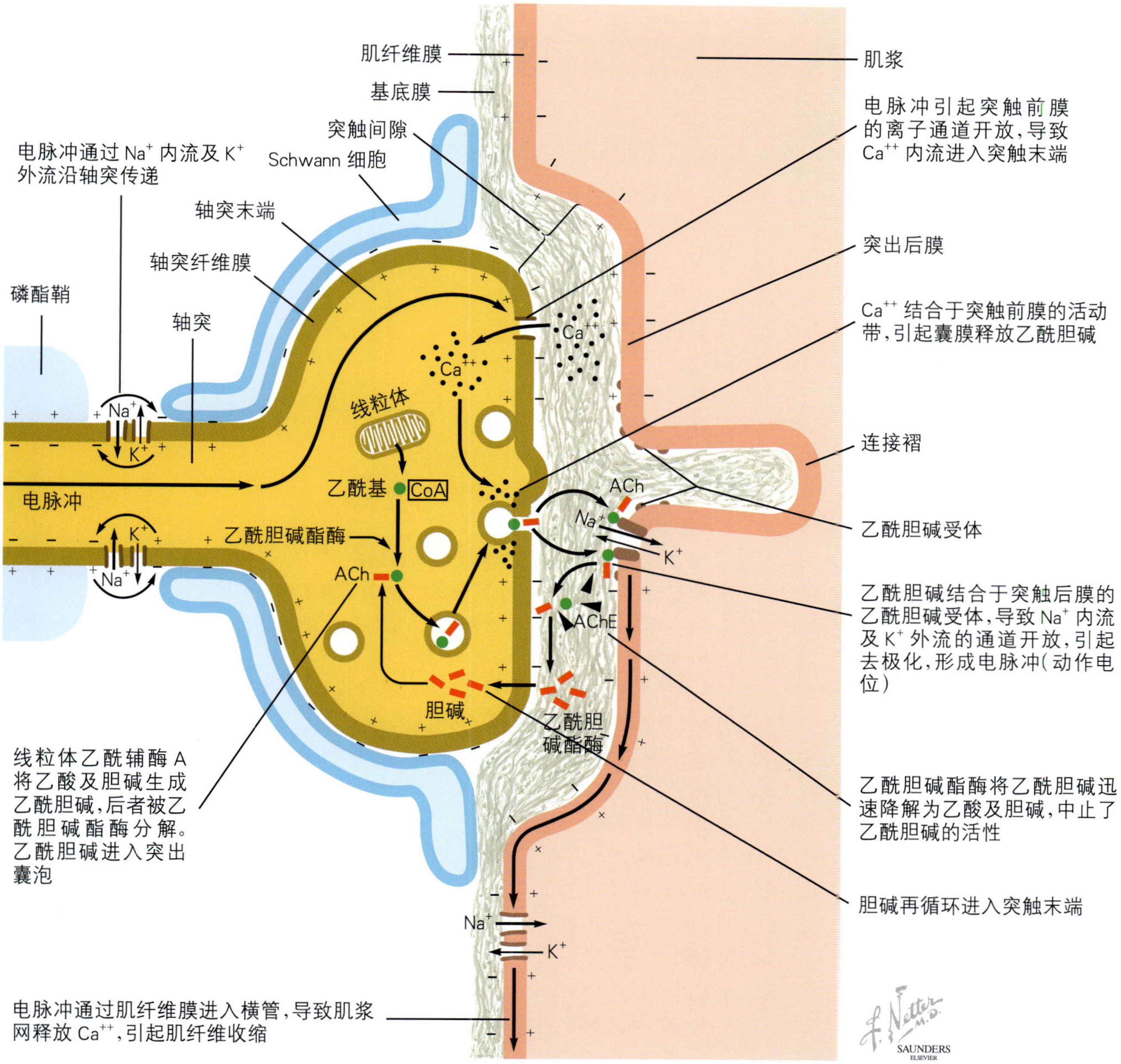
肌纤维膜
基底膜
突触间隙
Schwann 细胞
电脉冲通过 Na⁺ 内流及 K⁺ 外流沿轴突传递
轴突末端
轴突纤维膜
磷酯鞘
轴突
线粒体
乙酰基
CoA
电脉冲
乙酰胆碱酯酶
ACh
胆碱
Ca⁺⁺
Na⁺
K⁺
AChE
乙酰胆碱酯酶
线粒体乙酰辅酶A将乙酸及胆碱生成乙酰胆碱，后者被乙酰胆碱酯酶分解。乙酰胆碱进入突出囊泡
电脉冲通过肌纤维膜进入横管，导致肌浆网释放 Ca⁺⁺，引起肌纤维收缩
肌浆
电脉冲引起突触前膜的离子通道开放，导致 Ca⁺⁺ 内流进入突触末端
突出后膜
Ca⁺⁺ 结合于突触前膜的活动带，引起囊膜释放乙酰胆碱
连接褶
乙酰胆碱受体
乙酰胆碱结合于突触后膜的乙酰胆碱受体，导致 Na⁺ 内流及 K⁺ 外流的通道开放，引起去极化，形成电脉冲（动作电位）
乙酰胆碱酯酶将乙酰胆碱迅速降解为乙酸及胆碱，中止了乙酰胆碱的活性
胆碱再循环进入突触末端
F. Netter M.D.
SAUNDERS
ELSEVIER

结　构	备　注
肌肉类型	骨骼肌、平滑肌、心肌
骨骼肌	自主收缩,具有起止点
解剖	肌肉具有两种收缩结构: 肌球蛋白和肌动蛋白
肌肉	包括多个肌束,由肌外膜包裹
肌束	包括多条肌纤维(细胞),由肌束膜包裹
肌纤维(肌细胞)	包括多条肌原纤维,由肌内膜包裹
肌原纤维	包括多个肌小节,止点至止点,无其他组织包绕
肌小节	包含交叉的粗细纤维,成束排列 Z 线至 Z 线定义为一个肌小节 A 带: 粗纤维的长度,收缩时无改变 I 带、H 带及肌小节的长度收缩时均变短
肌球蛋白	粗纤维: 具有"头端",结合 ATP,附着于肌动蛋白
肌动蛋白	细纤维: 固定于 Z 区,与肌钙蛋白及原肌球蛋白相连
肌钙蛋白	与肌动蛋白和原肌球蛋白相连,结合 Ca^{++}
原肌球蛋白	长分子,位于肌动蛋白的螺旋沟内,妨碍肌球蛋白结合
收缩	收缩的启动源自乙酰胆碱与肌浆网上的受体结合,并导致肌浆网去极化 去极化导致 Ca^{++} 释放并与肌钙蛋白分子结合。这种结合造成原肌球蛋白移动,使得肌球蛋白的"极性"头端(结合有 ATP)结合肌动蛋白 ATP 分解导致肌原纤维收缩(肌小节短缩),同时肌动蛋白释放出肌球蛋白
肌电图(EMG)	向肌肉内插入电极,用来评估肌肉功能 频率增加、持续期缩短、波幅降低提示肌肉病变; 相反改变提示神经病变
收缩类型	
等长收缩	肌肉抗阻力做功而长度维持不变
等张收缩	肌肉抗恒定阻力收缩
等速收缩	肌肉以固定速度收缩
离心收缩	肌肉做功时延长,可造成损伤
向心收缩	肌肉做功时缩短
肌力	与肌肉的横截面积有关
Duchene 肌营养不良	X 连锁隐性遗传病,累及男孩。进行性非炎症性过程,影响近端肌(常伴 CPK 升高)。出生及 3~5 岁期间大多正常,随后出现无力、蹒跚步态,将患儿从地板上扶起时 Gower 征阳性,同时小腿肌肉假性肥大。15 岁时多与轮椅为伴。合并多种畸形、挛缩及脊柱侧凸

肌肉收缩的生物力学机制

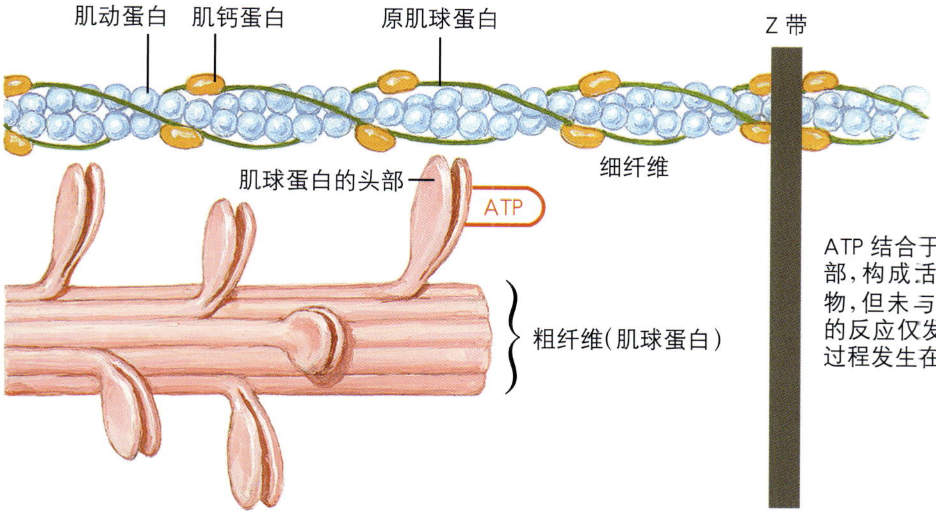

ATP 结合于粗纤维突出的肌球蛋白头部,构成活性肌球蛋白-ATP 中间产物,但未与细纤维结合。注意:显示的反应仅发生在一个横桥,但同样的过程发生在绝大多数横桥

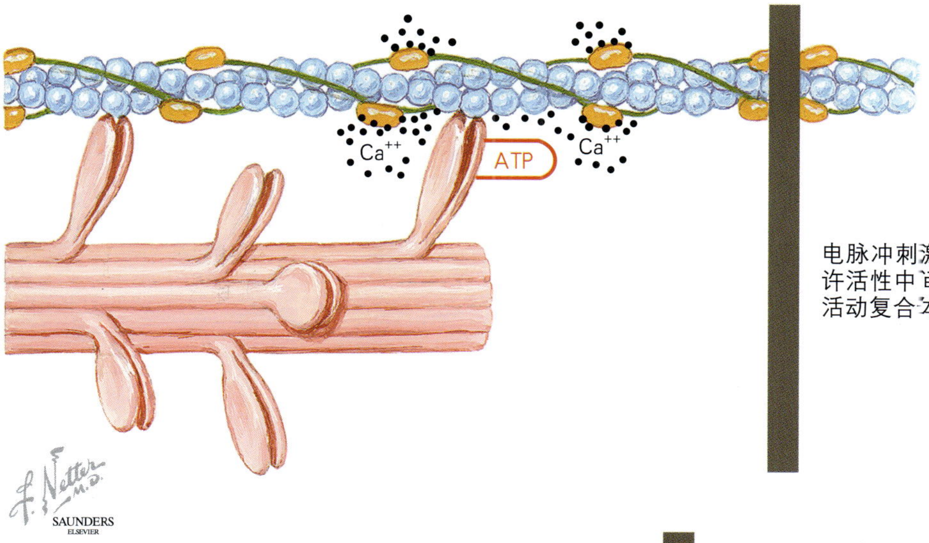

电脉冲刺激肌浆网释放出的 Ca^{++} 允许活性中间产物与细纤维结合,形成活动复合体

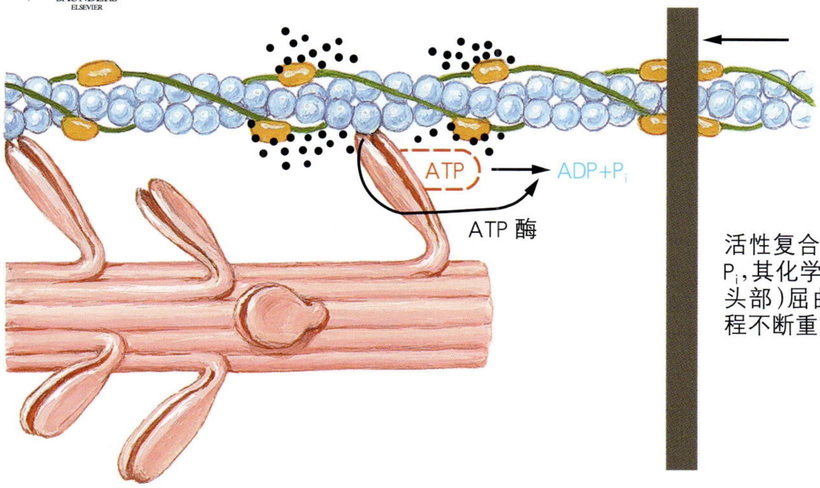

活性复合体中的 ATP 被 ATP 酶分解为 ADP 及 P_i,其化学能转化为机械能。横桥(肌球蛋白的头部)屈曲,使细纤维沿粗纤维滑动。这一过程不断重复,造成肌肉收缩

结　构	备　　注
筋膜室	肌肉位于界限明确的纤维骨性/筋膜性腔隙内
筋膜室综合征	多种原因导致筋膜室压力升高。压力升高及灌注降低导致肌坏死
	“5P”征：疼痛(pain)、麻木(parathesias)、麻痹(paralysis)、苍白(pallor)、无脉(pulselessness)。查体可见筋膜室紧张及压痛
	应在6小时内切开筋膜。筋膜室综合征可致挛缩畸形
肌肉肌腱交界	肌肉与骨连接的最薄弱处(损伤易发生于此)
	肌肉扭伤可造成该结构撕裂
肌腱解剖	肌肉附着于骨
纤维	成束的I型胶原构成微纤维、亚纤维及纤维，由腱内膜包裹
腱束	由腱束膜包裹的成纤维细胞及纤维束
肌腱	由腱外膜包裹的一组腱束
有血运的肌腱	有血运的腱旁组织包绕肌腱并为其提供血运，无腱鞘
无血运的肌腱	此类肌腱位于腱鞘内，血运来自腱纽
肌腱骨交界	1. 肌腱至纤维软骨
	2. 纤维软骨至钙化的纤维软骨(Sharpey 纤维)
	3. Sharpey 纤维至骨

筋膜室综合征的病因

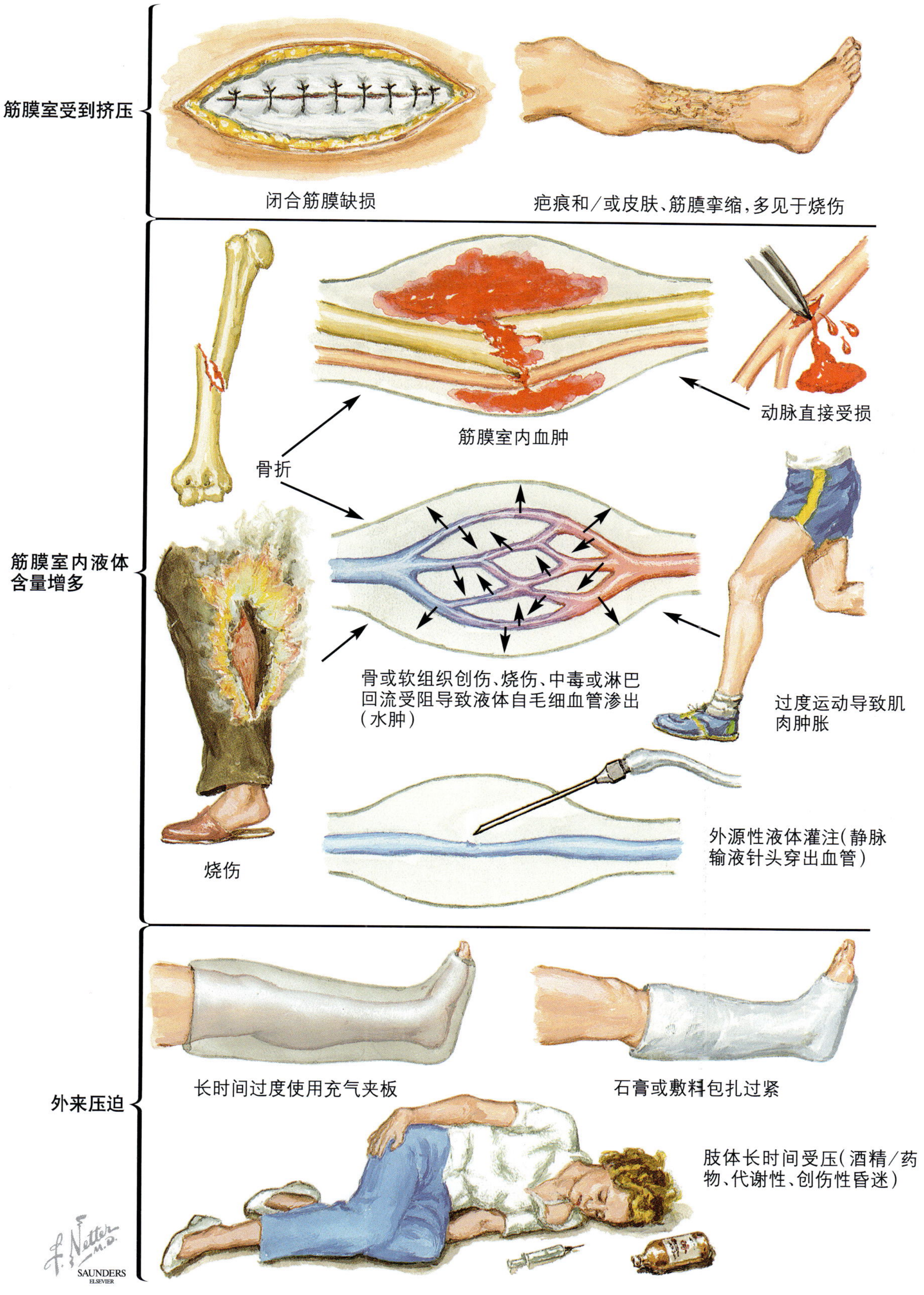
筋膜室受到挤压
闭合筋膜缺损
疤痕和/或皮肤、筋膜挛缩，多见于烧伤
筋膜室内液体
含量增多
骨折
筋膜室内血肿
动脉直接受损
骨或软组织创伤、烧伤、中毒或淋巴
回流受阻导致液体自毛细血管渗出
（水肿）
过度运动导致肌
肉肿胀
烧伤
外源性液体灌注（静脉
输液针头穿出血管）
外来压迫
长时间过度使用充气夹板
石膏或敷料包扎过紧
肢体长时间受压（酒精/药
物、代谢性、创伤性昏迷）
SAUNDERS
ELSEVIER

血源性骨髓炎的发病机制

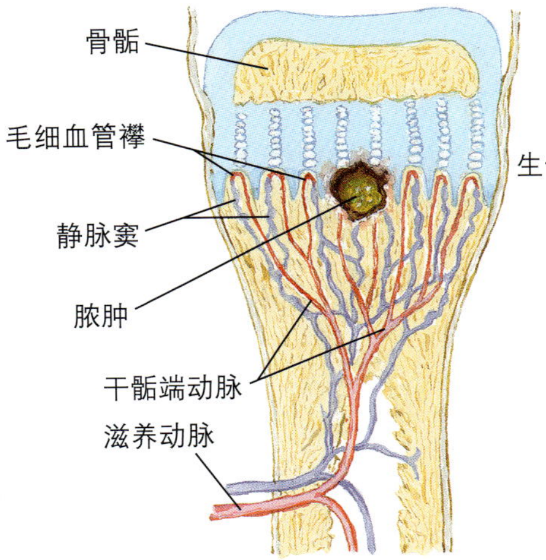

干骺端终末动脉在生长板处呈襻状，并形成不规则的静脉窦。血流在此减慢并瘀滞，易于细菌种植。此外，内层细胞几乎没有吞噬活性。细菌在此种植后易形成脓肿

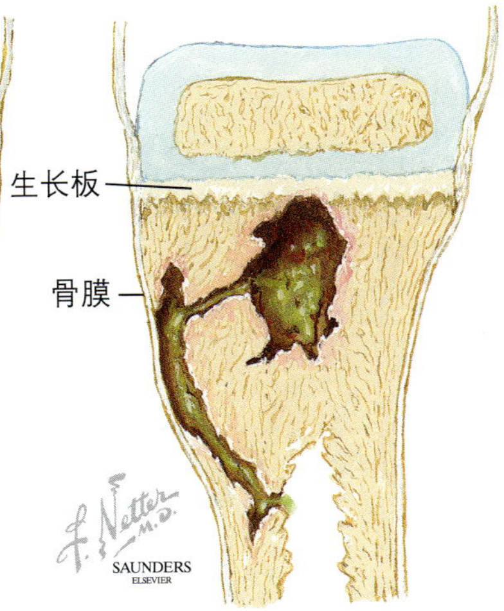

脓肿受到生长板的限制，只能沿 Volkmann 管横向播散，抬升骨膜并沿骨膜下继续播散至骨干。有时 1 岁以下儿童的干骺端动脉存在穿过生长板的分支，因此感染可播散至骨骺及关节

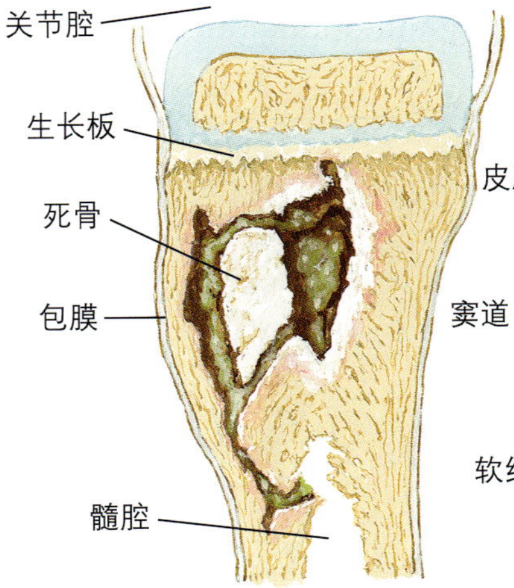

脓肿扩大，包含节段性失活的骨（死骨）。被抬起的骨膜继续生成骨组织，形成包壳。有时，脓肿壁由纤维和硬化骨构成，称为 Brodie 脓肿

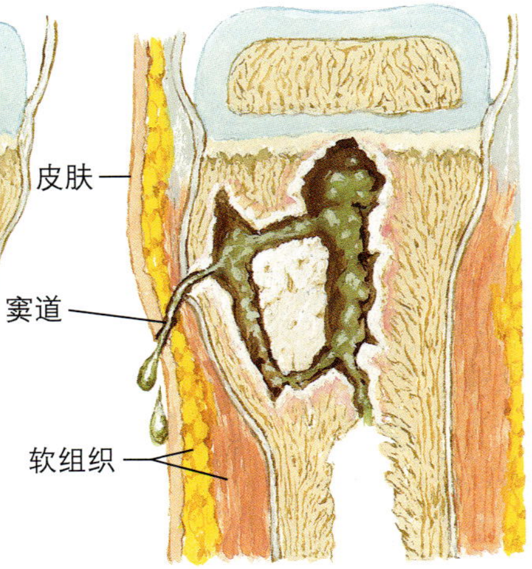

感染过程侵蚀骨膜，向外形成穿透软组织和皮肤的窦道。这一过程取决于致病菌的毒力、宿主的抵抗力、使用的抗生素以及纤维硬化反应

感 染	备 注
骨髓炎	骨或骨髓的细菌感染 金黄色葡萄球菌（*Staph.aureus*）占首位；血源性播散最常见 可分为急性、亚急性和慢性骨髓炎 表现为疼痛、肿胀、血 WBC、ESR 升高，血培养阳性 X 线显示放射透亮带，± 死骨（坏死的皮质骨）或包壳（骨膜新生骨） 骨扫描有助于诊断 脓肿切开引流并切除死骨 静脉应用一定疗程抗生素后转为口服抗生素
关节感染	关节间隙（及滑膜）的感染 金黄色葡萄球菌占首位；血源性及播散性骨髓炎最常见 膝关节最易受累，其次是髋关节 表现为疼痛，关节肿胀发热 需要穿刺/手术切开引流并静脉应用抗生素
破伤风	破伤风杆菌（*Clostridium tetani*）的外毒素所致的神经麻痹性疾病 免疫接种：破伤风-白喉类毒素（Td）；破伤风免疫球蛋白（TIG） 曾行免疫接种（5 年以内），清洁伤口：无需治疗 曾行免疫接种（超过 5 年），清洁或沾染伤口：0.5mg Td 免疫接种史不详或污染伤口：Td 及 TIG

检　查	备　注
X 线(平片)	标准检查,需要拍摄多个平面。骨的显示良好,但软组织的显示不佳 骨折远近端的关节均应包括在同一张平片中
CT	良好显示骨的解剖结构。也可显示软组织结构,但效果不如 MRI 常用于粉碎骨折及术前计划
MRI	显示软组织的最佳手段,可显示椎间盘、韧带及肌腱 对骨坏死同样敏感,T1 加权相用于显示脂肪(显示正常的解剖结构);T2 加权相显示水(显示病变) 多用于术前计划
骨扫描	将放射性同位素注入血管。全身摄片可显示摄取增强。用于识别肿瘤、骨折、感染及异位骨活性(异位骨化)
关节造影	将造影剂注入关节,随后拍摄平片;用于评估关节囊的完整性(如用于诊断肩袖损伤)
脊髓造影	将造影剂注入蛛网膜下腔;用于评估椎间盘突出、脊髓肿瘤
椎间盘造影	将造影剂注入髓核;用于评估椎间盘退变。不常用的方法
超声	对评估肩袖损伤的效果良好

缩写表

缩写	英文释义	中文释义
A		
Abd	abduct	外展
AC	acromioclavicular	肩锁的
ACL	anterior cruciate ligament	前十字韧带
ADM	abductor digitiminimi	小指(趾)展肌
AIIS	anterior inferior iliac spine	髂前下棘
AIN	anterior interosseus nerve	骨间前神经
ALL	anterior longitudinal ligament	前纵韧带
AMBRI	atraumatic, multidirectional bilateral instability	非创伤性多向双侧不稳定
ANA	antinuclear antibody	抗核抗体
Ant.	anterior	前面的
AP	anteroposterior	前后(位)的
APB	abductor pollicis brevis	拇短展肌
APC	anterior-superior compression	前上方压缩
APL	abductor pollicis longus	拇长展肌
ASIS	anterior superior iliac spine	髂前上棘
AVN	avascular necrosis	缺血坏死
B		
BR	brachioradialis	肱桡肌
C		
Ca^{++}	ion calcium	钙离子
CBC	complete blood cell count	全血细胞计数
CL	capitate-lunate	头月(关节)的
CMC	carpal-metacarpal	腕掌(关节)的
CPK	creatine phosphokinase	肌酸磷酸激酶
CRP	C-reactive protein	C 反应蛋白
C-spine	cervical spine	颈椎
CT	computed tomography	电子计算机断层摄影法
CTL	capitotriquetral ligament	头三角韧带
CTS	carpal tunnel syndrome	腕管综合征

D

DDD	degenerative disk disease	退行性椎间盘病变
DIO	dorsal interossei	骨间背侧肌
DIP	distal interphalangeal	远端指(趾)节间的
DISI	dorsal intercalated segment instability	背侧插入节段不稳定
DJD	degenerative joint disease	退行性关节病
DRC	dorsal radiocarpal ligament	桡腕背侧韧带
DRUJ	distal radioulnar joint	桡尺远侧关节
DVT	deep vein thrombosis	深静脉血栓形成

E

ECRB	extensor carpi radialis brevis	桡侧腕短伸肌
ECRL	extensor carpi radialis longus	桡侧腕长伸肌
ECU	extensor carpi ulnaris	尺侧腕伸肌
EDC	extensor digitorum communis	指总伸肌
EDL	extensor digitorum longus	指(趾)长伸肌
EDM	extensor digiti minimi	小指(趾)伸肌
EHL	extensor hallucis longus	踇长伸肌
EIP	extensor indicis proprius	示指固有伸肌
EMG	electromyogram	肌电图
EPB	extensor pollicis brevis	拇短伸肌
EPL	extensor pollicis longus	拇长伸肌
ER	external rotation	外旋
ESR	erythrocyte sedimentation rate	红细胞沉降率,血沉

F

FCR	flexor carpi radialis	桡侧腕屈肌
FCU	flexor carpi ulnaris	尺侧腕屈肌
FDB	flexor digitorum brevis	指(趾)短屈肌
FDL	flexor digitorum longus	指(趾)长屈肌
FDMB	flexor digiti minimi brevis	小指(趾)短屈肌
FDP	flexor digitorum profundus	指(趾)深屈肌
FDS	flexor digitorum superficialis	指(趾)浅屈肌
FHB	flexor hallucis brevis	踇短屈肌
FHL	flexor hallucis longus	踇长屈肌
FPB	flexor pollicis brevis	拇短屈肌
FPL	flexor pollicis longus	拇长屈肌
Fx	fracture	骨折

G

GAG	glycosaminoglycans	葡萄糖胺聚糖
GI	gastrointestinal	胃肠的
GU	genitourinary	生殖泌尿的

H

HNP	herniated nucleus pulposus	髓核脱出
HO	heterotopic ossification	异位骨化

Hx	history	病史

I

I&D	incision and drainage	切开引流
IF	index finger	示指
IJ	internal jugular	颈内的
IM	intramedullary	髓内的
Inf.	inferior	下方的
IP	interphalangeal	指(趾)间关节的
IR	internal rotation	内旋
ITB	iliotibial band	髂胫束
IV	intravenous	静脉内的

L

LAC	long arm cast	长臂石膏
Lat.	lateral	侧方的，外侧的
LBP	low back pain	下腰痛
LC	lateral compression	侧方压迫
LCL	lateral collateral ligament	外侧副韧带
LE	lower extremity	下肢
LFCN	lateral femoral cutaneous nerve	股外侧皮神经
LH	long head	长头
LT	lunotriquetral	月三角关节

M

MC	metacarpal	掌的，掌骨
MCL	medial collateral ligament	内侧副韧带
MCP	metacarpophalangeal	掌指的
MDI	multidirectional instability	多方向不稳定
Med.	medial	中间的，内侧的
MF	middle finger	中指
MRI	magnetic resonance imaging	磁共振成像
MT	metatarsal	跖的，跖骨
MVA	motor vehicle accident	交通事故

N

N.	nerve	神经
NCS	nerve conduction study	神经传导检查
NSAID	non-steroidal anti-inflammatory drug	非甾体抗炎药

O

OA	osteoarthritis	骨关节炎
OP	opponens pollicis muscle	拇指对掌肌
ORIF	open reduction, internal fixation	切开复位内固定

P

PAD	palmar adduct	掌内收
PCL	posterior cruciate ligament	后交叉韧带

PCP	percutaneous pinning	经皮穿针
PE	physical examination	体格检查
PFCN	posterior femoral cutaneous nerve	股后皮神经
PFS	patellofemoral syndrome	髌股综合征
PIN	posterior interosseus nerve	骨间背侧神经
PIP	proximal interphalangeal	近端指(趾)间关节的
PL	palmaris longus	掌长肌
PLC	posterolateral corner complex	后外侧角复合体
PLL	posterior longitudinal ligament	后纵韧带
PLRI	posterolateral rotary instability	后外侧旋转不稳定
PMHx	past medical history	既往病史
PMRI	posterolateral rotary instability	后内侧旋转不稳定
PO	postoperatively	手术后的
Post.	posterior	后的,后面的
PQ	pronator quadratus	旋前方肌
PSIS	posterosuperior iliac spine	髂后上棘
PT	pronator teres	旋前圆肌
PTH	parathyroid hormone	甲状旁腺激素
PVNS	pigmented villonodular synovitis	色素绒毛结节性滑膜炎

Q

Q	quadriceps	四头肌

R

RA	rheumatoid arthritis	类风湿关节炎
RAD	radiation absorbed dose	辐射吸收剂量
RC	rotator cuff	肩袖
RCL	radioscaphocapitate ligament	桡舟头韧带
RF	rheumatoid factor	类风湿因子
	ring finger	环指
RICE	rest, ice, compression and elevation	休息、冷敷、加压、抬高
ROM	range of motion	运动范围
RSD	reflex sympathetic dystrophy	交感反射性营养不良
RSL	radioscapholunate ligament	桡舟月韧带
RTL	radiolunotriquetral ligament	桡月三角韧带

S

SC	sternoclavicular	胸锁的
SCM	sternocleidomastoid	胸锁乳突肌
SF	small finger	小指
SFA	superficial femoral artery	股浅动脉
SH	short head	短头
SI	sacroiliac	骶髂的
SL	scapholunate	舟月骨
SLAC	scapholunate advanced collapse	舟月进行性塌陷
SLAP	superior labrum anterior/posterior	前/后上盂唇
STT	scaphotrapezoid-trapezial	舟小大多角骨
Sup.	superior	上的,上面的

Sx	symptom	症状

T

TA	tibialis anterior	胫骨前肌
TCL	transverse carpal ligament	腕横韧带
Td	tetanus and diphtheria toxoid	破伤风-白喉类毒素
TFCC	triangular fibrocartilage complex	三角纤维软骨复合体
TFL	tensor fascia lata	阔筋膜张肌
THA	total hip arthroplasty	全髋关节成形术
TIG	tetanus immunoglobulin	破伤风免疫球蛋白
TLSO	thoracolumbosacral orthosis	胸腰骶矫形器
TP	tibialis posterior	胫骨后肌
TTP	tenderness to palpation	触痛
TUBS	traumatic, unilateral instability, and Bankart lesion	创伤性单侧不稳定及 Bankart 病变

U

UE	upper extremity	上肢
UMN	upper motor neuron	上运动神经元

V

VIO	volar interosseus	骨间掌侧肌
VISI	volar intercalated segment instability	掌侧插入节段不稳定
VMO	vastus medialis obliquus	股内侧斜肌

W

WB	weight bearing	负重
WBC	white blood cell count	白细胞计数

X

XR	x-ray	X 线

索引/词汇表

A

H

I

L

M

N

O

P

Q

T

U

V

W